内科临床经验荟萃

郑秋甫　程留芳　主编

金盾出版社

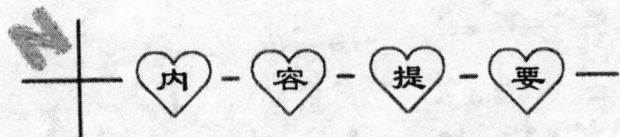
内容提要

本书共分五章,从内科学的角度针对循环系统、呼吸系统、消化系统、内分泌系统及神经系统的部分多发病、常见病,介绍了详细的临床诊断治疗经验。本书内容丰富,科学实用,可供临床医生诊断治疗时参考,亦可供广大读者自我诊断时使用。

图书在版编目(CIP)数据

内科临床经验荟萃/郑秋甫,程留芳主编. -- 北京:金盾出版社,2012.2
ISBN 978-7-5082-6778-4

Ⅰ.①内… Ⅱ.①郑…②程… Ⅲ.①内科—疾病—诊疗 Ⅳ.①R5

中国版本图书馆 CIP 数据核字(2011)第 006423 号

金盾出版社出版、总发行

北京太平路5号(地铁万寿路站往南)
邮政编码:100036 电话:68214039 83219215
传真:68276683 网址:www.jdcbs.cn
封面印刷:北京凌奇印刷有限责任公司
正文印刷:北京印刷一厂
装订:兴浩装订厂
各地新华书店经销

开本:850×1168 1/32 印张:19.75 字数:500千字
2012年2月第1版第1次印刷
印数:1~8 000册 定价:49.00元

(凡购买金盾出版社的图书,如有缺页、倒页、脱页者,本社发行部负责调换)

作者名单

（按章节排序）

郑秋甫	解放军总医院专家组	教授
宫剑滨	南京军区南京总医院心内科	教授
段留法	解放军总医院南楼心血管二科	副主任医师
张丽萍	解放军总医院南楼心血管二科	教授
周书明	北京军区总医院干部一科	教授
石津生	空军总医院专家组	教授
叶 平	解放军总医院南楼心血管二科	教授
俞森洋	解放军总医院南楼呼吸科	教授
文仲光	解放军总医院附属一院呼吸科	教授
胡伏莲	北京医科大学第一医院消化内科	教授
柯美云	北京协和医院消化内科	教授
许建明	安徽医科大学第一附属医院消化科	教授
李国华	南昌大学第一附属医院消化科	副教授
吕农华	南昌大学第一附属医院消化科	教授
程留芳	解放军总医院消化科	教授
王吉耀	复旦大学附属中山医院消化科	教授
白文元	河北医科大学第二医院 河北省消化病研究所	教授
谢渭芬	第二军医大学附属长征医院消化科	教授
田 慧	解放军总医院南楼内分泌科	教授
汪寅章	解放军总医院南楼内分泌科	教授
罗 毅	解放军总医院神经内科	教授
薛慎伍	济南军区总医院干四科	教授
王鲁宁	解放军总医院南楼神经内科	教授
郎森阳	解放军总医院心理科	教授

前言

医学各学科发展都很快,在内科领域,各学科之间也有隔行如隔山之感,各学科中都有自己关注的热点问题,这些热点问题多是临床常见病、多发病,也是学科中研究最多,进展最快,知识更新最迅速的领域。但人体是一个整体,一个系统的疾病往往可以诱发其他系统的病理改变,尤其在老年人更是如此。因此在我国某些医院内科尚处于全科医生阶段、老年医学尚不分科的情况下,对内科一些初、中级医生掌握热点和难点问题及最新进展,是编写《内科临床经验荟萃》一书的初衷。本书不是内科学,但将循环系统、呼吸系统、消化系统、内分泌系统及神经内科系统的部分常见病、多发病的临床诊治经验和最新进展推荐给读者,希望能从中获益。

本书内容具有自己的特色,由全国一些知名专家认真撰写,既注意到近年来国内外循证医学的结果,又写进了自己宝贵的临床实践经验,并对其中一些问题提出了独特的见解,是循证医学与临床经验相结合的产物,而非国内外文献综述。本书对老年病领域的一些常见病、多发病诊治最新进展作了较详尽的介绍,并且贯彻预防为主的思想,对当前群众热切关注的冠心病、高血压、糖尿病等疾病的预防、治疗有针对性地介绍一些最新知识和作者的体验。针对疾病的康复问题,本书引进了肺的康复、脑血管康复、乙肝抗病毒治疗等康复的最新观点。

  本书大部分内容曾在《解放军保健医学杂志》（后更名为《中华保健医学杂志》）上发表，可读性和实用性都很强，深受读者欢迎，这次请作者进行修改和补充后，编纂成书，以飨读者。为此，我们也向为本书辛勤撰写的作者和出版人员致以衷心的感谢！

  由于编者水平有限，疏漏之处在所难免，恳请广大读者批评指正，不胜荣幸之至！

郑秋甫 程留芳

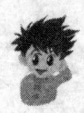

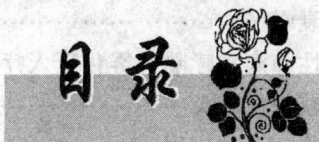

第一章　心血管疾病

第一节　窦性心动过缓和病态窦房结综合征 …………… (1)
第二节　心房颤动的诊治现状 ………………………… (14)
第三节　室性早搏的临床意义与治疗策略 …………… (34)
第四节　冠心病 ………………………………………… (39)
第五节　急性冠状动脉综合征 ………………………… (72)
第六节　经皮冠状动脉介入治疗的进展与问题 ……… (96)
第七节　高龄冠心病患者各种治疗方法的评估 ……… (111)
第八节　合理应用阿司匹林治疗和预防心脑血管病 … (121)
第九节　抗凝药物在急性冠状动脉综合征中的
　　　　应用进展 …………………………………… (134)
第十节　老年人充血性心力衰竭的诊治特点 ………… (148)
第十一节　慢性心力衰竭的治疗 ……………………… (163)
第十二节　晚期心力衰竭的治疗 ……………………… (176)
第十三节　老年人高血压的诊断治疗进展 …………… (189)
第十四节　老年直立性和餐后低血压 ………………… (207)
第十五节　老年人血脂异常的治疗策略 ……………… (223)
第十六节　老年晕厥 …………………………………… (232)
第十七节　老年头晕和眩晕 …………………………… (243)
第十八节　肺动脉高压 ………………………………… (253)
第十九节　左室非致密化心肌病 ……………………… (267)

第二章　呼吸系统疾病

第一节　危重型哮喘的诊断和治疗 …………………… (276)

第二节	急性呼吸衰竭	(297)
第三节	慢性阻塞性肺病和哮喘的雾化吸入疗法	(321)
第四节	重症社区获得性肺炎	(329)
第五节	抗生素的临床合理应用	(339)
第六节	老年人肺栓塞	(349)
第七节	肺康复医疗的进展	(362)

第三章　消化系统疾病

第一节	幽门螺杆菌感染与上胃肠道疾病	(374)
第二节	慢性便秘的诊断与治疗	(393)
第三节	急性化脓性胆管炎的内镜治疗现状	(400)
第四节	重症胰腺炎内科综合治疗	(410)
第五节	非酒精性脂肪性肝病诊治进展	(417)
第六节	急性药物性肝损伤	(426)
第七节	重视慢性乙肝肝硬化的抗病毒治疗	(440)
第八节	肝纤维化细胞分子机制及其干预措施	(446)
第九节	肝纤维化治疗策略	(450)
第十节	肝硬化腹水的诊断和治疗	(460)
第十一节	食管静脉曲张硬化治疗现状	(470)
第十二节	胃静脉曲张的基础研究和临床治疗进展	(479)
第十三节	食管静脉曲张破裂出血内镜下治疗的评价与争鸣	(487)
第十四节	如何提高消化道出血的诊断	(494)
第十五节	肝性脑病的诊断与治疗进展	(498)

第四章　内分泌系统疾病

| 第一节 | 2型糖尿病及相关疾病治疗用药相互影响 | (509) |
| 第二节 | 代谢综合征的防治 | (521) |

目 录

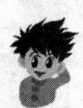

第五章 神经系统疾病

第一节 原发性帕金森病药物治疗的探讨……………(534)
第二节 关注老年痴呆高危人群-轻度认知损伤………(545)
第三节 脑血管病的康复研究………………………………(558)
第四节 多系统萎缩的临床研究进展……………………(578)
第五节 老年患者常见的抑郁焦虑症状的诊治…………(594)
第六节 老年患者首发抽搐的诊断和处理………………(608)

目 录

第五编 中华苏维埃时期

第一章 中国共产党在苏区的财政贡献 ……………………………… (256)
第二章 苏区革命根据地人民、军工业的建行 …………………… (二)
第三章 闽西革命根据地的建立 ………………………………………… (296)
第四章 苏区人民通过的斗争实践 …………………………………… (317)
第五章 革命根据地反围剿战争胜利方针 ………………………… (292)
第六章 工业建设和发展苏区的财政道路 ………………………… (395)

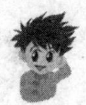

第一章 心血管疾病

第一节 窦性心动过缓和病态窦房结综合征

窦性心动过缓常见于健康老年人和中老年患者,除了严重心动过缓外,如果心搏量增加能代偿心率减慢大多数可无症状,常常在体检或做心电图时被发现,多无重要临床意义。但部分患者可因胸闷、疲乏无力、头晕或晕厥而就诊,如能证实这些症状与心动过缓有关,即可成为诊断和治疗的关键。明显而持续的窦性心动过缓常常是病态窦房结综合征(Sick Sinus Syndrome,SSS)的表现。Ferrer提出病态窦房结综合征分为几个阶段:开始为窦性心动过缓,继之进展到窦性停搏和室上性异搏心律,最后发展为房颤,房颤是病态窦房结综合征的终末期。但老年人有时鉴别窦性心动过缓和病态窦房结综合征存在一定困难,临床上常常因为是否需要安装永久性起搏器而意见分歧很大。这并不奇怪,因为临床上对两者无法严格区分,而且严重的窦性心动过缓本身就是病态窦房结综合征的表现之一。为此,常常遇到一系列问题令医生十分棘手,如该患者是否 SSS,应不应该安装永久性起搏器,无力安装永久性起搏器的 SSS 患者是否会猝死等,本文将这些问题的最新观点结合多年临床经验综述如下。

一、病理分析

1. 窦性心动过缓 窦房结位于上腔静脉和右房连接处界沟的末端,由窦房结动脉供血,65%患者的窦房结动脉来自右冠状动脉的近端,25%来自回旋支,10%来自两支动脉。房室结接收起源于后降支近端的房室结动脉的血供,80%患者的这支动脉来自右冠状动脉,10%来源于回旋支,其余10%起源于两条动脉。心脏传导系统严格地受交感和副交感神经支配,副交感神经张力降低窦房结的自律性和减慢房室结的传导。即使对健康者,强力的迷走刺激如呕吐,亦可短暂地抑制窦房结的自主活性或阻滞房室结传导。交感兴奋可增加自主活性和加速传导,患者的基础心率和传导是决定于交感和副交感神经传出之间的平衡。当自律性完全被阻滞后,固有心率在85~105次/min,且与年龄呈负相关。在成年人该心率比正常静息时心率要高,表明在基础情况下,副交感神经张力占优势。此外,一天当中心率变化很大,但最慢心率在夜间。

传统正常窦性心率范围在60~100次/min,高于100次/min为心动过速,低于60次/min为窦性心动过缓,但Spodick等通过500例50~80岁中老年人研究,以均数加2个标准差计算,提出正常窦性心率范围为50~90次/min,且与年龄无关。笔者认为Spodick这一观点比传统的正常窦性心率范围更符合生理和临床现象,因为很多人平静时心率在50~60次/min并无不适,冠心病心绞痛患者希望把心率降至50~60次/min,仍在正常窦性心率范围内。下午"正常"心率范围在男性46~93次/min,女性为51~95次/min,夜间心率减慢,成年人睡眠时平均约减少24次/min,80岁以上老年人约减少14次/min。Holter发现夜间睡眠时最小心率在30~35次/min、窦性停搏≤2.5s、一度或二度Ⅰ型房室结传导阻滞,这些都可见到,可认为是正常变异。训练有素的运动员更倾向于心动过缓,静息时心率可慢到40次/min以下。一组观察发现运动员睡眠时37%有2~3s的窦性停搏。鉴于这些发现,ACC/AHA在无症状窦性心动过缓植入起搏器的现代指南中建议,24h最慢心率低到30次/min、窦性停搏3.0s、房室结文

第一章 心血管疾病

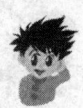

氏传导阻滞考虑为正常范围,因为24h中最慢心率多在凌晨1～4点,正是睡眠最深的时候。临床上常常有的医生看见24h动态心电图上最慢心率为35次/min,既无窦性停搏也无窦房阻滞,就要求患者安装永久性起搏器,这是不正确的。中老年人Holter上最慢心率可低到30次/min仍应考虑为正常范围。即使更显著的心动过缓存在,能找到可逆的原因,如显著的心动过缓常发生于阻塞性睡眠呼吸暂停的低氧血症患者,阻塞性睡眠呼吸暂停经治疗后,心动过缓也可以改善。

房颤患者由于比窦性节律时心率变异更大,应予特殊考虑。虽然房颤时症状性心动过缓较常见,约13%患者需植入起搏器,但无症状的较长心室停搏也较常见。Pitcher等报告66例无症状慢性房颤患者发现2/3有长于2.0s的停搏,30%停搏>3.0s。因此,他们提出房颤患者白天停搏2.8s、夜间停搏4.0s应该考虑为正常范围。

随着运动增加能适当的增加心率是心率的另一特征。假如运动时不能增加心率称为"变时不全"(chronotropic incompetence)。但目前尚未被普遍接受这一名称。推荐的定义有:运动高峰时心率不能达到年龄预测最大值(220-年龄)的85%;心率不能达到100次/min或最大心率低于对照人群的2个SD以上。

鉴于上述一些研究和观察,当心率<50次/min(有的认为<40次/min)时才诊为窦性心动过缓。

2. 窦房结功能不全 窦房结功能不全也称"病态窦房结综合征"(Sick Sinus Syndrome,SSS),是窦性心动过缓的常见原因。病态窦房结综合征在65岁以上老年人可高达1/600,高峰在70岁以上,在美国约50%患者植入起搏器。该综合征的病因可分为窦房结本身的病理改变和外在原因(表1)。

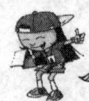

表1 病态窦房结综合征的病因

内在原因	外源性病因
特发变性(衰老)	自主性介导综合征
心肌梗死或缺血	心神经性晕厥
浸润性疾病	颈动脉窦过敏
结节病	情景性障碍
淀粉样变	排尿
血色病	大便
胶原病	呕吐
系统性红斑狼疮	咳嗽
类风湿关节炎	药物
硬皮病	β受体阻滞药
肌僵直性营养不良	钙拮抗药
外科创伤	可乐定
先天性心脏病校正术	抗心律失常药
心脏移植	甲状腺功能减退
瓣膜置换术	低体温
家族性疾病	神经性疾病
感染性疾病	电解质紊乱
南美洲锥虫病	低钾血症
心内膜炎	高钾血症

内在性原因主要是由于窦房结组织被纤维组织所代替,由于梗死或感染造成永久性损伤并不常见。外源性原因除了表1所述外,还可见于颅内压增高、迷走张力过高。

窦性心动过缓是由于抑制了窦房结的自主性。窦性停搏或窦性静止是由于冲动不能形成或冲动不能传到结周心房组织,有人

第一章 心血管疾病

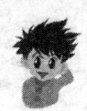

认为窦房结有大量的起搏细胞,不可能所有起搏细胞同时"停搏",因此更可能是由于窦房结传出阻滞。自主性和传导异常容易使患者罹患房颤和房扑、心动过缓-过速综合征,是窦房结功能不全常见的表现。窦房结功能不全患者出现心动过速和窦性心动过缓联合十分棘手,过分的超速抑制窦房结自律性可导致心动过速终止时较长时间的停搏和晕厥。心动过速时使用β受体阻滞药、钙拮抗药、地高辛等阻滞房室传导,控制心室率可能进一步抑制窦房结。

窦房结功能不全时约有 8.4% 患者患有房室传导障碍,不像窦房结,房室结和希氏束以双通道连接心房和心室,因此梗死、炎症和导管创伤等所致的灶性损伤是常见的原因。一度房室传导阻滞本身并不引起心动过缓,有些明显一度房室传导阻滞的患者可能是由于房室不同步所致。二度Ⅰ型阻滞通常由于房室结传导延迟,但也可以发生在希氏束。二度Ⅱ型阻滞 P-R 间期固定且 QRS 波脱漏前无 P-R 延长,阻滞多发生在希氏束-浦肯野纤维系统。2∶1 阻滞时,如 QRS 波窄、有文氏周期或同时有窦缓("迷走性阻滞")提示阻滞在房室结,而宽的 QRS 波提示结下阻滞。三度房室传导阻滞时 QRS 波不宽,心率在 40~60 次/min,提示阻滞在房室结。如宽的逸搏心律,心室率更慢,意味着希氏束-浦肯野纤维系统阻滞。

病态窦房结综合征患者常主诉胸闷、头昏或头晕、疲乏无力、一过性意识障碍,甚至晕厥。这主要是心动过缓时,即使每搏量增加,但心输出量仍不能满足机体各重要器官灌注的要求所致。其心电图表现为:

(1)持续的、严重的、不符合生理要求的窦性心动过缓。窦性心率<40 次/min 或在运动、发热等情况下心率仍在 50 次/min 左右,特别在白天心率无明显变化。

(2)窦性停搏>2s 或窦房阻滞、房室传导阻滞、有时窦性停搏与高度窦房阻滞临床上很难区别。

(3)缓慢的房性逸搏心律,心率常在50～80次/min,Ⅱ、Ⅲ、aVF、V_{5-6} P波倒置,aVRP波直立或交界区逸搏心律,这种心律可存在几年而无病态窦房结综合征症状。

(4)心动过缓-心动过速综合征,表现为窦性心动过缓或室上性逸搏心律突然被室上性心动过速替代,最常见的是房颤和房扑,偶尔为逸搏性房性或交界性心动过速,当心动过速突然终止时可出现长时间的窦性停搏,这种被超速抑制的窦房结一时很难恢复功能。因此,心电图上表现为房颤转复时出现长时间的窦性静止后第一个QRS波往往为交界性逸搏,以后才出现窦性搏动,心率很慢。有的患者窦性静止后第一个QRS波也可以是窦性搏动。该综合征被认为是慢性房颤的前奏。

(5)慢性房颤是病态窦房结综合征的终末期,这时心室率可以很慢。如果房颤转复时不出现窦性心律,代之以交界性心律,应该怀疑该综合征。

二、诊　断

1. 12导联心电图　偶然在常规心电图上发现严重的窦性心动过缓,窦性心率<40次/min,窦性停搏、窦房阻滞、缓慢的房性逸搏心律而被诊断;慢性房颤伴缓慢的心室率也提示该综合征,但常规心电图诊断该综合征不是很敏感。

2. 运动心电图　休息时窦性心动过缓并不一定是SSS,正常人激烈运动时心率可超过休息时心率的100%或更多,而SSS最大运动时心率增加不超过20%,但必须除外药物的影响,如洋地黄、β受体阻滞药等的作用。运动心电图对高龄老年人不能运动者价值受限。

3. 动态心电图　一旦怀疑SSS,24h动态心电图是最有价值的诊断工具。夜间可记录到严重窦性心动过缓伴窦性停搏,而白天可无这些表现。白天和夜间心率变动很小,运动时心率增加也很少。但正常和异常窦性心率之间无明确的限定,如窦性心率<50/min 伴有 2s 的停搏在健康年轻人虽然不多但可见到。SSS 的诊断必须是症状与窦性心动过缓和窦性停搏明显相关,假如 24h 动态心电图没有记录到与症状相关的证据,必要时可延长至 48h 或 72h 的动态心电图监测。

4. 药物试验 如动态心电图不能确定诊断,可进行药物试验。临床常用的阿托品试验,静注阿托品 1~2mg,正常心率增加至少超过休息时心率的 30% 以上,而 SSS 患者心率增加缓慢,很少超过 90 次/min,偶然出现加速性交界心律,表明病态的窦房结在阻滞迷走张力后不能增加心率。异丙肾上腺素试验,静脉滴注 2~3mg/min,正常心率可增加到 90 次/min 以上,而 SSS 患者心率增加不超过 90 次/min。但这两个试验对老年人都不是很合适,前者可引起尿潴留,后者可出现严重心律失常,应特别慎重。其实,笔者的经验是对能运动的患者让其跑几百米,如心率能增加到 90 次/min 以上即可除外 SSS。

5. 电生理学检查 常用于评价窦房结功能的生理学检查为测定窦房结恢复时间(SNRT)和窦房结传导时间(SACT)。虽然对于它的实用性有人提出了质疑,但目前仍被广泛使用和接受。该检查是通过右心导管将电极放置在窦房结附近,用非程控 S_1S_1 刺激法,以超过患者基础窦率 10~20 次的频率开始对心房进行起搏,每级递增 10 次/min,每次刺激 30~60s,直至增加到 200 次/min。超速起搏停止后最后一个 P 波到窦房结恢复起搏的第一个 P 波之间距离为 SNRT,正常应<1 400ms,SACT 正常范围为<300ms。Carlo 等认为校正窦房结恢复时间(cSNRT)异常更能反映窦房结自律性和/或窦房传导异常,因此比 SNRT 更有临床意义。新近研究表明,SSS 患者中只有 35%~50% 患者该试验异常。除非特殊需要,老年人一般不做电生理学检查。

6. 固有心率 所谓固有心率是指联合应用药物完全阻滞自主神经对心脏的支配后,测定窦房结产生冲动的频率。方法是先以普萘洛尔(0.2mg/kg)静脉注射 10min 后,再以阿托品(0.04mg/kg)静注,然后测定心率。测定固有心率有助于鉴别窦房结本身功能减退或迷走张力增高。固有心率的正常范围随年龄增高而降低。其正常值可参考以下公式计算:118-(0.57×年龄)。SSS 患者的固有心率低于正常值。窦房结功能异常的患者往往伴有固有心率异常。Desai 等使用固有心率技术联合测定 cSNRT 和 SACT,将 SSS 患者分为 3 个组:①固有窦房结功能不全。②正常固有窦房结功能和调节窦房结活动的自主神经系统异常。③迷走神经或儿茶酚胺等因素加重固有窦房结功能不全。进一步研究固有心率是必要的,以便临床更好地应用该试验。

三、评 估

已明确或怀疑为窦性心动过缓的患者,应该通过病史和体检寻找其原因。例如,间歇性发作窦性心动过缓,应询问诱发因素和出现的症状及体征;严重的夜间心动过缓应高度怀疑阻塞性睡眠呼吸暂停;尤其应注意用药史,特别是一些能减慢心率的药物。此外,应检查甲状腺功能。12 导联心电图不仅能证实心动过缓且能提供心脏情况。最好能观察 24~48h 的动态心电图。变时不全可通过运动试验或动态心电图得到诊断。心神经性晕厥(通常称迷走性晕厥)的诊断常以临床为基础,如诊断不能确定,可通过倾斜试验诱发晕厥发作,证实发作时心率和血压的变化。如心电图已证实窦性心动过缓,侵入性电生理试验一般并不需要,但为了明确窦性心动过缓的机制或患者的症状提示存在威胁生命的心律失常时需要做电生理检查。希氏束电图能精确地测定房室结和希氏束传导时间和证实阻滞部位,除了极度的 HV 间期外,它对评估未来房室传导阻滞的能力有限。程序刺激对评价房率改变时反拗期改变有用。窦房结功能也可以通过测定窦房结恢复时间、直接或间接测定窦房传导来评估。

四、自然病史

由于广泛应用起搏器,SSS 的自然病史并不完全清楚。其病情进展是一个缓慢和移行过程,从窦性心动过缓到各种传导阻滞出现,进展到窦静止,最后发展为房颤需要十几年。偶然,窦房结功能可完全恢复,窦率自发性增加,症状减轻或消失。因此,它是一个自限性疾病。SSS 患者是否会发生猝死,至今未见文献报道。SSS 似乎并不影响生存,有症状患者总生存率与无症状患者及一般人群相似。Sutton 等研究 2~3 年和 5~7 年生存率分别为 73%~79%、62%~65%。但事实上这些患者并不是死于 SSS 本身,而死于心肌梗死或缺血、充血性心力衰竭、栓塞和衰老。安装起搏器者(VVI)死亡率与未安起搏器者相同。

五、治 疗

1. 药物治疗 传统治疗 SSS 用阿托品或 654-2,这些药物对老年人往往引起明显的不良反应,诸如口干,腹胀,便秘,尤其是由于前列腺肥大导致尿潴留者,往往不能耐受且疗效不佳,因此老年人最好不用这类药。另一些药如肼屈嗪、哌唑嗪因易致低血压而受限,交感胺类药物因心肌毒性而排除在常规用药以外。

大量的临床研究表明,theophylline(茶碱)治疗窦性心动过缓或 SSS 有效,推荐初始剂量为口服 500~600mg/日,但国人该剂量似乎太大,以 200~400mg/日为宜。约 94% 患者可使头晕消失,心率增加,同时可改善 cSNRT 和窦房传导时间。其机制认为是 theophylline 阻滞了心肌腺苷受体(A_1),因腺苷可直接缩短心房动作电位,减慢房室结的传导,减少窦房结自律性,因而增加心率。不良反应为胃肠道不适和增加室性心律失常。

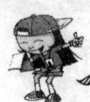

几年前日本 Hirotsugu 等报道使用抗血小板聚集药西洛他唑(cilostazol)治疗 SSS 和心动过缓性房颤,剂量为 100mg,每日 2 次,2 周后与治疗前比较,HOLTER 上最小心率从 33±9 次/min 增加到 47±13 次/min,平均心率从 53±7 次/min 增加到 75±10 次/min,最大心率从 100±25 次/min 增加到 125±22 次/min,总心率从 77 429±11 168 次/min 增加到 107 981 次/min±13 536 次/24h,最长 R-R 间隔从 3.149±1.018ms 减到 2.087±601ms,P 均<0.0001。患者与心动过缓相关症状消失,窦房阻滞改善,但文氏传导阻滞现象无改善。随访 12 个月除个别有头痛外无其他副作用,有 1 例服药过程中因心动过速而停药。作者认为,西洛他唑有明显增加心率作用,推测其机制可能两方面:一是增加冠状动脉血流和窦房结血液供应,改善窦房结缺血;二是拮抗三磷酸腺苷所致的窦性心动过缓和房室传导阻滞。鉴于西洛他唑有抗血小板聚集和正性变时双重作用,因此对老年人很合适。

我们曾经应用 TedralSA 治疗 14 例严重窦性心动过缓,收到满意效果,患者窦性心率提高到 50～70 次/min,头晕乏力、胸闷等症状消失。Holter 监测也证实最快、最慢和平均心率均有提高,与治疗前比较差异有明显统计学意义。TedralSA 系一平喘药,主要用于支气管哮喘和喘息性支气管炎急性发作。其主要成分为 theophylline 180mg,盐酸麻黄碱 48mg,苯巴比妥 25mg。苯巴比妥主要起镇静作用,减少麻黄碱对中枢神经的刺激,是一个治疗窦性心动过缓很好的药,但茶碱、麻黄碱、苯巴比妥为常用药,按配方剂量,适当调整,联合用药,同样可以起到治疗作用。

2. 起搏器治疗　安装永久性起搏器是目前治疗 SSS 最广泛使用的方法之一,ACC/AHA 关于 SSS 患者植入永久性起搏器的指征为证实症状性心动过缓伴频繁的窦性停搏>3.0s 是 I 级适应证;自发症状性窦房结功能不全,经药物治疗心率仍<40 次/min,而没有证实症状与心动过缓有明确的关系为 IIa 级适应证;清醒时严重心动

过缓心率<30 次/min 但症状很轻为Ⅱb 级适应证。

笔者认为这样仍较难操作,以下几条可供临床安装永久性起搏器的参考指征:①患者有晕厥或摔倒,且证实与窦性停搏有关,心电图或 Holter 上白天有>3.0s 窦性停搏。②患者有头晕、疲乏无力,白天心率<40 次/min,经药物治疗仍不能增加心率。③心动过缓伴头晕、疲乏无力等症状,临床上能排除洋地黄、β 受体阻滞药、钙拮抗药、胺碘酮等药物影响及迷走张力过高。④心动过缓伴二度Ⅱ型窦房阻滞和/或二度Ⅱ型以上房室传导阻滞。

但下列情况可暂缓或不需安装永久性起搏器:①心动过缓,白天静息心率<50 次/min,无明显自觉症状,活动后心率>50 次/min。②Holter 上最慢心率>30 次/min,夜间有≤3.0s 窦性停搏,但白天无窦性停搏;当前临床上有这样一种现象,只要 Holter 上最慢心率为 35 次/min,甚至 39 次/min,就要求患者安装起搏器,这是不对的。因为当前国际标准年轻人 Holter 上最慢心率为 33 次/min。笔者回顾性分析本院 1 070 例老年人 Holter 上最慢心率的结果,发现最慢心率不随年龄增长而下降;最慢心率 77.2%发生在睡眠时;Holter 上 R-R 间隔最长可达 2.0s,相当于心率低到 30 次/min,属于正常范围。因此,提出老年人 Holter 上最慢心率可到 30 次/min。不久,国外也提出此标准。③心房颤动者 Holter 上 R-R 间隔长达 4.0s。

关于 SSS 患者是安装双腔起搏器抑或单腔起搏器一直有争论,反对双腔起搏器的认为费用昂贵,系统复杂,增加安装时间和并发症率,缩短电池寿命。但其益处是生理起搏维持房室同步,保留理想的心输出量,避免起搏综合征。此外,死亡率、房性心律失常、卒中、心力衰竭比单腔起搏器少。Lamas 等研究 407 例 65 岁以上的症状性心动过缓患者,随机安装双腔或单腔起搏器,随访 18 个月,结果安装单腔起搏器者由于起搏器综合征有 26%需要改装双腔起搏器,安装双腔起搏器者生活质量也比单腔好。其后加拿大生理起搏试验(CTOPP)也证实,安装双腔起搏器发生 AF 少,生活质量高。MOST 得出同样结果,安装 DDDR 比 VVIR 者发生心力衰竭和 AF 少。新近 Michael 等研究认为长期非同步心室起搏可引起心房电重塑和心房扩大,最终导致 AF。如 DDDR 使用右室心尖起搏,同样可以改变左室电激动循序,类似左束支阻滞,结果导致血流动力学受损和二尖瓣反流,并使局部心肌灌注、细胞结构、心室几何形态改变,心室做功受损,心力衰竭和 AF 发生率增加。如减少心室起搏恢复正常心室激动循序,这种危险可减少或逆转。现在已清楚,SSS 患者如伴有右束支阻滞,易发生高度房室阻滞,应安装双腔起搏器。

关于单腔起搏是心房起搏还是心室起搏有利,不少学者做了研究。Henning 等观察 225 例,随访 8 年,结果显示,心房起搏组总死亡率、心血管死亡率、AF、血栓栓塞、心力衰竭等明显少于心室起搏组。心室起搏组有 22% 的患者发生心房颤动。他们认为,如选择单腔起搏,以心房起搏为好。不管单腔或双腔起搏,只要刺激心室肌,就可导致心室功能的恶化,降低生存率。

3. 射频消融治疗 SSS 常伴有 AF,形成心动过缓-心动过速综合征的基础。此外,房性心律失常本身也可以导致窦房结功能不全。心动过缓-心动过速综合征患者,或一些抗心律失常药物或控制心率药物,可导致 AF 转复时出现长时间的窦性静止,R-R 间隔可 $\geqslant$ 3s,心率很慢,其机制可能是窦房结病变或心动过速介导的窦房结重塑。此时,应用射频消融消除阵发 AF,AF 消除后及抗心律失常药物的停止可明显逆转窦房结功能的重塑,最快心率、平均心率、心率范围增加,窦房结恢复时间(SNRT)减少。

(郑秋甫)

第一章 心血管疾病

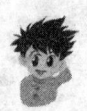

参考文献

1. Spodick DH, Raju DP, Bishop RL, et al. Operrational definition of normal sinus heart rate. [J]Am J Cardiol, 1992;69:1245-1246.

2. Brignole M. Sick sinus syndrome. Clinic Geriatric Medicine,[J] 2002;18:211-227.

3. Adan V, Crown L,. Diagnosis and treatment of sick sinus syndrome. [J] Am Fam Physician,2003;67:1725-1732.

4. Belic N, Talano JV. Current concepts in sick sinus syndrome. [J] Arch Intern Med, 1985;145:722-726.

5. Menozzi C, Brignole M, Alboni P, et al. The natural course of untreated sick sinus syndrome and identification of the variable outcome. [J] Am J Cardiol, 1998;82:1205-1209.

6. Saito D, Matsubara K, Yamanari H, et al. Effects of oral theophylline on sick sinus syndrome. [J] J Am Coll Cardiol, 1993;21:1199-1204.

7. Atarashi H, Endoh Y, Saitoh H, et al. Chonotropic effects of cilostazol, a new antithrombotic agent, in patients with bradyarrhythmias. [J] J Cardiolvas pharm, 1998;31:534-539.

8. 郑秋甫,王小丹,段留法. Tedral SA 治疗老年重度窦性心动过缓临床疗效分析[J]. 中国循环杂志,2001.02.24;16(1):16-17.

9. 郑秋甫,韩晓琦,戴智云,等.1070例老年患者24小时动态心电图中最低心率分析.[J]中华老年医学杂志,1995;14:36-38.

10. Hocini M, Sanders P, Deisenhofer I, et al. Reverse remodeling of sinus node function after catheter ablation of atrial fibrillation in patients with prolong sinus pauses. [J]Circulation, 2003;108:1172-1175.

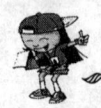

第二节 心房颤动的诊治现状

心房颤动(简称房颤,AF)是老年人最常见的心律失常。尽管它并非严重致命性心律失常,但由于不易转复为窦性心律,容易复发,转复后维持窦性心律难,并有血栓形成的危险,成为临床一个棘手问题,也是现代心脏病学领域内的研究热点。一般人群的发病率 0.5%~1%,由于资料收集的不同,发病率有较大的差异。但较为一致的看法是:房颤发病率随年龄增长而增加,50 岁以下约 1%,到 80 岁以上可以增加到 8.8%。

一、流行病学

房颤易发于器质性心脏病见表 2,大约 25% 房颤患者有冠心病;急性心肌梗死(AMI)约 11% 病例并发房颤;冠状动脉旁路术后约 33% 患者并发房颤,多在术后 3 天出现,可在 1 周内自行终止,但有些患者难以转为窦性心律。风心病患者并发房颤的危险是一般人群的 14 倍,增加血栓栓塞危险是 4 倍。左心功能不全患者约 19% 并发 AF;W-P-W 综合征患者约 10% 有 AF。AF 可合并房扑、房性心动过速和房室结折返性心动过速。心肌病患者有 10%~15% 发生 AF;病态窦房结综合征晚期可并发 AF,临床上出现所谓"快-慢综合征";心脏肿瘤如心房黏液瘤有可能并发 AF;约 45% AF 患者有高血压;10% 患有糖尿病;甲状腺疾患者约 2% 发生 AF;慢性阻塞性肺疾患者约 3% 并发 AF;急性肺梗死也可发作急性 AF;6%~15% AF 患者无原因可查,称为孤立性 AF 或特发性 AF。孤立性 AF 开始发作时并不频繁,58% 患者易复发,且发作越来越频繁,约 22% 患者最终进入慢性 AF。

房颤易发于老年人,大约 70% 患者在 65~85 岁,中间年龄为 75 岁,84% 患者>65 岁。最近人群研究>65 岁男性 AF 发病率为9.1%,女性为4.8%;根据Framingham研究,校正年龄和其他因素后,AF男性发病率是女性的1.5倍,其原因不清。尽管如此,上述发病率可能仍为低估,原因是一部分无症状性阵发AF可能被遗漏。据房颤SPAF-Ⅲ研究,阵发AF患者中,无症状与有症状发作之比为12:1。

表2 心房颤动发作的基础

基础心脏病	无心脏病基础
冠心病	高血压
扩张型心肌病	糖尿病
风心病	甲状腺功能亢进
肥厚性心肌病	肺部疾病
心脏肿瘤	COPD
非风湿性瓣膜病	原发性肺动脉高压
心包炎	急性肺栓塞
心律失常	酗酒
房性心动过速	
心房扑动	
房室结折返性心动过速	
W-P-W综合征	
病态窦房结综合征	

二、房颤分类

房颤的分类都是人为的分法,且分类很多,这些仅供参考,对治疗无多大影响。

1. 急性AF 是指发生在24～48h以内的AF。

2. 阵发性AF 是指能够自行终止的AF。

3. 持续性 AF 是指需要干预才能重建窦性心律的 AF；也有人认为 AF 持续 3～6 个月。

4. 永久性(慢性)AF 是指经药物或电复律治疗后仍不能维持窦性心律的 AF，也有认为 AF 持续 6 个月以上。

英国专家共识定义为：阵发房颤为 7 天内能自行转复的房颤；持续性房颤为 1 年内通过药物或电除颤能终止的房颤；慢性或永久性房颤为不能用药物或电除颤终止的房颤，或不适合转复的房颤达一年以上。

三、自然病史

AF 开始常为阵发，可自行终止，典型症状为心悸，呼吸困难，疲乏。冠心病患者可诱发心绞痛，左心功能不全者可诱发心衰。但很多患者发作 AF 时可无症状出现，偶尔有患者诉头晕或晕厥。快-慢综合征患者终止 AF 时，由于一次长时间窦性停搏而产生晕厥。这是由于窦房结功能不全和/或 AF 超速抑制窦房结功能所致。50%～68% AF 患者可自行终止，40% 持续性 AF 需某种干预才能转复为窦律，无论用哪种干预方法，第一年 50% 患者可复发。大约 12% 阵发 AF(PAF)在 2 年内可成为慢性 AF。AF 持续时间较长、左房扩大、老年、左心功能不全患者很难维持窦性心律。

四、危险因素

一般认为 AF 不是危及生命的心律失常，但近年发现其死亡率是对照组的 2 倍，且易罹患其他疾病。AF 最严重的并发症是血栓栓塞，特别是脑卒中。因血栓栓塞所致的脑卒中死亡危险可增加 2 倍，或比其他原因引起的脑卒中损害更明显。因此，AF 是脑卒中的独立危险因素，比无 AF 人群危险性高 4～5 倍。由非风湿性 AF 引起的血栓栓塞的危险估计每年为 4%，而风心病患者为 17%。预报增加血栓栓塞危险的临床特征包括：脑血管意外或短暂脑缺血发作;新发生的心力衰竭;年龄>65岁;高血压。年龄是独立的危险因素:年轻的孤立性 AF 患者血栓栓塞的危险很小,但随年龄增长或合并高血压时,这种危险性增高。一组<60岁无危险因素的孤立性 AF 患者随访 17 年,脑卒中很低(0.55/100 患者/17 年)。除外年龄,慢性也是危险因素,意大利一组<50 岁的孤立性 AF 患者,在 10 年随访期间 66% 保持 AF 阵发,其血栓栓塞发生率更低,为 0.36/100 患者/10 年,而剩余 34% 的慢性 AF 患者却达 1.3/100 患者/10 年。超声心动图示左房扩大、左室肥厚、左心功能不全者预示易发生血栓栓塞。持续快速的心室率易导致心动过速性心肌病。

五、病理生理

现代 AF 的病理生理学已集中于三个概念,研究这些主要为了制定新的治疗战略。

1. 多子环学说 1959 年 Moe 等使用原始计算机模型提出持续性 AF 是由于心房折返形成多个环形波或子波所致。1985 年 Allessie 等在游离犬心脏模型中证实了 Moe 的假设,并提出 AF 的持续需要 4~6 个子波,这些子波之间相互作用起供养心房基质的作用,以维持房颤,这种相互作用已成为持续 AF 最易接受的机制,且很多当代研究集中在如何打断这种子波瀑布栅以终止房颤。长期以来,一直认为 AF 波的传导是随机的,杂乱无序的,近年来的研究已证实,颤动波并非杂乱不可预测,其在时间和空间上均是有序的.

1994 年,Koing 根据预激综合征患者在诱发 AF 时的心房除极顺序,提出 AF 可分为以下三型:Ⅰ型为单个波阵传播,无明显传导延迟,仅有短弧传导阻滞或小范围缓慢传导不影响主要传播过程;Ⅱ型为单个波阵传播伴局部传导延迟或两个不同的传导波被一条功能上阻滞线分割;Ⅲ型为三个或三个以上的子波传播并被多条传导阻滞线或缓慢传导区(<15cm/s)分隔。必须强调的是这三型 AF 不应看作不同的本质,而应考虑为不同持续波激动类型的一部分。同时他们还观察到,AF 存在不同类型的折返机制,如随机折返和主导折返等。各种抗心律失常药能有效的预防或中止 AF,推测可能是药物作用于波长(传导速度和不应期的乘积)比各自作用于传导速度或不应期能更好预示抗房性心律失常的效果。如果传导速度减慢,不应期缩短,有利于折返发生,折返的建立要求折返环的长度大于波长。目前认为波长是诱发心律失常最敏感最特异的指标。犬的实验模型中,诱发 AF 的波长≤8cm,当波长为 8~12cm 时,房颤反复发作或诱发房扑,>12cm 时不能诱发心律失常。理想的抗心律失常药应延长波长,凡使波长缩短的药物均有促心律失常作用。

2. 快速激动灶的作用 自从多子波理论被证实后,老的快速激动灶观点被人遗忘。然而新近发现一种快速、局部的房性心动过速可诱发 AF 的事实,使快速激动灶观点再次受到重视。研究者发现肺静脉(90%)和上腔静脉近端及附近心房组织潜在自主性,异位搏动可快速激动这部分组织诱发阵发房颤,AF 的一种亚型即该部位心房组织出现的快速激动灶性 AF。解剖学也证实,心房肌延伸进这部分血管近端,从胚胎学起源相似于窦房结组织具有明显自主电位。射频消融该部位组织可长期防止房颤复发。其余的心房快速激动灶可在界嵴(CristaTerminals)、冠状静脉窦、右心房后游离壁及 Marshall 韧带(静脉)。

3. 心房重塑 包括解剖学重塑和电重塑,慢性 AF 患者可出现进行性心房扩大,尤以左心房扩大多见,右房扩大较少,但有些患者 AF 出现前先有心房扩大。电重塑主要表现在房颤发作后几分钟,心房不应期缩短,恰好与细胞内钙积储相符合。心房这种电生理学特性进行性改变使 AF 得以持续。AF 诱发 AF——房颤本身促进房颤的发生和持续,说明心房电重塑的恶性循环有助于维持房颤。这一概念使研究者想方设法尽量减少这种进行性电生理改变，以打断 AF 的持续。

六、治　疗

当前各种心律失常的治疗中，房颤的治疗是一个最棘手的问题，主要存在着转复为窦律难，容易复发。自从使用射频消融术后，情况有所改观，目前房颤治疗主要针对三个方面：控制心室率和恢复窦性心律、维持窦性心律、抗凝治疗。

(一) 控制心室率和恢复窦性心律

包括急性控制心室率、预防性控制心室率、慢性 AF 控制心室率。其实急性控制心室率和恢复为窦性心律在阵发性 AF 发作时是同时进行的，一般情况下，只有把心室率控制到 100 次/min 以下时才容易转复为窦性心律。

1. 急性控制心室率和房颤转复治疗　阵发房颤治疗的目的为：①抑制阵发房颤，维持窦性心律。②控制房颤发作时心室率。③预防并发症，如卒中，心动过速性心肌病；

(1) 急性控制心室率：适用于：①房颤急性发作伴血流动力学不稳定，包括房颤发作时心室率>150bpm，胸痛或低灌注。心室率虽然<120bpm，但有肺炎、心肌缺血、COPD 恶化。②急性 AF 或阵发性 AF 发作(持续时间<24h)。③经抗心律失常药转复失败者，且心室率仍在 110～150 次/min 时。④快速房颤而心房内有血栓不宜转复者。

药物包括：①西地兰(ACC/AHA/ESC)2006 年房颤指南推荐为Ⅲ类，证据级别(B)：0.4mg+5%葡萄糖 20ml 缓慢静推，效果不满意者可 0.5～1h 后再给 0.2～0.4mg。西地兰有加速旁道传导作用，对预激综合征伴 AF 时禁用。②当患者交感张力很高，如发热、甲亢、急性缺氧，西地兰可能无效。可用维拉帕米(异博定)5

~10mg+5%葡萄糖20ml缓慢静推,并用心电监护观察,当心室率降至80~90次/min时,立刻停止注射,改为0.05~0.2mg/min维持。③亦可用硫氮䓬酮10~20mg(0.25mg/kg)+10ml生理盐水,5min内缓慢静推,继以5~10mg/h静脉滴注。急性控制心室率时硫氮䓬酮静滴在75%患者可减慢心室率,50%降至100bpm以下,80%心室率下降达20%以上。④艾司洛尔(esmolol)为β受体阻滞药,半衰期仅9min,所以必须持续静脉滴注,可先用0.5mg/kg,1min内静脉滴注,再用维持量维持4min,维持量先从小剂量开始,0.05mg/kg·min,若有效,同量维持,若无效,可逐渐增至0.2mg/kg·min。注意发生低血压。伴心力衰竭、支气管哮喘者慎用。⑤乙胺碘呋酮(推荐为ⅡaA)属于Ⅲ类抗心律失常药,但具轻度β受体阻滞药、α受体阻滞药和钙拮抗药的作用。可先用2.5mg/kg静脉滴注(一般用75mg或150mg稀释后静脉滴注),接着用1~2mg/min静脉滴注维持,该药静脉注射安全可靠,不良反应小。⑥普罗帕酮(心律平)(推荐为ⅡbB)属于Ⅰc类药,也有轻度β-阻滞药作用。首剂可用70~140mg或1~1.5mg/kg,用5%葡萄糖20ml稀释后>5min缓慢静注,10min后可重复,继以0.5~1mg/min速度静滴维持。⑦ibutilide(推荐为ⅡaA)1mg稀释后静注10min以上,需要时可再重复1mg。不良反应为QT间期延长、尖端扭转性室速。

(2)房颤转复治疗:从理论上讲,所有急性或阵发AF(持续时间<24h)和持续性AF患者均应考虑复律治疗。理想的条件是:①解除病因。②AF时间<6个月(或<1年)。③无明显心房扩大;④经超声心动图(最好经食管超声心动图)证实心房内或心耳内无血栓存在。此外,心力衰竭、冠心病、心绞痛等也是重要的相对复律指征。不管哪类AF转复为窦性心律,则可能打断AF诱发AF的恶性循环、纠正血流动力学、改善心功能、减少血栓形成的可能性、避免长期抗凝潜在出血的危险。因此,即使是持续或慢

第一章 心血管疾病

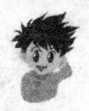

性 AF 患者,至少应做一次复律的尝试。

急性或阵发性 AF 的转复:一般选用静脉用药,用药种类、剂量、方法见上述急性控制心室率,西地兰、维拉帕米、硫氮䓬酮、艾司洛尔、胺碘酮、普罗帕酮均可应用。此外。氟卡胺(Flecainide)(推荐为Ⅱb B),首剂 1.5~2mg/kg 加 5%葡萄糖稀释后 20min 静注,8h 内未转复者再给 1mg/kg 在 20min 内静注。以 12h 为终点,转复率可达 59%~90%,并在第 1h 内转复率最高,而心律平转复率为 42%~88%。胺碘酮为 41%~100%,胺碘酮转复急性房颤的效果显示,46%在 30min 内转为窦性心律,73%在 12h 内,80%在 24h 内,对于严重心力衰竭(EF<15%)患者,胺碘酮 30min 内转复窦性心律为 75%,心率减慢,但 CI 并无提高。一旦房颤转复即可停用上述药物。房颤持续已超过 48h,无明显血流动力学异常者,或经心室率控制者可用口服抗心律失常药转复。

另外,需要特别处理的问题有,预激综合征不能用地高辛、维拉帕米、硫氮䓬酮。而胺碘酮似乎比较合适。现在发现急性发作房颤 72h 内有 15%发现心房内有血栓形成,但转复时一般不需要使用抗凝药。

口服转复房颤药物:适用于经静脉用抗心律失常药转复失败者,心室率控制到 100 次/min 左右,病情不是很紧急的患者。①奎尼丁(推荐为Ⅱb B)是 50 年前开始应用的老药。临床实践证明用该药应选择无心脏扩大;无心功能不全;未见明显心肌受损的患者。转复前患者血钾水平应>4mEq/L,以免发生扭转性室速;长期用利尿药者应注意补充镁制剂;应用洋地黄制剂者转复前一天应停用。转复时剂量用 0.1g 口服,若无反应,以后每 2h 给 0.2g,共 5 次,第一天总剂量<1g。每次给药前应观察心律及血压。若已转复,即可停药,改为维持量。第一天不能转复者,第二天可以 0.3g 每 2h1 次,共 5 次。仍不能转复者第三天用 0.4g 每 2h1 次,共 5 次,总剂量 2g。至此房颤仍不能复律时,证明奎尼丁

转复失败,应停止使用。用该药应注意首剂奎尼丁晕厥。国内目前已较少应用该药,但国外仍时有报道。②Peuhkarinen 等用胺碘酮 30mg/kg 一次性口服转复房颤,最大血清浓度在服后 6h,抗心律失常作用在 3～8h,心房肌胺碘酮最大浓度在 7h 后,心室肌在 24h 后。③Dofetilide(推荐为ⅠA)是一种Ⅲ类抗心律失常新药,选择性阻滞心肌细胞延迟整流钾通道(Ikr)的快速组分,产生剂量依赖性心房和心室不应期增加和 QT 间期延长,该药对左心室功能不全或晚期心衰患者不增加死亡率。Singh 等根据 QT 间期和肌酐清除率给 AF 或房扑患者 250μg 或 500μg 每日 2 次口服,24h 转复率为 70%,36h 为 91%。一年时维持窦性心律的概率分别为 0.37 和 0.58(500μg 者)。2 例发生扭转性室速(1 例在第 2 天,1 例在第 3 天,占总病例数 0.8%);1 例猝死(占 0.4%),考虑为该药致心律失常作用引起。因此认为,该药是一种治疗房颤和房扑的重要新药,但它可以引起 QT 间期延长,应注意观察,必要时停药。④Flecainide200～300mg 口服。

2. 预防性控制心室率 一是通过口服药物来预防控制阵发 AF 时的过快心室率;二是预防持续或慢性 AF 患者活动时心率加快。其目的是减少症状和预防心动过速性心肌病。现代指南规定理想心室率控制在休息时为 60～80bpm,一般活动时不超过 90bpm,中度活动时为 90～115bpm,心房收缩占总心搏量的 20%～40%,房颤时由于心房无收缩,心输出量明显减少,特别在大多数有舒张期充盈降低、高血压、左室肥厚的老年患者。传统使用地高辛来控制,但研究证明并不能达到预期目的,血清地高辛浓度与心室率无关,表明单独应用地高辛对于心率的控制并不合适。有的作者指出,地高辛既不能有效地预防 PAF 发作时的心动过速,也不能减少 AF 的发作次数,但可改善患者的症状。因此地高辛常与 β 受体阻滞药如阿替洛尔、美托洛尔、普萘洛尔、索他洛尔、比索洛尔合用,也可与维拉帕米、硫氮䓬酮合用,两药剂量根据患

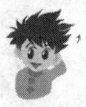

者心室率而调整。这些药物都有负性变时作用。控制日间活动时心率有益,但可能增加房颤伴夜间停搏。房颤伴夜间 R-R 间期 4.0s 临床常可见到,其临床意义尚不清楚,遇到这种情况,可单独使用短效的维拉帕米、硫氮䓬酮或 β 受体阻滞药,每日 2 次(早/中午服),以减少夜间作用。如病人对钙拮抗药或 β 受体阻滞药不能耐受,小剂量胺碘酮可能有效。

3. 慢性 AF 时心室率控制 对不宜转复或不能转复为窦性心律的患者应控制心室率以减少患者症状。此外,长期心动过速可致心动过速性心肌病。控制心室率的目标、用药和剂量与预防性控制心室率相同。一般而言,选择钙拮抗药以硫氮䓬酮比维拉帕米好。即使患者有心力衰竭也能很好耐受,且硫氮䓬酮与地高辛长期合用无协同作用。而急性心肌梗死或甲亢时最好选择 β 受阻滞药。有人认为慢性 AF 时控制心室率可䓬酮缓释片,效果不错,但维拉帕米缓释片可引起便秘、腹胀,部分患者不能耐受。对于永久性房颤目前推荐 β 受体阻滞药加钙拮抗药,如为控制正常活动时心率,应该用钙拮抗药或 β 受体阻滞药加地高辛,如同时控制正常活动和运动时心率,应该用钙拮抗药加地高辛。仅有 1%~2% 患者用药物控制心率无效,必须用房室结消融。在 4 060 例 65 岁以上的患者中研究结果表明,观察 3.5 年,节律控制与心率控制对死亡率无区别。节律控制组比心率控制组有稍高的卒中率(7.5% : 5.7%),可能与反复地停用抗凝药有关。目前还不知道 Ⅱ~Ⅳ 级心力衰竭伴房颤患者节律控制能否减少心性死亡率。

(二)维持窦性心律

维持窦性心律:阵发 AF 尽管有时可自行转复,但不少患者仍存在转复难的问题。然而,转复为窦性心律后维持窦性心律更难,房颤经常复发,且部分病人发作越来越频繁,间隔时间越来越短,而 AF 持续时间却越来越长。现代治疗的目标是减少复发频度和持续时间。用于这个目的药物有:①奎尼丁 0.2g 每 8h1 次,由于胃肠道等不良反应,目前已很少使用。有人使用普罗帕酮 150mg 加奎尼丁 200mg,每日 3 次,8 个月时 85% 病人维持窦性心律。②索他洛尔 80~160mg/d 分 2 次口服;比索洛尔 5~10mg/d 1 次或分 2 次口服。③Dofitilide 250~500μg,每日 2 次。④胺碘酮初始 0.2g,3 次/天,共用 4~7 天,减量为 0.2g,2 次/天,共用 4~6 天,然后改为维持量 0.2g/日,以后可根据病情减量为 0.2g 每周服 5 天,休息 2 天,或减量为 0.1g/天,胺碘酮是目前预防房颤复发最理想的药物,长期服用应注意甲状腺功能及肺纤维化。⑤维拉帕米缓释片 120mg 日 1~2 次,似乎比维拉帕米 40~80mg 日 3 次效果要好。⑥联合应用普罗帕酮 100~150mg 日 3 次,安他唑啉 100mg 日 2~3 次,阿替洛尔 3.125~6.25mg 日 1~2 次,对胺碘酮无效或因出现甲状腺功能异常者,或初始用于维持窦性心律效果较好。其维持窦性心率效果可与胺碘酮比美。⑦可胺碘酮加阿替洛尔,普罗帕酮+阿替洛尔,根据个人经验,联合用药比单独用药在维持窦性心律方面更有效,但这种联合用药必须符合药理学原则。

(三)抗血栓治疗

1. 房颤血栓栓塞的危险因素 AF 本身就是卒中的独立危险因素。它比无 AF 人群卒中危险高 4~5 倍;对于 AF 患者而言,临床危险因素提供了一种简单危险分层的方法,即收缩期高血压(>160mmHg);充血性心力衰竭病史;曾有过脑卒中或短暂脑缺血发作;该三项中任何一项发生血栓栓塞的危险性是无这些危险因素病人的 2.5 倍。上述 2 项或 3 项危险因素联合强烈预示脑卒中的危险。非糖尿病患者无上述任何一项危险因素者证实是很低危险人群。经多变量分析,预示卒中最强的因素是:原先曾有过脑卒中或短暂脑缺血发作、糖尿病、高血压病史(相对危险 2.5 倍)、

第一章 心血管疾病

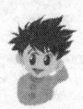

心力衰竭病史、老年。阵发 AF 与慢性 AF 比较，既不增加也不减少卒中危险(年度卒中率为 3.2%：3.3%)。但也有的文献认为阵发 AF 比持续 AF 卒中危险更小，转为慢性 AF 后卒中危险增加，估计未治疗的慢性 AF 年度卒中危险为 5%。目前有一种倾向，认为只要房颤患者出现脑卒中，都归罪于房颤，笔者认为这未免失之偏颇，因为非瓣膜性 AF 尽管心房无收缩，因房室之间无血流动力学梗阻，心室舒张期具有吸引心房血进入左心室的能力，心房不易造成血液滞留而形成血栓，因此这种倾向是医师臆测性的。因为新近认为，脑卒中大部分是由于端对端的栓塞——多来自颈内或颈外动脉粥样斑块碎片脱落所致。

2. 抗凝治疗适应证 ①风心病并发 AF，特别是二尖瓣狭窄者。②非瓣膜性 AF 有上述危险因素者。③阵发性 AF 临床或超声波证实有基础心脏病者。目前常用且疗效肯定的药物有：华法林(Warfarin)，该药是双香豆素的衍生物，可竞争性阻断维生素 K 环氧化物向氢醌形式转化，从而抑制血液凝固过程。常用剂量为 2.5～5mg/天，口服吸收完全，生物利用度 100%，服后 2～3h 血药浓度达峰值，但需经 12～24h 才出现抗凝作用，36～72h 达抗凝高峰，一次给药作用可维持 4～5 天，用药必须个体化，调整剂量使 INR(international Normalied Ratio)在 2.0～3.0，随机对照试验表明，慢性房颤患者使用抗凝药只要 INR<3 就是安全的。其出血在华法林组为 1.3%，而对照组为 1%，年度颅内出血 0.3%：0.1%，主要预示出血危险的是高龄和 INR>3。但我国高龄老年人宜维持 INR 在较低水平为宜，以 1.5～1.9 为宜，一般老年人以 <2.5 为宜，以免引起出血。研究证明，小剂量华法林可减少严重非脑性出血和颅内出血 65%～80%。

希美加群(Ximelagatran)一种凝血酶直接抑制剂，主要抑制凝血因子Ⅱ，口服 40%～70% 被吸收，并很快地转变为具生物活性的 melagatran，平均 $T_{1/2}$ 为 5h，因此可口服每日 2 次，剂量为每

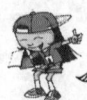

次 24mg。在择期髋-膝关节置换术后预防静脉血栓形成的效果比华法林(INR 为 2.5)好。急性 MI 患者与 160mg 阿司匹林合用优于阿司匹林单用,在一级终点时绝对危险减低 3.6%。该药与华法林不同的特点是不受性别、年龄、种族、体重、食物、酒等影响。不良反应:可引起转氨酶升高,继续应用或停药可恢复。

3. 抗血小板聚集 阿司匹林系抗血小板聚集药。对于年龄<75 岁,无糖尿病、高血压、心力衰竭或脑卒中/TIA 的患者;年龄<60 岁,无上述任何危险因素,超声心动图正常(孤立性 AF)者,可考虑用阿司匹林 325mg/天。AFASAK 研究证明 75mg/天阿司匹林等于安慰剂,并不能减少年度卒中事件。用上述剂量的华法林和阿司匹林比较,前者减少卒中事件 67%,后者减少 42%;但≥75 岁的老年人阿司匹林疗效不比安慰剂好,原因不清楚。SPAF2 将患者分为>75 岁和≤75 岁两组,直接比较华法林和阿司匹林,年轻组年度栓塞和缺血性卒中事件均<2%,而 76 岁以上组原发事件比年轻组高,Aspirin 组为 4.8%,Warfarm 组为 3.6%,然而老年组华法林的效果被脑出血增加所抵消,该组为 1.8%,Aspirin 组为 0.5%。因此,对于高龄老年人应用华法林以小剂量为宜。新近的系列复习发现,阿司匹林减少卒中危险约 25%,房颤常伴有血管疾病,阿司匹林对房颤的益处似乎是作用于血管病,而不是作用于房颤血栓形成。因此,指南推荐阿司匹林用于低危患者预防血栓剂量为 75~300mg。在英国很少联合应用华法林加阿司匹林作一级预防,因为增加出血率。绝大多数共识认为急性房颤发作<48h,转复时不需使用抗凝药。

(四)非药物方法

1. 治疗房颤的非药物方法 长期应用抗心律失常药所积累的经验和限制,以及现代对房颤病理生理学的深入了解,促使临床医生和研究者使用外科技术或导管技术来控制和消除房颤。

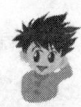

(1)电除颤:对于一些药物转复无效,血流动力学不很稳定的患者,可采用同步直流电转复。电流可从100J开始,成功率在79%左右,Mittal等报告用直线双向波电除颤,使用电流量小(70J),成功率高(94%)。而阻尼正弦波单相波型用电流大(100J),成功率仅79%,因此房颤转复时宜选用前者。另一种采用双向脉冲波,两个表面积较大的电极,一个置于右心房,另一个置入冠状静脉窦或左肺动脉内,用<20J的电流转复各种房颤成功率为70%~89%,但这是一种侵入性技术。对老年阵发房颤尽量少用体外电除颤,因为容易复发。房颤电转复后一年内约50%患者复发,一般认为,房颤发作在48h内可选药物转复,较长时间则选择电转复;电转复后约25%患者在几分钟内复发(立即复发),约25%在1~15天内复发(亚急性或早期复发),因此转复后给予抗心律失常药物可能增加转复和维持窦性心律的可能性。胺碘酮和索托洛尔增加心脏转复率比其他药物好。

经食管超声指导心律转复:持续房颤转复增加卒中和血栓栓塞的危险,为了减少这种危险,一般推荐转复前常规给予抗凝药3周,转复后给予4周。即使经食管超声未发现心房有血栓,在转复时也可给予肝素,转复后给予华法林4周。如发现有心房血栓,则在转复前至少给予抗凝药3~4周。

(2)植入型心房除颤器(IAD):于近年来用于临床,其发放能量低(<6J),为双相脉冲,一个电极置于右心房,另一个电极置于冠状静脉窦,以及一条心室电极导线,主要用于与R波同步和电击后心室起搏。房颤转复率在80%以上,IAD费用高,目前尚难推广。

2. 预防房颤复发非药物方法

(1)外科迷宫术(Maze Procedure):切开双心房,切除左右心耳,手术的目的是限制折返子波的传播,而保持相对的窦房传导生理途径,防止房颤复发总成功率在98%。早期术后窦房结功能不全达 40%，需安永久性起搏器，最近这种并发症已降至 4%~6%。该手术由于技术复杂，费时长，相对创伤大，不宜作为房颤的常规非药物治疗方法，宜在瓣膜置换或先天性心脏病手术同时行迷宫术。

(2)射频消融术：如上所述，研究者们发现，在左右心房肺静脉、上腔静脉开口处或开口内一定距离处，存在着能够以恒定的方式发放冲动的一个或多个局灶，局灶性冲动发放并激动心房形成单个或成串房性期前收缩，后者可诱发房颤。短阵连续的局灶性冲动发放也可直接诱发房颤，这样形成了局灶性房颤的概念。并于20世纪90年代开始，用点状消融治疗阵发房颤取得较满意的效果，随访6个月成功率为70%。以后又发展为电学隔离靶静脉与左房传导；电学隔离静脉多个或全部静脉与左房传导；多数学者认为持续性或慢性房颤是由阵发性房颤发展而来，而绝大多数阵发性房颤是局灶性房颤。因此，消除或根治局灶性房颤，有可能使持续性房颤或慢性房颤不再或很少出现。射频消融治疗局灶性房颤，有可能成为根本治疗房颤的有效手段之一。目前，有几种射频消融方法：①标测指导下的肺静脉节段隔离术；②解剖指导下的左房线性消融术；③心腔内超声指导下节段性消融肺静脉隔离术；④双 Lasso 导管指导下的左房内环同侧肺静脉线性电隔离；⑤CARTO 系统指导下的心房碎裂电位标测消融；⑥心房电位频谱分析指导下的房颤消融；⑦心房去迷走神经治疗；⑧以上技术的结合或以上技术结合上腔静脉电隔离和/或左房峡部线性消融、右房峡部线性消融、左房后壁线性消融、冠状静脉窦内消融、左房顶部线性消融等。这些消融技术均可获得较高的成功率。射频消融术治疗房颤随着技术的发展和操作的熟练，成功率日渐提高，但仍存在靶点选择和定位不够准确，术后部分患者房颤复发。因此，射频消融术后仍需服用抗心律失常药及抗凝药3~6个月。目前，严重或较严重的心房穿孔、心包填塞、肺静脉狭窄、心脏骤停和脑卒中偏瘫等并发症已明显减少。

鉴于多子波折返学说的出现,有些学者尝试用心房起搏方法来预防 AF 发作,特别对那些有明显房间阻滞心电图表现的 AF 患者,另外对缓慢心室率的心房颤动;慢-快综合征;射频消融术后或心内直视术、冠状动脉旁路术后;抗心律失常药引起房颤伴长间歇的患者;心房起搏尤其是双心房起搏能显著减少房颤的发生率。新近有些永久性起搏器具有动态心房超速的功能,对预防房颤的复发有一定效果,目前正在观察中。

(五)心胸外科手术后房颤问题

冠状动脉外科后约 1/3 患者发生房颤,瓣膜心脏病手术后甚至更高,也增加了卒中和血栓栓塞的危险。因此,术后应该给予抗凝治疗>48h,同时应该维持血钾水平>4.0mmol/L。并给予胺碘酮、β受体阻滞药、索他洛尔或硫氮䓬酮以预防术后房颤。

(六)预防和治疗心房重塑

包括:①即刻转复为窦性心律和预防房颤复发,减少心房超微结构和组织结构的重塑;可应用前述的药物及埋藏除颤功能的永久性起搏器;双心房起搏;射频消融术;外科迷宫术。②有的学者发现超速起搏时引起心肌细胞内钙超负荷和心房有效不应期缩短等电重塑现象,因此应用维拉帕米等钙拮抗药,ACEI 和 AngⅡ受体拮抗药来预防心房电重塑,取得较好的临床效果。最近有报道 AngⅡ受体拮抗药安博维可减少阵发性房颤的发作。

(七)心房扑动的治疗

房扑的基本机制也是折返,心房激动波沿着心房传导屏障之间行走,最后形成折返环而维持房扑。房扑分Ⅰ型和Ⅱ型,Ⅰ型房扑心房率在 240~350 次/min,心房激动波在心房内呈逆钟向传导,因此在心电图Ⅱ、Ⅲ、aVF 呈负性锯齿波。Ⅱ型房扑心房率在 350 次/min 以上,无特殊波形规定。房扑时心室率一般都较快,可引起低血压,控制房室结传导成为首先考虑的措施,可用 β-阻滞药或钙拮抗药(硫氮䓬酮或维拉帕米),如心室率很快且有严重低血压,此时禁用 β 受体阻滞药或钙拮抗药,可用洋地黄类或胺碘酮来减慢房室结传导。凡是能用于转复房颤的药物和方法都可用于房扑治疗。另一较新的药 Ibutilide 是静脉注射用类抗心律失常药,转复急性房扑有效率为 38%,但尽量避免与钾通道阻滞药合用,以免引起 QT 间期过长和尖端扭转性室速。房扑常与房颤相互转换,因此转复后维持窦性心律预防房扑复发用药和方法与房颤相同。目前,射频消融对房扑很有效,手术成功率 90%~100%,但仍有 15.5%复发。

(八)其他一些问题

1. 房颤伴 R-R 间期延长问题 房颤伴 R-R 间期延长<3s,临床非常常见,无多大意义,可以不管它。房颤伴夜间 R-R 间期 4.0s 临床常可见到,其临床意义尚不清楚,遇到这种情况,为避免药物的作用,可改为短效的维拉帕米,硫氮䓬酮或 β 受体阻滞药,每日 2 次(早/中午服),以减少对夜间的影响。笔者观察 128 例老年房颤伴 R-R 间期延长患者,最长为 5.32s,随访最长 11 年,无严重不良后果。因此,笔者的意见如老年房颤伴 R-R 间期<5s,且出现在夜间,临床证实无心肌病、心肌梗死、心力衰竭、心脏不大;无头晕、黑矇、晕厥等症状,则应追随观察,不必急于安装永久性起搏器。

2. 阵发房颤终止时出现长 R-R 间期问题 这种情况有三种可能,一是窦房结功能不全;二是房颤快速心率对窦房结的超速抑制;三是抗心律失常药物的影响。笔者观察房颤终止时,最后一个 R 波与终止后第一个窦性或交界性 R 波之间出现长 R-R 间期≥

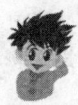

2.0s者86例,最长R-R间期为5.6s,最短随访1年,最长随访15年,无一例发生严重不良后果。因此,笔者意见如房颤转复时出现R-R间隔<4s者,临床无症状,可追随观察,同时调整为短效抗心律失常药。

3. 房颤与冠心病的关系　很多医师在阵发或慢性房颤时使用硝酸酯类药物,甚至加用曲美他嗪,认为房颤是由于心肌缺血所致,实际这是不对的,因为心房肌很薄,罕见缺血。众所周知,房颤是由于心房扩大,心房肌纤维化或退行性变所致。因此,临床实践表明应用血管扩张药或改善心肌代谢药也均无效,且给患者带来经济负担,浪费卫生资源。即使急性心肌梗死发作房颤,也是由于心室舒张末压升高引起左房压升高所致,而非心肌缺血。

(郑秋甫)

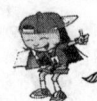

参考文献

1. Pelosi F, Morady F. Evaluation and management of atrial fibrillation. [J] Med Clin of North America, 2001;85:225-244.

2. Zipes DP. Atrial fibrillation A tachcardia-induced atrial cardiomyopathy. [J] Circulation, 1997;95:562-564.

3. ACC/AHA/ESC 2006 guideline for management of patients with atrial fibrillation executive summary. [J] J Am Coll Cardiol, 2006;48:845-906.

4. Dewar RI, Lip GYH. Identification, diagnosis and assessment of atrial fibrillation. [J] Heart, 2007;93:25-28.

5. 郑秋甫. 老年人阵发性心房纤维颤动45例临床观察. [J] 中华内科杂志, 1981;(3):166-169.

6. Peter J, Matthew L, Lonescu A, et al. Evaluation of a protocol to select patients of all age for cardioversion from atrial fibrillation. [J] Age and ageing, 1997;26:247-252.

7. Sulke N, Sayer F, Lip GYH. Rhythm control and cardioversion. [J] Heart, 2007;93:29-34.

8. Camm AJ, Savelieva I, Lip GYH. Rate control in the medical management of atrial fibrillation. [J] Heart, 2007,93:35-38.

9. Rathore SS, Berger AK, Weinfurt KP, et al. Acute myocardial infarction complicated by atrial fibrillation in the elderly. [J] Circulation, 2000;101:969-974.

10. Kalra L, Lip GYH. Antithrombotic treatment in atrial fibrillation. [J] Heart, 2007;93:39-44.

11. Mann CJ, Kendall S, Lip GYH. Acute management of atrial fibrillation with acute heamodynamic instability and in the postoperative setting. [J] Heart, 2007;93:45-47.

12. 郑秋甫,王小丹,李艳芳.联合应用普罗帕酮、安他唑啉、阿替洛尔治疗老年阵发性心房颤动及维持窦性心律的疗效观察.[J]中国循环杂志,1999;14(6):358-359.

13. Peuhkurinen K, Niemela M, Ylitalo A, et al. Effectiveness of amiodarone as a single oral dose for recent-onset atrial fibrillation.[J] Am J Cardiol, 2000;85:462-465.

14. Singh S, Zoble RG, Yellen L, et al. Efficacy and safety of oral dofitilide in converting to and maintaining sinus rhythm in patients with chronic atrial fibrillation or atrial flutter.[J] Circulation, 2000;102:2385-2390.

15. Prystowsky EN, Benson CD, Fuster V, et al. Management of patients with atrial fibrillation.[J]Circulation,1996;93:1262-1277.

16. Mittal S, Ayati S, Stein KM, et al. Tansthoracic cardioversion of atrial fibrillation.[J] Circulation, 2000;101:1282-1287.

17. Tsai CF, Tai CT, Hsieh MH, et al. Initiation of atrial fibrillation by ectopic beats originating from the superior vena cava.[J] Circulation, 2000;102:67-74.

18. 张洪林,郑秋甫.128例老年心房颤动伴R-R长间隔临床分析.[J]解放军保健医学杂志,2006;8:153-155.

19. 张洪林,郑秋甫.86例老年阵发心房颤动终止时长R-R间隔临床分析.[J]解放军保健医学杂志,2006;8:210-212.

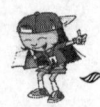

第三节 室性早搏的临床意义与治疗策略

室性早搏(室早)是最常见的心律失常,既多见于各种器质性心脏病患者,亦常见于无器质性心脏病个体。临床表现从无症状、轻度心悸到触发恶性心律失常时的晕厥。随着多种检查方法的普及与临床研究的深入,对室早的临床意义有了进一步认识,治疗策略也因此有所改变。

一、室早的临床意义

1. 室早与器质性心脏病 长期以来,在部分医务工作者中,对室早的认识一直存在着一个误区,即把室早与器质性心脏病等同起来看待,认为有室早就有器质性心脏病,常无依据地随意地把青少年的室早归因于心肌炎,把老年人的室早归因于冠心病。实际上室早既多见于各种器质性心脏病患者,如缺血性心脏病、高血压性心脏病、心脏瓣膜病、心肌病及酸碱失衡、电解质紊乱、洋地黄中毒等,亦常见于无器质性心脏病及烟、酒、茶、咖啡过量或情绪激动的正常人。对于经检查未发现器质性心脏病,且长期观察室早为惟一临床表现者,应诊断为功能性室早,而判断室早系功能性抑或器质性对评估预后,制订治疗方案则是非常重要的,应结合临床资料进行全面分析。

2. 室早的危险度分级

(1)关于Lown氏分级:Lown于1971年提出对急性心肌梗死时出现的室早进行了危险度分级,将室早分级为5级,认为Ⅱ级以上者即频发、多源、连发及RonT室早有触发心室颤动的潜在危险,而被称为"警告性心律失常"。Lown分级简明扼要,长期以

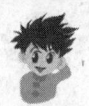

来,为临床医生认识和防治室早提供了重要的理论指导,但随着临床研究的不断深入,亦认识到 Lown 氏分级的局限:首先 Lown 氏分级未结合临床情况判断预后,而有无器质性心脏病对室早患者的预后则至关重要。其次,未考虑基础电生理机制,而折返激动、后除极与异位自律性增强所致室早的预后也不尽相同。第三,过分夸大了 Ron T 室早的危险性。因此,不应不加限制地把 Lown 氏分级推广至急性心肌梗死以外的情况,特别是无器质性心脏病个体。在评价室早的临床意义时,应结合患者的临床情况,包括有无器质性心脏病、心功能状况、存在心肌缺血与否进行综合分析,而不应仅孤立地考虑室早的频发程度与类型。在无器质性心脏病患者中,短阵室速的危险性并不高于单发室早。

(2)关于 Bigger 分级:CAST 试验后,人们开始重新认识室性心律失常的临床意义及其治疗的价值。Bigger 于 1991 年结合基础心脏病及左心室功能情况与室性心律失常可能造成的结果,提出将室性心律失常分为良性、潜在恶性和恶性心律失常。良性室性心律失常指无危险因素或引起猝死危险性低(<5%),约占室性心律失常的 30%;潜在恶性室性心律失常约占室性心律失常的 65%,可明显增加死亡危险,约 15%病例可引起恶性心律失常或猝死;恶性室性心律失常指未经治疗可引起死亡的心律失常,约占室性心律失常的 5%,猝死危险性可达 40%,Bigger 分级对其后室早预后的判断及其治疗方案的实施均具有重要指导意义。

二、治疗策略

(一)药物治疗

室早治疗的目的一是缓解症状,二是预防猝死。治疗因其预后的不同而存在着很大差异,因此应首先进行危险分层,进而行针对性治疗。

1. 无器质性心脏病者 鉴于无器质性心脏病者室早的预后一般良好,受 CAST 结果的启示,从危险效益比的角度不支持常规抗心律失常药物治疗。对该类室早,首先应考虑去除诱发或加重室早的因素,如吸烟、喝咖啡、浓茶等。对有精神紧张焦虑者可使用镇静药或小剂量 β 受体阻滞药。Ⅰ类抗心律失常药物因其潜在的不良反应而较少合适使用,但对某些室早多,心理压力大且一时难解决者,可短时间使用Ⅰb或Ⅰc类抗心律失常药物。该类室早治疗的终点是缓解症状,而非室早数目的减少。即使是短阵室速,因不增加猝死的危险性,也不一定必须治疗。右室流出道型室早一般预后良好,可不予积极治疗,但 β 受体阻滞药效果好,有效率可达 50%。

2. 器质性心脏病患者 对于器质性心脏病伴频发室早患者,其治疗目的与重点是预防心源性猝死,而非治疗室早本身,因此针对基础心脏病本身或触发室速机制的治疗比治疗室早更为重要。

(1) 冠心病与心肌梗死:过去主张急性心肌梗死后无论有无室早都应常规预防性静注利多卡因,但临床试验并无证据表明利多卡因预防性应用可降低急性心肌梗死患者的病死率。因此,已不再主张常规预防性应用此药。经典观点认为,急性心肌梗死患者发生的室早特别是复杂性室早(频发、多形、成对、成串及 Ron T 等),是警告性心律失常,易触发更加严重的心律失常,需给予积极治疗,但其预示严重室性心律失常的价值在近年来的多项研究中也未能得以证实。目前的治疗建议为:①持续性室速伴血流动力学不稳定或心绞痛、肺水肿、低血压者应予直流电复律。②持续性单型室速不伴有上述情况者可选用利多卡因、胺碘酮或索他洛尔治疗。③频发室早、成对、非持续性室速,可严密观察或利多卡因治疗,加速性室速与偶发室早应予观察。④溶栓、β 受体阻滞药、主动脉内气囊反搏、急诊 PCI 或 CABG、纠正电解质紊乱均能预防或减少室性心律失常的发生。

第一章 心血管疾病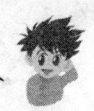

关于心肌梗死后室早的长期治疗,CAST试验显示了心律失常抑制与病死率增加的矛盾现象,因此不宜把单纯抑制心律失常作为治疗的最终目标。应在整体治疗的基础上,适当选用抗心律失常药物。胺碘酮可降低心源性猝死的发生率且促心律失常作用轻,对心功能影响小,是一相对安全有效的药物,但宜用低剂量以减少不良反应。β受体阻滞药亦可降低病死率,但要注意对心功能及射血分数的影响。Ⅰ类抗心律失常药物有增加心源性猝死的危险,不宜长期使用,但在非心肌梗死的器质性心脏病患者中还是安全、有效的。

(2)心功能不全:对于心功能不全伴室早患者,其治疗重点首先是改善心功能。该类患者中,特别是非冠心病伴心力衰竭患者,服用胺碘酮可降低猝死发生率。因胺碘酮对心功能的负性影响小,疗效确切而在临床上多作为心力衰竭伴室早患者的首选用药,但长期使用需注意其副作用的发生,包括甲状腺功能减退、肺间质纤维化及光敏感等。β受体阻滞药亦可降低心源性猝死。而Ⅰ类抗心律失常药物可能增加心力衰竭猝死的危险,不宜使用。对无症状非持续性室速,不主张积极抗心律失常药物治疗。关于左心室肥厚伴室早者,左室心肌肥厚本身为猝死的高危因素,而室早并不直接增加其猝死发生率,除非症状明显,否则无需预防性使用抗心律失常药物。

(二)非药物治疗

1. 导管射频消融术 由于抗心律失常药物的促心律失常作用,对无器质性心脏病的室早,多不主张长期的药物治疗。而导管消融治疗室早亦仅适用于症状明显、精神受影响较大、药物效果不佳或不能耐受者及病史大于1年的顽固性室早患者,一般情况下不主张使用。近年来随着医疗技术水平的提高,适应证有增宽趋势。导管射频消融治疗右室流出道型室早的成功率高达80%以上,对该类室早一线药物治疗无效时,可考虑行射频消融治疗。另外,已有人将该方法用于 Brugada 综合征及长 QT 综合征的预防性治疗,因 Brugada 综合征的致命性室颤中 67% 是由室早触发。导管消融对长期从事消融的医师来说较为安全,但有引发严重房室传导阻滞与心肌穿孔的报道。

2. 植入式复律除颤器(ICD)　多个临床试验证实了 ICD 预防心源性猝死疗效的确实性,ICD 治疗已被列为防治恶性心律失常与心源性猝死的 I 类适应证,亦即绝对适应证或首选治疗,适用于恶性心律失常与 Brugada 综合征,可有效预防心源性猝死。但在心力衰竭患者中 ICD 对预防猝死的价值尚待证实。在安置 ICD 后,仍需继续服药(胺碘酮、β受体阻滞药等)。频发室早患者如 LVEF<35%,并可诱发出持续室速/室颤,可置入 ICD 预防心源性猝死。但 ICD 仅是一种姑息性治疗策略,且价格昂贵,无条件置入者仍以药物治疗为主。

(宫剑滨)

第一章 心血管疾病

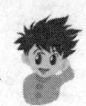

第四节 冠心病

一、冠心病的基本概念

既往所谓冠心病(Coronary Heart Disease,CHD)是冠状动脉粥样硬化性心脏病的简称。冠心病是指由于冠状动脉及其主要分支动脉粥样硬化,使管腔狭窄或阻塞,引起心肌供氧和需氧不平衡,导致心肌供血不足。此经典概念现在看起来可能不一定恰当,因为有部分患者心肌梗死后做冠状动脉造影并没有管腔狭窄,有的急性冠状动脉综合征患者被证实相关冠状动脉的狭窄不足50%。因此,国内有学者建议冠心病的概念应该为冠状动脉结构和/或功能异常,引起该冠状动脉管腔狭窄、痉挛和/或闭塞,造成心肌缺血和/或梗死的一组临床综合征,简称"冠心病"。笔者认同后者的观点,认为此概念更贴切。但老年人冠心病主要是冠状动脉粥样硬化病变所引起,约占心绞痛患者的95%。其他引起心肌缺血的原因还有主动脉瓣狭窄和关闭不全、左室流出道狭窄、梅毒性主动脉炎、贫血、甲状腺功能亢进等。如果冠状动脉粥样硬化病变引起冠状动脉横截面积狭窄<50%,称为冠状动脉粥样硬化或冠状动脉病(Coronary Artery Disease,CAD)。当冠状动脉横截面积狭窄≥50%时,在某些情况下可引起心肌缺血,才称为冠心病。当冠状动脉狭窄≥70%时,临床才会出现心绞痛症状,因此现在也有人把冠状动脉造影狭窄≥70%作为诊断冠心病的标准。

70岁老年男性冠心病的发病率约为15%,女性约为9%。到80岁,老年男性与女性发病率相同,上升为20%左右。

冠心病又称为缺血性心脏病,包括心绞痛、猝死、心肌梗死、心力衰竭、心律失常。

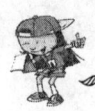

二、冠心病的危险因素

冠心病是一个多因素疾病,许多"危险因素"都可以引起该病或与该病相关。目前已将它分为两大类:第一类证明是原因(危险因素);第二类与冠心病有联系但还不能证明是原因或相关作用(危险标记物)。危险因素包括年龄、男性、遗传、高脂血症(高-LDL,低-HDL)、高血压、糖尿病、肥胖或超重、缺少活动、吸烟、社会心理因素、饮食。前三大因素是先天性的、不可控的,即无法改变的;后八大因素是后天获得性的,即可控的或可改变的。危险标记物包括贫穷国家、高促凝血因子(纤维蛋白原、PAI-1)、感染或炎症标记物、高同型胱氨酸、高脂蛋白(a)、精神因素(抑郁、易怒、敌意、压力、急性生活事件)和社会的动荡。

哈佛公共卫生学院估计,在1990年至2020年之间,预期发展中国家缺血性心脏病死亡率在男性中将增加137%,女性将增加120%,而在发达国家增加分别为48%和29%。这些变化并不是危险因素增加而是人群的地理环境和生活方式的改变,如农村人口的城市化、糖尿病、肥胖、高血压、高脂血症等。在我国,最近几十年,心血管病(特别是冠心病)死亡率明显增加,但仍然比大多数西方国家低50%,而脑血管病则明显高于西方国家。1996年在我国城市,对35~74岁的男性冠心病年龄标化死亡率为100/10万,女性为69/10万;而对35~74岁的男性脑血管病年龄标化死亡率为251/10万,女性为170/10万;在我国,冠心病死亡率北方比南方高,城市比农村高;同样,高血压、平均血清胆固醇水平和体重指数也是北方比南方高,城市比农村高;随着我国的经济发展,上述的传统危险因素普遍增加,预计将导致未来冠心病的高发病率。

在MRFIT等5个大型临床研究中,年龄是预测心血管病(CVD)和冠心病(CHD)死亡最强的因素,其他危险因素常常出现不同的预测值。如MRFIT研究中多变量Cox系数在CVD/CHD

第一章 心血管疾病

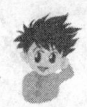

死亡率与每个主要危险因素(总胆固醇、吸烟、收缩压),从35岁到57岁每5-或3-岁年龄段变得越来越小。从女性数据库的资料也表明几个CVD/CHD主要危险因素带给年轻人CVD/CHD死亡的相对危险高于老年女性。虽然绝对危险对年轻人来说是低的,但危险因素的相对危险是高的,后者长期作用的结果是绝对危险变得很高。如FHS研究发现,年轻高胆固醇血症者表明终身处于发生CHD高危险中。从发病率来说,年龄越大患冠心病的可能性越大,目前我国冠心病发病趋向年轻化,有的30多岁就患有冠心病;男性比女性患冠心病要早10年左右,且男性患病率比女性要高得多,FHS等同式研究表明女性CHD的绝对危险要比男性低得多,甚至在晚年,除外糖尿病对女性有一个特殊的CHD危险冲击,不同危险因素的多变量相对危险对男女都一样。女性CHD发病率低和发病晚可能与女性激素的保护作用有关,女性更年期后患病率随年龄增长而增加,所以男性本身就是一个危险因素。

遗传即基因存在缺陷或突变,冠心病具有遗传倾向,人群中有部分具有冠心病家族史,所谓"早发冠心病家族史"是指男性55岁以前,女性65岁以前患心肌梗死,对其直系亲属有影响,将来有患冠心病的可能,应加强对危险因素的检测。由于冠心病是冠状动脉粥样硬化导致血管狭窄所致,最先出现的病变是由于病毒或衣原体等感染、精神创伤等使冠状动脉内膜受创伤,接着胆固醇沉积在血管壁,形成粥样斑块,以后斑块钙化并缓慢增大致血管狭窄。因此,与不良生活方式有关的高脂血症、糖尿病、肥胖或超重、缺少活动、吸烟都与冠状动脉粥样硬化有关,有的是原因,有的是促发因素。需要指出的是很多医生把危险因素当作诊断条件,如患者有高脂血症、高血压或糖尿病、肥胖或超重、吸烟,不管有无症状,就诊断为"冠心病",这是不对的。因为有危险因素仅仅说明患冠心病的概率比较大,如高血压患者心肌梗死患病率与冠心病发生率是正常血压者的2.8倍与3.5倍,但不说明一定有冠心病。

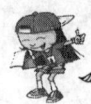

高脂血症包括高胆固醇血症,高三酰甘油血症和高胆固醇血症加高三酰甘油血症三型。由于冠状动脉粥样硬化斑块中沉积有大量的胆固醇,降低血液中的脂质,可以减少脂质在血管壁的沉积,延缓或减轻冠状动脉粥样硬化,因此高脂血症是冠心病的危险因素,其中包括低 HDL-C 和高 LDL-C,减低高 LDL-C 和提高 HDL-C 都可以预防和治疗冠心病已为众所周知。20 世纪 60 和 70 年代,芬兰是冠心病死亡率最高的国家之一,从 1972 年到 1992 年其冠心病死亡率引人注目的降低 55%,其中大约 3/4 是由于血清总胆固醇降低,男性降低 13%(0.88mmol/L),女性降低 18%(1.18mmol/L);和男性舒张压降低 9%(8.6mmHg),女性降低 13%(12.2mmHg);以及男性吸烟者减少 30% 之故。20 世纪 90 年代在波兰,冠心病死亡率降低 25%,大部分归因于减少动物脂肪的摄入和增加植物类食物的消耗。

糖尿病可以引起心脑血管、外周血管、神经、肾脏、眼底等全身病变,是心血管事件和 CVD/CHD 死亡的一个主要原因。MR-FIT 在 5 000 多名有糖尿病的男性中研究表明,所有其他的危险因素增加了糖尿病患者的 CVD/CHD 死亡率,当控制了其他危险因素后,糖尿病患者的 CVD/CHD 和所有原因死亡率是非糖尿病患者的 5~7 倍。因此,糖尿病是一个 CVD/CHD 死亡率特别强的危险因素。在芝加哥心脏学会的研究中,有症状的高血糖在白人和黑人男性全程随访中相对危险增加,最强在 12 年以后。冠心病患者大约 20% 伴有糖尿病,对于糖尿病患者控制好血糖是一件至关重要的事情。现在众所公认,糖尿病是冠心病的等危症。

缺少活动与肥胖或超重之间是相互关联的,相辅相成的。尽管缺少活动与心血管疾病的关系国内外研究结果不一致,但有一个结论是一致的:即经常参加体力活动的人与缺少活动者相比不会增加心血管事件危险。芝加哥心脏学会的研究中发现,在随访前 12 年期间,体重指数增加并不是始终一致的明显影响 CHD 的

第一章 心血管疾病

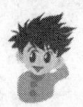

死亡率,但超过 12 年后,在校正其他危险因素后,不论男女,体重指数成为一个独立且逐渐变成危险因素。Hahn 在 1986 年估计,32%CHD 死亡可能归因于肥胖(超过理想体重的 110%～130%),25%归因于吸烟,29%由于高血压(血压>140mmHg),43%是高胆固醇(>5.2mmol/L),35%是由于缺少体力活动。从理论上讲,如果所有人有积极和规律的有氧运动,35%CHD 死亡是可以预防的。

社会心理因素包括工作压力、长期精神负担过重、抑郁、孤独、精神创伤、生活和周围环境不和谐、A 型性格等都容易增加心血管病危险 2～4 倍。A 型性格主要表现为急躁、情绪不稳定、爱发脾气、争强好胜、怀有戒心和敌意、事业心强、效率高、行动快但缺乏耐心和持久性。这种性格的人比非 A 型性格的人心血管发病的危险要高 2 倍。

三、稳定性心绞痛

(一)心绞痛的临床表现

冠心病最常见的表现是心绞痛,它是由于冠状动脉粥样硬化病变所引起的狭窄导致心肌缺血所致,因此又称为缺血性胸痛。心绞痛的特点是:①心绞痛部位广而多变。可在心前区或胸骨后,有时可反射到牙齿、左肩、左臂、咽喉部或在上腹部。②疼痛范围广。由于心脏没有感觉神经,当心肌缺血、缺氧时,心肌无氧代谢产物如乳酸、丙酮酸及多种肽类等刺激心脏交感神经传出纤维经 1～5 胸交感神经节及相应脊髓后角,经下丘脑传至大脑,如兴奋水平达到一定阈值,可产生疼痛感觉,这种感觉再经大脑皮层下传,经交感神经传入纤维返回心脏。因此,心绞痛的范围多很模糊,患者常以手掌来表示疼痛范围。③疼痛性质多变。心绞痛多表现为闷痛、压榨性疼痛或胸骨后、咽喉部紧缩感或胸骨后火辣辣

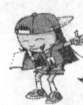

如吃辣椒后的感觉,也有些患者仅有胸闷。心绞痛发作时常迫使患者停止活动,并有一种恐惧感或濒死感。真正绞痛是很少的,遇到严重绞痛,伴有面色苍白、出冷汗,应考虑心肌梗死。④心绞痛持续时间以"分"计。一般持续 5～10min,很少超过 20min,超过 20min 仍不缓解要考虑心肌梗死;但可以持续 5～10min 后缓解,接着又反复发作,症状始终不能完全消除,这种患者病情多较严重,可能系心肌梗死。⑤含服硝酸甘油缓解完全。心绞痛时含服硝酸甘油多在 5min 钟内缓解,如>10min 一般不考虑是硝酸甘油的作用。特别需要提醒的是心绞痛是在活动过程中发生,这一点往往被临床医师所忽视。因此,就诊时一定要询问患者在快步行走、上楼、爬坡、紧张、寒冷时或餐后有无疼痛出现,需要停止活动否,但很多患者把上楼或爬坡时体力不支而出现的心慌、气短、胸闷混作心绞痛的胸闷,两者必须区分开。如在活动过程中出现疼痛、患者必须停止活动、休息几分钟后可缓解,初步可以考虑为心绞痛。笔者在门诊曾遇到一位 38 岁的出租车司机,他说他走平路不到 100 米就出现胸闷胸痛,必须停下来休息 5～6 分钟,症状缓解后才能再慢慢行走,症状非常典型,心电图检查发现心肌严重缺血,立即收住院,冠状动脉造影证实前降支狭窄超过 90%。所以,活动中出现胸闷胸痛是中老年典型的心绞痛,即"劳力性心绞痛"。至于休息时自发性心绞痛,这些患者多为多支冠状动脉病变,病情较重,且常伴有劳力性心绞痛或由劳力性心绞痛发展而来,诊断不难。

一年中冬春季节和秋冬交界较寒冷的季节容易发病;每天凌晨至上午 12 时是心绞痛的好发时间,所以如早晨出现胸闷或胸痛,就要注意;此外,饱餐后、逆风行走、赶车、快速行走、劳累、情绪激动、气愤或悲伤、发脾气、上楼梯、生气、彻夜不眠加大量吸烟、酗酒后等都容易发生心绞痛。患有冠心病的患者应该尽量避免这些情况和环境。

第一章　心血管疾病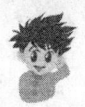

(二) 非缺血性胸痛

胸痛呈一点、一条线、一小片,或前胸后背对称性一点或一片疼痛;或疼痛从肩背部开始向前胸延伸,肩背部酸痛伴左臂发麻;患者以一个手指指出或圈出疼痛范围;疼痛呈针刺样、刀割样、持续几秒钟或长达几小时;有些患者诉胸闷或疼痛持续几小时或一整天,甚至几天;疼痛多在休息时或在活动后休息时或夜间,经常有些患者诉夜间睡眠中突然闷醒,坐起几分钟后可缓解,而活动过程中无此症状;有的患者诉一到人多的地方或空气不好的地方感到胸闷、心烦,必须打开窗户或到空气新鲜的地方才感到舒服;含服硝酸甘油需要 10 分钟以上;这些症状都不是心绞痛。

(三) 老年心绞痛症状可不典型

活动时心绞痛多见于壮年期冠心病患者,而老年心肌缺血可能不以此症状为特征,容易造成漏诊和误诊。老年心绞痛可以有如下特点:

1. 症状多变而不典型　老年人由于活动少,感觉迟钝,即使有心肌缺血时,可能不出现典型的活动时心绞痛。而表现为胸闷、胸骨后火辣辣如吃辣椒后的感觉、颌下疼痛、肩部疼痛、胃痛,甚至仅感觉心前区不适等,往往被内科医师误诊为呼吸道疾病、食管或胃部疾病、关节疾病等。

2. 较常见的症状是呼吸困难　尤其是夜间阵发呼吸困难,表现为夜间突然出现的胸闷、憋气、呼吸困难、坐起几分钟后可缓解,这是由于心肌缺血时左室顺应性下降,致左室舒张末压升高,导致肺淤血而发生呼吸困难。这些患者往往伴有原发性高血压及左室肥厚或老龄使左室顺应性下降。常常被临床医师误诊为支气管痉挛。

3. 以左心功能不全为主要表现　这些患者往往冠状动脉粥

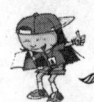

样硬化病变已相当严重而广泛,多为三支病变,心绞痛发作时致左室收缩和舒张功能明显下降,左室舒张末压升高,导致肺淤血,表现为左心衰,临床症状比上述阵发呼吸困难要重。笔者曾遇到1例下壁心肌梗死恢复期患者,每次心绞痛发作时表现为胸闷、频繁咳嗽、咯血丝痰,心率增快、血压增高,而无心前区疼痛,住院医师一直当作支气管炎发作处理,直到笔者见到发作时表现,才考虑为梗死后心绞痛发作,以左心功能不全为主要表现,由于当时还没有介入治疗,这位患者最终不治。

(四)关于女性冠心病的问题

65岁以前的女性患冠心病率比同龄男性要少20%~50%,65岁以后女性患病率迅速上升,70岁以后几乎接近男性。这与女性激素下降有关。同样60岁以前女性冠心病患者死亡率也比男性低,60岁以后死亡率男女相等。中老年女性冠心病患者症状往往不典型,多主诉气短、疲劳,很容易与更年期综合征或自主神经功能紊乱相混淆,因此65岁以前的女性诊断冠心病要特别慎重,不要轻易诊断为冠心病。临床上女性主诉症状颇似心绞痛,但冠状动脉造影正常并不鲜见。70岁以下女性冠状动脉造影证实冠心病者比同龄男性要少20%~50%。此外,女性既往无心绞痛,而首次发作为AMI者较多;AMI的女性糖尿病、高血压较男性多;而AMI期间房颤比男性少;女性AMI后心力衰竭、休克、机械并发症比男性多;女性AMI后运动负荷试验阳性比男性少。

(五)心绞痛的加拿大分级

心绞痛的加拿大分级方式详见表3。

第一章　心血管疾病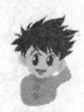

表3　心绞痛的加拿大分级

级别	分级标准
Ⅰ级	一般体力活动不引起心绞痛，如步行、爬楼梯。当工作或娱乐活动紧张、快速、长时间用力时可发作心绞痛
Ⅱ级	一般体力活动受限，心绞痛可在快速步行或爬楼梯、爬山、或餐后步行或爬楼梯、或冷天、或风天、或在精神压力下、或在醒后几小时内发作。心绞痛也可在平地步行2个街区或在正常情况下以正常速度爬一层以上楼梯时发作
Ⅲ级	一般体力活动明显受限，心绞痛可在平地步行1～2个街区或在正常情况下以正常速度爬一层楼梯时发作
Ⅳ级	不能进行任何体力活动，休息时可发作心绞痛

(六)临床经常被误诊为心绞痛而需要鉴别的疾病

1. 心神经官能症　该病多见于中青年，尤以女性多见，特别是更年期或更年期后妇女。表现为胸闷或胸痛，多呈一点、一条线或一小片的疼痛，或前胸后背对称性一点疼痛；持续几小时或一整天，喜叹息样呼吸(叹气)才感舒服，常伴有心烦意乱、心悸、阵阵发热、血往上涌、出汗、睡眠差，甚至感到房间空气不够用，在人多的场合感到心烦胸闷，喜欢跑到室外或打开窗户才感舒服。发作与情绪紧张、精神压力、劳累过度有关。含服硝酸甘油无效或需要10分钟以上可缓解。笔者在门诊也经常遇到一些50～70岁中老年女性，她们主诉阵阵胸闷或胸痛、心烦、头昏、乏力、睡眠不佳等等。仔细询问多伴有心慌、喜叹息样呼吸，县市级甚至省一级医院都诊为"冠心病"，给予抗心肌缺血药，根本无效。其实这些人是由于更年期或更年期后自主神经功能紊乱。

2. 食管裂孔疝 该病疼痛位于胸骨后，其特点是饱餐后处坐位或卧位易发作，疼痛酷似心绞痛，往往误诊为冠心病。但少餐或餐后处立位或行走半小时可免除发作。纤维内窥镜或食管钡餐检查可帮助确诊。

3. 其他食管疾病 诸如反流性食管炎，该病是由于贲门松弛，胃酸反流到食管刺激食管黏膜所致。疼痛位于胸骨后，可向下颚、肩部反射，由于夜间平卧时胃酸容易反流到食管，所以多在夜间或凌晨发作，常伴有烧心、反酸，可做纤维内窥镜或食管pH值测定、食管腔及胃腔内测压帮助确诊。止酸药、H_2拮抗药、质子泵抑制药和胃动力药有效。此外，食管痉挛也需要鉴别。

4. 颈椎或胸椎骨质增生、肋软骨膜炎 颈椎病多见于中老年人，部分病人可出现心悸、胸闷、发作性心前区疼痛、心律失常，合并头晕，常先到心内科就诊，且常被误诊为"冠心病：心绞痛"。其鉴别要点：①颈椎病引起的发作性心前区疼痛持续时间较长，一般持续1～2小时。②抗心绞痛药物无明显疗效。③人为的压迫颈椎旁压痛区可诱发心绞痛样发作。这种心前区疼痛往往先从肩部、肩胛间再转至心前区，颈臂活动、咳嗽时疼痛加重，且伴有颈椎病的其他症状如颈部、肩胛区酸痛、上肢发麻等。④按颈椎病治疗能减少心前区疼痛发作。应注意鉴别。有些患者诉阵发性胸前一点或一小片痛，持续时间不等，此时一定要按压一下疼痛部位，如局部有压痛，又在肋软骨部位，可考虑为肋软骨膜炎，局部理疗即可痊愈。

5. 其他 老年人由于免疫功能低下，容易感染带状疱疹，该病常以局部或前胸后背疼痛开始，呈持续性，且疼痛较剧烈，往往误认为是心绞痛，因此关键在于想到该病，才能做胸部皮肤检查。

6. β受体过敏综合征　是指以心脏β受体呈高敏或功能亢进为突出表现的心血管临床综合征。多见于20~40岁的女性,老年女性也可见到。临床表现以胸闷、心慌、心悸、头晕、乏力,心前区疼痛多见,此外可有低热、多汗、失眠等,心率多在90~100次/min以上。心电图多有ST-T改变,很多医生常误诊为心肌缺血。给予口服普萘洛尔20mg,若30、60、120min后,心率减慢,ST-T恢复正常,即可诊为本病。

(七)冠心病心绞痛的诊断

1. 冠心病心绞痛的心电图(ECG)改变　稳定性心绞痛患者约50%ECG正常,平静ECG正常并不排除严重CAD。胸痛发作时ECG异常患者约50%平静ECG正常。临床上是以ST-T改变来考虑心肌缺血,但慢性ST-T改变往往受很多因素影响,如心肌肥厚。因此,仅以慢性ST-T改变的ECG诊断冠心病很不可靠。由于T波是心肌复极波,同样受很多因素影响,以T波低平、浅倒置作为诊断"心肌缺血"的标准,这种现象更普遍,以它来诊断"冠心病",往往造成误诊。但如果胸痛发作时ECG上出现急性ST-T改变,这是急性心肌缺血的表现,应重视。

2. 心电图运动试验　心电图运动试验虽然是安全的,但发生MI和死亡约1/2 500。运动试验的禁忌证包括:AMI后2天内;有症状和血流动力学改变的心律失常;症状严重的主动脉瓣狭窄;有症状的心力衰竭;急性肺栓塞或肺梗死;急性心肌炎或心包炎;中度主动脉瓣狭窄;急性主动脉夹层。相对禁忌证包括:左主干狭窄;中度主动脉瓣狭窄;电解质紊乱;收缩压>200mmHg,舒张压>110mmHg;心动过速或心动过缓;肥厚性心肌病;其他形式的流出道阻塞;思想或精神异常不能行运动试验者;高度AVB。老年人慎做该试验。

一个荟萃分析 147 个发表的报告共 24 074 例患者进行冠状动脉造影和运动试验对照,结果敏感性和特异性变异很大,平均敏感性为 68%±16%,平均特异性为 77%±17%,因此运动试验的真正诊断价值是依靠它相对高的特异性。对老年人和 3 支病变者比年轻人和 1 支病变者有较高的敏感性。对瓣膜性心脏病、LVH 和休息时 ST 段下降、服地高辛者特异性较差。

心电图运动试验的影响因素包括:①地高辛能引发 25%～40%明显健康者运动试验时 ST 段压低。②服用 β 受体阻滞药者运动试验前应停用 5 个半衰期,通常是 48 小时。③左束支阻滞:引发 ST 段压低通常并不表明心肌缺血。④右束支阻滞:运动引发 V_{1-3} ST 段压低不一定表明心肌缺血,如发生在 V_{5-6} 或 Ⅱ、avF 导联时则有重要意义。⑤左室肥厚伴复极改变:ST 段压低假阳性较高。⑥运动引发胸前导联 ST 段压低是 CAD 的可靠指标,如发生在下壁导联则没有什么意义。⑦心房复极波可影响 ST 段下斜型压低,如发生在下壁导联,伴 PQ 段下降,又无胸痛发生,则多为假阳性。⑧女性运动试验可靠性差,假阳性率为 38%～67%。如 CASS 研究中,几乎 50%女性有心绞痛、运动试验阳性,但冠造正常。

Duke 评分=运动时间(分钟)-(5×运动中或运动后 ST 段偏移 mm 数)-(4×心绞痛指数)。心绞痛指数:0 运动中无心绞痛;1 运动中有心绞痛发生;2 心绞痛导致运动停止(表 4)。

表 4　根据 Duke 平板运动评分的各危险组存活率

危险组(得分)	总百分数(%)	4 年存活率(%)	年死亡率(%)
低危(+5)	62	0.99	0.25
中危(-10～+4)	34	0.95	1.25
高危(-10)	4	0.79	5.0

第一章 心血管疾病

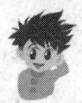

3. 超声心动图负荷试验 检查目的是缺血部位的定位、明确病变部位的功能及证实有无存活心肌。为ACC/AHA2002修订版慢性稳定心绞痛处理指南推荐适应证：

(1)负荷影像检查作为初始检查条件

①对能够运动的患者，合并有下列情况时，可将心脏负荷成像作为诊断的初始检查：

1)预测冠心病中度可能性并伴有下列心电图异常的患者，进行运动心肌灌注成像或负荷超声心动图检查。

ⓐ预激综合征。

ⓑ或静息时ST段压低＞1mm。

2)既往曾行血管重建术(PCI或CABG)的患者行运动心肌成像或运动超声心动图检查。

3)预测冠心病中度可能性并伴有下列一项心电图异常的患者，进行腺苷或潘生丁心肌灌注成像检查。

ⓐ心室起搏心律。

ⓑ左束支传导阻滞。

②对不能够运动的患者，心脏负荷成像作为诊断初始检查的建议：预测冠心病中度可能性的患者，进行腺苷或潘生丁心肌灌注成像或多巴酚丁胺超声心动图检查。既往曾行血管重建术(PCI或CABG)的患者，进行腺苷或潘生丁心肌灌注成像或多巴酚丁胺超声心动图检查。

(2)适合进行心脏负荷检查的患者

①完全性左束支传导阻滞、心室起搏心律、预激综合征及其他类似的心电图传导异常。

②静态下ST段压低＞1mm的患者，包括左心室肥厚或服用地高辛等药物。

③对运动负荷试验结果无法判断是否有诊断意义的患者，应考虑进行药物负荷成像试验。

④既往曾行血管重建术的心绞痛患者。

主要比较负荷时与基础情况下左室壁节段运动的图像,提示心肌缺血包括:负荷时至少一个室壁节段运动减弱;至少一个左室壁节段厚度减少;相应室壁节段代偿性运动增强。综合36个研究共3210例超声心动图多巴酚丁胺负荷试验报告,其敏感性和特异性分别为82%(多支病变为86%)和85%。一组40例该试验与冠状动脉造影比较,冠状动脉造影阳性21例,阴性12例,该试验的阳性预测值为91.3%,阴性预测值为100%。

因为多巴酚丁胺增加心肌收缩力和室壁运动,故比血管扩张药(潘生丁、腺苷)发现冠状动脉狭窄敏感性要高。几个研究发现左束支阻滞患者,心肌灌注缺损的运动图像增加,特别是室间隔的灌注缺损尤为明显,可能是可逆的也可能是固定的,但冠状动脉造影正常,这种灌注缺损的机制不清楚。

4. 核素心肌灌注显像 适应证同超声心动图负荷试验。基本原理是心肌细胞对某些阳离子具有选择性摄取能力,通过放射性标记后使心肌显影,局部心肌放射性药物聚集的多少与该区域冠状动脉灌注血流量呈正比。当静息时,有时冠状动脉狭窄达90%,灌注显像仍可能正常。因此,只有在运动负荷或药物负荷时,狭窄冠状动脉的血流动力学出现明显改变,心灌注显像可出现明显异常。

常用核素包括:^{201}TI 的心肌摄取量与心肌血流量呈正比。运动或药物负荷高峰时注射^{201}TI,5~10min 获得初始分布图像,首次通过分布相的低灌注区表明心肌缺血或梗死区,3~4小时采集延迟显像,如初始分布显像中心肌局部放射性缺损区,而延迟显像图上有"再分布"现象,即表明心肌缺血,如延迟显像图上仍无"再分布"现象,表明为心肌梗死区。^{99m}TC-MIBI(甲氧异丁基异腈):是目前我国应用最广泛的核素标记化合物。心肌摄取后在心肌细胞中滞留时间较长,没有"再分布"现象,一般不适合平面显像而适合断层显像。^{99m}TC-MIBI 可作静息显像也可作负荷显像。局部心肌血流量与心肌摄取放射性数量呈正比,故可探测心肌血流灌注和心肌存活。^{99m}TC-MIBI 也在运动或药物负荷高峰时注射,一般在静脉注射后 1h 进行显像,观察有无心肌缺血,必要时可在第二天进行静息显像,以了解心肌缺血是否可逆。

心肌灌注显像对冠心病的诊断,资料显示明显冠状动脉单支病变的敏感性为 75%,双支病变为 89%,三支病变为 96%;对前降支狭窄的敏感性为 80%,右冠状动脉为 83%,左旋支为 72%;随着核素标记化合物的发展和单光子断层显像(SPECT)及正电子核素断层显像(PET)出现,对冠心病的诊断效率明显提高,用 ^{99m}TC-MIBISPECT 灵敏度和特异性分别为 95% 和 55%,准确性为 88%。^{201}TL 心肌灌注显像女性敏感性比男性低,可能乳房影响左室前壁,最近使用 ^{99m}TC-MIBISPECT 图像明显减少了乳房造成的伪像。新近报告 115 例女性怀疑冠心病或冠心病可能性较小者,使用 ^{201}TL 和 $99m_{TC}$-MIBISPECT 发现女性冠心病的敏感性相似,在 70% 冠状动脉狭窄患者中分别为 84.3% 和 80.4%,但后者的特异性比前者高(84.4% 对 67.2%),如用心电图门控技术可进一步增加到 92.2%。

5. 电子束 CT(EBCT)对冠心病的诊断 EBCT 主要通过检出冠状动脉钙化的 CT 峰值和钙化面积之乘积得出该支血管钙化的积分。但冠状动脉有钙化部位不一定有冠状动脉狭窄,冠状动脉钙化与冠状动脉狭窄的位置不是相对应的关系。根据目前研究结果表明,冠状动脉钙化积分高者冠状动脉狭窄程度也严重,单支钙化者 70% 有冠状动脉狭窄,双支钙化者有 87%,三支及四支钙化者有 91% 有冠状动脉狭窄,无冠状动脉钙化者几乎可肯定无冠状动脉狭窄存在。一组 EBCT 扫描与冠状动脉造影作比较,冠状动脉钙化预测冠状动脉狭窄的敏感性、特异性、准确性分别为 82%、75% 及 75%。年轻人敏感性较低而特异性较高,老年人敏感性较高而特异性较低。

因此,目前对EBCT检出有冠状动脉钙化的临床评价为。

(1)EBCT检出有冠状动脉钙化存在并不表明该处有冠状动脉狭窄,只能说明患者可能有不同程度的冠状动脉狭窄。

(2)如年轻人未检出有冠状动脉钙化,可以肯定无冠状动脉狭窄存在,而60岁以上老年人如未检出冠状动脉钙化,则95%可能无冠心病。

(3)冠状动脉钙化积分与冠状动脉病变程度及范围呈正相关。

6. 多层螺旋CT冠状动脉扫描+三维成像(重建)术 新一代64~128层螺旋CT冠状动脉扫描+三维成像与冠状动脉造影相比,具有无创性和价格便宜的优点,而且明显改善了冠状动脉的显示。该检查必须注射造影剂,然后让患者正常吸气后屏气,再完成CT扫描。由于CT扫描使用回顾性心电图门控技术,对心率和心律要求较严,当心率<60次/min时,CT图像质量好,对>70次/min的患者,可在检查前0.5~1h给普萘洛尔10~40mg或其他β受体阻滞药,待心率降到满意水平时再做检查。对频繁早搏和房颤的患者无法做该检查。该检查对左主干及前降支图像满意度可达90%以上,右冠状动脉为70%~80%,左回旋支为60%~70%。所以,对可疑患者可先做此检查,临床诊断准确性较高,对狭窄部的定性分析较可靠,而定量分析不如冠状动脉造影。其他无创性检查还有磁共振,但其诊断可靠性不如MSCT,如MRI阴性其诊断特异性为100%,目前正在逐步完善过程中。新近又有双源性CT问世,已用于临床,其优点是不受心率的影响,分辨率高(表5)。

第一章 心血管疾病

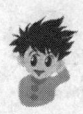

表5 无创性检查危险度分层

高危(年度死亡率＞3%)
静息时严重左室功能不全(LVEF＜35%)
运动时严重左室功能不全(LVEF＜35%)
负荷诱发大面积灌注缺损(特别在前壁)
负荷诱发多处中等面积灌注缺损
左室扩大伴大面积固定的灌注缺损或肺摄取量增加(^{201}TI)
左室扩大者负荷诱发中面积灌注缺损或肺摄取量增加(^{201}TI)
超声心动图上有2个以上节段室壁运动障碍或发生在低剂量多巴酚丁胺时(10μg/kg·min)或在心率较慢时出现(＜120次/min)
负荷超声心动图上有广泛缺血的证据
中危(年度死亡率 1%～3%)
休息时轻/中度左室功能不全(LVEF=35%～49%)
平板运动评分中危(−11＜评分＜5)
无左室扩大者负荷诱发中等面积灌注缺损或肺摄取量增加(^{201}TL)
当大剂量多巴酚丁胺时仅诱发2个室壁节段缺血性运动障碍
低危(年度死亡率＜1%)
平板运动评分低危(评分＞5)
平静或负荷试验时无或有小面积灌注缺损
负荷超声心动图室壁运动正常或原轻度室壁运动异常节段负荷试验时无变化

7. 冠状动脉造影术 ACC/AHA 2002 修订版慢性稳定心绞痛处理指南推荐适应证:

对可疑心绞痛患者,包括心绞痛症状发生明显改变的已知冠心病患者,做冠状动脉造影以明确诊断的建议。

(1) Ⅰ类适应证:心源性猝死抢救存活的已知或可能有心绞痛的患者。

(2)Ⅱa类适应证:①无创性检查未能确诊且其检查获益超过冠状动脉造影的危险性和费用的患者。②由于伤残、疾病或病态性肥胖而不能进行无创性检查的患者。③因职业的要求必须确诊的患者。④由于出现症状时的年龄较轻,无创性检查或其他资料怀疑存在非动脉粥样硬化性心肌缺血的病因(如冠状动脉结构异常、川崎病、原发性冠状动脉夹层、放射性损伤引起血管重塑)患者。⑤怀疑冠状动脉痉挛并且需要进行激发试验的患者。⑥高度怀疑左主干或3支病变的CAD患者。

(3)Ⅱb类适应证:①反复因胸痛住院并且需要确诊的患者。②自己强烈要求确诊但CAD可能性较低的患者。

(4)Ⅲ类适应证:①有严重疾患并且冠状动脉造影的危险超过冠状动脉造影受益的患者。②自己强烈要求确诊但CAD可能性低的患者。

冠状动脉造影是临床评估冠状动脉粥样硬化的传统金指标,但有一定局限性,它不是冠状动脉狭窄导致左室功能改变的一个可靠指标;对发现血栓也不敏感(病变动态变化的一个指标);更重要的是冠状动脉造影在判断斑块能否导致急性冠状动脉事件无能为力;急性冠状动脉事件前后和AMI后早期一系列研究提示,导致不稳定心绞痛和AMI的斑块常发生于<50%狭窄者,而在冠状动脉造影中它是"隐匿"的。尽管有这些局限性,但在冠状动脉病变的范围和严重度及左室功能的判断上仍是临床长期预后的一个指标。判断疾病严重度对其后心脏事件危险的几个预后指标已用于临床,最简单和最广泛使用的是病变的支数。CASS研究用药物治疗的患者中,正常冠状动脉者12年生存率为91%,而1支病变者为74%,2支病变者为59%,3支病变者为41%。左室功能不全作用于生存率变化很大,LVEF为50%以上者12年生存率为73%,LVEF为35%~49%者为54%,30%者仅21%。冠状动脉近端病变比远端病变意义更大;冠状动脉病变严重度与各支非

第一章 心血管疾病

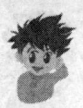

严重病变总和之间也有直接关系,多支病变者死亡率高;左主干严重狭窄患者用药物治疗预后不良;其危险梯度依次为左主干严重狭窄、3支病变、2支病变、1支病变,严重的左前降支(LAD)近端狭窄明显降低生存率,3支病变加95%LAD近端狭窄5年生存率为59%,而无LAD近端狭窄的3支病变者为79%(表6)。

表6 冠心病的预后指标

冠状动脉病变范围率和程度	预后加权数(0~100)	5年生存(%)
1支病变,75%	23	93
>1支病变,50%~74%	23	93
1支病变,>95%	32	91
2支病变	37	88
2支病变,均≥95%	42	86
1支病变+LAD近端≥95%	48	83
2支病变+LAD≥95%	48	83
2支病变+LAD近端≥95%	56	79
3支病变	56	79
3支病变至少1支≥95%	63	73
3支病变+LAD近端75%	67	67
3支病变+LAD近端≥95%	74	59

(八)冠心病诊断中的误区

1. 对心绞痛特点掌握不好 缺血性胸痛尽管表现多种多样,但特征性仍很强,在无冠状动脉造影的年代,心绞痛的诊断主要靠症状和心电图,在有冠状动脉造影的今天,初诊的患者仍然主要依靠症状做出判断,根据笔者的经验,如能掌握好心绞痛的特点,诊断可做到70%~80%,甚至90%的把握。所以把各种胸痛都考虑为缺血性胸痛,其主要原因是没有掌握心绞痛的特征。

心绞痛的特点已如前述,特别需要注意的是心绞痛是在活动过程中发生,这一点往往被临床医师所忽视。因此,就诊时一定要询问患者在快步行走、上楼、爬坡、紧张、寒冷时或餐后有无疼痛出现,需要停止活动否,但很多患者把上楼或爬坡时体力不支而出现的心慌、气短、胸闷混作心绞痛的胸闷,这两者必须仔细区分开。如在活动过程中出现疼痛、患者必须停止活动、休息几分钟后可缓解,初步诊为心绞痛有较大的把握。但有时中老年女性未必如此。

2. 以 T 波改变作为诊断"冠心病"、"心肌缺血"的标准 以 T 波低平、浅倒置作为诊断"心肌缺血"的标准,这种现象十分普遍,由于 T 波是心肌复极波,受很多因素影响,以它来诊断"冠心病",往往造成误诊。

(1)12 导联 T 波普遍低平或浅倒置:除 aVR 外,T_{v1} 可直立,其他导联 T 波普遍低平或浅倒置,T 波改变并不按冠状动脉分布进行,即非特异性 T 波改变,这种心电图多见于中老年女性,男女之比约 1:4(图 1,图 2)。这种 T 波改变一旦出现,往往持续存在。Brscic 报道一组 17 例有缺血性胸痛和 12 导联 T 波普遍低平或浅倒置患者,女性 15 例(88%),男性 2 例(12%)。冠状动脉造影结果女性中 13 例正常,1 例右冠状动脉狭窄 60%,1 例左回旋支狭窄 75%。男性 1 例正常,另 1 例右冠状动脉狭窄 50%。因此,作者认为这组患者短期与长期预后良好。导致这种原发性 T 波普遍改变的原因是由于女性雌激素和孕激素降低,也可能与交感神经介导儿茶酚胺分泌异常有关。笔者新近观察了 46 例女性 12 导联 T 波普遍低平或浅倒置,包括有典型缺血性胸痛、不典型症状或无胸痛症状,均经冠状动脉造影或 MSCT 检查,结果 84.4% 冠状动脉未见异常。与 Brscic 报道结果相似。因此,如遇到心电图上 T 波普遍低平或浅倒置,尤其无症状女性患者,诊为"冠心病:心肌缺血"要特别慎重。

第一章 心血管疾病

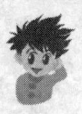

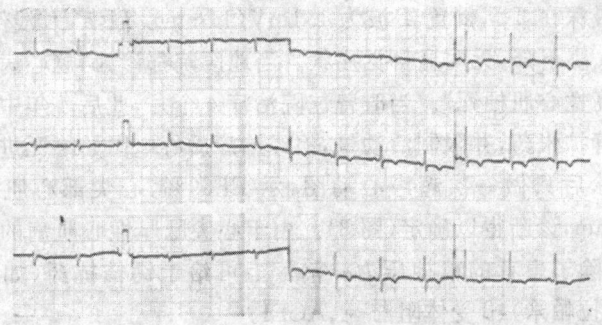

图1　患者,女性,52岁,有不典型胸痛,冠状动脉造影正常

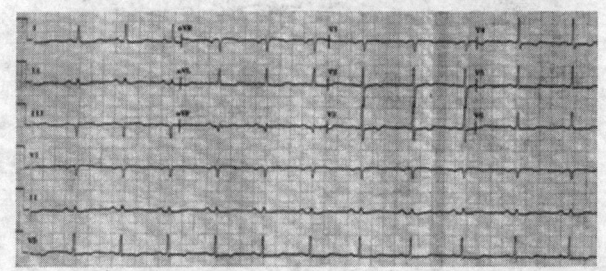

图2　患者,女性,58岁,无胸痛,MSCT示冠状动脉未见明显异常

(2)巨大T波倒置:心电图上示$T_{v2\sim6}$深倒置,倒置最深在$T_{v3\sim4}$,倒置T波>1mV(10mm),两支对称、顶尖、酷似冠状T波,同时伴ST段下降,TI,aVL浅倒置。患者可有不典型发作性胸痛或无任何症状。这种患者往往被误诊为"心内膜下心肌梗死(非Q波性心肌梗死)",给予很多不必要的治疗和种种活动限制。其实,这是很典型的心尖肥厚性心肌病的心电图表现,只要做一次超声心动图就可以明确诊断。超声心动图上见心尖部心肌肥厚可达15~20mm以上,但这种T波倒置深度与心肌肥厚程度不呈正比。心室造影心腔呈"黑桃A"症。笔者在门诊每年均能遇到几例。如一例患者男性、56岁,1996年发现心电图上$T_{v2\sim6}$深倒置,

· 59 ·

倒置最深在 T_{v4}，倒置 T 波为 1.1mV(11mm)，TI，aVL 浅倒置，伴 $ST_{v4\sim6,Iavl}$ 下降，无明显自觉症状。当地医院都诊为"冠心病：非 ST 段抬高性心肌梗死"。当时曾住院治疗 4 个月，此后 4 年中一直服用血管扩张药，并限制活动量，但经治疗后心电图始终无进步。笔者接诊后只做一次超声心动图，示 EF69%，心尖部心肌肥厚为 18.5mm，诊断得以确定（图 3）。由于心尖肥厚性心肌病的预后较好，解除了患者的精神压力。治疗上可给予钙拮抗药（如硫氮䓬酮、维拉帕米）、β 受体阻滞药、ACEI。

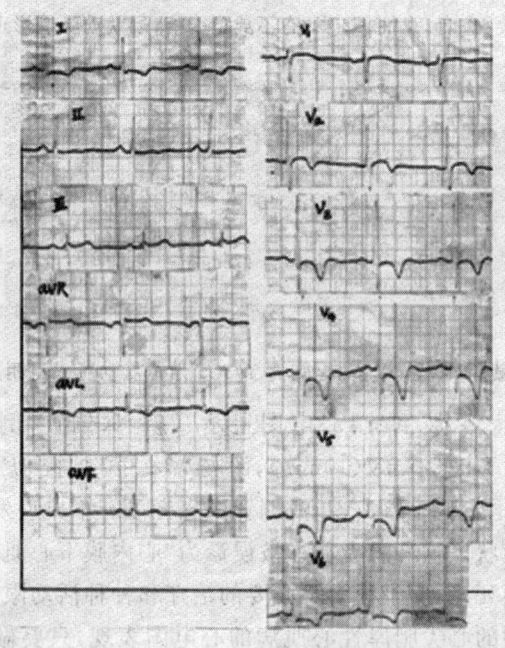

图 3　患者、男性，56 岁。有不典型胸痛，UCG 示心尖部心肌肥厚

另一种巨大 T 波倒置也可见于脑血管意外，其倒置 T 波可酷似心尖肥厚性心肌病的心电图表现，也可表现为倒置的帐篷样，尖部颇圆、底部宽大，QT 间期延长，颇似电解质紊乱的 T 波。应注

第一章 心血管疾病

意鉴别。

(3)孤立性T波倒置:这种T波倒置仅见于V_3和/或V_4导联,T波倒置>0.05mV。Okada等报道86例患者,23例无症状者中3例证实为肥厚性心肌病,余20例冠状动脉造影正常,认为这种T波倒置系正常变异。63例有胸痛者,2例证实为心包炎,3例证实为肥厚性心肌病,其余58例中39例证实有冠状动脉病变,19例冠状动脉造影正常,该19例T波倒置认为系正常变异。因此,他们认为无症状性孤立性T波倒置不要轻易诊断为冠心病。

(4)在R波为主的肢导联上,T_I直立,T_{II}低平,$T_{III、aVF}$倒置,即T波从I导直立过渡到III导倒置,这是一种正常心电图(图4)。笔者在门诊或病房常可见到这种心电图的患者,其中1例在外地误诊为"冠心病:下壁心肌缺血",两手背各有一段静脉由于静滴药液过多成黑色,到北京某大医院后居然做了冠状动脉造影,结果当然正常。导致这种情况的原因是对这种心电图不认识。

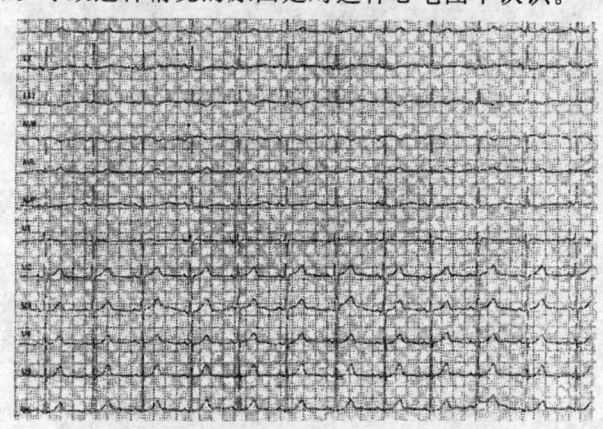

图4 T波从I导直立过渡到III导倒置

(5)β受体过敏综合征:是指以心脏β受体呈高敏或功能亢进为突出表现的心血管临床综合征。多见于20～40岁的女性,老年女性也可见到。临床表现以胸闷、心悸、头晕、乏力、心前区疼痛多见。此外,可有低热、多汗、失眠等。ECG 示 ST Ⅱ、Ⅲ、aVF 压低,T Ⅱ、Ⅲ、aVF 低平、双相或倒置,也可以出现在 Ⅰ、aVL 或心前导联。心率多＞90～100/min。给予口服普萘洛尔 20mg,若 30、60、120min 后 ST-T 恢复正常,即可诊为本病。

3. 以 ST 段改变作为心肌缺血性损伤的标志

(1)ST 段下降伴 PQ 段下降:这种 ST 段下降多呈上斜型,且从 P 波顶点开始沿 P 波下降支与 PQ 段-ST 段和 T 波上升支可画成一弧形(图 5)。这是一种正常心电图,千万别诊断为心肌缺血,这种心电图多见于运动或心率快时,但平静心电图也可见到。门诊常可见到这种心电图,且多见于 Ⅱ、Ⅲ、aVF 导联,往往被误诊为"下壁心肌缺血"。

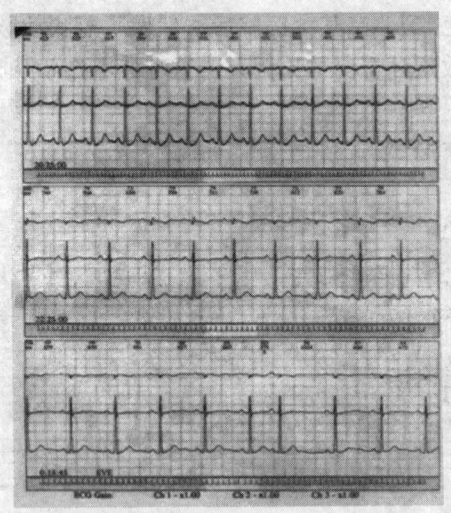

图 5　Ⅲ导 ST 下降是由于 PQ 下降所致

(2)早期复极综合征:此征为众所周知,勿赘述。

(3)继发性 ST-T 波改变:对于有高血压的患者,如心电图上有 ST-T 波改变,首先要排除高血压左室肥厚所引起的继发性 ST-T 波改变,再考虑原发性心肌缺血。如患者有典型的缺血性胸痛,则考虑原发性心肌缺血和/或继发性 ST-T 波改变。如无症状者,则考虑为继发性改变(图 6)。

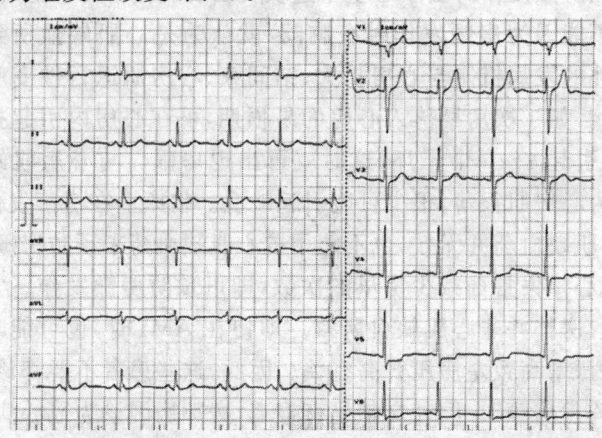

图 6 男性,78 岁,高血压 30 余年,尸检证实冠状动脉狭窄 30%

4. 将心律失常诊断为冠心病 无心绞痛和心肌梗死患者,仅以房早、室早、房颤、房扑、束支或分支阻滞而不加分析的都诊断为冠心病多系医师臆测性的,并不可靠。

(1)以房早、室早诊断为冠心病:自 Holter 问世以后,心律失常发现率大为提高,老年人 90%～100%都可发现有房早,80%～100%有室早,这是一种老年人的生理或病理情况,还不完全清楚,不能以此来诊断冠心病。当然,很多疾病都可以出现室早,如患者有缺血性心脏病、心肌病、瓣膜性心脏病、心肌炎等。心脏扩大,心功能不全,心肌损伤严重,那么室早的临床意义也越大。如患者无胸闷、心前区疼痛症状,心脏不大,心功能良好,仅有早搏引起的阵发心悸同时伴胸闷,不宜诊断为冠心病。

(2)阵发房颤、房扑:易发于老年人,大约 70%患者在 65～85

岁,84%患者>65岁,最近人群研究显示>65岁男性发病率为9.1%,女性为4.8%。文献报道只有约25%房颤、房扑患者有冠心病。但临床上心绞痛发作时并没有见到同时合并房颤发作的现象,而在房颤发作时由于心室率过快可出现胸闷,因此必须分清因与果,不能因为房颤发作时有胸闷,就认为是心肌缺血所致。房颤、房扑的发病机制与心房扩大、结间束、心房肌退行性变和纤维化有关。如1次房早落入心房的易损期,可在心房内引起折返,1个母环引起4~6个子环,这时就可出现房颤。与心房肌缺血无关,因为心房肌很薄,很少可能引起缺血。临床上在房颤发作时给予抗心肌缺血药并无效,也不能用抗心肌缺血药来预防房颤发作。如用抗心律失常药减少房早的次数,即可预防房颤发作。实践证明房颤、房扑并非心肌缺血所致。即使在AMI时,也可能与左室舒张末压增高致左房压升高有关。因此,这些患者不要都诊为"冠心病:阵发房颤"。国外文献早有报道,房颤病因诊为冠心病,多系医师自己臆测性的。

(3)束支/分支阻滞:老年人多见,目前认为与传导系统退行性变和纤维化有关,而非缺血所致。除非AMI合并束支/分支阻滞或心绞痛发作时出现间隙性束支/分支阻滞,通常不宜诊为"冠心病"。笔者最近见到一位50岁女性,心电图上示完全性左束支阻滞,北京某医院诊为"冠心病"而行冠状动脉造影,结果完全正常。

5."不稳定心绞痛"诊断不严格 这常见于干部病房入院病人,患者有一或两次心前区疼痛,就诊为"不稳定心绞痛"。所谓不稳定性心绞痛是指以下三方面的临床表现:休息时心绞痛(持续时间超过20min);新发生的劳力性、加拿大分级(CCSC)Ⅲ级的心绞痛(时间<2个月)或新近(<2个月)的、其严重度至少增加加拿大分级一个级别到CCSCⅢ级的渐进性心绞痛;48小时内有CCSCⅢ级的休息时心绞痛。其中大多数病人的症状是由严重冠状动脉病变所引起。变异性心绞痛,梗死后心绞痛(2周内)均属于不稳

定性心绞痛。

6. 盲目推荐或应用介入技术(PCI) 当前一种十分普遍的现象是不管是否冠心病或病情需要,医生动不动就介绍或推荐患者做冠状动脉造影。上面一例就是很好的例子。有的通过询问病史可明确不是冠心病。如果考虑系冠心病,可先做冠状动脉CT+三维成像,确有明显狭窄,再考虑应用介入技术。第二种情况是患者症状似是而非,也可先做冠状动脉CT+三维成像,根据MSCT情况再考虑是否做冠状动脉造影。第三种情况是不稳定性心绞痛(包括梗死后心绞痛),病情较重,有发展为AMI可能的,应尽快行PCI。第四种情况目前较为普遍,一些患者并非缺血性胸痛,医师劝其做冠状动脉造影,发现某一支冠状动脉有一临界病变(冠状动脉狭窄在50%～70%),不管患者是否有缺血的症状和缺血的客观证据,也不分析斑块是稳定性或不稳定性、有没有必要置入支架,统统都做支架置入。结果部分本来无症状或斑块稳定的患者,因为手术并发症,导致支架内再狭窄,出现心绞痛甚或心肌梗死。不但给患者带来痛苦,也给患者增加经济负担。

(九)冠心病治疗中的误区

1. 滥用药物,谓之"预防" 这在老年人中较为普遍,不管有无冠心病,都服用××××滴丸,或××××中药片,或×××中药胶囊或各地区产的相类似的药物等,谓之"预防"。这从理论上找不到循证医学的证据,实际中也达不到目的。既浪费国家有限的卫生资源,也增加患者的经济负担,药物的副作用可能给患者带来健康的负面影响。

2. 滥用硝酸酯类和复方中药注射液 一种情况是在急诊室,只要患者有胸闷不舒或胸痛,或心电图T波低平,不管是否心绞痛,都考虑为冠心病心绞痛,先静滴硝酸酯类药物,结果患者头痛欲裂,痛苦不堪,病情仍无缓解;另一种情况是中老年人不管有无

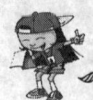

症状,为"预防冠心病",静滴复方中药注射液一疗程,谓减低血液黏稠度和扩张血管,这种治疗既达不到目的又给患者造成直接经济损失。

3. 抗心绞痛药物应用不规范　一种是口服药物不规范,给予复方中药片剂,而不给硝酸酯类药物。另一种是静滴硝酸甘油5～10mg+500ml 或 250ml 液体静滴,不计算每分钟进入多少微克硝酸甘油,更不根据病情递增药量,或递增药量不够,处于一种盲目用药状态,导致疗效不满意。稳定性心绞痛规范治疗的 ABCDE (Aspirin 和 Antianginals;Beta-blockers 和 Blood pressure control;Cholesterol management 和 Cigarette cessation;Dietary improvements 和 Diabetes;Education 和 exercise)。抗心绞痛应该给予单硝基、二硝基类药物口服,必要时加用钙拮抗药或β受体阻滞药。对于不稳定性心绞痛患者还应给予抗凝药皮下注射或血小板糖蛋白Ⅱb/Ⅲa受体拮抗药静脉注射,静脉滴注硝酸甘油等。同时控制一些冠心病的危险因素,如高血压、糖尿病、高脂血症、肥胖等。

4. 冠心病的调脂治疗　目前,冠心病的调脂治疗尚未引起足够重视,尤其基层医院。据临床研究表明,冠心病患者足量达标的调脂治疗,其效果至少与 PTCA 同样有效,并可预防或延迟行PTCA,降低心肌梗死、猝死发生率。因此冠心病患者或有冠心病危险因素患者应进行积极的调脂治疗,当 TC≥5.2mmol/L (220mg/dl),LDL-C≥3.12mmol/L(120mg/dl)就应该开始药物治疗,且 TC 应降到<4.8mmol/L(180mg/dl),LDL-C 应降到<2.26mmol/L(100mg/dl),心绞痛和心肌梗死患者即使血脂不很高,仍应该进行降脂治疗。因为调脂治疗不但可以稳定或减轻冠状动脉内的粥样斑块、减轻冠状动脉狭窄、改善冠状动脉血流、增加心肌供血,同时还可改善内皮功能。

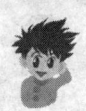

(十)冠心病稳定性心绞痛的治疗

1. 治疗的主要目的 预防 AMI 和猝死;减轻症状和减少缺血发作,提高生活质量。

2. 治疗目标 应当完全或几乎完全地消除心绞痛,恢复正常活动并且达到 CCS 分级 I 级的功能状态。

3. 基本治疗 分为:ABCDE(A=aspirin and antianginal;B=beta-bloker and blood pressure;C=cigalette smoking;D=diet and diabetes;E=education and exercise)。

(1)药物治疗

①无禁忌证者应服用阿司匹林,对阿司匹林过敏或有绝对禁忌证者可服氯吡格雷代替。阿司匹林为抗血小板聚集药,通过抑制血小板的环氧化酶,从而阻断花生四烯酸向血栓素 A_2(TXA$_2$)转变,血栓素 A_2 的合成。起到抑制血小板聚集,防止血栓形成的作用。阿司匹林抑制环氧化酶的过程是完全的不可逆的,但每天有10%的血小板新生,所以阿司匹林应该每天服。目前推荐的剂量为75~150mg,老年人常用剂量为75~100mg/d,以早餐后服为好。其副作用为胃肠道刺激、胃肠道出血和颅内出血。出血与剂量和年龄有关,300mg/d 明显增加出血,中年人服小剂量阿司匹林5年胃肠道出血为3/1000人,老年人可能上升为10/1000人。75岁以下颅内出血为0.2%,75岁以上为0.8%。

氯吡格雷能选择性抑制二磷酸腺苷(ADP)与血小板受体结合,随后抑制激活 ADP 与糖蛋白 II$_b$/III$_a$ 复合物,从而抑制血小板的聚集,也可抑制非 ADP 引起的血小板聚集,但不影响磷酸二酯酶的活性。此外,本药通过不可逆的改变血小板 ADP 受体,使血小板的寿命受到影响。常用剂量为75mg/d。由于氯吡格雷半衰期长,按75mg/d 口服需3~5天才能起最大效果。与抵克立特相比,其减少白细胞和血小板的副作用,可长期服用。与阿司匹林合用增加老年人的出血副作用,应特别注意。

②陈旧性 MI 或没有陈旧性 MI 患者如无绝对禁忌证,应首选 β-受体阻滞药作为初始治疗,如美托洛尔、阿替洛尔、比索洛尔、索他洛尔等。老年人宜小剂量开始,如美托洛尔 6.25~12.5mg, Bid。尽管国外指南中稳定性心绞痛应首选 β-受体阻滞药作为初始治疗,但国内多首选长效硝酸盐制剂或二硝基异山梨醇酯,前者如鲁南欣康、异乐定、德脉宁、依姆多、长效心痛治等,后者如消心痛、异舒吉、易顺脉、心痛治等。如硝酸酯类药物无效,再加用钙拮抗药或 β-受体阻滞药。如患者心率较快,也可以开始硝酸酯类+钙拮抗药或 β-受体阻滞药。

③如有使用 β 受体阻滞药的禁忌证,或发生严重不良反应,或使用后仍有心绞痛,则应使用钙拮抗药,如硫氮䓬酮(避免应用短效的二氢吡啶类钙拮抗药)。

④如果有使用钙拮抗药的禁忌证,或发生严重副作用,或使用后仍有心绞痛,则应使用长效硝酸盐制剂。

⑤如上述各种制剂应用后心绞痛控制仍不满意,可 β 受体阻滞药与钙拮抗药或长效硝酸盐制剂合用,或三药合用。

⑥如有使用 β 受体阻滞药的禁忌证,或发生严重不良反应,可用钙拮抗药或长效硝酸盐制剂替代 β 受体阻滞药。

⑦所有冠心病患者合并有糖尿病和/或左心室收缩功能不全者,应用 ACE 抑制药或 ARB。

⑧确诊或拟诊冠心病合并 LDL-C130mg/dl 患者,应进行调脂治疗,将 LDL-C 降至 100mg/dl 以下。

⑨作为冠心病患者的初始治疗,还应包括教育和消除其他危险因素,如减轻体重,增加体力活动,控制高血压、糖尿病等。

(2)血管重建治疗:慢性稳定性心绞痛患者施行介入治疗(PCI)或 CABG 的建议:

①严重左主干狭窄者应做 CABG。

②3支病变做CABG。

③2支病变合并LAD近段严重病变同时左心室收缩功能不全(EF<50%)或无创性检查发现缺血的患者,做CABG。

④2支或3支病变合并LAD严重病变,解剖上适合做导管治疗、左室功能正常、无糖尿病者,做PCI。

⑤单支或2支血管病变、LAD近段无受累但有大面积心肌存活或无创性检查结果为高危的患者,做PCI或CABG。

⑥过去做过PCI的患者,再狭窄与大面积心肌存活和无创性检查结果属高危者,做CABG或PCI。

⑦内科治疗没有成功且血管重建治疗风险可以承担的患者,做PCI或CABG。

但当前各医院对PCI的适应证放得很宽,支架也越放越多。

(十一)冠心病的一级预防和二级预防

1. 冠心病一级预防 主要是控制十大危险因素。

(1)控制高血压:高血压目前尚不能治愈,抗高血压治疗要长期坚持。治疗上从改变生活方式和药物治疗两方面入手,重要的是降血压一定要达标,使血压降至130/80mmHg以下。糖尿病患者血压控制应更严格,最好能降到120/70mmHg,并长期维持在这一水平,千万不要血压降到理想水平就停药,血压升高时再服药。饮食宜淡不宜咸,一定要控制食盐。少饮酒,戒烟,适当增加体力活动。

(2)控制糖尿病:糖尿病是心血管病的最重要危险因素,目前也是无法治愈的疾病,治疗上要从三方面入手,即控制饮食、增加体力活动、药物。尽量使空腹血糖控制在理想水平(6.1mmol/L以下),对于糖耐量降低者(空腹血糖>6.1mmol/L,餐后2小时血糖>7.8mmol/L而<11.1mmol/L),目前也有人主张用药物干预,如口服二甲双胍或拜糖平等。

(3)调脂治疗:对于高胆固醇、高低密度脂蛋白、低高密度脂蛋白血症患者和胆固醇及三酰甘油均高的患者,要进行降脂治疗,并且要强调达标,即达到理想目标(正常范围)。调脂治疗也是治标不治本,即用药时血脂可降至正常,停药一段时间后血脂又可以上升,因此要坚持长期服药,特别有冠心病家族史的人。在调脂治疗的同时,还要增加体力活动,高三酰甘油血症者尽量少吃甜食、油炸食品和酒,适当控制主食,饮食宜清淡。国人高三酰甘油血症者较多,可能与国人以粮食为主食有关。

(4)切忌疲劳:尤其是过度劳累,包括精神疲劳和体力疲劳,急性疲劳和慢性疲劳。疲劳可使自主神经对心血管系统调节失常导致血压不稳、心率加快或时快时慢、心肌缺血或梗死、促发心律失常,增加对心血管的损害。同时使机体抵抗力下降,免疫功能低下,病毒乘虚而入。而某些病毒感染正是冠状动脉粥样硬化的先驱。

(5)降低体重和减肥:肥胖和超重是心血管的危险因素,这是众所周知的事实,它不但增加心脏的无谓负担,泵出大量的血液来供应脂肪组织,而且体内过多的脂质容易损伤血管内皮功能,促进脂质沉积在血管壁,导致冠状动脉粥样硬化。最新研究发现,脂肪细胞能分泌一种脂联素,系一种特异性蛋白,血浆脂联素水平随动脉粥样硬化的发展和程度加重而呈进行性下降;与无动脉粥样硬化者比较,前者血浆脂联素水平明显较后者低;超重或肥胖血浆脂联素水平比正常体重者显著降低,尤其腹型肥胖者更显著下降。因此认为,脂联素水平是冠心病的独立危险因素。降低体重和减肥的办法只有四个字"少吃、多动",即少进能量,多活动,光少吃仍不能降体重,一定要增加体力活动,两者同时进行才能奏效。并且要持之以恒。事实证明,药物减肥容易反复,且对身体有损。

(6)缺少体力活动是冠心病的危险因素之一:适当地增加体力活动是预防冠心病的有效措施,体力活动可以促进血液循环,增进机体代谢,增强各脏器的功能,使组织利用糖原增加,脂质分解加强,减少肝脏胆固醇的合成。但增加体力活动应遵循的原则是有氧运动、循序渐进、持之以恒。

(7) 饮食:从目前冠心病的发病情况看,我国北方比南方高,城市比农村高,脑力劳动者比体力劳动者高,城市居民高脂血症者明显多于农民,说明饮食习惯对冠心病发病有一定关系。笔者主张国人应遵循"适当高蛋白、低糖、低脂肪"的饮食原则。多进食蔬菜、水果,适当的进食优质蛋白,如鸡蛋、牛奶、豆制品、鱼,少进食肉,有利于预防冠心病。但也不能一味强调基本素食,否则国人体质将明显下降。另外,外源性胆固醇进入体内过少,肝脏合成内源性胆固醇必然增加,因为胆固醇是机体不可缺的重要物质,而内源性胆固醇对心血管更有害。

2. 冠心病的二级预防 近几年冠心病的二级预防概念发生了很大改变,涵盖的内容也包括冠心病等危症的一级预防,有人将急性冠状动脉综合征的溶栓和介入治疗也列入当中。目标是减少冠心病和冠心病等危症人群发生或再发生急性事件的危险,保护心肌,提高患者的生存率和生存质量。对于有冠心病、心肌梗死、冠心病等危症人群、脑血管病、外周血管疾病客观证据的患者,一方面要控制多重危险因素,即控制高血压、糖尿病、高脂血症、体重,加强体力活动,戒烟、限酒,避免过劳,调整社会和环境因素等;另一方面要长期给予抗血小板或抗凝治疗,β受体阻滞药和 ACEI 或 ARB,抗心肌缺血治疗。

不管是冠心病的一级预防还是二级预防,首先要医院、基层医院、社区医疗服务建立一整套防治体系,完整的患者医疗档案,上级医院要定期对社区医疗机构进行指导和沟通,建立全民医疗保健网,提高人群的健康意识,减少冠心病的发生;其次要达到有效的干预,即对控制高血压、高血糖、高血脂一定要达标。

(郑秋甫)

第五节 急性冠状动脉综合征

一、不稳定性心绞痛和非 ST 段升高性急性心肌梗死

急性冠状动脉综合征(Acute Coronary Syndromes, ACS)是由于冠状动脉急性病变引起的心肌急性缺血或梗死的一组临床综合征,包括不稳定性心绞痛(UA)和非 ST 段升高性心肌梗死(NSTEMI、非 Q 波-AMI)、急性心肌梗死[ST 段升高性 MI(STEMI)或 Q 波-AMI]和猝死(Sudden Heart Death)。冠状动脉疾病是一种进展性疾病,导致临床上从动脉粥样硬化、稳定性心绞痛到急性冠状动脉综合征,其中不稳定性心绞痛是该综合征的关键,如何认识、诊断和治疗 UA 和有效的预防 UA 是目前研究的热点。所谓不稳定性心绞痛是指以下三方面的临床表现:新发生的时间<2 个月的劳力性、加拿大分级(CCSC)Ⅲ级的心绞痛;新近<2 个月其严重度至少增加加拿大分级一个级别到 CCSCⅢ级的渐进性心绞痛;CCSCⅢ级的休息时心绞痛(持续时间>20min)。其中大多数病人的症状是由严重冠状动脉病变所引起,部分患者系不稳定斑块破裂所致。变异性心绞痛,非 Q 波性心肌梗死,梗死后心绞痛(2 周内)均属于不稳定性心绞痛。特别重要的是 30%～40% ACS 患者发病前无任何冠心病恶化的迹象,应引起临床医生注意。绝大多数 ACS 发生在>45 岁的人群,主要在 65 岁以上的人群,只有 5%～10% ACS 发生在 45 岁以下。

急性冠状动脉综合征属于临床急症,具有发病急、病情变化快、死亡率高等特点,如诊断及时,处理恰当,可向好的方向转归,否则可发展至 AMI 的危险。因此,应重视本病的诊治。本文主要讨论不稳定性心绞痛和非 ST 段升高性心肌梗死。

第一章 心血管疾病

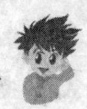

(一)发病机制和病理

冠状动脉粥样硬化是 UA 和 NSTEMI 发病的前提,只有粥样斑块存在,才能造成冠状动脉狭窄。过去推测冠状动脉内粥样斑块增大进展到闭塞动脉腔,导致冠状动脉血流储备减少,最终产生心肌缺血。最近的研究表明,UA 和 NSTEMI 的发病主要是冠状动脉粥样斑块破裂,血栓形成,导致冠状动脉不完全闭塞所致。且表明所有 ACS 的病变 60%~70%几个月或几年前仅仅为轻微的或中度的狭窄。而严重的狭窄更经常发展为完全闭塞。这似乎是相互矛盾的,其解释如下:①轻到中度的斑块远比严重狭窄的斑块要多。②原先轻到中度狭窄的部位突然闭塞比发生在严重狭窄的部位更可能导致临床事件,因为前者的侧支循环较少。

1. 冠状动脉粥样斑块破裂　斑块破裂和血栓形成导致冠状动脉不完全闭塞是 UA 和 NSTEMI 发病的主要机制。导致斑块破裂有以下一些因素:

(1)斑块的结构:成熟的粥样斑块由不同量的脂质核心和结缔组织基质帽构成。脂质是由富含脂质的巨噬细胞(泡沫细胞)坏死和血液中脂蛋白沉积到内皮下、细胞外间隙而产生。其核心是一种柔软、细胞少、包含胆固醇和脂质而无血管的"粥"。"粥"的成分决定它的硬度,"粥"由胆固醇酯组成,是柔软的,包含胆固醇结晶是硬的,核心软的粥样斑块易破裂。

纤维结缔组织由胶原、弹性硬蛋白、蛋白多糖、氨基酸多糖构成>70%的典型冠状动脉斑块。这些物质也是纤维帽的主要成分。血管平滑肌细胞是这些结缔组织基质的主要来源。破裂的斑块具有以下一些特征:①大而富含脂质的核心,常大于斑块含量的40%。②外周为包含少量胶原、葡萄糖氨基多糖和合成基质的平滑肌细胞形成的薄纤维帽。③新生血管增加。④炎性细胞主动的浸润,在纤维帽最薄部位下面和破裂部位蓄积最多。破裂多在斑块的肩部。这种浸润主要由单核细胞衍变的巨噬细胞、泡沫细胞组成,也包括许多激活的 T-淋巴细胞和肥大细胞。浸润减少了纤维帽的张力强度。

(2)炎性细胞浸润:炎性细胞(尤其活化的巨噬细胞和泡沫细胞)在诱发纤维帽中各种基质蛋白降解,使帽变薄,最终导致斑块破裂中起重要作用。巨噬细胞能合成一种降解基质无性金属蛋白酶(MMPs),包括间质胶原酶(MMP-1)、明胶酶 A(MMP-2)、明胶酶 B(MMP-9)、基质溶解素(MMP-3)。这些酶能消化纤维帽中所有结构基质成分。泡沫细胞中也发现有这些酶。它们通常位于有破裂倾向的斑块肩部和外周压力增加部位。MMPs 以一种无活性的酶前体形式分泌,它们的基质降解活性由巨噬细胞分泌的组织抑制剂(TIMPs)调节。初步研究表明,氧化 LDL 和氧自由基可使巨噬细胞中 MMPs 表达上调。激活的 T-淋巴细胞和单核细胞间的相互作用也可能有助于巨噬细胞中 MMPs 产物上调。肥大细胞蛋白酶,如类胰蛋白酶、食糜酶也可增加 MMPs 活性。这样,炎性细胞如巨噬细胞帮助和促进 T-淋巴细胞及肥大细胞诱发粥样斑块中基质降解,使斑块易于破裂。

有破裂危险的斑块不仅基质降解增加,基质合成也减少,这导致平滑肌细胞数量减少(由于抑制浸润和/或增加程序性细胞死亡)或抑制平滑肌细胞基质基因表达。激活的 T-淋巴细胞分泌一种细胞素——γ 干扰素——抑制平滑肌细胞胶原基因表达,抑制平滑肌细胞浸润,促进细胞凋亡。

(3)机械和血流动力学触发:各种局部的、机械的、血流动力学中的力使冠状动脉斑块易遭受持续压力,可能"触发"易损斑块破裂,特别在纤维帽最薄弱的肩部。例如斑块反复遭到压力,像弯曲、压迫、牵张、切力或炎症压迫,使斑块变软弱和自发性破裂,称为"帽疲劳"(cap fatigue)现象。另一种触发斑块破裂的强力机制可能是帽张力,它是由血压引起的一种周壁张力。根据 Laplace's

第一章 心血管疾病

定律,可伸张的压力是与血压和腔直径成正比。结果,大动脉腔内的斑块(如轻或中度狭窄)易遭受大的压力,压力通常产生在纤维帽最薄弱的那一点上,也可以发生在巨噬细胞集中浸润的软弱部位。斑块也可以被组织互相之间对抗不等性质的滑动所产生的机械压力剪切开,引起斑块撕裂称为"切应力衰竭"(shear failure)。由此产生的脉冲波可能使管腔的大小、形状发生周期性改变,导致斑块弯曲、变形。特别是那些粥样核心大的斑块,环形的弯曲最易发生在斑块的边缘,最终引起该部位的软弱,发生自发性破裂。突然较强的弯曲也可能触发薄弱帽的破裂。

(4)其他因素:斑块水肿、血管痉挛、顺应性减退、管壁出血引起斑块内压力增加而压迫斑块。理论上,痉挛可能压迫粥样斑块核心且挤压血栓形成而破入管腔,但至今没有令人信服的证据提示血管痉挛单独引发斑块破裂和(或)血栓形成。管壁破裂致小毛细血管出血增加斑块内压力导致斑块破裂是不可能的,因为腔内压力超过壁内压力。

2. 斑块破裂后血栓形成 纤维帽破裂后,粥样斑核心血栓形成成分突然暴露于腔内血液,刺激血小板黏附和聚集,凝血酶生成,纤维蛋白增积,导致血栓形成。

炎性细胞,特别巨噬细胞在决定粥样斑块破裂后血栓形成可能也起关键作用。巨噬细胞产生组织因子———一种促凝血蛋白,激活内源性凝血瀑布栅,最终产生凝血酶。最近研究显示富含脂质的斑块核心中所含的组织因子,最可能由巨噬细胞产生。

几种内源性因素也可能影响斑块破裂后血栓形成,包括:①由于表面粗糙增加,血液黏稠度或斑块几何形态改变而使局部血流情况改变。②由于高凝状态引起全身血栓形成———血栓溶解环境改变,血小板聚集性增加或内源性纤溶活性抑制。

内皮功能不全也可能有助于斑块破裂后血栓形成,正常血管内皮在许多血管功能中起关键作用。内皮释放内源性血管扩张因子(如NO、前列环素)和血管收缩因子(如内皮素)而调节血管张力。通过释放抗血栓形成因子(NO、前列环素、外ADP酶、C蛋白、硫酸肝素)和促血栓形成因子(组织因子、内皮素),促纤维蛋白溶解(组织纤维蛋白溶解酶原激活剂)和抗纤维蛋白溶解(组织纤维蛋白溶解酶原激活剂抑制剂-1)而维持血栓形成和血栓降解酶之间的平衡。血管内皮功能不全伴随血脂异常和粥样硬化可产生反常的血管收缩,允许黏附分子表达以募集单核细胞和其他炎性细胞进入小动脉壁,助长血栓形成和抗纤维蛋白溶解状态。因而,内皮功能异常也有助于动脉粥样硬化时炎症、斑块破裂、血栓形成、血管收缩。

总之,UA和NSTEMI是由于动脉粥样硬化、斑块破裂、血栓形成,这种血栓呈灰色(富含血小板),形成冠状动脉不完全闭塞所致。但UA患者的斑块糜烂和裂隙相对较轻,斑块损伤部位短暂的血栓闭塞血管可能导致休息时心绞痛,血栓通常不稳定,短暂闭塞血管可能仅持续10~20min。而NSTEMI较严重的斑块损伤导致更持久血栓闭塞血管,可能持续到1h,大约1/4NSTEMI患者梗死相关血管闭塞≥1h,远端心肌由侧支循环供应。

3. ACS的发作 触发ACS事件的病理生理学机制还不能完全被解释。然而,ACS的发作似乎并不是随机的,至少50%AMI是由种种"起动因素"激活和一定条件(危险因素),这些包括激烈的运动、精神负担、寒冷、早晨、感染、其他如疲劳和大量吸烟等。几种病理生理学机制可能牵涉到ACS事件的发生。①交感神经兴奋引起突然血压升高、脉率增加、心脏收缩和冠状动脉血流增加,促使斑块破裂。②上述机械的或血流动力学中的力也可引起急性冠状动脉事件,在静止或原先破裂的斑块上快速形成血栓(一种由于位势改变而引起斑块破裂血栓形成的过程)。③发生在某一斑块周围的普遍或局部的血管收缩。因此,在原先或新的破裂斑块部位突然血栓形成,血小板功能、凝血或纤维蛋白溶解等改变

第一章 心血管疾病

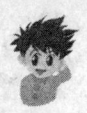

可能在 ACS 事件中起一定作用。

斑块破裂后并不是都导致严重的闭塞性血栓和临床冠状动脉事件,事实上经常是无症状的。尸检研究显示,9％外表健康的人和 22％糖尿病和高血压患者的冠状动脉中有无症状的斑块破裂。然而,死于缺血性心脏病患者冠状动脉内经常发现斑块破裂伴有或没有叠加栓子。几个研究报告表明,死于 ACS 患者平均有>2 个斑块破裂,这些患者中腔内有<50％的血栓足以引起关键性血流梗阻。斑块破裂和血栓形成的临床表现根据程度而不同。例如,相对稳定、完全闭塞的血栓可能造成急性 Q 波 MI,而非闭塞性(或短暂闭塞)血栓较可能引起 UA 或 NSTEMI。值得指出的是如果在闭塞时有足够的侧支循环,闭塞冠状动脉不一定进展到 MI。

(二)临床表现

①持续时间>20min 的休息时心绞痛。②2 个月内新发生的劳力性、加拿大分级(CCSC)Ⅲ级的心绞痛。③原有稳定性心绞痛,近 2 个月来其严重度和频度逐渐增加至少加拿大分级一个级别到 CCSC Ⅲ级的渐进性心绞痛,持续时间,>20min。④心肌梗死后 2 周内又出现的心绞痛;UA 或 NSTEMI 的症状复杂多变且不稳定,多无明显诱因,或诱发心绞痛的体力活动阈值明显减低、心绞痛放射到新的部位,或心绞痛时伴随有大汗、恶心、呕吐。老年人往往缺乏典型的心绞痛,多表现为胸闷、气短或虚脱。

体征对肯定或排除心绞痛通常无多大帮助,心绞痛发作时可有心率增加和血压升高。

一组泰国 9 373 例 ACS 注册研究表明,78％的 ACS 发生在>45 岁年龄组,16.2％发生在 45～54 岁组,只有 5.8％患者年龄在 45 岁以下组,最年轻的为 22.8 岁,最大年龄为 105.5 岁。危险因素:<45 岁组有 66％吸烟,随年龄增加吸烟百分比下降;年轻者更

可能有冠心病家族史;但糖尿病或高血压较少。症状:年轻患者容易有典型心绞痛,而心源性休克、晕厥各年龄组无明显区别。较年轻患者容易患 STEMI,<45 岁组患 STEMI、NSTEMI、UA 分别为 67.3%、19.3%、13.4%。治疗上<45 岁组行冠脉造影和 PCI 较多,但冠状动脉正常却较多,究其原因可能与冠状动脉痉挛、微血管灌注受损、冠状动脉畸形、血管炎和药物作用有关。死亡率和心衰在<45 岁组最低,并随年龄增长而增加。这些结果与大多数以前的研究相似。

(三)诊断

1. 依据临床表现 有缺血性胸痛的Ⅰ级和Ⅱ级患者预后相对较好,只有 4% 的死亡率或 MI 率,而Ⅲ级休息时 UA 患者则相当高危,有 11% 的死亡危险,24h 内大约有 5% 的 MI 危险,6 个月内有 25% 的 MI 危险。

2. 依据实验室检查

(1)心电图 UA 患者 ECG 变化差异很大,约 33% 患者显示 ST 段水平型或下斜型压低≥1mm,10% 患者有短暂(<30min)的 ST 段升高。心绞痛缓解后 ST 段可在数分钟至数小时渐渐恢复到等电位线,如 6~12h 不恢复,应考虑为非 Q 波性 AMI。46% 患者有 T 波倒置,40% 患者 ECG 正常。所以,ECG 正常并不能排除 UA。研究显示只有 ST 段压低而无 T 波倒置是不良预后的独立危险因素。如 ECG 监护中 ST 段持续压低则预示高心脏事件率,但无 ECG 改变者或 T 波倒置者 42 天死亡率仍约为 4%。

(2)生化标记物:目前已在临床广泛使用于 ACS 患者诊断的 CK、CK-MB、GOT、LDH 及肌红蛋白已为众所周知(表7)。

①肌钙蛋白。肌钙蛋白升高表明"微小心肌损伤"。是诊断 ACS 的"金标准"。30%~40% UA 患者 cTnT 和/或 cTnI 升高而 CK-MB 正常(因为肌钙蛋白在心肌中的浓度比 CK-MB 高 13

倍),这些患者以后心脏缺血事件发生率增加5～15倍。Galvani等报告91例UA患者,其中22例入院或8h后cTnT水平升高,30天时死亡2例(9.1%)、MI 4例(18.2%),而69例cTnT水平正常者分别为0和5.8%。一年时前者无心脏事件仅68%,而后者为90%。cTnT升高者在30天和一年时死亡和非致命性MI增加2.5倍。Wu等发现UAⅢ级患者入院时有39%cTnT升高,11次心脏事件中有10次发生在cTnT升高者。Galvani等认为cTnI升高表明"微小心肌损伤"比cTnT更敏感、特异性更高,但有的作者认为cTnT和cTnI的敏感度、特异性相似。必须指出的是对UA患者而言,肌钙蛋白既是诊断指标,又可用于危险分层。目前存在的问题是cTnT和cTnI升高到什么程度可以诊断为AMI,尚无明确的分界线,一般都以cTnT值>0.1ng/ml,cTnI值>0.2ng/ml作为升高指标。肌钙蛋白浓度越高,预后越凶险。

②纤维蛋白原。纤维蛋白原由肝脏合成,与C-反应蛋白一样属急性期应激蛋白,主要由激活单核细胞分泌的白介素-6调节。UA患者单核细胞组织因子表达和纤维蛋白原密切相关,两者又与凝血系统激活程度和凝血酶形成直接相关。Toss等在FRISC试验组中研究965例UA或非Q波性AMI患者的纤维蛋白原和C-反应蛋白水平,发现首次终点40天时纤维蛋白原水平升高者死亡和MI的可能性增加,当入院时纤维蛋白原水平>4.0g/L时,4周内>50%发生死亡和新的MI。AMI患者入院时纤维蛋白原浓度>4.0g/L时,其后缺血事件较频繁。因此,他们认为UA患者纤维蛋白原水平升高添加了不良预后值。但C-反应蛋白水平升高与MI危险之间无明显关系。

③C-反应蛋白(CRP)及高敏C-反应蛋白(hs-CRP)。CRP是一种炎性标记物,在ACS时如出现CRP、SAA和IL-6升高,提示冠状动脉壁的慢性炎症可能起重要作用,急性期升高表明广泛的血管炎性反应和炎症系统对小刺激高度反应,而不是局部斑块破

裂的结果。Liuzzi等发现当CRP＞0.3mg/dl时,患者心脏事件、复发心肌缺血增加且住院时间延长。TIMI ⅡA研究亚组显示,cTnT阴性的UA或非Q波性MI患者,CRP升高＞1.15mg/dl时14天死亡率增加。对于早期危险分层,CRP应该在症状发作8h内测定,同时在12h内测定cTnT,如两者均升高,应积极早期进行治疗。如在出院前CRP升高则预示症状复发或出现新的心肌梗死的危险。

hs-CRP是临床最有用的炎性标记物,如测定值＞3mg/L,则表明患者为稳定性心绞痛,如＞10mg/L,则预示患者为ACS。在ACS、AMI、PCI后患者hs-CRP升高预示可能再发新的心血管事件或再狭窄。值得指出的是有30%的严重不稳定心绞痛患者hs-CRP可能不高,且ACEI和他汀类药物会降低ACS患者的hs-CRP值。

其他一些新的生物学标记正在不断研究和发展中,如用于血管斑块和心血管危险评估的有MMPs、PAPP-A、髓过氧化物酶(MPO)、微量白蛋白尿、细胞素C。用于炎症和缺血的标记物有CRP、SAA、IL-6和CD40L。用于泵衰竭的标记物有BNP、NT-proBNP。用于心肌坏死的生物学标记物如上述的cTnT和cTnI。

④CD40和CD40L(CD40配体)。是在血小板上表达并从激活的血小板释放,现代证据提示CD40-CD40L途径是ACS产生、发展、结果的关键过程。新近的研究发现ACS患者血浆CD40L(sCD40L)升高证实处于死亡和再梗死的高危状态,且与cTnI和CRP无关。但结合sCD40L和cTnI综合评估死亡和再梗死的预后,更有价值。可溶性CD40L(sCD40L)升高也反应高凝状态,应该加强抗凝治疗。目前,关于CD40-CD40L的临床应用尚有不同结果,仍需进一步研究。

⑤基质金属蛋白酶(MMPs)。是一种通过增加胶原降解降低

膜强度的酶家族。由于基质特异性和结构不同,可分为 MMP-2 和 MMP-9,是目前用于炎症和心血管病诊断感兴趣的研究方向。它可能与动脉粥样斑块的纤维帽降解引起斑块破裂有关。有研究表明,ACS 患者入院时血清 MMP-2 和 MMP-9 水平比稳定性心绞痛患者高 2~3 倍。他汀类药物可降低巨噬细胞浸润和 MMPs 的表达,起稳定斑块作用。

⑥妊娠相关蛋白 A(PAPP-A)。是由不同细胞类型如血管平滑肌细胞、成纤维细胞、男女生殖组织产生的一种大分子结合锌的蛋白酶。它是一种斑块破裂的生物学标记。新近证据提示 ACS 患者行冠状动脉造影证实,PAPP-A 水平升高强烈预示死亡和非致命性心肌梗死,即使 cTnI 值正常。胸痛患者若 PAPP-A 升高表明高危。它似乎是很有临床前途的一种生物学标记物。但目前需更多的干预性研究和确定免疫测定方法以便应用于临床。

⑦微量白蛋白尿。它与肾脏病有关外,目前发现还与血管,特别是内皮功能有关。在非糖尿病患者出现微量白蛋白尿,不管患者是否有糖尿病或高血压,似乎是早期心血管病死亡的一个重要指标。HOPE 试验有 9 000 名高危患者参与,不管是否有糖尿病,如有微量白蛋白尿者初级集合终点心梗、卒中、心血管死亡相对危险增加。

⑧细胞素 C。它是半胱氨酸蛋白酶抑制剂的细胞素总科中的一种低分子量蛋白,从肾小球滤过而不被肾小管再吸收,却在肾小管代谢。所有有核细胞均可产生细胞素 C。是一个血管损伤的指标。目前研究结果提示,血浆细胞素 C 浓度增加是一个更敏感的心血管危险的指标,特别在老年人群。

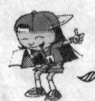

表7 怀疑 ACS 但无 12 导联 ST 段升高患者心脏生化标记物的评价和处理

标记物	有利	不利	评价	临床推荐
CK-MB	快速、不昂贵、评估正确	骨骼肌病、损伤外科等情况下特异性差	大多数医生较熟悉	大多数情况下仍在应用
	能发现早期再梗死	在 MI 早期（<6h）或晚期（>36h）或较小的心肌损伤敏感性差		
CK-MB 同工酶	早期发现 MI	特异性与 CK-MB 相似 需专家评估	到目前为止,经验已较丰富	能很早发现 MI
肌红蛋白	敏感性高	骨骼肌病损伤或疾病时特异性差	比 CK-MB 同工酶更早期的标记物	
	能早期发现 MI	快速降至正常,对晚期敏感性有限	由于快速释放对确定 MI 患者的再灌注损伤可作为非侵入性监测心脏	
	发现再灌注			
	除外 MI 最有用			
肌钙蛋白	是危险分层的有力工具 比 CK-MB 敏感性高 2 周内可发现新的梗死	MI 很早期（<6h）敏感性低,必须 8～12h 重复测定 发现晚期较小的再梗死受限	从诸多的临床试验有越来越多资料可用于诊断和治疗	可单独作为 NSTEMI 的特异性指标(包括微小损伤)
	对选择治疗有用			临床医生应熟悉本院正常值
	发现再灌注			

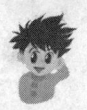

3. UA 和 NSTEMI 的鉴别

(1)有缺血性胸痛,且具有上述不稳定性心绞痛的三方面临床表现。

(2)入院时 CK 和 CK-MB 及肌钙蛋白 T(cTnT)或肌钙蛋白 I(cTnI)阴性,且入院后 8~12h 复查上述血清酶学标志物仍阴性者,不管 ECG 上有无 ST-T 改变,均可考虑为不稳定性心绞痛。

(3)入院时 CK 和 CK-MB 阴性而 cTnT 或 cTnI 阳性,或入院时 cTnT 或 cTnI 阴性,而入院后 8~12h 复查 cTnT 或 cTnI 呈阳性者,应诊断为非 ST 段升高性心肌梗死。这组肌钙蛋白阳性者一个月内心性死亡或 MI 的危险为 15%~20%,属于高危患者。而肌钙蛋白阴性者一个月内心性死亡或 MI 的危险<2%。

(4)入院后 CK-MB 峰值≥正常上限 2 倍,而 ST 段无升高,可考虑为 NSTEMI。如 CK-MB 正常或轻微升高,则考虑为不稳定性心绞痛。但老年人尤其伴发热者,如无心电图改变,应警惕其他原因,而非 ACS。

cTnT 或 cTnI 在胸痛发作后 3~8h 才在血循环中出现,12~24h 达高峰,持续升高分别为 5~10 天和 5~14 天,故症状发作后 6~8h 或 8~12h 再复查一次。连续两次阴性结果并不能排除冠心病,而可以除外高危状态。

4. UA 和 NSTEMI 患者的危险因素

(1)病史:既往有心肌梗死、心功能不全、曾做 PCI 或 CABG 者属于高危。

(2)年龄:高龄患者由于多有多支血管病变,狭窄程度较重,加上心外并发症多,故这些患者预后较年轻患者差,>70 岁老年人发生死亡和新的 MI 是<60 岁患者的 3 倍。

(3)性别:男性 UA 患者的预后比女性差,但 NSTEMI 女性的预后与男性相近。

(4)高血压:是 UA/NSTEMI 患者明确的不良预后高危因素。

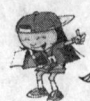

(5)糖尿病:UA/NSTEMI 患者约 25% 合并有糖尿病,糖尿病多并发有广泛外周血管病变、心肌微血管病变、心肌肥厚、高血压、心功能不全等。因此,糖尿病是 ACS 患者预后不良的主要危险因素。

5. 不稳定性心绞痛的危险分层 不稳定性心绞痛患者入院后应立即根据 CK-MB 及 ST 改变初步分成 AMI 或 UA,AMI 不在此讨论范围。考虑为 UA 患者后,再根据心电图、cTnT 或 cTnI 进行危险分层,也有作者对纤维蛋白原和 C-反应蛋白对 UA 患者的预后进行了探讨。危险分层的目的是分层进行治疗和对预后进行估计(表8)。

表8 不稳定性心绞痛的分类和危险分层

严重程度分类	临床背景		
	A-(继发性 UA)	B-(原发性 UA)	C-(梗死后 UA)
Ⅰ,即新发生的心绞痛、渐进性心绞痛(CCSⅢ),即无休息时心绞痛	Ⅰ A	Ⅰ B	Ⅰ C
Ⅱ,即一个月内有休息时心绞痛,48h 内无(亚急性)	Ⅱ A	Ⅱ B	Ⅱ C
Ⅲ,即 48h 内有休息时心绞痛(急性)	Ⅲ A	Ⅲ B-Tneg Ⅲ B-Tpos	Ⅲ C

表8中 A-(继发性 UA)是指由于贫血、甲状腺功能亢进、感染、心动过速等原因引起的 UA,故只要祛除原因,即使Ⅲ A 也不难处理。关键在于Ⅲ B,目前根据肌钙蛋白 T 和 I(cTnT,cTnI)阳性或阴性,将Ⅲ B 级分成Ⅲ B-T_{pos} 和Ⅲ B-T_{neg} 亚组。Ⅲ B-T_{pos} 组 1 个月内心性死亡或 MI 的危险率估计为 15%~20%,而Ⅲ B-T_{neg} 预后较好,一个月内心性死亡或 MI 的危险估计<2%,但仅入院

时一次肌钙蛋白阴性对危险分层是不够的,因为 cTnT,cTnI 在 ACS 患者发病后 3~8h 才开始出现,12~24h 达峰值,持续升高分别为5~10天和5~14天,故症状发作后应每 6~8h 测定一次,阴性结果并不能排除冠心病,而可以除外高危状态(表 9、表 10)。

表 9　UA 患者心性死亡和 MI 的危险评估

Braunwald ⅢB 级	危险评估		
	24h,%	30d,%	6m,%
T_{pos}	5	15~20	25
T_{neg}	<1	<2	<5

(1)高危组:48 小时内有 1 次或多次发作的急性静息时心绞痛;NSTEMI;梗死后心绞痛均属高危。具有以下一个以上特征者:①静息性心绞痛发作持续时间>20min,含硝酸甘油疗效差或无效。②胸痛发作时合并有急性左心功能不全(新出现的 S3 或 S3、奔马律、肺部啰音)或急性肺水肿,新出现的二尖瓣反流杂音,LVEF<40%;或血流动力学不稳定,并发心源性休克或持续性低血压,心动过速,心动过缓。③发作时心电图上有多导联 ST 段压低>1mm(0.1mV),新出现的束支阻滞。④cTnT 或 cTnI≥0.1μg/L。⑤高龄(>75 岁)、女性、陈旧性心肌梗死病史、曾做过 PTCA 或 CABG,冠状动脉造影发现三支病变或左主干病变。

(2)中危组:48 小时内无静息时心绞痛发作的亚急性型和梗死后心绞痛。具有以下一个以上特征者:①静息性心绞痛发作持续时间<20min,含硝酸甘油有效。②胸痛发作时无左心功能不全、二尖瓣反流或低血压。③发作时心电图上有 ST 段压低>1mm(0.1mv)或 T 波倒置。④cTnT 或 cTnI<0.1μg/L。

(3)低危组:无高、中危组因素。心绞痛类型为初发或恶化劳力型心绞痛,无静息时心绞痛发作。具有以下一个以上特征者:①劳力性心绞痛发作持续时间<20min,含硝酸甘油有效。②胸痛

发作时无左心功能不全或低血压,血流动力学稳定。③发作时心电图上有 ST 段压低<1mm(0.1mV)或无心电图改变。④cTnT 或 cTnI<0.1μg/L。

表10 危险分层和治疗进一步指南

危险评估	危险		
	高度	中度	低度
疾病可能性	肯定	怀疑	小
缺血严重度	延长疼痛、反复心绞痛	休息时心绞痛,血流动力学恶化	新近发生,劳力性心绞痛
UA 记分（根据背景和严重度）	6,5	4,3	2,1
心电图	新的、短暂 ST 段移位	边缘性改变	正常
血化验	CK-MB、cTnT/cTnI 升高（入院时和胸痛发作后 8～12h）		正常
左室功能	短暂功能不全或灌注不足	功能不全或灌注不足	无局部功能不全无灌注不足
其他危险	年龄越大、左室功能越差、曾做 CABG 者危险越大		
抗心肌缺血	静滴硝酸甘油、β受体阻滞药、钙拮抗药	硝酸酯类、β受体阻滞药、硫氮䓬酮、异博定	硝酸酯类、β受体阻滞药、硫氮䓬酮、异博定
抗血栓	阿司匹林肝素或低分子肝素GPⅡb/Ⅲa 拮抗药	阿司匹林、肝素或低分子肝素、GPⅡb/Ⅲa 拮抗药	阿司匹林
冠状动脉造影	是	评估需要否或非侵入检查	评估需要否或非侵入检查

第一章 心血管疾病

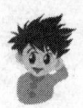

四、治　疗

治疗目的是控制缺血症状、预防 MI 和死亡。任何怀疑 UA 患者应立即住院，根据初步危险分层，高危者应入住心脏监护病房，及时观察症状、ECG、心肌酶，有可能应监测 cTnT 和 cTnI，根据结果再次进行危险分层，并在 8～12h 重复一次，以除外心肌损伤。

UA 患者应争取早期治疗，治疗应该从急诊室开始，包括一般治疗、药物、PCI、CABG 四个部分。

1. 抗缺血治疗

(1) 硝酸酯类：为了解除疼痛，可先给硝酸甘油 0.6mg 口含，如仍不缓解，可再给 2 次 0.6mg。高危或反复心绞痛患者可静脉滴注硝酸甘油 5～10μg/min 开始，根据病情可增加到 75～100μg/min，直到症状缓解或血压下降不＜90mmHg，原有高血压者血压下降不＞30%，心率增加不＞10 次/min 为止。可持续静脉滴注 24～48h，也可每天静脉滴注 1 次。硝酸甘油既可缓解疼痛，也可预防无症状性心肌缺血，降低高血压，改善左室功能。也可以用五-单硝基异山梨醇或二硝基异山梨醇静滴，两药对血压影响较小。

(2) β受体阻滞药：基于能有效减低心绞痛阈值和预防反复缺血及 MI 后死亡，目前普遍用于 UA 患者，特别对交感张力增高如心动过速、高血压者可给一次剂量（美托洛尔 2～5mg）静注，以减少胸痛发作。以后可改为口服。不管哪种β受体阻滞药，其合适剂量是将心率减至 50～60 次/min，以降低心肌耗氧量。但 P-R＞0.24s，Ⅱ或Ⅲ度房室传导阻滞、心率＜60 次/min、血压＜90mmHg、心源性休克、左心衰、严重气道阻塞时禁用。

(3) 钙拮抗药：长效钙拮抗药尤其减慢心率的硫氮䓬酮和维拉帕米用于 ACS 治疗是安全的。但短效的硝苯地平可反射性增快心率,使儿茶酚胺升高,导致血压波动,加重心肌缺血,增加 MI 或死亡危险,故不应单独用于 ACS 患者。

(4)镇痛药:如给予 3 次硝酸甘油口含或静滴硝酸甘油仍不能缓解症状时,应使用镇痛药,如吗啡 10mg+10ml 液体稀释,每次静脉滴注 2～3mg,必要时 5～10min 后可重复。也可用杜冷丁 50～100mg 肌内注射。

2. 抗血栓治疗

(1)抗血小板治疗

①阿司匹林。可减少急性期致命性或非致命性 MI 近 71%,3 个月时近 60%,2 年时 52%。首剂 160～325mg 嚼服,可快速地抑制血小板产生血栓素 A_2,接着 80～160mg 维持。认为每天 75mg 低剂量阿司匹林与高剂量同样有效。老年人一般主张 100mg/d。

②噻氯匹啶(thienopyridine,抵克立得)和氯吡格雷(clopydogrel)。阻滞 ADP 诱发血小板聚集和 GPⅡb/Ⅲa 受体转入高亲和状态,是一种有效的抗血小板制剂。

抵克立得可首剂负荷 500mg,接着 250mg 2 次/d,可减少 6 个月时致命性或非致命性 MI 近 46%,其达到完全抗血小板作用需 10 天。氯吡格雷半衰期长,首剂负荷 300～600mg,接着每日 50mg 或 75mg 口服,不良反应少。两药白细胞或血小板减少及胃肠道不良反应比阿司匹林少。也可用于原有卒中或 MI 或外周血管病患者的二级预防。但噻氯匹啶不宜长期口服,可引起白细胞或血小板减少,而氯吡格雷引起白细胞或血小板减少的不良反应较轻,可长期口服。

对于 UA 或 NSTEMI 目前多采用阿司匹林 100mg/d+氯吡格雷 75mg/d 联合用药。如拟行 PCI 者,在术前 24h 给予阿司匹林 300mg+氯吡格雷 300mg 负荷量,效果好,但在术前 12h 用,则效果不明显。

③血小板 GPⅡb/Ⅲa 受体抑制药。其作用为直接抑制血小

第一章 心血管疾病

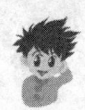

板受体与黏附分子(纤维蛋白,Wv因子)结合。目前心血管病主要用于4个方面:即 ACS 拟行 PCI 前后的辅助治疗;难治性不稳定心绞痛拟 24h 内行 PCI 者的辅助治疗;不管是否行 PCI 的不稳定心绞痛患者;AMI 的辅助治疗。目前认为对接受 PCI 者受益较大,对不行 PCI 者益处可疑。有三种静脉用制药。

阿昔单抗(abciximab),是一种高分子量人-鼠嵌合单克隆抗体片段,对血小板 GPⅡb/Ⅲa 受体有高亲和力,给药后大部分 Abciximab 分子很快与循环血小板表面受体结合,因为离解慢,血浆中该药很快排泄(其血浆半衰期为 10~30min),而与血小板表面结合的药物仍存在,生物半衰期为 8h,代谢半衰期为 7h。为了达到>80%的受体阻滞,目前用药剂量为 PCI 之前立刻一次静注 0.25mg/kg,接着以 0.125μg/kg·min(最大剂量为 10μg/min)持续静滴 12h 或 20~24h。如用于难治性不稳定心绞痛拟 24h 内行 PCI 者,在 PCI 前以上述剂量持续静滴 18~24h 至 PCI 后 1h。

依替非巴肽(eptifibatide),是一种从蛇毒中提取的氨基酸序列为赖-甘-天门冬(KGD)的小分子环形肝肽,对 GPⅡb/Ⅲa 受体有高度特异性,与血小板 GPⅡb/Ⅲa 受体 RGD 识别部位以高亲和力结合,并很快离解。因而该药竞争性地抑制 GPⅡb/Ⅲa 与配体(如 vWF、纤维蛋白原、纤维蛋白)结合。因为该药离解很快,静滴停止后其抗血小板作用很快逆转,减少出血并发症。目前用药剂量为 PCI 之前立刻一次静注 135μg/kg,接着以 0.5μg/kg·min 持续静滴 24~36h。如用于 ACS 则以 180μg/kg 一次静注,接着以 2.0μg/kg·min 持续静脉滴注 72~96h。血小板抑制可达>80%以上。

替罗非班(Tirofiban),是一种小分子酪氨酸衍生非肽类仿制品,结构与 RGD 序列相仿,是从另一种蛇毒中提取的蝮蛇血抑环肽(echistatin)。目前用药剂量为 PCI 之前立刻一次静注 0.4μg/kg·min,血浆浓度高峰在 30min,后以 0.1μg/kg·min 持续静滴

24～36h。

根据2005年ESC关于ACS患者PCI指南,对具有复杂病变的稳定患者,ACS具中-高危拟行早期PCI者,应用GPⅡb/Ⅲa受体抑制药均为Ⅱa级推荐。美国PCI指南对UA/NSTEMI患者拟行早期PCI者,不管是否同时给予氯吡格雷,应用GPⅡb/Ⅲa受体抑制药均为Ⅰ级推荐。这些药最大的好处是对肌钙蛋白阳性、糖尿病、ST段压低,再发心绞痛,已使用阿司匹林,MI危险分数≥4且行溶栓等的患者有益。TACTICS TIMI-18试验使用GPⅡb/Ⅲa受体抑制药替罗非班(用48h)联合阿司匹林和低分子肝素治疗UA/NSTEMI患者,随机到PCI或药物治疗组,30d时死亡或心梗明显减少,6个月时死亡、心肌梗死及因ACS再住院在PCI组也明显减少。

(2)抗凝药:

①肝素。开始给80U/kg一次静注,接着给18U/kg·h静滴,老年人以500U～750U/h较合适。每6h测定APTT一次,使APTT维持在给药前的1.5～2倍。以后每24h测定APTT一次,一般静脉滴注3～4天后改为皮注5000u,1次/12h。

②低分子肝素。抗凝效果比普通肝素好且较安全,不需监测APTT。目前常用的低分子肝素有依诺肝素[Enoxaparin(克赛)]1.0mg/kg皮下注射,2次/日;达肝素(dalteparin)120IU/kg皮下注射,2次/日;速碧林(Nadroparin)0.1ml/10kg或0.4ml皮下注射,2次/日。用于NSTEMI的有效性和安全性研究(ESSENCE试验)证实30天时MI和死亡率比肝素下降20.4%,2.6天(24h～7d的中间天数)时减少15%。

③凝血酶直接抑制药。近年来普遍进行了研究,水蛭素(hirudin)0.4mg/kg一次静注,接着给0.15mg/kg^{-1}·h^{-1}静脉滴注取得较好的临床效果。

虽然急性期抗凝治疗高度有效,但长期效果并不理想,可能与

第一章 心血管疾病

停药后病变再活动有关。目前正在研究延长给低分子肝素与华法林时间,以改善长期疗效。最近大多采用阿司匹林+肝素+血小板 GPⅡb/Ⅲa 受体抑制药联合治疗,效果比单用阿司匹林或阿司匹林+肝素要好。停用肝素和 GPⅡb/Ⅲa 受体抑制药后,根据病情可较长期的联合应用阿司匹林和氯吡格雷。

④UA/NSTEMI 溶栓。大规模的临床研究试验表明,UA/NSTEMI 患者溶栓治疗并不能改善预后,也不能降低 MI 的发生率,甚至可能增加 MI 的风险。因此 ACC/AHA 有关 AMI 的指南建议,UA/NSTEMI 患者不主张溶栓治疗。

3. 早期冠状动脉干预治疗(PCI) 下列情况下患者应尽早做 PCI:①药物治疗仍不能稳定病情,反复心绞痛或稍活动即有心绞痛发作。②TnT 或 TnI 升高。③心绞痛发作时伴有左心衰症状:舒张期奔马律,新出现或原有二尖瓣反流加重。④静息心绞痛发作时心电图 ST 段压低并持续≥20min。⑤非侵入负荷试验示高危。⑥EF<0.40。⑦血流动力学不稳定。⑧持续性室性心动过速。⑨6 个月内曾做 PCI。或曾做过 CABG。换句话说,对高、中危患者要行 PCI,而低危者可选择择期冠状动脉造影和 PCI。

尽量争取早期介入治疗,在发病后 12h 内进行 PCI,越早越好,发病后 90min 内效果更好。超过 12h 可待病情稳定 48h 后或择期再考虑。但新近 Qayyum 等系统地回顾了 10 个临床试验共 10648 例 ACS 患者,平均年龄 62 岁,71% 为男性,中线随访 16.5 月,没有发现常规的早期 PCI 在减少死亡和非致命性心梗方面优于选择性 PCI。

4. 早期 CABG UA/NSTEMI 早期 CABG 的目的不仅在于改善生存,也为了改善症状和心功能。对于左主干或 3 支病变伴左心功能不全,不能行支架置入者,应在药物治疗病情稳定后,尽早行 CABG,避免由于等待而耽误时间,带来危险。

5. 稳定斑块治疗

(1)对每一个患者都应强调控制危险因素,包括停止吸烟、降低血压、充分降低 LDL-C、适当体力活动,控制糖尿病。

(2)控制炎症可以预防斑块激活和血栓形成。衣原体肺炎,幽门螺杆菌、巨细胞病毒和疱疹病毒感染可引发免疫激活、抗体交叉反应、细胞素释放、内皮损伤和血栓形成,或内皮细胞、平滑肌细胞的局部感染,或巨噬细胞和淋巴细胞导致内皮损伤,细胞浸润和炎症。两个研究证实大环内酯可改善 ACS 的预后。Gurfinkel 等给 202 例 UA 和非 Q 波-MI 患者用 roxithromycin 治疗 30 天,6 个月时死亡率或 MI 从 4% 减少到 0%,复发性缺血从 9% 减少到 2%。

(3)积极充分的调脂治疗,应从 UA 发作即开始应用他汀类药物(最早为 UA 发作后 6h 应用),因为大量研究证据表明,他汀类药物除降脂作用外还有许多非降脂作用,如改善血管内皮功能、抑制血小板聚集和血栓形成、抗炎与稳定斑块。当 TC ≥ 5.2mmol/L(220mg/dl),LDL-C ≥ 3.12mmol/L(120mg/dl) 就应该开始药物治疗,且 TC 应降到 <4.8mmol/L(<180mg/dl),LDL-C 应降到 <2.26mmol/L(<100mg)。

6. 不稳定性心绞痛和 NSTEMI 的二级预防

(1)对于不稳定性心绞痛和 NSTEMI 患者的急性期为 2 个月,进展到 AMI 或再发 AMI、猝死等心血管事件危险多在急性期后 3 个月内,特别是住院期间有明显 ST-T 改变者,包括 ST 压低、T 波倒置、cTnT 升高,EF<0.40,其 1 年内死亡比无这些高危标记物者要高 14 倍;此外高血压、糖尿病、吸烟者等患者出院后应长期进行二级预防。

(2)长期二级预防的药物包括抗心肌缺血药(硝酸酯类、β 受体阻滞药、长效钙拮抗药);抗血小板聚集药(阿司匹林、氯吡格雷);ACEI 或 ARB 类药;调脂药(他汀类);其他如抗高血压药,降

第一章 心血管疾病

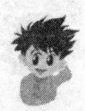

糖药等。应根据个体情况而定,且应个体化。

(3)改变不良生活方式,包括戒烟,减轻体重,饮食清淡不宜过饱,保证睡眠,不宜过劳,避免情绪激动,减轻精神压力,适当体力活动以不出现症状为度等。特别要指出的是这些老年患者洗澡时水不宜太热,时间不要太长,不宜站立或在澡盆内泡澡,在澡盆内猝死者并不罕见,最好洗澡时有人陪伴且取坐位。

(4)二级预防应医生、患者、家属三者配合,对患者和家属进行冠心病有关知识的教育并给予一定指导。医生要进行定期随访。

(5)患者要定期复查。低危患者一般2~6周,高危患者1~2周要到医院复查。

(6)PCI或CABG的不稳定性心绞痛和NSTEMI患者的二级预防同急性期药物治疗者。

(郑秋甫)

参考文献

1. Théroux P, Fuster V, Acute coronary syndromes unstable angina and[J]non-Q-wave myocardial infarction. [J]Circulation, 1998, 97:1195-1206.

2. Servi SD, Arbustini E, Marsico F, et al. Correlation between clinical and morphologic finding in unstable angina. [J] Am J Cardiol, 1996;77:128-132.

3. Lüscher MS, Thygesen K, Ravkilde J, et al. Applicability of cardiac troponin T and I for early risk stratification in unstable coronary artery disease. [J]Circulation, 1997;96:2578-2585.

4. Shah PK,. New insights into the pathogenesis and prevention of acute coronary syndromes. [J]Am J Cardiol,1997;79:17-23.

5. Braunwald E, Jones RH, Mark DB, et al. Daignosing and managing unstable angina. [J]Circulation, 1994;90:613-622.

6. Galvani M, OttanIF, Ferrini D, et al. Prognostic influence of elevated values of cardiac troponin I in patients with unstable angina. [J]Circulation, 1997;95:2053-2059.

7. Hamm CW, Braunwald E,. Aclassification of unstable angina revisited. [J]Circulation, 2000;102:118-122.

8. Morrow DA, Rifai N, Antman EM, et al. C-reactive protein is a potent predictor of mortality independently of and in combination with troponin T in acute coronary syndromes:A TIMI IIA substudy. [J]J Am Coll Cardiol,1998;31:1460-1465.

9. Tungsubutra W, Tresukosol D, Buddhari W, et al. Acute coronary syndrome in young adults: the Thai ACS registry.

[J] J Med Assoc Thai,2007;90(suppl 1):81-90.

10. Tousoulis D, Kampoli AM, Stefanadi E, et al. New biochemical markers in acute coronary syndromes. [J] Curr Med Chem,2008;15:1288-1296.

11. Zaacks SM, Liebson PR, Calvin JE, et al. Unstable angina and non-Q wave myocardial infarction: dose the clinical diagnosis have therapeutic implication? [J] J Am Coll Cardiol,1999;33:107-118.

12. PRISM-PLUS Study. Inhibition of the platelet glycoprotein Ⅱb/Ⅲa receptor with tirofiban in unstable angina and non-Qwave myocardial infarction. [J]N Engl J Med, 1998;338: 1488-1497.

13. PRISM STUDY. A comparison of aspirin plus tirofiban with aspirin plus heparin for unstable angina. [J]N Engl J Med,1998;338:1495-1505.

14. GUSTO IV: Expanding therapeutic option in acute coronary syndromes. [J]A. Heart J,2000;140:S103-S114.

15. ACC/AHA guidelines for the management of patients with unstable angina and non-ST-segment elevation myocardial infarction: executive summary and recommendations. [J]Circulation, 2000;102: 1193-1209.

16. Antman EM, Fox KM,. Guidelines for the diagnosis and management of unstable angina and non-Q-wave myocardial infarction: proposed revisions. [J]A. Heart J,2000;139:461-475.

17. Qayyum R, Khalid R, Adomaityte J, et al. Systematic review: comparing routine and selective invasive strategies for the acute coronary syndrome. [J]Ann Intern Med,2008;148:186-196.

第六节 经皮冠状动脉介入治疗的进展与问题

近年来随着介入技术的进步和循证医学证据的不断累积,冠状动脉介入治疗(PCI)已逐渐普及。目前,冠状动脉介入治疗的成功率均在95%以上,术后患者的临床症状及生活质量均可获得显著改善,与冠状动脉旁路移植术相比,具有创伤小、避免开胸、全身麻醉和体外循环所带来的痛苦和潜在危险,同时具有住院时间短、康复快并可重复进行等优点,经过30年的发展,现已成为治疗冠心病的重要手段。

一、经皮冠状动脉介入治疗(PCI)发展的三个阶段

1958年10月30日,美国克里福兰临床中心的Mason Sones教授在他的导管室第一次为患者完成了选择性冠状动脉造影术检查,为医学界首创了冠状动脉疾病诊断的金标准,并为以后冠状动脉介入治疗打下了基础。1977年,第一例经皮冠状动脉介入术(percutaneous coronary intervention,PCI)完成,历经30年发展至今,大约经历了单纯球囊扩张治疗、金属裸支架(BMS)和药物涂层支架(DES)三个重要的发展阶段。

1. 单纯球囊扩张阶段 1977年Gruentzig完成了世界上首例经皮腔内冠状动脉成形术(PTCA),开创了PCI的新纪元。开展30年来,通过冠状动脉血流重建,挽救了无数生命,但也伴随很多问题出现。第一阶段的PCI主要技术是球囊扩张治疗术,术后即刻效果较好,但有非常高的再狭窄发生率。研究发现,单纯球囊扩张的术后再狭窄发生率高达40%~50%。再狭窄原因主要是血

管弹性回缩、并发夹层致血管急性闭塞、内膜过度增殖及血管再塑型(remodeling)。为解决再狭窄问题,人们尝试过定向冠状动脉内膜切除术(Directional Coronary Atherectomy,DCA)、高速冠状动脉内膜旋磨术(HighSpeed Rotational Atherectomy)、激光冠状动脉成形术(Laser Angioplasty)等技术,但实践证明以上技术均不比单纯球囊扩张的再狭窄发生率低,有些甚至高于单纯球囊扩张,因此临床上极少应用。球囊扩张目前临床广泛应用,但极少单独应用,一般球囊扩张后均植入金属支架以减少再狭窄的发生。

2. 金属裸支架(BMS)阶段 第二阶段的 PCI 技术以金属裸支架(Bare-metal stent,BMS)的使用为标志。20 世纪 90 年代,为解决 PTCA 非常高的再狭窄发生率问题,冠状动脉内 BMS 植入技术开始应用于临床。由于冠状动脉内支架植入具有成功率高、疗效明显及适应性强等优点,二十世纪以来这一技术得到了迅速的发展。因支架能降低术后即刻残余狭窄并有效限制血管弹性回缩和动脉再塑型,使得术后再狭窄发生率由 PCI 第一阶段的 40%～50%下降至 20%～30%,疗效有了质的跨越,将 PCI 带出进退维谷的境地。但由于支架本身作为一种异物,有致血栓形成和异物反应的可能,术后亚急性血栓形成和再狭窄仍是两大主要问题。多中心大规模研究结果显示,再狭窄率仍高达 20%～30%。再狭窄的原因部分为机械因素所致,如血管夹层和弹性回缩,而生物因素如冠状动脉内血栓形成和平滑肌细胞过度增生、迁移至内膜则更为重要。支架术后依然存在的内膜增殖所致的再狭窄仍然是继续困扰人们的难题,药物涂层支架为彻底解决再狭窄问题带来希望。

3. 药物涂层支架(DES)阶段
第三阶段的 PCI 技术以药物涂层支架(Drug-eluting stent,DES)的出现为标志。进入 21 世纪后,困扰人们 20 余年的再狭窄问题终于有了令人鼓舞的解决办法。DES 利用支架的包被物质

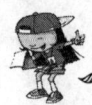

作为载体,携带一定浓度的具有防止内膜增生作用的药物,并使其缓慢、稳定地释放,可达到预防再狭窄的目的,同时取得最佳的局部治疗效果又不引起全身的药物毒性反应。DES所携带的药物主要是细胞周期特异性抑制药,其中最受关注并已被证实有效的是雷帕霉素(rapamycin,商品名 sirolimus)和紫杉醇(Paclitaxel,Taxal)。

雷帕霉素是美国 FDA 批准的临床用于肾移植的一种免疫抑制药。雷帕霉素是 Wyeth-Ayerst 发现的一种天然的具免疫抑制特性的大环内酯类抗生素,它可与细胞内受体蛋白 FKBP-12(FK bindimg protein-12)结合,最终诱导细胞周期中止在 G1 晚期。在血管损伤模型中,雷帕霉素能抑制鼠和人类平滑肌细胞的迁移和增殖,促进血管损伤或支架植入部位再内皮化。第一个在人体进行的雷帕霉素涂层支架 CypherTM 的临床试验为 FIM 研究,结果证实了 CypherTM 支架的临床应用的安全性和抑制支架术后内膜过度增殖的有效性,第一次显示了支架术后再狭窄率为 0%;RAVEL 试验[1]是在欧洲组织的随机双盲试验,对比研究 CypherTM 支架和裸支架的治疗效果,再次显示 CypherTM 支架术后 0%的再狭窄率,给人以极大鼓舞。

紫杉醇也称泰素,是一种抗微管作用物,在动物模型中证实,剂量控制的紫杉醇能高效地抑制血管平滑肌迁移和增殖,主要抑制细胞周期的 G0/G1 期和 G2/M 期。紫杉醇干扰细胞活化、分泌、信号转导、迁移和细胞分裂,高剂量的紫杉醇会导致炎症细胞丢失、动脉中层变薄,从而增加了支架血栓的危险;但适当地调控剂量可促进血管的再内皮化和正性重塑。大量结果已显示,紫杉醇涂层支架同样能有效降低支架内再狭窄的发生率。TAXUS 支架是一种将紫杉醇包被于 NIR 或 express 金属支架平台上的 DES。在 TAXUSI—IV[2]的系列研究中,紫杉醇涂层支架(PES)治疗单支原位病变的再狭窄率保持在 10%以下。

二、冠状动脉介入治疗适应证选择的最新观点

即使已进入 DES 时代,PCI 适应证的选择依然非常重要,否则,非但不能达到预期效果,反而会给病人带来更多痛苦。以下结合循证医学资料简述不同类型冠心病介入治疗适应证的最佳选择。

1. 稳定性心绞痛

(1)单支病变:单支病变患者远期生存率较好,根据 ACME 试验结果,介入治疗在 4 年的随访中,其病死率与心肌梗死发生率与内科药物治疗组相似,但在随访中发现内科治疗组不稳定心绞痛的发生率显著高于 PCI 组(27%对 7%)。结论是介入治疗有利于减轻症状,改善生活质量,减少用药。据 RITA[3]研究结果,单支病变患者 PCI 与冠状动脉旁路移植术(CABG)组相比,两组病死率相同,住院期间心肌梗死发生率 CABG 组略高于 PCI 组,但需靶病变血管重建(TLR)者 PCI 组显著高于 CABG 组,然而 3 年时两组心绞痛发生率相似。

因此,对单支病变患者,若无明显症状应选择内科药物治疗,若症状明显、心肌缺血范围大者,应选择 PCI 或 CABG 治疗。

(2)多支病变:目前已发表的多支血管病变介入治疗和冠状动脉搭桥术(CABG)疗效对比的有 4 项随机研究(ARTSⅠ、SOS、ERACI-2、MASS-2),在这 4 项随机研究中,接受介入治疗(植入支架)的患者为 1518 例,接受 CABG 的患者为 1533 例,通过对这 4 项研究的荟萃分析发现,1 年后主要临床终点事件的发生率(死亡、心肌梗死、卒中)在两组患者中无明显差异(介入治疗组为 8.7%,CABG 治疗组为 9.1%)。然而,介入治疗组患者 1 年内再次血运重建率高于 CABG 治疗组(18%对 4.4%)。

ARTSⅡ试验为最早研究药物洗脱支架在多支血管病变中应

用的多中心、非随机、开放研究,旨在比较雷帕霉素药物支架在多支血管病变中的应用,并且和已经发表的 ARTSⅠ研究中的CABG治疗组进行疗效比较。与 ARTSⅠ研究 CABG 治疗组患者相比,在 ARTSⅡ研究中入选了更多的糖尿病(16%对26%)和3支病变患者(30%对54%),而且每一患者的平均病变数也更多(2.8对3.6)。尽管在 ARTSⅡ研究中入选了病情较为严重的患者,然而其12个月内雷帕霉素支架组患者主要临床终点事件的发生率与 ARTSⅠ研究中 CABG 治疗组相似(10.4%对11.6%)。对糖尿病患者进行亚组分析发现,12个月内雷帕霉素支架组患者主要临床终点事件的发生率与 ARTSⅠ研究中 CABG 治疗组相似(15.7%对14.6%)[4]。

目前,有关药物洗脱支架在多支血管病变中应用的研究还较少,正在进行的相关研究包括 SYNTAX 研究及 FREEDOM 研究。因此,到目前为止任何有关多支血管病变最佳治疗策略选择的结论都显得为时过早。一般认为,对于多支病变患者,如既适合搭桥又适合介入,应根据病人的意愿和经济条件做决定。如伴有糖尿病、弥漫血管病变、左主干远端伴前降支开口病变、左心室功能减退及介入治疗不能达到血管完全重建者,应力劝病人做搭桥手术,而不应盲目行介入治疗。

(3)左主干病变:左主干病变在稳定性心绞痛中约占7%。据 CASS 注册资料,左主干狭窄>50%患者,搭桥组生存中位数为13.3年,而内科治疗组仅6.6年。

目前,比较左主干病变冠状动脉搭桥手术和 DES 支架置入的临床资料还很有限。在美国 Lee 报道的单中心非随机研究中,173例无保护左主干病变患者中有123例接受了冠状动脉搭桥手术治疗,50例接受 DES 置入。术后30天,DES 组的主要临床终点事件发生率较手术组低(2%对17%,P<0.01)。但是,6个月后,两组之间则无显著差异。在另一项比较左主干病变患者支架置入和

搭桥手术的前瞻随机对照研究(LEMANS)中,研究者的随访表明,DES组和手术组在主要临床终点事件发生率方面几无差异。近期Chieffo等报道的一项非随机单中心临床试验结果也显示,对于左主干病变,DES置入与冠状动脉搭桥术疗效相当[5]。

尽管如此,目前采用DES支架治疗无保护左主干病变还存在很多的不确定因素,选择病例需谨慎,严格掌握指征。在经过严格选择的左心功能正常的无保护左主干病变患者,支架植入术可作为冠状动脉搭桥手术安全有效的替代治疗。尽管如此,大多数的无保护左主干病变仍以搭桥治疗为主,这是因为,冠状动脉左主干病变介入治疗是高风险操作,必须由完成过大量病例介入治疗和经验丰富的医师操作,并需要有外科的支持和保障。

2. 不稳定性心绞痛和急性非ST段抬高型心肌梗死 不稳定性心绞痛(UAP)和急性非ST段抬高型心肌梗死(NSTMI)的临床病理基础相同,因此治疗原则一样。介入治疗用于UAP/NSTMI可有效缓解病人症状,其手术成功率与稳定性心绞痛相似,但围术期并发症发生率增加。近年来,随着介入器械和技术的进步,并发症发生率已明显下降,根据TAUSA临床试验[6]结果,从试验早期阶段到晚期阶段,冠状动脉急性闭塞发生率从9.3%降至1.6%($P=0.07$)。一些研究结果提示,在首先经内科治疗病情稳定的患者再行介入治疗的危险性降低。但不论用何种治疗,越严重的患者并发症发生率越高,而那些经积极药物治疗仍不能稳定的患者正是尽早介入治疗的原因。

因此,对UAP/NSTMI患者应先予以积极的药物治疗,待病情稳定后择期行冠状动脉造影,根据血管病变情况选择是否行介入治疗。如药物治疗不能稳定病情,应毫不犹豫行急诊介入治疗。

3. 急性ST段抬高型心肌梗死 根据PROGUE1+2试验、RESCUE等临床随机对照研究结果,在急性ST段抬高型心肌梗死(STEMI)患者中,介入治疗和药物治疗比较:①若症状发生在

12小时内行冠状动脉介入治疗,则无论近期效果、远期效果均优于溶栓治疗,主要不良事件发生率(死亡、再发心肌梗死、脑卒中等)则低于溶栓治疗。②溶栓疗法若在AMI发病3小时内施行,其疗效与冠状动脉介入治疗相当,可作为冠状动脉介入治疗的替代治疗。③在出现心源性休克的患者中,急诊冠状动脉介入治疗或急诊冠状动脉旁路移植术可较药物治疗大大降低病死率(达50%),在这些患者中冠状动脉介入治疗并不严格受12小时限制,治疗也不仅限于狭窄的血管,但应辅以主动脉内球囊反搏。④溶栓治疗失败的患者应即刻行补救性介入治疗,可显著降低近期和远期主要不良事件的发生率。发表在2007年1月30日的JACC上的一个荟萃分析证明挽救性PCI是溶栓失败的STEMI首选。该研究发现,与保守治疗相比挽救性PCI能改善临床预后,但再次溶栓并不会改善预后,而且可能有害[7]。

因此,对于STEMI患者,医生要充分认识到,时间就是心肌,时间就是生命。如果医院有条件行介入治疗,且导管室24小时开放,有救治绿色通道,病人就诊时应首选急诊介入治疗。如无以上条件,特别是发病3小时以内,应先予以溶栓,而不应该等待介入治疗,以免失去挽救心肌的机会。根据自己医院的条件,在最短的时间内开通闭塞的血管是治疗的关键,不论是溶栓,还是介入。如临床判断溶栓成功,择期行冠状动脉造影,根据血管病变情况决定是否介入治疗;如溶栓失败,应行立即补救性介入治疗。

三、冠状动脉支架的选择

自从冠状动脉介入治疗开展以来,再狭窄问题已困扰了人们三十余年。而2001年stockholm欧洲心脏病大会(ESC)上RAVEL研究结果的发布给了人们巨大的鼓舞。该里程碑式的研究结果表明,CYPHER雷帕霉素药物洗脱支架6个月再狭窄率为0。

但是Jeffrey Moses随后完成的SIRIUS研究观察和日常实

践更为相似的患者(包括糖尿病、长病变和多支病变),结果发现 CYPHER 支架并不是再狭窄问题的终结者,而只是显著降低了再狭窄率,该研究随机入选了 1 058 例高危患者,使用 CYPHER(DES)或 BMS 治疗,显示 DES 组支架节段再狭窄为 8.9%,而 BMS 组为 36.3%。该研究证实了在高度选择的患者和更复杂的病例中存在差异,表明现实生活情况下 DES 仍存在一定的再狭窄率(10%以下)。

6 年过去了,由于显著降低再狭窄的独特优势,DES 应用迅猛发展,BMS 应用迅速减少,在美国和瑞士,DES 总体使用率达到 80%以上,全世界大约植入了近 600 万个 DES。但 DES 应用并非就此一路坦途,近期的研究提示 DES 的成功也可能要付出代价,DES 虽然可以显著减低很少威胁生命的再狭窄,但代价可能是导致死亡或心肌梗死的晚期支架内血栓形成。

在 2006 年 9 月的欧洲心脏病会议暨世界心脏病大会(ESC-WCC)上,BASKET 临床研究的结果一经公布就引发了有关第一代药物支架晚期血栓事件问题的热烈讨论。在这项随访时间长达 18 个月的试验中,接受 DES 治疗的患者虽然在靶病变血运重建上要明显低于 BMS 患者,但是接受 DES 治疗的患者在心源性死亡/心梗联合事件上却有增高的趋势(8.4%对 7.5%),而支架血栓事件是导致患者支架术后发生心源性死亡/心梗事件的主要原因,由此项临床研究提示 DES 有可能会增加患者术后发生支架血栓事件的风险[8]。

接下来在本次会议上公布的有关 DES 的荟萃分析结果使人们对于第一代 DES 晚期支架血栓问题产生了更大的关注。该研究共汇集了 8 项有关 DES 的临床试验,根据这些研究的最新随访结果,系统评价了临床支架血栓相关事件(如死亡和 Q 波心梗)的情况,平均随访时间长达 3 年,最终的分析结果显示:接受 DES 治疗患者死亡或 Q 波心梗的发生率要高于 BMS 患者(DES 对

BMS:6.3%对3.9%;PES对BMS:2.6%对2.3%)。Camenzind教授在评论这项荟萃分析时认为:接受第一代药物支架治疗的患者可能会有较高的临床血栓事件发生率,因此目前应对第一代药物支架持慎重态度。

以上的临床试验带给我们了一些思考,其结果显示DES晚期支架内血栓的发生率较高,虽然这两项试验都是临床注册研究,而且样本量并不太大,可能存在病人不匹配的情况及双重抗血小板药物治疗的疗程太短等问题,但是由于晚期支架内血栓形成相对于再狭窄后果非常严重(猝死或急性心肌梗死),不可不警惕。

毋庸置疑,DES在冠心病介入治疗中是一个新的里程碑,由于其特殊的细胞学机制,对抑制再狭窄的发生效果显著。但它和其他所有治疗方法一样,必然会有自己的问题,致命性的晚期支架内血栓形成就需要高度警惕并应进一步深入研究。有一个不可否认的结论就是,DES使再狭窄的发生率很低,其作用是使靶病变的重建率明显降低,这是经过5年长期考验的明确结论。但5年的随访结果仍不足以完全揭示出DES真正远期的效果和存在的问题,特别是大家关注的晚期血栓问题。目前正确的做法应该是有选择审慎地应用DES,在应用过程中如何趋利避害是要着重思考的问题。

对于需要支架植入的冠心病患者,在DES和BMS之间应如何选择和应用?根据目前的资料,在选择时至少应注意以下几个问题:

1. 对于再狭窄发生风险较高的患者,如糖尿病、桥血管病变、小血管病变(<3mm)能够明显获益于再狭窄的降低,因此应选择DES治疗。对于参考血管直径较大的短病变,非前降支近端,非弯曲部位的病变和不累及分支血管的病变,BMS仍有良好的临床疗效,其再狭窄率<20%。

2. 临床研究结果证明,使用DES的患者过早停用双联抗血小板药物治疗(阿司匹林加氯吡格雷等)是导致支架血栓发生的首要因素。因此,目前使用DES应强调术后正规的应用双联抗血小板治疗,同时为进一步减少晚期支架血栓事件的发生,建议DES术后这种双联治疗至少要持续12个月。

3. 如果长时间抗血小板治疗有问题的话,BMS优先于DES选择(如计划外科手术,顺应性差等)。

4. 引起晚发血栓的原因是多因素的,要在操作细节上给予更多关注,在支架植入过程中应该注意合理运用操作技术,尽量避免支架膨胀不良,保证支架充分贴壁,分叉病变的处理强调支架植入后球囊对吻技术(final kissing)的应用,对于冠状动脉弥漫长病变的患者,如果能够使用1枚支架处理病变,应尽量避免多枚支架的重叠,从而从操作技术环节减少支架血栓形成的风险。

四、冠状动脉介入治疗的问题与展望

冠状动脉介入治疗发展到今天已取得令人瞩目的成绩,BMS的出现使再狭窄发生率从40%~50%降至20%~30%,DES的出现使再狭窄发生率降至10%以下。但第一代药物支架(普通支架平台+永久聚合物载体+药物)和第二代药物支架(钴合金支架平台+永久聚合物载体+药物)仍然存在不少问题,具体表现在以下几个方面:

1. 再狭窄问题 研究表明,DES虽然明显降低支架内再狭窄率,但仍未完全消除再狭窄。DES发生再狭窄的可能原因包括支架释放过程中球囊引起的损伤,支架未充分覆盖病变,支架药物洗脱过快等。

2. 血栓形成问题 目前支架内延迟晚期血栓形成的原因还不清楚,DES延缓了支架内皮化的进程、晚期支架贴壁不良(late stent malloposition,LSM),以及多聚物载体的持续存在是可能的原因。

3. 术后用药问题 目前应用的 DES 对内皮修复有一定的抑制作用,故常需要加强抗血小板治疗(阿司匹林加氯吡格雷)以防止血栓形成。如果患者同时伴有出血性疾患或对上述药物有过敏反应时,DES 应用必然受到限制。DES 改善了冠状动脉介入治疗的预后,但同时也带来了许多新问题,这些问题限制了 DES 更加广泛的应用。针对 DES 所存在的问题,人们一直在积极研究对策,研制各种新型冠状动脉支架。未来支架的发展有以下几个方面。

(1)新型药物涂层支架:目前正在研究中的新药物涂层支架如下。

①JANUS 支架药物(他克莫司,一种免疫抑制药)直接储存在支架支撑外表面的雕纹中,并可以直接释放到管壁上。除了这个特征,JANUS 支架外表面上还覆盖着 CarbofilmTM,这种物质可以抗血栓并可能使得抗血小板治疗最小化(仅服用 3 个月),人们希望这种支架可以减少晚期血栓形成的风险。

②磷酸胆碱是细胞膜的主要组成部分,磷酸胆碱涂层支架是作为生物仿制品(biomimicry)被应用的,对植入磷酸胆碱涂层支架病人的临床资料进行分析后,研究人员认为磷酸胆碱涂层支架植入成功率高,在中短期随访中,心脏事件的发生率低,并提出磷酸胆碱涂层可能不具有致血栓形成的作用。

③英国的研究人员报道了首例以镁合金为基础的生物可降解支架,它能慢慢分解释放到血管壁及血流中,成为体内正常的、有抗血栓、抗心律失常,以及抗增生作用的元素——镁。

④在体外循环的研究中发现,硅化物涂层钽支架表面血小板 GPⅢa 受体的数量明显低于肝素涂层钽支架组及无涂层支架组,且该组支架表面血小板、白细胞的黏附性比其他对照组低,Ozbek 等认为硅化物涂层支架可通过抑制纤维蛋白原活性来减少血栓形成。近年来,人们也越来越多地在支架设计过程中充分地考虑后

期涂层的制备,目的是便于多聚物涂层的涂覆,同时使之具备合适的机械力学、药物缓释等物理性能。例如,Nakayama进行了新型的支架设计,将支架表面涂覆了多孔人造橡胶膜,既提高了支架的生物相容性和机械性能,又使之具备良好的药物储藏功能[9]。

(2)生物可降解支架:人们试图研制新型生物可降解支架(biodegradable stents,BDS),希望这种支架既可暂时支撑管壁,保持血管通畅,又能抑制早期血栓形成及晚期新生内膜增生,还可作为药物局部投放的载体,达到有效防止支架置入后血管急性闭塞和降低再狭窄发生率。为改善支架的血液相容性及组织相容性,Stack等率先研制了生物可降解支架BDS。用于制作BDS的材料有许多,如聚羟基乙酸(PGLA)、聚乳酸(PLA)、多聚乳酸(PLLA)等。为了减少急性血栓形成和再狭窄的发生,此类支架可负载抗血栓形成或抗增殖药物,与生物降解性物质一起在局部释放[10]。随着科学技术的进步,各学科协作的加强,载药生物可降解性冠状动脉支架有望最终取得成功。

(3)自体血管移植覆盖支架:血管内支架植入术后再狭窄与急性血栓形成有着复杂的关系。自体静脉移植覆盖支架由传统支架上覆盖移植的静脉构成,可减少血栓形成和局部组织反应。这些支架的疗效还需要做进一步的验证。

(4)内皮祖细胞捕获支架:药物洗脱支架显著减少了支架内再狭窄的发生,但同时过度地抑制了支架局部的内皮层的自然愈合,影响了其远期疗效。随着内皮祖细胞(endothelial progenitor cells,EPCs)的研究进展,通过动员外周血EPCs到血管局部并修复损伤内皮成为抗再狭窄的新策略之一,由此理论产生的EPCs捕获支架正成为一种颇具前景的新型功能化支架。在动脉支架上涂附一层CD34抗体,这些抗体像磁铁一样"捕获"血液中的内皮祖细胞,迅速在位于病变血管位置的支架表面和支架杆之间形成内皮层,从而抵抗血栓形成并可使再狭窄的可能性最小化[11]。然

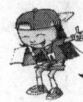

而目前的 EPCs 捕获支架仍不成熟，其抗再狭窄功能没有充分体现，但随着对 EPCs 分化机制和调控的研究逐步深入，以及支架的生物工程化制作工艺的不断改善，EPCs 捕获支架作为一种具有加速内皮修复功能的新型支架，在冠心病的介入治疗中将会发挥重要作用。

30 年来，经皮冠状动脉介入治疗(PCI)取得了令人欣喜的进步，新技术、新器械及新产品不断开发应用，国际上众多大宗临床随机对照研究又为临床应用提供坚实的循证医学依据。随着研究深入，我们有理由相信，各种新型的 DES 或其他更加先进的冠状动脉支架将会逐渐应用于临床，从而使更多的冠心病患者受益。

(段留法)

第一章 心血管疾病

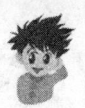

参考文献

1. Van Hout BA, Serruys PW, Lemos PA, et al. One year cost effectiveness of sirolimus eluting stents compared with bare metal stents in the treatment of single native de novo coronary lesions: an analysis from the RAVEL trial. [J] Heart, 2005; 91: 507-512.

2. Stone GW, Ellis SG, Cox DA, et al. One-year clinical results with the slow-release, polymer-based, paclitaxel-eluting TAXUS stent: the TAXUS-IV trial. [J] Circulation, 2004; 109: 1942-1947.

3. Henderson RA, Pocock SJ, Sharp J. Long-term results of RITA-1 trial: clinical and cost comparisons of coronary angioplasty and coronary-artery bypass grafting. [J] Lancet. 1998; 352:1419-1425.

4. Lloyd W. Are drug-eluting stents the preferred treatment for multivessel coronary artery disease? [J] JACC, 2006; 47(1): 22-26.

5. Chieffo A, Morici N, Maisano F, et al. Percutaneous treatment with drug-eluting stents implantation versus bypass surgery for unpretected left main stenosis: a single-center experience. [J] Circulation, 2006; 113(21):2542-2547.

6. Ambros JA; Almeida OD; Shara SK, et al. Adjunctive thrombolytic therapy during angioplasty for ischemic rest angina. Results of the TAUSA Trial. TAUSA Investigators. Thrombolysis and Angioplasty in Unstable Angina trial. [J] Circulation, 1994; Jul; 90(1):69-77.

7. Harinara C, Ram V, Brahmajec K, et al. Recue angioplasty or repeat fibrinalysis after failure fibrinolytic therapy for ST-seg-

ment myocardiol infarction:A meta-analysis of randomized trials. [J]JACC,2007;49(4):422-430.

8. Matthias P,Hans P,Peter T,et al. Late clinical events after clopidogrel discontinuation may limit the benefit of drug-eluting stents:an observational study of drug-eluting versus bare-metal stents. [J]JACC,2006;48(12):2584-2591.

9. NaknyamaY. Development of microporous covered stents: geometric design of the luminal surface. [J]Int J Artiforgans, 2005;28(6):600-608.

10. Venkatraman SS, Tan LP, Joso JF, et al. Biodegradable stents with elastic memory. [J]Biomaterials,2006;27(8):1573-1578.

11. Aoki J,Serruys PW,van Beusekom H,et al. Endothelial Progenitor Cell Capture by Stents Coated With Antibody Against CD34 The HEALING-FIM (Healthy Endothelial Accelerated Lining Inhibits Neointimal Growth-First In Man) Registry. [J]J Am Coll Cardiol,2005;45 (10):1574-1579.

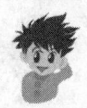

第七节 高龄冠心病患者各种治疗方法的评估

21世纪是一个老龄化社会,老年人群在快速增长,美国65岁以上老年人占总人口的12.1%,加拿大总人口的约2.8%是80岁以上老年,我国60岁以上老年人约占10%。心血管疾病是老年死亡和致残的主要原因,老年冠心病尤其高龄老年冠心病传统多用药物治疗,20世纪80年代后,冠状动脉介入(PCI)和冠状动脉旁路移植术(CABG)逐渐在老年患者中开展,而且随着技术的熟练和经验的积累,国外已有大量的文献报道把焦点放在高龄(80岁以上)老年冠心病患者上,这可能有三个方面原因:一是高龄人群快速增大,临床必须面对这一特殊人群,而既往的经验又少。二是高龄老年患者的临床特点所决定,如:①随着年龄的增长,冠状动脉多支病变包括左主干病变增多,2支以上严重病变的比例由≤60岁的32.4%增加到≥80岁的57.9%;且冠状动脉病变越来越复杂,B型和C型病变由≤60岁的50.9%~65.0%增加到≥80岁的59.0%~72.0%;钙化斑块较多。②高龄患者并发症多,如慢性阻塞性肺疾病(COPD)、糖尿病、高血压、脑血管疾病、肾功能不全、周围血管疾病等。③老年患者心功能不全(CHF)、射血分数(EF)低较年轻患者多。④高龄患者心绞痛级别高(多为加拿大分级Ⅲ或Ⅳ级),病情重而紧急,因此高龄老年人是一组高危患者。三是解决了高龄患者的治疗问题,中低龄老年人的治疗迎刃而解。因此,根据高龄冠心病患者的不同病情选择各种治疗方案时,必须对各种治疗方法用于这一特殊人群的安全性和有效性有一基本评估。

1. 药物与PTCA比较 ACME试验是第一个随机试验,将

212例稳定性心绞痛（SAP）有1支冠状动脉病变患者随机分入PTCA或药物组，药物治疗为阶梯式方法使用硝酸酯、β受体阻滞药、钙拮抗药或这些药物联合，目标是消除心绞痛。所有患者均口服阿司匹林325mg。6个月后，两组患者均重复运动试验和血管造影，试验终点为评估运动耐力和心绞痛频度。比较药物治疗患者，PTCA组患者运动持续时间延长，心绞痛发作减少，^{201}铊心肌灌注显像明显改善，精神生活显著好转。但ACME2试验结果认为比较药物和PTCA，6个月时两者无明显区别。这两个试验都有一定缺点，是从几千例患者中筛选，只有4%患者符合条件。这些患者很少有临床事件，减少了两组间发现不同结果的力度。此外，药物组也没有使用调脂治疗。

第二个随机试验是ACIP试验，将558例无症状心肌缺血患者随机分入抗心绞痛药物组、抗缺血药物组、PTCA或CABG组，2年后，死亡率在各个组分别为6.6%、4.4%和1.1%（抗心绞痛组与血运重建组之间，$P<0.005$），心肌梗死和因心血管事件再住院各个组分别为41.8%、38.5%和23.1%（抗心绞痛组与血运重建组之间，$P<0.003$），此外，两个药物组有29%适合做血运重建。试验开始后1年，Holter监测显示完全抑制心肌缺血在各个组分别为31%、36%、57%，后者与前两者比较，$P<0.001$。作者认为如果冠状动脉病变适合做血运重建，开始即行血运重建可以明显改善心肌缺血。该试验虽是一个随机试验，但样本太小、药物没有滴定到最大剂量、也没有使用调脂治疗是其不足之处。

RITA-2是一个大型随机对照、多中心试验，入选1 018例血管造影有明显狭窄的患者且适合做PTCA者随机分入PTCA组或药物组，随访2.7年，结果显示非致命性MI前者多于后者，原因是PTCA组有7例系与操作有关的MI。死亡率两组间无差异，但PTCA组改善症状和运动耐力比药物治疗组好。

AVERT（阿伐他汀对血运重建治疗）是一个随机、开放、多中

第一章 心血管疾病

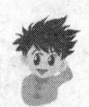

心试验,共有341例LDL-C≥115mg/dl,TG≥500mg/dl,心绞痛为CCS≤Ⅱ级、能完成平板运动试验≥4min、平均冠状动脉狭窄大约80%的患者,接受强化调脂治疗用阿伐他汀80mg/d或行PTCA,但PTCA组在试验期间约70%患者接受调脂治疗,剂量很小。作者的结论:强化调脂治疗在减少稳定性心绞痛患者缺血事件发生上至少与PTCA同样有效。且可延迟或预防血运重建的需要。

最近报告的TIME试验[6]全部入选75岁以上(平均年龄80岁)的老年SAP患者300例,随机分入"最佳药物"组或"冠状动脉干预"组,最佳药物包括增加抗心绞痛药物的数量和剂量,尽可能减少心绞痛发作,同时口服抗血小板药和调脂药。主要目的是评价药物或血运重建后高龄老年人生活质量的改善。最终冠状动脉干预组152例中68例放置支架,11例行PTCA,30例做CABG,43例转入药物组。随访6个月,发生心血管事件在干预组为19%,而药物组为49%。总死亡率6%,但药物组死亡率是干预组的2倍。研究过程中药物组由于症状不能控制而有1/3患者需要转入干预组行血运重建。研究结果表明两组在生活质量和症状控制均有改善,但干预组比药物组更明显。

从这些临床随机试验中可以得出以下一些倾向:①对于稳定性心绞痛和无症状心肌缺血患者,其基本药物ABC包括Aspirin和Antianginal(阿司匹林和抗心绞痛药物)、Beta-blackers和Blood pressure control(β受体阻滞药和控制血压)、Cholesterol-management(调脂治疗)是无创性的,无须承担侵入性治疗的风险,对于一些心功能不全、肾功能不全、COPD、一般情况差的高龄患者较合适。②药物在长期疗效上,如改善死亡率、心血管事件、无事件生存率方面不如PCI。③改善患者症状、提高生活质量方面药物不如PCI,而对于高龄老年患者来说,提高生活质量比延长寿命更重要。④部分患者由于症状加重药物控制不了,还需要做

PCI。因此，如果血管条件合适，不如早做 PCI。⑤随着技术的进步和经验的丰富，目前做高龄患者的 PCI 安全性是好的。⑥如果患者条件不允许或患者拒绝做 PCI，药物治疗必须剂量足够，同时一定要行达标的调脂及抗血小板治疗。

2. 老年支架置入 20世纪90年代初，支架置入的血管并发症大约为 16%，70 岁以上老年人血管并发症大约为 45%。到 90 年代中期，70 岁以上老年人血管并发症降至 13.2%。经过十多年的努力和经验积累，目前条件下高龄患者做 PCI 的手术成功率、术后近期血管并发症和死亡率、MI 与年轻组无明显差异，因此可以说是安全的，效果也是满意的。Nasser 等报告 1 238 例老年人置入冠状动脉支架结果，分为<65 岁，65～75 岁，>75 岁 3 个组，结果 3 个组在住院期间手术成功率、血管并发症、主要事件包括死亡、MI、CABG、再次 PTCA 均无明显差异。6 个月时无事件生存率、死亡、MI、靶血管再次血运重建也无明显差异。这组结果表明，年龄并不是妨碍冠状动脉内支架置入的危险因素。但高龄患者支架置入中远期效果不令人满意，较突出的问题是术后再狭窄发生率高，这与临床印象相似。如何解决这个问题，目前采取的措施有术前后应用血小板糖蛋白Ⅱb/Ⅲa 拮抗药静滴，术后口服血小板抑制药阿司匹林和氯吡格雷，口服抗凝药华法林等，可能会减少再狭窄。Gregorio 等报告 2 688 例老年冠状动脉内支架置入的结果，这些患者分成 75 岁以上和 75 岁以下两组，术后随访 5 个月，老年组支架内最小腔径和狭窄百分数比年轻组更明显，再狭窄高龄老年组为 47%，而年轻组为 28%，$P<0.0007$。老年组无事件生存率为 54%，再发心绞痛、再次血运重建、MI 或死亡为 46%。他们应用术前口服阿司匹林，术中注射肝素，术后口服阿司匹林和抵克立得方案，75 岁以上组血管并发症为 0.8%，与 75 岁以下组无差异。作者认为老年人支架置入后 5 个月内能生存，则有望长期存活。其不良结果与 5 个危险因素有关，包括不稳定心绞痛、陈

第一章 心血管疾病

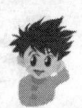

旧性 MI、EF 低、多支病变和复杂病变。目前有很多预防再狭窄的方法,如药物涂层支架、血管内放射治疗、放射性球囊、基因治疗等的研究,前景令人鼓舞。但不管怎么样,高龄患者术后总死亡率、脑血管意外事件、肾衰竭发病率仍然比年轻人高。Batchelor 等与国家心血管网协作报告,7 472 例 80 岁以上高龄老年人与<80 岁(平均 62 岁)102 236 例 PCI 的结果,其死亡率与年龄呈线性关系,从<55 岁的 0.5% 到 85 岁的 5%,高龄组的死亡率是年轻组的 3 倍,手术成功率两组相似,术后医院并发症高龄组是年轻组的 1.5～3.5 倍,包括死亡/MI/脑血管意外(CVA)是 4.9% 对 1.9%,(死亡是 3.8% 对 1.1%,Q 波 MI 是 1.9% 对 1.3%,CVA 是 0.58% 对 0.23%,肾衰竭是 3.2% 对 1.0%,血管并发症是 6.7% 对 3.3%)。多变量回归分析显示高龄老年患者在医院死亡的独立预测因素依次为心源性休克、无休克的 AMI、LVEF<35%、肾功能不全、首次 PCI、年龄>85 岁和糖尿病。因此,对于 80 岁以上的高龄老年患者,①适当选择无休克或非 AMI、无肾功能不全、左室收缩功能较好的患者做 PCI,将获得好的效果。②冠状动脉内支架置入降低了 PTCA 术后急性闭塞率,并能获得更大的血管内径,再狭窄率低,因此高龄患者最好选择支架置入。③高龄老年患者行 PCI,要密切关注造影剂引发的肾功能不全,术后必须充分水化。④支架置入后患者减少心绞痛症状、改善运动耐力、提高生活质量上都优于药物。⑤如何预防冠状动脉内支架置入后再狭窄仍然是一个难题。

3. 高龄患者的 CABG 随着体外循环技术和心肌保护、改进围术期监护的进展,80 岁以上患者进行 CABG 从 20 世纪 70 年代开始成为现实,经过 30 多年的经验积累,手术成功率越来越高,并发症和死亡率越来越低。20 世纪 70 到 90 年代,高龄患者 CABG 的术后死亡率为 8.3%～24.0%,肾功能不全为 2%～13%,脑卒中为 2%～9%。Mullany 等在 1977 年至 1989 年对 159 例 80 岁

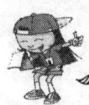

以上患者进行单纯CABG,不稳定心绞痛或AMI后占89%,心功能Ⅲ或Ⅳ级占97%,有6%术前需要IABP支持,平均每人植入3.2条血管。术后总死亡率为10.7%,其中30天死亡率为6.3%。死亡原因为低心输出量和(或)AMI、卒中和呼吸衰竭。术后并发症主要是低心输出量、延长机械通气时间、脑血管意外和房性心率失常。随着时间的推移,高龄组内乳动脉移植从1977年到1985年的11%增至1989年的50%。随访29个月,79%患者心绞痛消失,89%心功能改善到Ⅰ级或Ⅱ级,81%患者对结果表示满意。最近Alexander等报告4 743例80岁以上(11%在86~89岁,15例为90岁)CABG的结果,其中4 306例单纯作了CABG,345例行CABG加主动脉瓣修补或替换(AVR),92例行CABG加二尖瓣修补或替换术(MVR)。术后高龄组死亡率和致残率明显高于80岁以下组(8.3%对3%,),死亡率与年龄呈直线关系,CABG+瓣膜修补或替换死亡比单纯做CABG高,CABG/AVR者增加3%(为10.1%),CABG/MVR者更高(19.6%)。术后神经和肾脏并发症为80岁以下组的2倍,单纯做CABG的高龄组术后脑卒中为3.9%,肾衰竭为6.9%。这组高龄老年患者CABG术后效果较以前文献报告要好的原因,是由于较好地选择了病例和外科医生技术与经验提高。作者认为应尽量少选择有糖尿病、阻塞性肺气肿、既往有血运重建史的患者做CABG。临床预测CABG术后死亡的因素为:年龄、性别、原先曾做过CABG术、血管病变、阻塞性肺气肿、慢性心力衰竭史、休克或急诊手术、EF低、肾功能不全或透析及术前MI。其中最重要的危险因素是患者本身疾病的严重度和左室功能(最近有MI、休克、心功能Ⅲ级到Ⅳ级、EF低及原先曾做过CABG术),在校正其他危险因素后,年龄是最强的预测因子。Craver等报告601例80岁以上患者心脏外科手术结果,并与70~79岁组、60~69岁组作了比较。这组80岁以上患者与60~69岁组比较,女性较多(44.4%),Ⅳ级心绞痛占54.1%,心功能Ⅳ级较多,LVEF较低,急诊手术较多。该601例中有430例(71.5%)只做了CABG,其中329例CABG用大隐静脉(CABG-SVG),101例用左内乳动脉(CABG-LIMA)。601例围术期总死亡为9.1%,手术室内死亡为1.3%。CABG-SVG组选择性手术死亡率为8.2%,急诊手术为24.1%,明显高于其他两个组。CABG-LIMA组医院内死亡为2.3%。但CABG-LIMA组不管选择性或急诊手术三个组之间手术死亡无差异。术后并发症中卒中、IABP支持和肺炎高龄组明显高于其他两个组。

尽管高龄老年患者CABG术死亡率和术后并发症要比年轻组高,但只要病例选择恰当,相对还是安全的;选择病例时尽量不选曾做过CABG术、血管病变严重、阻塞性肺气肿、慢性心力衰竭史、休克、EF低、肾功能不全或透析、术前有MI和一般情况较差的患者;择期手术比急诊手术安全;单独做CABG术比联合CABG加瓣膜修补或替换术成功率和安全性要高;选择内乳动脉搭桥比大隐静脉效果要好;要加强围术期的监护。

4. 老年人冠状动脉血运重建后的生存期 Mullany等159例80岁以上进行单纯CABG患者1年和5年生存率分别为84%和71%,如果除去医院死亡率,那么1年和5年生存率分别为95%和80%。Graham等报告在1995～1998年之间对21573例老年人因缺血性心脏病而行导管检查,其中15392例<70岁,5198例在70～79岁,983例为80岁以上。80岁以上组133例做了CABG,289例行PCI,561例药物治疗。4年生存率:<70岁组3种治疗方案总生存率为92%;70～79岁组做CABG为86.1%、PCI者为87.2%、药物治疗组为81.7%;80岁以上组4年生存率分别为83.2%、77.4%和65.7%(各组间$p<0.0001$。校正4年生存率对<70岁组CABG、PCI、和药物治疗分别95%、93.8%、90.5%,70～79岁组分别为87.3%、83.9%、79.1%,80岁以上组各自为77.4%、71.6%、60.3%。本研究表明血运重建后老年患

者生存率明显优于药物治疗,如果比较血运重建与药物之间绝对生存最好的还是80岁以上组。此外,80岁以上药物治疗组校正4年生存率仅60.3%的原因,可能与条件较好的高龄患者进行了CABG、PCI,而大部分EF低、CHF、肾功能不全、身体条件较差的患者进入了药物治疗有关。Craver等报告601例80岁以上患者CABG的结果,并与年轻组比较。601例中有430例单独行CABG,329例(54.7%)用大隐静脉(CABG-SVG),101例用左内乳动脉(CABG-LIMA)),CABG-LIMA组围术期死亡率为2.3%,明显低于CABG-SVG组的8.2%,紧急手术者围术期死亡率前者为7.1%,后者为16.6%;前者2年与5年生存期分别为79%和61%,后者分别为74%和53%。其结果表明高龄老年患者行CABG时最好选用左内乳动脉,可降低死亡率,提高生存期。

(郑秋甫)

第一章 心血管疾病

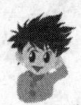

参考文献

1. Parisi AF, Folland ED, Hartigan P. A comparison of angioplasty with medical therapy in the treatment of single-vessel coronary artery disease . [J]N Engl Med,1992;326:10-16.

2. Folland ED, Hartigan P. M , Parisi AF,et al. percutaneous transluminal coronary angioplasty versus medical therapy for stable angina pectoris. [J]J Am Cardiol,1997;29:1505-1511.

3. Davies RF, Goldberg AD, Forman S, et al. Asymptomatic cardiac ischemia pilot (ACIP)study two-year follow-up. [J] Circulation,1997; 95:2037-2043.

4. Coronary angioplasty versus medical therapy for angina: the second randomized intervention treatment of (RITA-2)trial. [J] Lancet,1997;350:461-468.

5. Pitt B, Waters D, Brown WV, et al: Aggressive lipid-lowering therapy comparded with angioplasty in stable coronary artery disease . [J]N Engl J Med,1999; 341:70-76.

6. Trial of invasive versus medical therapy in elderly patients with chronic symptomatic coronary-artery disease (TIME): a randomisedtrial. [J] Lancet 2001;358:951-957.

7. Nasser TK, Fry ET. A, Annan K, et al: Comparison of six-month outcome of coronary artery stenting in patients <65, 65-75, >75 years of age. [J]Am J Cardiol,1997; 80:998-1001.

8. Gregorio J DE, Kobayashi Y, Albiero R,et al : Coronary artery stenting in the elderly: short-term outcome and long-term angiographic and clinical follow-up. [J]J Am coll Cardiol,1998; 32:577-583.

9. Batchelor WB, Anstrom KJ, Muhlbaier LH, et al: Contemporary outcome trend in the elderly undergoing percutaneous

coronary intervention: results in 7472 octogenarians. [J] J Am Coll Cardiol 2000;36:723-730.

10. Mullany CJ, Darling GE, Pluth JR, et al: Early and late results after isolated coronary Artery Bypass surgery in 159 patients aged 80 years and older. [J] Circulation 1990; 82 (suppl Ⅳ):229-236.

11. Alexander KP, Anstrom KJ, Muhlbaier LH, et al: Outcome of cardiac in patients age ≥80 years: results from the national cardiovascular network. [J] J Am Coll Cardiol,2000; 35: 731-738.

12. Craver JM, Puskas JD, Weintraub WW, et al: 601 octogenarians undergoing cardiac surgery outcome and comparison with younger age groups. [J] Ann Thorac surg,1999;1104-1110.

13. Graham MM, Ghali WA, Faris PD, et al: Survival after coronary revascularization in the elderly. [J] Circulation, 2002; 105:2378-2384.

第一章 心血管疾病

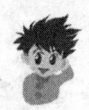

第八节 合理应用阿司匹林治疗和预防心脑血管病

阿司匹林最早用于镇痛,1945年singer首先发现阿司匹林能影响凝血过程,至20世纪80年代,充分的证据证明它具有抗血小板聚集作用,在心脑血管疾病的预防中起重要作用。目前阿司匹林已广泛应用于心脑血管病的治疗、二级预防、一级预防。但也存在一些误区,如对一些健康且无心脑血管危险因素的中老人、高血压尚未控制好的患者给予阿司匹林;而糖尿病患者却往往被疏忽;患有心脑血管病的患者也没有全部应用。如何合理使用阿司匹林?所谓"合理"即哪些情况下应该服用?哪些情况下不应该使用?应用什么制剂最好?多大剂量?何时服?以使患者获益最大而副作用降到最小。但这种"合理"是相对的,仅仅根据目前的知识而论,因为近30年来,有大量的有关阿司匹林的文献问世,尤其在一级预防中尚有争论,其他治疗领域内也有不同的观点,还有很多问题尚待解决,随着阿司匹林的广泛应用和更深入的研究,今天认为是合理的,将来可能部分变成不正确甚至是错误的。正如随着研究的深入和认识的提高,各国的指南也在不断的修订一样。国内一些专家共识建议"规范"使用阿司匹林,笔者认为目前远远还谈不上"规范"问题,因为还有很多问题尚待解决。所以,本文建议"合理"使用阿司匹林。

1. 阿司匹林的作用及机理 阿司匹林为非甾体抗炎药,具有解热镇痛、抗炎、抗风湿和抗血小板聚集作用。阿司匹林的抗血栓作用主要是干扰血小板聚集。血小板膜磷脂通过磷脂酶C和A2合成花生四烯酸,花生四烯酸通过环氧化酶(bis-oxygenase)的作用生成PGG_2,PGG_2在环氧化酶(hydroperoxidase)的作用下生成

前列腺素 H_2（PGH_2）。PGH_2 在前列环素（PGL_2）合成酶的作用下生成 PGL_2；PGH_2 通过另一条途径在同工酶的作用下生成 PGF_2、PGE_2 和 PGD_2；PGH_2 的第三条途径是通过血栓素合成酶作用生成血栓素 A_2（TXA_2），TXA_2 的合成和释放是通过血小板对凝血酶、胶原、二磷酸腺苷等刺激的反应,依次诱导不可逆的血小板聚集。阿司匹林选择性的乙酰化血小板 PGH 合成酶Ⅰ多肽链中 529 位置一个丝氨酸残基上的羟基组,使环氧化酶活性不可逆的丧失,导致花生四烯酸转化为前列腺素 G_2 减少,阻断前列腺素 H_2 和 TXA_2 的生成,最终抑制血小板聚集和释放反应而阻止血栓形成。环氧化酶有 2 种同工酶,只有Ⅰ型（COX-1）同工酶在成熟的血小板表达,因为血小板合成蛋白能力很小,阿司匹林灭活 COX-1 使血小板的生命不可逆（8～10 天）。Ⅱ型同工酶（COX-2）可在新生的血小板中诱发（占循环血小板的 8%～10%），PGE2 是 COX-2 激活的主要产物。阿司匹林抑制血小板的环氧化酶是不可逆的,如给予 30～50mg/d 阿司匹林,7～10 天后可完全抑制血小板环氧化酶的生物合成,导致血小板失去聚集能力和出血时间延长。单剂口服 100mg,几乎可完全抑制正常人血栓素 A_2 的生物合成,这种抑制是快速的,甚至发生在药物出现在体循环之前,可能是血小板前列腺素 H/G 合成酶在门脉循环乙酰化的结果。因为血小板缺乏生物合成功能,合成新的蛋白能力很小,因此阿司匹林引发的抑制在血小板整个生命期间不可能修复（8～10 天）。但每天血小板池约有 10% 血小板新生,应用单一剂量的阿司匹林后至少需要 5 天才会有 50% 的血小板恢复功能,要抑制不断新生的血小板,只有每天或隔天应用阿司匹林。研究发现,大约只需 20% 不被阿司匹林抑制的血小板就足以维持正常的凝血过程。阿司匹林既能抑制血小板内的环氧化酶和前列环素,同样也能呈剂量依赖性的抑制血管内皮细胞衍生的环氧化酶和前列环素,这是对抗它自己的抗血小板作用的,但不像血小板,内皮细胞能快速的

第一章 心血管疾病

恢复 COX 的活性,使这种阿司匹林介导的作用短、剂量依赖作用比它的抗血小板作用意义小。阿司匹林除了抗血小板聚集作用外,还有一些其他作用。

抗炎症作用。炎症参与动脉粥样硬化和血栓形成过程,此时炎症标记物 CRP 升高,这些患者易患心肌梗死和卒中。阿司匹林不仅能减低 CRP,还能使 CRP 升高的患者明显降低心肌梗死发生率。其抗炎症作用不仅与抑制环氧化酶有关,可能还参与阻止炎症过程的转录因子基因的活化有关。

抗动脉粥样硬化和保护内皮功能。大剂量阿司匹林的抗炎作用通过减弱动脉内皮的损伤从而阻止粥样硬化的发展,同时可能通过保护 LDL-C 的氧化改变改善动脉粥样硬化患者的内皮功能。

抗氧化效应和抗自由基作用。阿司匹林不仅能对抗氧自由基,还是 OH 自由基的强清除剂。

2. 阿司匹林的药物学、应用剂量、时间 阿司匹林口服后在胃肠道快速吸收,30～40min 达血浆高峰浓度,60min 内达明显的血小板抑制,其血浆半衰期大约为 20min,但阿司匹林抗血栓作用和剂量间期为 24～48h。目前使用阿司匹林有 3 种剂量:抗血栓试验协作组(ATC)1994 年首次荟萃分析大剂量 500～1 500mg/天,治疗急性心肌梗死后或急性冠状动脉综合征效果好,但胃肠道不良反应明显增加。这种 1 000mg/天的大于基础所需抑制环氧化酶 10 倍的剂量,并没有证据表明比中等剂量 160～325mg 和小剂量 75～150mg 更有效。小剂量 75～325mg,证明对心脑血管病高危患者的一级和二级预防都有效。目前国内外一些指南或专家共识都建议剂量为 75～150mg/天,老年人如用于一级预防,笔者建议用 75mg/天和二级预防用 100mg/天为宜。至于＜75mg 疗效如何,不能肯定,尚待研究。但也有学者推荐＞75 岁高龄老年人服用 50mg/天。

阿司匹林有肠溶片(糖衣片);缓冲剂(阿司匹林颗粒中含有碳

酸钙、氧化镁和碳酸镁);普通片3种剂型。Kelly等研究了3种剂型对上消化道出血(呕血或便血)的影响,在剂量325mg/天或更小时,3种剂型之间对胃和十二指肠出血的相对危险无明显区别,这与Hoftiezer和lanza等内窥镜研究结果不同,他们发现糖衣片对胃黏膜的损伤和微血管出血比普通片要少得多。这种不同可能与前者样本小和两组选择病例不同有关。目前普遍认为肠溶片比普通片不良反应要小得多。

既往一直都是晚上服用阿司匹林,认为夜间血凝度高,但研究发现如果夜间服用,第二天白天血清前列环素水平比头天晚上要高;如果早晨服用,则当天白天的血清前列环素水平比当晚要低。所以,目前主张早餐后服用。

至于阿司匹林服用多长时间合适,这是一个困难的问题。至今仍无循证医学证据解决这个问题,也没有比较不同持续时间疗效的大型临床试验。有的提出要终身服用,也有的主张短期服用,如半年至1年或更长时间。但有一点是肯定的,阿司匹林服用早期效果好,随着时间的延长,疗效下降。

3. 阿司匹林用于治疗

(1)急性冠状动脉综合征(ACS):目前一致的意见是对于ACS,不管是不稳定性心绞痛(UA)或非ST段抬高性心肌梗死(NSTEMI)都应该在发病后尽早应用阿司匹林,如既往未用者应立即口服阿司匹林300mg,如系肠溶片应嚼碎吞服,以后100mg/天。并以100mg/天剂量长期口服作二级预防。因为ACS后随访6个月,约有6%的患者发生心血管死亡、MI和脑卒中。随访2年有6%~8%患者发生心脑血管事件。越来越多的血管镜、血管造影和生化资料证明,ACS短期的抗栓治疗后30天,冠状动脉血栓仍存在。另外,复发性ACS患者血管造影可见多处复杂的冠状动脉斑块增加11倍,临床事件增加6~7倍。提示斑块不稳定性是影响冠状动脉系统病变的原因,而不是单一斑块的损伤。血管镜

第一章 心血管疾病

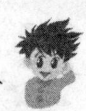

研究表明冠状动脉多发栓子也不支持单一血管损伤。生化检查表明有持续的血小板高活性和凝血系统标志物升高，说明事件后再血栓形成的内环境仍存在几个月。这些都说明需要长期抗栓治疗。已经有几个阿司匹林治疗 ACS 大型研究，如 VA 试验，包括 1 338 例 ACS 患者，口服阿司匹林 325mg/天，随访 3 个月，结果在 12 周时死亡或 MI 减少 41%。加拿大多中心试验以同样的剂量随访 18 个月，2 年时死亡或 MI 减少 30%。但 Cleland 在复习了 2002 年以前的有关文献后认为，ACS 后 1 个月内有效，此后长期服用也仅仅是获得早期效果，且尚无大型临床试验证明长期服用阿司匹林的益处。对于 ACS 患者，不论做 PCI 或 CABG 与否，很多文献支持阿司匹林+氯吡格雷效果比单用阿司匹林好。口服抗凝药应用于心血管病的临床试验由于结果不同而已争论了 40 多年，最近一个荟萃分析包括 20 000 例 ACS 患者（包括 ASPECT，BAAS，CHAMP 等 6 个研究），口服华法林加阿司匹林（大部分剂量为 75～100mg，仅 OASIS 试验为 325mg），表明当大剂量使 INR 在 2.8～4.8 时比对照组明显减少心血管并发症但增加出血。当中等剂量使 INR 在 2.0～3.0 时，也比对照组明显减少心血管并发症，中等剂量口服抗凝药+阿司匹林效果更好，且与单服阿司匹林一样安全。小剂量口服抗凝药+阿司匹林使 INR<2.0 时，并不减少心血管并发症，增加出血与单用阿司匹林相似。就我国老年人来说，如长期服用华法林+阿司匹林，笔者经验以使 INR 维持在 1.5～2.0 较为合适，所谓"亚抗凝"状态，以免增加颅内出血。

PCI 围手术期阿司匹林的应用 患者术前至少 5 天起口服氯吡格雷 75mg/天，或术前 1 天服用氯吡格雷 300mg 负荷量，继之 75mg/天，连续服用 9～12 个月；术前阿司匹林 300mg/天，1 个月后改为 100mg/天，长期服用。

(2) 急性心肌梗死（AMI）：目前一致的意见是应该在发病后尽早应用阿司匹林，剂量与方法同 ACS，而且也应该与氯吡格雷

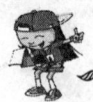

(首次 300mg 吞服,此后 75mg/天维持)合用。ISIS-2 随机 17 187 例 MI 症状发作 24h 内入院的患者,给予 150 万 U 尿激酶,阿司匹林 162.5mg/天,治疗一个月,5 周后接受阿司匹林组血管死亡减少 23%,非致命性再梗死或卒中减少近 50%,这种获益无性别差异。且并不增加胃肠出血或出血性卒中。其后 10 年随访表明阿司匹林治疗组在减少死亡率上持续受益。美国每年将近 110 万 AMI 患者入院,100% 使用阿司匹林,每年可预防近 8 000 人提前死亡。ATC2002 年发表的 1997 年以前完成的 197 项抗血小板治疗临床试验的第二次荟萃分析。在 159 项高危患者的临床试验中,结果显示抗血小板治疗可使非致命性心肌梗死的发生风险减少 34%,非致命性心肌梗死和冠心病死亡减少 26%。

(3)稳定性心绞痛:抗血小板治疗应作为常规治疗,并应长期服用。阿司匹林剂量为 75～150mg/天,老年人以 75～100mg/天为宜。一般不主张与氯吡格雷合用,如病情需要,两者可短期合用。对于阿司匹林过敏或有胃溃疡史者,可用氯吡格雷 75mg/天代替。

(4)脑卒中:关于脑卒中后用阿司匹林治疗的资料较少,分析中国急性缺血性卒中和国际卒中试验共 40 000 例,阿司匹林剂量分别为 160mg/天和 300mg/天,平均服用 3 周,血管事件减少 11%,比其他 5 组高危患者受益要小。所治疗的 1 000 例患者绝对减少 9 例的严重血管事件,非致命性卒中 4 例,血管死亡 5 例。因此,阿司匹林治疗缺血性卒中似乎没有治疗心血管疾病受益大。

4. 阿司匹林用于一级预防 对于无明显心脑血管危险因素的中老年健康者,无须应用阿司匹林作一级预防,并不是每个中老年人都要服用阿司匹林来预防心脑血管事件。因为一级预防的 5 个大型随机对照临床试验 PHS,BMD,TPT,HOT,PPP,总数 > 50 000 患者的荟萃分析表明,冠心病危险低于 1.0% 每年(即预测 10 年冠心病危险 < 10%)的患者不需要用阿司匹林,因为增加出

第一章　心血管疾病

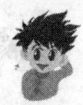

血性脑卒中和胃肠出血,害大于利。Sanmuganathan 劝告如预测冠状动脉事件危险＞1.5％每年,用阿司匹林作一级预防是安全和值得的;如预测冠状动脉事件危险为 1％每年,安全但价值有限;如预测冠状动脉事件危险为 0.5％每年,则并不安全。因此用阿司匹林作一级预防需要精确的估计绝对冠状动脉事件危险(Heart,2001;85:265-271)。关于阿司匹林能否预防脑卒中问题,各临床试验结果也不相同,1994 年 ATC 发现高危患者可减少 25％的卒中危险,但其后的 2 个荟萃分析及 Heart 等研究都没有得到这样的结果,结论仍不一致。

对动脉闭塞性疾病的高危患者,抗血栓试验协作组(ATC)2002 年第二次荟萃分析包括 195 个抗血小板试验共 135 640 例高危动脉闭塞性疾病的患者和对照组,终点时任何严重血管事件减少约 25％;非致命性心肌梗死减少 34％;非致命性卒中减少 25％;血管死亡减少 15％。因此,年龄大于 50 岁的男性,有早发冠心病家族史、吸烟史或吸烟者、高血压、糖尿病、超重或肥胖、高脂血症、缺少体力活动等高危因素,预测 10 年冠心病危险高于 10％的高危患者,都应该长期服用小剂量阿司匹林。AHA2002 年心血管和卒中一级预防推荐阿司匹林为 75～160mg/天,国人以 75mg/天为宜。

对高血压患者,TPT 亚组分析发现,当 SBP＜130mmHg 时阿司匹林明显减少总的心血管事件(相对危险 0.59),而 SBP＞145mmHg 时阿司匹林作用减小(相对危险 1.08),SBP 在 130～145mmHg 之间时也有减少危险作用(相对危险 0.68)。PHS 研究表明,当患者 SBP＜150mmHg 时心肌梗死的相对危险为 0.65,当 SBP 在 130～149mmHg 之间时相对危险为 0.55,当 SBP 在 110～129mmHg 之间时心肌梗死的相对危险为 0.52。因此,高血压患者只有当血压控制在＜150/90mmHg,同时年龄在 50 岁以上、有靶器官损伤及糖尿病等,才能应用阿司匹林作一级预防。当

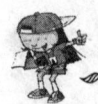

然,血压控制在正常范围,预防作用越好。

对糖尿病(DM)患者,DM 患者心血管并发症死亡的危险比正常血糖者增加 2~4 倍,许多 2 型 DM 患者在确诊 DM 时已有心血管病存在,UKPDS6 报告新诊断的 DM 患者有 35% 并发高血压,18% 心电图异常,1%~3% 患者有陈旧性心肌梗死、卒中或间歇性跛行。是否预防应用阿司匹林可减少 DM 患者心血管事件危险没有系统的研究。HOT 糖尿病亚组分析表明有 DM 史的患者可从阿司匹林治疗中获得更多的益处,用阿司匹林治疗 1 年可预防 2.5 个 MI/1000DM 患者。PHS 中 DM 患者使用阿司匹林随访 5 年 MI 危险从 10% 降到 4%。2000 年美国糖尿病学会推荐医生考虑:对 30 岁以上 DM 患者或有心血管病危险因素和没有阿司匹林禁忌者,建议使用阿司匹林一级预防心脏疾病。国内专家共识推荐 40 岁以上,笔者认为必须个体化。

不同性别应用阿司匹林的收益至今仍是一个难题,不同的试验结果得出不同的结论,观点仍在争论。1991 年报告的护士健康研究(NHS)共入选 87 678 人,规范服用阿司匹林,随访 6 年,结果非致命性 MI 和致命性冠心病明显减少(相对危险 0.75,95% 可信区间为 0.58~0.99),50 岁以下使用阿司匹林无益,50~54 岁降低冠状动脉事件 62 对 121(对照组)/100 000 人年;55 岁以上是 112 对 165/100 000 人年。2002 年 ATC 第二次荟萃分析在高危患者不考虑年龄、性别、血压、糖尿病对预防严重心血管事件(非致命性 MI,非致命性卒中,心血管原因死亡)都减少 25%。但 2005 年发表的美国小剂量阿司匹林用于女性心血管疾病一级预防大型临床随机试验,共收入 45 岁以上的健康女性 39 876 人,其中 19 934 人接受 100mg/隔日,19 942 人为对照组,随访 10.1 年,结果表明阿司匹林组发生心血管事件与对照组无明显差异($P=0.13$),而缺血性卒中的危险与对照组比较减少 24%($P=0.009$)。说明女性服用阿司匹林预防心血管事件没有达到预期效果,而对

第一章 心血管疾病

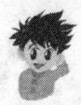

预防缺血性卒中有效。但分析65岁以上的亚组表明阿司匹林组主要心血管事件比对照组减少26%($P=0.008$),缺血性卒中减少30%($P=0.05$),MI的危险明显减少($P=0.04$),而出血性卒中和致命性卒中没有明显增加。因此,建议65岁以上女性如有心血管危险因素者可用阿司匹林75mg/天作为一级预防。

5. 阿司匹林用于二级预防 AMI,ACS,稳定性心绞痛,陈旧性心肌梗死,缺血性脑卒中或TIA,血管重建(支架置入,CABG)患者均应长期服用阿司匹林100mg/天作为二级预防。1988年ATC的25个试验荟萃分析表明,抗血小板治疗减少其后MI 32%,致命性卒中减少27%,总血管死亡减少15%,联合终点减少重要血管事件25%。1994年和2002年ATC的荟萃分析也得出同样的结果。54 000有OMI、卒中、TIA、UA、SA、AF、血管重建、血管成形和外周血管病等病史的患者,阿司匹林治疗减少其后血管事件25%。一个9000例以上卒中患者荟萃分析表明,长期服用阿司匹林治疗与对照组比较,其后卒中的危险减少13%。从均衡利弊来说,阿司匹林治疗脑血管病不如心血管病获利明显而确切。

6. 阿司匹林的不良反应 阿司匹林主要的不良反应在胃肠道,如恶心、上腹部烧灼感、消化不良,更重要的是胃溃疡、胃肠出血和出血性卒中。在大型临床试验中,小剂量阿司匹林主要出血的危险约2/1000人年,胃肠道出血危险随年龄增长而增加,60岁以上约30%以上。心力衰竭患者胃溃疡出血的危险明显增加。也有的认为如阿司匹林剂量300mg/天,上胃肠道出血危险增加2倍。显然,胃肠道出血危险与剂型与剂量有关,肠溶片比普通片不良反应小,剂量越大,胃肠道出血危险越大。超过300mg/天可能增加出血危险。小剂量服用5年以上主要出血事件的绝对危险在老年人中高达2/1000人年。

He等荟萃分析16个试验共55 000名参加者,平均年龄59

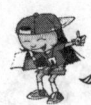

岁,86%为男性,阿司匹林剂量273mg/天,平均治疗37个月,出血性卒中的相对危险是1.8(CI 1.24对2.74),他们估计出血性卒中的绝对危险为12次事件/10 000人3年,或0.4次事件/1 000使用者每年。在房颤Ⅱ预防卒中试验中,75岁以下颅内出血为0.2%/年,75岁以上为0.8%/年。因此,高龄老年人不管用阿司匹林或是其他抗凝药,剂量宜小,INR数值宜低。

7. 阿司匹林抵抗 尽管阿司匹林在预防和治疗心脑血管病的危险有明显的作用,但有5%~43%人群服用阿司匹林起不到足够的抗血小板作用。这种对阿司匹林抗血小板作用的抵抗和实验室测定的血小板活性和聚集对阿司匹林不产生反应的现象,称为阿司匹林抵抗。现规定为,如325mg/天连续服用7天后实验室检查仍不能显示抑制血小板聚集可诊断为阿司匹林抵抗。Gum等报告316例稳定性心血管病患者,随访2年,17例有阿司匹林抵抗,2年中有34例发生严重血管事件,其中17例阿司匹林抵抗者有4例(23.5%),309例无阿司匹林抵抗者有30例(9.7%),调整12项潜在的预后因素后多变量分析表明阿司匹林抵抗者血管事件的危险是非阿司匹林抵抗者的4.1倍。阿司匹林抵抗容易发生在女性、吸烟者和血红蛋白较低者。

目前检查血小板聚集的方法有PFA-100血小板聚集检测仪,它可以快速检测血小板的黏附和聚集,临床上越来越多的用于筛选遗传性或获得性凝血性疾病。但PFA-100并不能提供特异性测定小剂量阿司匹林的抗血小板作用,可能与其敏感性较低有关。皮肤出血时间也被用来测定阿司匹林的抗血小板作用,但由于是一项非特异性检查且与检查者操作有关,意义有限。最近,有人发现尿中越来越高的11脱氢血栓素B_2水平与未来临床事件的危险有关,但由于尿中11脱氢血栓素B_2水平反映血小板和非血小板两种来源,也可能不是一种阿司匹林的抗血小板作用的特异检查。因此,目前尚没有一种可靠的实验室方法来检测阿司匹林的抗血小板作用,阿司匹林抵抗的定义也需要进一步探索。

发现阿司匹林抵抗时,即在服用阿司匹林期间发生血栓事件,首先要检查患者血栓事件的基础原因,诊断正确与否及是否需要改变和增加治疗战略;其次,阿司匹林剂量是否足够和患者是否按时服药;再次,改用氯吡格雷。氯吡格雷在防治血管高危患者的血管事件优于阿司匹林,两者合用优于单用阿司匹林;华法林加阿司匹林也优于单用阿司匹林。

Ferrari 等报道 1236 例 ACS 患者在停用阿司匹林 1 个月内有 51 例(占 4.1%)复发 ACS,停用阿司匹林至症状复发平均 10±1.9 天。这可能与快速停用阿司匹林使血浆 TXA_2 水平异常升高有关。因此,对这类患者停用阿司匹林可能意味着有发生新冠状动脉事件的危险。

8. 关于阿司匹林与 ACEI 的相互关系 阿司匹林抑制环氧化酶-1,从而抑制血管扩张剂前列腺素的合成,相反 ACEI 抑制缓激肽的降解,导致前列腺素的增加,因为这种相反的作用,阿司匹林可能影响 ACEI 的血流动力学作用,临床观察提示两者合用可能减弱相互作用。但新近荟萃分析资料显示无这种相互关系。目前仍有分歧,尚待更多的资料证明。

综上所述,尽管阿司匹林在治疗和预防心脑血管疾病中取得很大的成绩和多方面的一致意见,但在一级预防、不同性别、缺血性脑卒中乃至抗血小板聚集的检测方法及标准等问题上仍有一些不同的结果和意见。高龄老年人如何应用阿司匹林资料更少。因此,在临床实践中既要遵循循证医学的结果,按指南用药,又要结合患者的具体情况,合理应用。

(郑秋甫)

参考文献

1. Patrono C. Aspilin as anti-platelet drug. [J]N Eng J Med 1994,330:1287-1294.

2. Hayden A, Pignone M, phillips C, et al. Aspilin for the primary prevention of cardiovasacular events: a summary of the evidence for the U. S. preventive services task force. [J]Ann lnter Med 2002,136,161-172.

3. Anand SS, Yusuf S. Oral anticoagulants in patients with coronary artery disease. [J]JACC,2003,41,62s-69s.

4. Antithrombotics Trialists´Collabotation meta-analysis of randomise trials of antiplatelet thrapy for prevention of death, myocardial infarction, and stroke in high risk parients. [J] BMJ2002,324,71-86.

5. Cleland J. G. F. IS aspilin"the weakest link"in cardiovascular prophylaxis? The surprising lack of evidence supporting the use of aspilin for cardiovascular disease. [J]prog in Cardiovas Dis2002,44,275-292.

6. Kelly JP,Kaufman DW,Jurgelon JM,et al. Risk of aspilin-associated major upper-gastrointestinal bleeding with enteric-coated or buffered product. [J] Lancet 1996,348:1413-1416.

7. Gaziano JM, Skerrett PJ, Buring JE. Aspilin in treatment and prevention of cardiovascular disease. [J]Haemostasis 2000, 30(suppl):1-13

8. Ridker PM,Cook NR,Lee I-M,et al. A randomize trial of low-dose-aspilin in the primary prevention of cardiovascular disease in women. [J]N Engl J MED 2005,352:1293-1304.

9. Gum PA, Marchant KK, Welsh PA, et al. A prospective, blinded determination of the natureal history of aspilin resistance

第一章 心血管疾病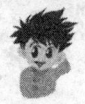

among stable patients with cardiovascular diseaes. [J] JACC 2003,41:961-965.

10. Mason PJ,Jacobs AK,Freedman JE,et al. Aspilin resistance and atherothrombotic disease. [J]JACC 2005,46:986-993.

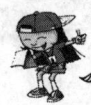

第九节 抗凝药物在急性冠状动脉综合征中的应用进展

急性冠状动脉综合征(ACS)包括不稳定性心绞痛(UA)、非ST段抬高的心肌梗死(NSTEMI)和ST抬高的心肌梗死(STEMI)。动脉粥样硬化斑块破裂后,随之触发的血小板激活和凝血酶形成,最终导致血栓形成是ACS的主要发病机制,如果形成附壁血栓将发生不稳定心绞痛和非ST段抬高的急性心肌梗死,如果形成阻塞性血栓,将发生ST段抬高的急性心肌梗死,抗凝治疗是ACS治疗的重要部分。目前临床上最常使用的抗凝药物包括普通肝素,低分子肝素(达肝素、依诺肝素、那屈肝素),华法林等,这些药物的临床价值已得到许多大型临床试验的证实而广泛应用于临床实践。而一系列新型抗凝药物包括磺达肝素(fondaparinux)、比伐卢定(bivalirudin)等凭借各自的特点,在欧美国家已经开始应用于急性冠状动脉综合征(ACS)患者,很快就会进入我国临床。Apixaban与利伐沙班(Rivaroxaban)是两种新型口服抗凝药物,它们的抗凝活性不依赖抗凝血酶Ⅲ,可直接结合于Xa因子的活性部位而抑制Xa因子的抗凝活性,一些研究已经证实了它们预防和治疗静脉血栓的优势,有望取代传统抗凝药物华发林,在急性冠状动脉综合征方面的应用价值也在探讨之中。下面综述ACS中常用抗凝药物的特性、适应证及用法。

一、普通肝素(UFC)

体内肝素主要由肥大细胞产生及释放,肝脏含量最丰富,临床上常规应用的肝素来源于牛肺或猪肠。肝素的分子量大小不一,为3 000~30 000Da。近10年来肝素的抗血栓作用和临床应用取得了较大进展,能使缺血事件减少 33%~56%。

1. 肝素的抗栓机制

(1)抗凝血酶Ⅲ介导的抗凝血作用:肝素需通过包含在戊糖序列中独特的葡糖氨基结合 AT,因此只有那些含有特殊戊糖结构的肝素分子才能与 AT 结合。进入体内的肝素分子仅有 1/3 左右包含特殊的戊糖结构(称高亲和力肝素),余 2/3 在治疗浓度下抗凝作用微弱。肝素与抗凝血酶Ⅲ结合,引起其分子构型改变,肝素-抗凝血酶Ⅲ复合物是通过抑制Ⅱa、Ⅸa、Ⅹa、Ⅺa、Ⅻa 而发挥作用,其中Ⅱa 和 Ⅹa 最易受抑制。肝素对Ⅱa 因子灭活有赖于肝素-抗凝血酶Ⅲ-Ⅱa 因子三联复合物的形成,此时肝素同时结合于抗凝血酶Ⅲ和因子Ⅱa,肝素起模板作用,至少要含有 18 个糖单位。少于 18 个糖单位的肝素仍可使 Xa 因子灭活。肝素类抗凝药抗Xa 及Ⅱa 活性的比值和肝素分子量的大小有关。

①最近有人报道血浆存在另一种凝血酶抑制药——肝素辅因子 A 或称肝素辅因子Ⅱ,该作用是电荷依赖性的,不依赖戊糖结构,需要较高的肝素浓度。肝素辅因子Ⅱ介导的Ⅱa 因子的灭活也是分子量依赖性的,需要至少 24 个糖单位(分子量 7 200Da 以上),不依赖抗凝血酶Ⅲ,它只对Ⅱa 有灭活作用,对 Xa 无作用。在严重 AT 缺乏时,肝素的这种机制可起作用。

②肝素还能够促进与内皮结合的组织因子途径抑制物(TFPI)的释放,TFPI 与因子 Xa 结合并灭活 Xa,形成 TFPI/因子 Xa 复合物,该复合物内的 TFPI 随后可灭活与组织因子结合的因子Ⅶa。肝素通过该途径可抑制内皮损伤和粥样斑块破裂所导致的血栓形成,可能是肝素类药物预防血栓形成的重要途径之一,越来越受到人们的重视。

③肝素对血管内皮的作用。有人认为外源性肝素必须被血管内皮细胞吸收,经过细胞内的转化,才能变成一种更具有活性的肝素。被内皮分泌后,这种肝素增加内皮细胞表面负电性,抑制血小

板及凝血因子的聚集,从而发挥抗血栓作用。

④肝素促纤溶作用。除了抗凝作用,肝素可以和VWF结合,抑制VWF诱发的血小板黏附及聚集,增加微血管通透性。抑制血管平滑肌细胞的增生,抑制成骨细胞的合成,激活破骨细胞,促进骨质丢失。

⑤肝素通过两种机制清除。肝素清除的快速饱和机制是肝素与内皮细胞受体及巨噬细胞相结合,从而被解聚。较慢的非饱和清除机制大多由肾脏来完成。在治疗剂量,相当大比例的肝素通过剂量依赖的快速饱和机制被清除。这些动力学特点使得治疗剂量下的肝素抗凝反应为非线性,抗凝强度和持续时间与剂量增加不成比例。静脉推注25IU/kg,肝素的半衰期为30分钟,静脉推注100IU/kg,半衰期为60分钟,静脉推注400IU/kg,半衰期为150分钟。

(2)普通肝素的缺陷:能与血浆蛋白、血细胞及内皮细胞结合使其生物利用度不高,抗凝活性也不稳定;需要多次的实验室监测(APTT或ACT)和剂量调整;抗Ⅱa和抗因子Xa的作用都可以被血小板因子4所中和;对与纤维蛋白和组织结合的凝血酶没有作用,也不能灭活与血栓内活化的血小板结合的因子Xa;在急症患者的治疗中必须经静脉给药;对血小板功能和血管通透性有影响,容易导致出血并发症;而且还可以在一定比例的患者中导致血小板减少症。

2. 适应证

(1)NSTE. ACS:推荐未用肝素治疗的患者在应用抗血小板治疗的基础上,同时短期应用UFH(1A级)。推荐根据体重调整肝素剂量,维持aPTT值在50～75s(1C+)。现有证据支持根据体重调整肝素剂量方案,以获得一个更具预测性和更为恒定的抗凝水平。2007年ACC/AHA指南建议先给一个60μ/kg的静脉冲击量(最大量4 000μ),然后以12μ/kg·h(最大量1 000μ/h)开

第一章 心血管疾病

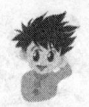

始静滴,逐渐调节以达到 aPTT 值在 50~75s(即正常值的 1.5~2.5 倍)的目标值范围调整剂量后 6 小时测 aPTT。一般应用 2~5 天,老人及女性患者减量。治疗结束时采用"断乳"的方法逐渐停用,可能有助于减少反跳性血栓形成及缺血/血栓事件的发生。

(2) STE. ACS:抗凝药物作为溶栓药物的辅助治疗和栓塞高危患者的预防。链激酶或 APSAC 溶栓的高危病人 aPTT 低于正常值 2 倍时可以考虑静脉普通肝素 5000U 冲击量,随后以 1000U/h(>80kg)或 800U/h(>80kg),aPTT 目标值为 50~75s,或者皮下注射普通肝素 12500U,q12h,维持 48 小时。采用非选择性纤溶剂且具有体循环或静脉血栓栓塞风险的高危病人(大面积或前壁心肌梗死、泵衰竭、栓塞史、心房纤颤、已发生左室血栓、心源性休克),给予静脉普通肝素阿特普酶、替萘普酶或瑞替普酶溶栓的病人,在溶栓开始时按体重调整给予肝素 60U/kg 的冲击量(最大量 4000μ),然后以 12U/kg/小时(最大量 1000U/h)维持 48 小时,逐渐调节 aPTT 值在 50~75s 的目标值范围。没有进行再灌注治疗的 STEMI,没有抗凝禁忌,静脉或皮下 UFH 或皮下 LMWH 至少 48 小时。临床延长卧床时间和或限制活动时,应该持续抗凝,直至患者可以活动。

(3) PCI:UFH 是 PCI 术中最常用的抗凝药,由于需要达到的抗凝水平超过 APTT 测定的范围,在导管室测定 ACT 来确定 PCI 术中肝素的用量。未联用 GPⅡb/Ⅲa 抑制药时,建议肝素剂量为 60~100IU/kg,靶 ACT250~350s(HemoTec 法)或 300~350s(Hemachron 法);联用 GPⅡb/Ⅲa 抑制药时,首次肝素用量减至 50~70IU/kg,靶 ACT 为 200s。随机研究表明,延长肝素用药时间,并不能减少缺血并发症,尚可增加血管鞘部位的出血,无并发症的成功 PCI(包括单纯 PTCA 和支架植入)术后不常规应用静脉肝素。

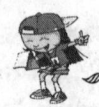

二、低分子肝素

将普通肝素裂解为一些分子量为1000～12000Da的组分,平均分子量4500Da,称为低分子肝素,25%～50%的LMWH含有>18糖单位的戊糖,既可灭活Xa也可灭活Ⅱa,<18糖单位的LMWH只能灭活Xa,LMWH抗因子Xa的作用强于抗Ⅱa,抗Xa/Ⅱa之比>1.5:1(2～4:1)。LMWH与UHF相比具有更多的药代动力学和药效学优势,目前绝大多数UFH的适应证可用LMWH代替。

1. 皮下注射低分子肝素的优点 皮下注射给药方便,对血浆和组织蛋白的亲和力弱,生物利用度高,生物有效性达80%～100%;促进更多的组织因子途径抑制物(TF-PI)生成,可以更好地抑制因子Ⅶ和组织因子复合物,从而增加抗凝效果;不会被血小板因子4所中和,很少引起血小板减少性紫癜,经肾排泄,半衰期长,3～4小时血中浓度可达高峰,生物作用半衰期为3～5小时。常用的低分子肝素有:依诺肝素(enoxaparin,克塞)负荷量30mg,维持量为1mg/kg·h每日2次,如CrCL<30ml/min,可用1mg/kg·h每日1次;达肝素(dalteparin,商品名"法安明")120U/kg·h每日2次,最大量10000u,每日2次;那曲肝素(Nadroparin或Fraxiparin,速避凝)86U/kg·h,每日2次。

2. 不建议对LMWH的抗凝效果进行常规监测(1C级) LMWH制剂对凝血酶的抑制程度较UFH为小,因而引起aPTT延长的程度较轻,LMWH应用后抗Ⅱa活性消失较快,也是LMWH制剂对aPTT影响较弱的原因。由于aPTT的延长与抗Xa/抗Ⅱa比值呈负相关,tinzaparin(1.5:1)所引起的aPTT延长(在同等剂量的情况下)较依诺肝素(比值为3.0:1)明显。整体的抗凝治疗检查,包括常规的aPTT和激活的凝血时间(ACT)检测,可为抗Xa:抗Ⅱa活性比值较低的LMWH制剂的抗凝水平提供一定的信息。

大部分的临床试验，无论是研究深静脉血栓的预防、静脉血栓栓塞的治疗还是 ACS，均不要求根据抗 Xa 监测来调整药物的使用；但鉴于临床原因，能够确定抗凝治疗安全有效的水平是非常重要的，如肾功能不全的患者或介入治疗中，为避免可能发生的出血并发症，需要逆转药物作用，此时能够进行凝血监测是非常有用的，应用 UFH 优于 LMWH。

3. 适应证

(1) 非 ST 段抬高性急性冠状动脉综合征(NSTEACS)：急性期治疗，建议首选 LMWH，而非 UFH(1B 级)。现有证据支持 NSTE ACS 患者早期接受介入治疗。虽然 LMWH 延长应用可为高危患者提供一定程度的保护作用，但这些个体还是应该尽可能积极(早期)治疗。如果血运重建(PCI 和 CABG)治疗要延迟进行，就应该考虑持续应用 LMWH 作为与再血管化治疗之间的过渡措施。如果 LMWH 已开始作为上游的抗凝治疗应用，建议 NSTE ACS 患者接受 PCI 治疗期间继续应用 LMWH(2C 级)。

对于应用 GPⅡb/Ⅲa 抑制药作为上游治疗的 NSTEACS 患者，建议抗凝治疗首选 LMWH 而非 UFH。

(2) STEMI：年龄≤75 岁，肾功能良好(男性 Cr≤2.5mg/dl 和女性 Cr≤2.0mg/dl)，应用替奈普酶和依诺肝素(30mg 静推，随后以 1mg/kg 皮下注射，q12h，用到 7 天或出院)，这种方法证据最多。75 岁以上或 75 岁以下合并明显肾功能不全的患者，不应以 LMWH 代替 UFH 辅助溶栓。对未再灌注治疗的患者，无抗凝禁忌证，给予 LMWH 至少 48 小时。

STEMI 伴 DVT 或肺栓塞时，给予足量 LMWH 至少 5 天，直至华法林充分抗凝(INR2.0~3.0)。STEMI 后发生充血性心衰，住院延长，不能行走或有其他 DVT 高危，未抗凝者，应用 LM-WH。

(3)PCI：近期研究表明依诺肝素可以代替普通肝素安全用于PCI操作，对 ACS 患者皮下注射依诺肝素治疗 48 小时以上，在最末一次应用 8 小时内进行 PCI 治疗无需补充普通肝素或依诺肝素。如>8 小时在给予依诺肝素 0.3mg/kg，PCI 术后短期应用 LMWH 未减少早期缺血事件，同样成功的 PCI 术后无须常规应用。

三、磺达肝素（戊糖，Fondaparinux）

1. 药物特性 肝素分子中所包含的戊糖序列是与抗凝血酶结合及随后灭活凝血酶的必要条件。磺达肝素（分子量为 1 728d）是一种合成戊糖，可以促进抗凝血酶（间接的）介导的因子 Xa（选择性）的抑制，但磺达肝素分子链太短不能桥连抗凝血酶和Ⅱa，故对Ⅱa无抑制作用。磺达肝素很少与血浆蛋白及内皮细胞结合，所以该药物的抗 Xa 因子活性随血浆药物浓度的增高而增加，不需抗凝监测。因皮下注射后具有极好的生物利用度，血浆半衰期长为 17～21 小时，故磺达肝素可以固定剂量 2.5mg，每日 1 次皮下给药。肾脏是该药惟一的清除途径，在肾脏功能受损患者中磺达肝素清除延长，肾功能不全时需调整剂量。磺达肝素由于分子量较小不与 PF4 结合，故理论上讲使用磺达肝素不可能发生 HIT，但已有 HIT 个案报道可能与应用磺达肝素有关，应引起临床医师的注意。磺达肝素也不能与肝素的中和剂硫酸鱼精蛋白相互作用，如果使用磺达肝素发生不能控制的出血，应用鱼精蛋白中和磺达肝素效果不佳，一种促凝剂如重组因子Ⅶa 可能有效。然而目前大部分医院都没有重组因子Ⅶa，而且该药昂贵，并能导致血栓并发症。

磺达肝素早已被美国 FDA 批准用于髋部骨折、髋关节置换及膝关节置换术后患者深静脉血栓的预防，能有效地减少深静脉血栓发生危险 57.3%。

2. 适应证

(1) NSTEACS：在 NSTEACS 患者应用磺达肝素的 OASIS-5 试验中，20 078 例 NSTEACS 患者随机接受磺达肝素或依诺肝素治疗，9 天时死亡、心肌梗死或再发缺血事件两组相似，但大出血的发生率磺达肝素仅为依诺肝素的一半。6 个月时，死亡、心肌梗死及脑卒中复合终点磺达肝素与依诺肝素比较显著降低。研究支持磺达肝素在 NSTEACS 的抗凝中优于 LMWH，尤其是出血并发症。2007 年 ACC/AHA 及 ESC 指南建议磺达肝素应用于 NSTEACS（Ⅰ级），治疗剂量 2.5mgSC，每日 1 次。如 CrCL＜30ml/min 者禁用。

(2) STE ACS：OASIS-6 试验进一步验证了磺达肝素在 STE ACS 患者与普通肝素相比的安全性和有效性，结果显示与普通肝素相比磺达肝素在不增加出血的情况下能够明显减少死亡和再发心肌梗死的风险，疗效从治疗第 9 天出现，一直持续到 180 天。

(3) PCI：由于磺达肝素缺乏对Ⅱa 因子的抑制作用，OASIS-5 和 OASIS-6 试验均观察到急诊 PCI 应用磺达肝素时导管内血栓形成现象，而在 PCI 术前或术中加用普通肝素可使 OASIS-5 中导管内血栓形成明显降低，OASIS-6 中血栓形成基本消失。2007 年 ESC 指南建议如果 PCI 前使用了磺达肝素治疗，PCI 时应加用普通肝素 50～100IU/kg。磺达肝素即将进入我国临床。

四、比伐卢定（Bivalirudin）

1. 药物特点　比伐卢定是由 20 个氨基酸组成的多肽，可与凝血酶的活性部位及阴离子结合部位相互作用，是一种直接凝血酶抑制药，不与血浆蛋白结合，生物利用度较高，抗凝效果个体之间差异较小；不与 PF4 结合，其抗凝活性不受血小板所释放的大量 PF4 的影响，不引起抗体介导的血小板减少症；既灭活与纤维蛋白结合的凝血酶，也灭活血液中游离状态的凝血酶。比伐卢定静脉注射后的血浆半衰期为 25 分钟,仅一小部分经肾脏排泄,比伐卢定治疗需要监测,并且需要剂量调整以减小出血危险。

2. 适应证 在冠心病抗凝治疗的适应证应用范围窄。美国 FDA 批准比伐卢定用于实施 PCI 的高危患者,包括近期出现的 NSTE·ACS。由于抗凝反应可以预测,半衰期短,比伐卢定用于治疗经皮冠状动脉介入的患者是一种便捷的药物。在这种情形下,比伐卢定似乎与肝素等效而引起的出血较少。对于未接受辅助性 GPⅡb/Ⅲa 拮抗药的经皮冠状动脉介入患者,比伐卢定可能是比肝素更好的选择。ACUITY 试验入选了 13 819 例计划行介入干预治疗的 NSTE·ACS 患者,被随机分入三组,普通肝素或低分子肝素联合 GPⅡb/Ⅲa 受体拮抗药组、比伐卢定联合 GPⅡb/Ⅲa 受体拮抗药组、比伐卢定单独治疗组。结果显示,普通肝素或低分子肝素联合 GPⅡb/Ⅲa 受体拮抗药组与比伐卢定联合 GPⅡb/Ⅲa 受体拮抗药组相比 30 天复合终点事件发生率无显著性差异,严重出血事件亦无显著差异。比伐卢定单独治疗组与普通肝素或低分子肝素联合 GPⅡb/Ⅲa 受体拮抗药组相比,临床疗效相似,但严重出血发生率明显减低。介入治疗中,普通肝素或低分子肝素加用 GPⅡb/Ⅲa 受体拮抗药的治疗方案似乎可被单用比伐卢定的方案取代。应用比伐卢定抗凝辅助 PCI 治疗血小板减少性紫癜(HIT)的研究开放式入选了 50 名肝素诱发 HIT(新发生或曾经出现过)患者,初步结果证实所有的患者均成功实施 PCI 手术(TIMI3 级血流或<50% 残余狭窄),并且没有严重出血事件,2004 年 ACCP 指南建议当存在或怀疑 HIT 时,DTIs 应该作为肝素的替代用药。2007 年 ACC/AHA 及 ESC 指南建议(Ⅰb)NSTEACS 时应用比伐卢定负荷量 0.1mg/kg,维持量 0.25mg/kg·h,如行 PCI 可用负荷量 0.5mg/kg,维持量 1.75mg/kg·h,一般术后停用或用 4h 后停用。

另有研究显示,比伐卢定可以作为普通肝素的替代,用于急性

ST抬高心肌梗死患者链激酶溶栓的辅助治疗。比伐卢定与普通肝素相比,可以降低再发心肌梗死的危险。

五、华法林

1. 药物特点　Ⅱ、Ⅶ、Ⅸ、Ⅹ凝血因子的蛋白分子氨基酸末端谷氨酸残基的 r-羧化需要维生素 k 的参与。华法林能对抗维生素 K 的作用,从而阻断谷氨酸残基的 r-羧化作用,使这些凝血因子无法活化。华法林几乎完全通过肝脏代谢清除,因此肾功能不全的病人不需调整剂量,抗凝作用一般发生在给药后的 24 小时以内,但抗凝作用的峰值可能延长至 72～96 小时,因此华法林不宜单独用于急性抗栓治疗。

2. 适应证　对于心梗后的高危和中危患者,年龄<75 岁,推荐长期(4 年)应用高强度的口服 VKAs(目标 INR3.5;3.0～4.0)不联合阿司匹林,或中等强度的口服 VKAs(目标 INR2.5;2.0～3.0)联用阿司匹林(两者均属 2B 级)。

对于高危 MI 患者包括大面积前壁 MI、明显心力衰竭、超声心动图可见的心脏血栓和曾有血栓栓塞,推荐 MI 后 3 个月联合应用中等剂量 VKA(INR2.0～3.0)和小剂量阿司匹林(≤100mg/d)(2A 级)

无阿司匹林过敏,有抗凝指征的患者,如持续性心房纤颤、左心室功能不全和广泛室壁运动障碍等采用两种策略:阿司匹林(75～150mg)加华法林(INR2.0～3.0)和较高强度华法林(INR2.5～3.5)抗凝。如支架植入后可联合阿司匹林(75～150mg)加氯吡格雷(75mg)加华法林(INR2.0～3.0)。

阿司匹林过敏且有抗凝指征:如未植入支架,较高强度华法林(INR2.5～3.5),如支架植入,服用氯吡格雷 75mg 加中等强度华法林(INR2.0～3.0)。

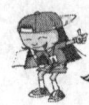

六、其他抗凝新药

1. 水蛭素（Hirudins） 是一个由 65 个氨基酸构成的肽链。它可以和凝血酶以 1∶1 的比例直接结合，并包绕凝血酶分子。它通过其羧基末端和凝血酶表面识别部位相结合，并通过其氨基末端连接到凝血酶的催化中心。对凝血酶有独特的亲和性和选择性，在各种直接凝血酶抑制药中是原形药物和金标准，是一种强效的二价直接凝血酶抑制药。水蛭素的半衰期，静脉注射后为 60 分钟，皮下注射后为 120 分钟。主要经肾脏清除，用于肾功能不全的患者应注意调整用药剂量。水蛭素的抗凝作用可采用活化部分凝血时间（APTT）进行监测。

对不稳定心绞痛、非 ST 抬高心肌梗死和 ST 抬高心肌梗死的治疗，水蛭素至少同普通肝素等效。对择期髋关节成形术患者静脉血栓形成的预防，水蛭素比低分子肝素和普通肝素更有效。然而，由于治疗窗窄和相关的出血危险，水蛭素没有被批准用于治疗 ACS。尽管水蛭素对静脉血栓形成的预防和治疗似乎具有很好的前景，但需要进行更多的临床试验以提供更充分的证据。

2. 阿加曲班（Argatroban） 是精氨酸衍生的小分子肽，只与凝血酶的活性部位结合（竞争性的单价抑制药）。其在肝脏代谢，这一过程产生多种活性中间代谢产物。尽管阿加曲班的半衰期不受肾功能的影响，其清除显著受肝功能的影响。同其他四价凝血酶抑制药（inogatran 和 efegatran）一样，Argatroban 没有进行Ⅲ期试验验证用于 NSTEACS 患者的疗效。

3. 希美加群（ximelagatran） 希美加群是口服直接凝血酶抑制药与凝血酶活性位点直接结合并产生抑制作用的前体药物，经小肠吸收后迅速转化为 melagatran，经肾脏其清除，血浆半衰期为 3～4 小时，口服给药，每日 2 次，希美加群抗凝反应的预测性很好，不需凝血检测，但肾功能不全患者和老年人需要调整剂量。

第一章 心血管疾病

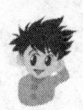

ESTEEM 是评价心梗后未进行介入治疗的患者长期口服希美加群和阿司匹林的临床疗效,即对比单用阿司匹林6个月和四种不同剂量希美加群(24、36、48、60mg,bid)加阿司匹林的疗效。ESTEEM 是第一个有关 ACS 应用直接凝血酶抑制药>7天的研究。初步结果显示,与安慰剂比较,联合用药组死亡、心梗和严重缺血发生率下降24%。两组严重出血并不多见,并且希美加群组没有显著增加。口服抗凝药如希美加群具有高效、耐受性好、无须监测等优点,这将有助于临床(包括 ACS)广泛应用口服抗凝药。但临床试验显示,服用希美加群的患者有着很高的肝功能异常的发生率,且可导致患者急性肝功能衰竭死亡,目前已退出市场。

4. Idraparinux Idraparinux 是磺达肝素的衍生物,与 AT 极高的亲和力使得它的血浆半衰期长达130小时,与 AT 的半衰期相似。因半衰期长,Idraparinux 可每周皮下给药1次。在一项Ⅱ期试验中,在659位近端 DVT 患者的治疗中,Idraparinux 与华法林作了比较。在依诺肝素初步治疗5~7天后,患者随机接受每周1次的不同剂量皮下 Idraparinux(2.5、5.0、7.5 或 10mg)或华法林治疗12周。主要终点事件在 idraparinux 不同剂量组均相似,与华法林组也无差异。接受 Idraparinux 的患者,严重出血与剂量之间有明显关系,接受5mg 和10mg 剂量的患者出血事件的发生率均较高。接受最小剂量2.5mg 的患者,出血发生率低于随机接受华法林的患者($p=0.029$)。根据这些结果,idraparinux 每周1次2.5mg 的剂量已用于Ⅲ期临床试验。

5. Apixaban 与 Rivaroxaban 是两种新型口服抗凝药物,它们的抗凝活性不依赖 AT,可直接结合于 Xa 因子的活性部位而抑制 Xa 因子的抗凝活性。近期公布了 ApixabanⅡ期临床试验的结果,给予固定口服剂量的 Apixaban 与传统的低分子肝素及华法林治疗相比有相似的疗效和安全性,而不必进行抗凝活性监测,更大规模的Ⅲ期临床试验正在进行中。具有里程碑意义的 RE-

CORD-3(Rivaroxaban预防全膝关节置换术中静脉血栓栓塞-3)研究近期公布了试验结果,该Ⅲ期临床试验共入选了2 531例全膝关节置换术患者,对Rivaroxaban预防静脉血栓栓塞的效果与依诺肝素进行了直接比较。结果显示,与依诺肝素组相比Rivaroxaban组主要终点事件(深静脉血栓形成、非致命性肺栓塞及全因死亡率)减少了49%,有临床症状的静脉血栓栓塞的风险减少了64%,而出血事件在两组没有明显差别。该试验结果有可能使Rivaroxaban成为第一个进入临床应用的不需要抗凝监测的口服抗凝药物。

总之,抗凝药物以UFH、LMWH、磺达肝素及比伐卢定为主,ACS保守治疗时选择依诺肝素、普通肝素及磺达肝素,介入治疗时选择依诺肝素、普通肝素及比伐卢定。如有HITs时,可用直接凝血酶抑制药替代肝素。某些情况下华发林可以替代抗血小板药物或需与抗血小板药物联合应用。目前国内磺达肝素及比伐卢定还未上市。

(张丽萍)

第一章 心血管疾病

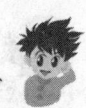

参考文献

1. Task Force Members, Bassamd JP, Hamm CW, et al. Guidelines for the diagnosis and treatment of non-ST-segment elevation acute coronary syndromes[J]. European Heart Journal, 2007;10:1093-1156.

2. Anderson JL, Adams CD, Antman EM, et al. ACC/AHA 2007 guidelines for the management of patients with unstable angina/non-ST-elevation myocardial infarction-executive summary[J]. Journal of the American College of Cardiology, 2007;50(7):652-726.

3. Jeffrey IW, Jack H, Meyer M, et al. New anticoagulant drugs [J]. Chest, 2004;126:S265-S286.

4. Jack H, Robert R. Heparin and Low-Molecular-Weight Heparin[J]. Chest, 2004;126:S188-S203.

5. Michael E, Thomas WM, Christopher MO, et al. Antithrombotic therapy for coronary artery disease. [J] Chest, 2004;126:S513-S548.

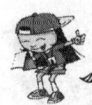

第十节 老年人充血性心力衰竭的诊治特点

随着冠心病和高血压病发病率增加及治疗水平的不断提高,充血性心力衰竭(CHF)患病率也不断增加,而老年人患病率更高。发生CHF的危险75~84岁几乎是65~74岁的2倍,CHF的发病率男性和女性分别从65~74岁的13‰和8‰每1000人年增加到80岁以上的29‰和18‰每1000人年。Framingham心脏研究随访36年,发现CHF患病率随增龄而升高,每10岁大约增1倍,75岁以上比45~64岁多10倍。年龄超过65岁的老年人中为6%~10%,80岁以上约10%患有心力衰竭。CHF的死亡率很高,不亚于恶性肿瘤,确诊后2年的死亡率男性37%、女性33%,NYHA Ⅳ级的患者1年内病死率达50%。在随访170 239例67岁以上的CHF患者7年后发现,只有18%患者存活。CHF是促使老年人住院的最常见原因之一,占老年人住院总数的5%以上。老年人CHF由于脏器老化且常合并多种慢性疾病,因此,老年人CHF的诊断和治疗均较一般人群困难。本文主要对老年人CHF的特点作一介绍。

一、老年人心血管解剖和功能特点

心脏重量在90岁之前随年龄增加,男性1g/年,女性1.5g/年。90岁以后心脏重量减轻。老年人左室腔变小,左房增大,瓣膜增厚僵硬钙化,心内膜亦增厚,心房、乳头肌及左室心尖部出现增厚的白色斑块。心肌细胞萎缩,数目减少,个别有代偿性肥大,脂褐质积聚增多。间质纤维组织增多、脂肪浸润和淀粉样变性。传导系统退行性变,窦房结起搏细胞减少,纤维和脂肪组织增多。

老年人心脏结构的重塑包括左室壁厚度增加,随增龄心脏重

第一章 心血管疾病

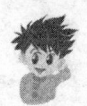

量增加,增加了左室的僵硬度,左室顺应性降低,舒张末压增高,有助于老年人舒张功能障碍性心力衰竭。此外,舒张末压增高,导致左房扩张,易诱发房颤,房颤的快速心率和房室配对功能丧失,减少舒张期充盈时间,左房收缩功能消失使左室充盈受损,也易导致舒张功能障碍性心力衰竭。

心肌间质纤维组织增多、脂肪浸润和淀粉样变性、随增龄心血管交感调节包括心率、后负荷、心肌收缩力、血流再分布明显受损等使心肌收缩功能减弱,心输出量(CO)随增龄下降,每年约下降1%,65岁时CO比25岁时减少30%~40%。左室EF在明显健康的老年人可以保持65%,但少数不爱活动的无明显冠心病的老年人可以<50%。85岁时急性收缩末期容量储备只有20岁时的1/4,EF储备也相应减少,左室EF降低;除上述一些改变外,心率储备受损,节律改变等,这些本身并不引起心脏病,但确实损伤了心脏储备功能且影响老年人症状和体征的阈值,同样也影响任何原因引起的心力衰竭的严重度和预后。随增龄心脏结构和功能改变发生在无临床心脏病的老年人增加左室肥厚、房颤、CHF的危险性。老年人这3种临床情况之间存在明显的相关性。

老年人冠状动脉最大血流量较年轻人约低35%,主动脉扩张,动脉内膜和肌层增厚,管壁僵硬度增加,顺应性降低,大动脉压力感受器功能减退,血压调节能力差。可使收缩压升高,舒张压减低,脉压差增大,增加心脏的后负荷。心脏储备功能减退,对突然应激的反应性降低,如感染、输液过多过快、心动过速在年轻人可无反应,而在老年人可导致心力衰竭。

二、老年人心力衰竭的病理生理特点

1. 低心排出量 老年心力衰竭多数为低心排血量心力衰竭,CO显著低于其他年龄组。轻度心力衰竭患者因心脏储备能力低,CO明显降低,如为重度心力衰竭,CO极低。

2. 易发生舒张功能障碍性心力衰竭 单纯舒张功能障碍性心力衰竭发生率20%～30%,主要病因为心肌缺血、心肌肥厚和老龄化心脏。

3. 低氧血症 因常有肺气肿、肺淤血和肺部感染同时存在,轻度心力衰竭即可出现明显的低氧血症。

4. 动脉压及静脉压的变化 虽然CO减低,但动脉压不一定降低,静脉压升高的程度也较小。

三、老年人心力衰竭病因及诱因特点

1. 病因错综复杂 最常见病因为冠心病占60%～65%,其次为高血压病20%。老年特有病因为退行性心脏瓣膜病和心肌淀粉样变性。老年心力衰竭常多病因并存,如冠心病、高血压病、肺心病、糖尿病、退行性心脏瓣膜病、肾衰竭、贫血等。国内老年肺心病合并冠心病或高血压占25%～75%,国外报道占59%。

2. 诱因重叠多 常见诱因与其他年龄组同,但由于老年人心脏储备功能低,更易诱发心力衰竭。有诱因心力衰竭占90%。常见诱因包括呼吸道感染(＞50%)、急性心肌缺血、心律失常、输液过快过多、受体阻滞药使用不当、饮食过多、排便困难、贫血、劳累和情绪激动等。老年患者常常两、三种诱因同时存在,同一患者诱因也常发生改变。

四、老年人心力衰竭临床表现特点

1. 症状不典型 急性左心衰竭的典型症状为夜间阵发性呼吸困难、端坐呼吸、咯粉红色泡沫痰、大汗淋漓、发绀等。而老年人这些心力衰竭症状常常不典型,可能仅仅表现为劳力性呼吸困难、白天阵发性呼吸困难、咳嗽、疲乏无力、食欲减退、恶心、腹胀、下肢水肿。部分患者有中度心力衰竭可完全无充血症状,应予注意。

2. 体征被掩盖 老年人常有肺气肿,心界常比实际心脏小,听心音亦受影响。由于脊柱后凸及胸廓畸形,心尖搏动位移,常不能代表心脏大小。老年人往往合并有慢支,肺部湿啰音也不一定代表心力衰竭。长期卧床者水肿出现在骶部而非下肢。舒张期奔马律少见。

3. 神经精神症状突出　由于 CO 降低加之脑动脉硬化,脑供血减少常较为突出。主要表现神志不清、反应迟钝、嗜睡和烦躁不安。

4. 多器官疾病并存　常伴有肺、泌尿系、消化系统、脑血管疾病等,临床表现复杂化。CHF 症状常常被掩盖。

5. 容易发生并发症　如水电解质紊乱、肝肾功能减退、下肢静脉血栓形成、上消化道出血、呼吸道及泌尿系感染等。

6. 心律失常多见　发生率约 50%,窦缓和房颤最多见,分别占 42.3% 和 33%。其他各种心律失常均可见到。

7. 临床表现与诊断技术结果相关性差　超声 EF 值与临床表现相关性差,EF 值很低,但临床症状可很轻或无症状。老年人多存在肺部疾病,胸部 X 线缺乏典型性。

五、老年人心力衰竭的早期诊断要点

1. 轻微体力活动即出现心悸、气短、胸闷、疲乏,因而不愿活动。进食时出现头颈部大汗、心率增快。

2. 干咳,白天减轻,夜间加重。

3. 睡眠中突然胸闷憋气,垫高枕头或坐起感觉呼吸顺畅,喜右侧卧位,难以用上感解释。

4. 白天尿量减少,夜尿增多,体重增加。

5. 休息时脉搏增加 20 次/min,呼吸增加 5 次/min。

6. 双肺底部细湿啰音,呈移动性。

7. 颈静脉充盈,肝大。

8. 心电图示 V1 导 P 波终末向量阳性(PTF-V1≤0.03m.s),ST-T 动态改变,早搏增多。

(9)胸片示两肺纹理增粗,心影扩大或看到 KerleyB 线。

六、单纯舒张功能衰竭的诊断线索

1. 具有冠心病、高血压或肥厚型心肌病等病史。
2. 夜间出现阵发性呼吸困难、端坐呼吸、咳嗽等肺淤血的临床表现。
3. 对洋地黄反应不佳。
4. 胸片示肺淤血但心影正常。
5. 超声示 EF 正常、舒张功能异常和左房增大。

七、心血管检查

老年人 CHF 的诊断虽然主要靠症状和体征,但一些有关检查对评价病因、提供病理生理、帮助诊断常常有益。

1. 心电图能帮助确定心肌梗死和心肌缺血、心室肥厚。
2. 胸片能显示心脏大小,肺部有无淤血、胸水。
3. 超声心动图是老年心力衰竭最常用的检查方法,能了解心脏各房室大小、瓣膜异常、心包积液,而且还能了解心室结构、室壁厚度、运动、射血分数及肺动脉压。多普勒超声能提供舒张期充盈,帮助鉴别收缩性或舒张性心力衰竭。
4. 核素心室造影,药物核素或超声心动图负荷试验能帮助诊断冠心病,评估心功能。

八、老年人心力衰竭的病因

一旦心力衰竭的诊断确定,明确病因很重要,老年人心力衰竭的原因是多因素的,一般引起心室功能不全的疾病分类如下:

1. 收缩期心室负荷

①压力负荷。主动脉和肺动脉狭窄,高血压和肺动脉高压。

②容量负荷。瓣膜关闭不全(老年退行性钙化心瓣膜病,二尖

第一章 心血管疾病

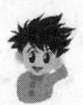

瓣脱垂），分流性缺损，甲亢。

2. 冠心病

①心肌梗死。

②心肌缺血。

3. 心肌病

①肥厚性心肌病。

②限制性心肌病。

③扩张性心肌病。

④浸润性心肌病。如淀粉样变性，结节病。

4. 机械舒张限制性疾病

①二尖瓣狭窄。

②缩窄性心包炎。

5. 慢性肾功能不全 由于高血压、贫血、肾毒性物质损害心肌等综合因素所致。

老年人与年轻人引起 CHF 的原因不同，老年人主要为以下几种原发病：①高血压。②冠心病，心肌缺血和心肌梗死。③心肌淀粉样变，据报道＞75 岁的老年人心脏病理检查，心肌淀粉样存积占 50％，却往往被临床所忽视。④高龄老年人则老年退行性钙化心瓣膜病较多见。

九、收缩与舒张功能不全的鉴别

除了确定心力衰竭的病因，应该评估是收缩功能不全抑或舒张功能不全，因为涉及治疗问题。许多老年 CHF 同时存在收缩和舒张功能不全，绝大多数收缩功能不全的患者有舒张功能不全参与。CHF 患者由舒张功能不全引起的占 30％～40％，且明显随年龄而增加。某些研究者认为 CHF 继发于舒张功能不全是老年患者的一种主要疾病。Wong 等回顾性分析一组 CHF 住院患者发现，60 岁以下有 6％收缩功能正常，60～70 岁只有 21％，70

岁以上为41%。Aronow等报道一组247例平均年龄84岁,收缩功能正常者(EF>50%)为47%。老年人舒张功能不全增加的原因可能与心脏正常衰老和引起舒张功能不全的疾病高发病率两个方面有关。正常衰老改变影响舒张功能包括:①收缩压增加;②心室壁厚度增加;③左室腔缩小;④左室充盈率降低;⑤心肌间质纤维化增加;⑥心室舒张延长;⑦左房扩大;⑧细胞内钙平衡受损。疾病致舒张功能不全包括:①高血压,特别是收缩期高血压;②冠心病;③肥厚性心肌病;④糖尿病;⑤限制型心肌病;⑥主动脉瓣狭窄;⑦心房颤动。衰老对心室收缩功能的影响远不如对舒张功能的影响明显,因为衰老增加心室的厚度和间质纤维化,导致心室舒张功能受损和增加室壁的僵硬度。

临床鉴别收缩和舒张功能不全较困难,且舒张功能不全常常不被认识,两者鉴别见表11。

表11 心力衰竭患者临床收缩和舒张功能不全鉴别

	收缩功能不全	舒张功能不全
既往史	高血压	高血压
	心肌梗死	肾脏病
	糖尿病	糖尿病
	慢性瓣膜关闭不全	主动脉狭窄
表现	年龄<65岁	>65岁
	进展性气短	急性肺水肿
体检	移动性奔马律	持续性奔马律
X线发现	肺淤血	肺淤血
	心脏扩大	心脏大小正常
心电图	Q波	左室肥厚
超声心动图	LVEF降低	LVEF正常

第一章 心血管疾病

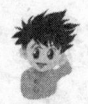

必须强调的是老年常见的高血压、心肌缺血和其他心脏病都可引起收缩或舒张功能不全,心脏扩大和奔马律也可以出现在老年舒张功能不全或收缩功能不全的患者。

十、老年人心力衰竭的药物治疗特点

由于老年人肾脏清除率随增龄而降低,药物半衰期延长,易储积过量。老年人对药物耐受能力亦降低,易发生副作用。而且老年人常因多种疾病用多种药物,药物的相互作用及副作用也增加。因此老年人用药应遵循以下原则:①减少初始剂量;②缓慢增加剂量;③减少不必要的药物;④预估药物相互作用及副作用;⑤监测血药浓度。老年人心力衰竭的药物治疗主要包括急性期的血流动力学治疗和慢性期的神经内分泌治疗。血流动力学治疗起效快,改善症状效果好,主要药物包括洋地黄制剂、利尿药和血管扩张药等。神经内分泌治疗起效慢,但降低死亡率作用大,主要药物包括血管紧张素转换酶抑制药、β受体阻滞药、醛固酮拮抗药等。现对各类药物分述如下。

1. 洋地黄制剂

(1)循证医学评价:主要临床试验有CDMR试验(卡托普利-地高辛多中心研究,1988年)、RADIANCE试验(血管紧张素转换酶抑制药和地高辛治疗心力衰竭的随机研究,撤药实验,1993年)、PROVED试验(地高辛对心室衰竭疗效的前瞻性随机研究,1993年)、DIG试验(洋地黄类药物研究组试验,1997年,7 788例,中性结果)。综合以上试验结果对洋地黄的总体评价如下:新发生的心肌梗死使用地高辛病死率增加;无心力衰竭和房颤而使用洋地黄者病死率增加;心力衰竭患者使用洋地黄不增加死亡率也不降低死亡率,但可改善症状并降低了心力衰竭总住院率和因心力衰竭恶化而住院的频率。

(2)老年人应用洋地黄制剂注意事项:原则上应个体化、小剂

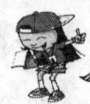

量维持、监测血药浓度、谨防中毒。老年人心力衰竭易发生洋地黄中毒,文献报告达20%。原因包括:①老年人肾功能减退,洋地黄半衰期延长(如地高辛成人1.5～2天;老年人3天;肾衰者6.5天);②随增龄心脏对洋地黄的敏感性增加;③老年人心力衰竭易发生电解质紊乱,如低钾、低镁等,如有大心脏、体质消瘦则更易中毒;④老年心力衰竭常合并多种疾病,同时服用多种药物,药物间的相互作用可致洋地黄中毒。例如,普罗帕酮、维拉帕米、胺碘酮、硝苯地平、硫氮䓬酮、华法林、红霉素、苯乙哌啶等与地高辛合用,可使地高辛浓度升高30%以上。

(3)常用洋地黄药物:可分为速效、中效和慢性3种(表12)。

表12　常用洋地黄药物

	药品	用法用量	起效时间	半衰期
速效	西地兰	静注 0.2～0.4mg	10～30min	1.5天
	毒毛旋花子甙K	静注 0.125～0.25mg	5min	1～1.5天
中效	地高辛	口服 0.125～0.25mg/天	1～2h	1.5～2天
	甲基地高辛	口服 0.1～0.2mg/天	1～2h	1.5～2天
慢效	洋地黄叶	口服 0.05～0.1g/天	2～4h	5～6天
	洋地黄毒苷	口服 0.05～0.1mg/天	2～4h	5～6天

2. 利尿药

(1)循证医学评价:迄今尚无噻嗪类利尿药或襻利尿药长期应用对心力衰竭生存率影响的大型临床试验,但很多临床试验均以利尿药为基础。利尿药可用于改善心力衰竭患者的临床症状和生活质量,对病死率影响未知。

(2)老年人应用利尿药注意事项:应用原则为小剂量、排钾和保钾合用、缓慢间断利尿并注意监测血生化。注意事项如下:①老年人肾小管重吸功能降低,更易发生低钾、低镁和低钠等电解质紊乱;②老年人对体液的急剧变化适应能力差,组织间液向血管内的

第一章 心血管疾病

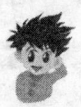

转运慢,故大量利尿可使血容量锐减,有效循环血量不足,肾血流量减少,易发生体位性低血压和肾前性氮质血症;③长期应用利尿药特别是噻嗪类利尿药,可能引起高血糖、高血脂、高尿酸血症、代谢性碱中毒等;④老年人常有前列腺肥大,强利尿药引起尿失禁或尿潴留并不少见;⑤过度利尿可使血液浓缩,易致血栓形成或痰液黏稠;⑥CHF患者用利尿药时尽量在早晨一次服用,避免每日2~3次服用,以免影响效果和睡眠。⑦坚持长期服用,即使水肿已消退,也千万不要停药,以每周2~3次维持。

(3)当利尿药疗效不佳时:①持续静脉滴注呋塞米1~5mg/h;②联用2~3种利尿药;③合用正性肌力药或血管扩张药以增加肾血流量。

(4)常用利尿药:主要分为噻嗪类、襻利尿药和保钾利尿药3种(表13)。

表13 常用利尿药

效果	药品	用法用量
噻嗪类(中效)	氢氯噻嗪(双克)	25~100mg/d
	苄氟噻嗪	5~20mg/d
襻利尿药(强效)	呋苯胺酸,呋塞米(速尿)	20~400mg/d;可肌注或静注
	丁苯氧酸(丁尿胺)	1~5mg/d;静注0.5~5mg/d
保钾利尿药(弱效)	螺内酯(安体舒通)	20~100mg/d
	三氨蝶呤(氨苯蝶啶)	50~200mg/d

3. 血管扩张药

(1)循证医学评价:主要临床试验包括V-HeFT-1试验(美退伍军人医院血管扩张药和心力衰竭合作试验之一,哌唑嗪与肼屈嗪+单硝酸异山梨酯,1986年)、V-HeFT-2试验(美退伍军人医院血管扩张药和心力衰竭合作试验之二,依那普利与肼屈嗪+单硝酸异山梨酯,1991年)、V-HeFT-3试验(美退伍军人医院血管

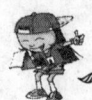

扩张药和心力衰竭合作试验之三,非洛地平)、Elkayyam 等 1990 年随机对照研究(硝苯地平)、PRAISE 试验(前瞻性氨氯地平生存评估,1996 年)和 Scognamiglio 等 1994 年随机对照研究硝苯地平与地高辛治疗主动脉瓣反流所致心力衰竭。

综合以上试验结果,对血管扩张药的总体评价为:肼屈嗪+单硝酸异山梨酯可改善生存率,单用时结果未知;硝苯地平长期应用使一般心力衰竭病死率增加,但使严重主动脉瓣反流所致心力衰竭患者受益;哌唑嗪、非洛地平对生存率的影响为中性;氨氯地平对冠心病心力衰竭病死率的影响为中性,但可使非冠心病心力衰竭如扩张性心肌病心力衰竭的病死率显著降低;二硝酸异山梨酯对生存率的影响未知;其他血管扩张药如硝酸甘油、硝普钠、酚妥拉明等只具有急性治疗作用。

(2)老年人应用血管扩张药注意事项:①老年心力衰竭病人长期胃肠淤血,吸收不良,低蛋白血症,血浆胶体渗透压降低,此时若用血管扩张药可使血管内液向组织间转移,加重水肿;②容量血管扩张药可暂时减少回心血量,减轻心脏前负荷,但久用可使周身血容量增加,反而加重心力衰竭;③老年人对血压调节能力差,使用血管扩张药易发生低血压,故起始剂量宜小,逐渐增加剂量,同时严密监测血压,及时调整剂量。

(3)常用血管扩张药分类:见表 14。

表 14 常用血管扩张药分类

分 类	常用药
扩静脉为主(容量血管)减轻前负荷	硝酸甘油、长效硝酸甘油、二硝酸异山梨酯、单硝酸异山梨酯等
扩动脉为主(阻力血管)减轻后负荷	氨氯地平、酚妥拉明、肼屈嗪等
同时扩动静脉减轻前后负荷	硝普钠、哌唑嗪等

4. 血管紧张素转换酶抑制药(ACEI)

(1)循证医学评价:主要临床试验包括 CONSENSUS-1 试验(北欧依那普利生存试验,1987 年,NYHA 心功能Ⅳ级)、TRACE 试验(群多普利心脏评价试验,1995 年,左心功能不全)、SAVE 试验(卡托普利生存和心室扩大试验,1992 年,AMI 后 LVEF<0.40)、AIRE 试验(急性心肌梗死雷米普利疗效研究,1993 年,AMI 后心力衰竭)、ATLAS 试验(赖诺普利治疗和生存评价试验,1998 年,中重度心力衰竭患者)、Colfer 等贝那普利、Drexler 等西拉普利、Lechat 等培哚普利和 Uprichard 等喹那普利等均提示改善生存率作用。另外,CMT 试验证实 ACEI 可改善血流动力学,SOLVD 试验证实 ACEI 可预防心力衰竭的发生。

以上大量循证医学资料非常一致地证实,ACEI 可全面改善心力衰竭患者血流动力学、改善症状和显著降低病死率,还有预防心力衰竭发生的作用。

(2)老年人应用 ACEI 注意事项:目前尚无 ACEI 治疗老年人心力衰竭的大规模临床试验,小规模的 ELITE 试验证实老年人心力衰竭应用 ACEI 有益,同时英国老年协会的调查表明 ACEI 在老年人心力衰竭中使用率高,并无严重不良反应发生。因此,老年人心力衰竭同样应该用 ACEI。①从小剂量开始,密切监测血压,以免血压过低;②注意监测血钾,特别是在与保钾利尿药联用时;③应用中监测肾功能,较重肾功能不全(血肌酐>400μmol/L)和双侧肾动脉狭窄者禁用;血肌酐>250μmol/L 时慎用;④咳嗽发生率高,不能耐受者减量、停用或换用 ARB(受体拮抗药);⑤ACEI 应用的剂量应采用滴定法,从小剂量开始逐渐增加至临床试验的中等剂量(目标剂量),以获最佳治疗效果。

(3)常用 ACEI 治疗心力衰竭的目标剂量:见表 15。

表 15 常用 ACEI 治疗心力衰竭的目标剂量

药品	目标剂量	备注
依那普利	10～20mg/天	不含巯基,FDA 批准
卡托普利	50～150mg/天	含巯基,FDA 批准
雷米普利	5～10mg/天	不含巯基,FDA 批准
群多普利	4mg/天	
喹那普利	10～20mg/天	FDA 批准
西拉普利	1～2.5mg/天	
贝那普利	10～20mg/天	
培哚普利	4mg/天	
赖诺普利	5～20mg/天	
福辛普利	10～40mg/天	经肝,FDA 批准

5. β受体阻滞药

(1)循证医学评价:典型临床试验及荟萃分析包括 CIBIS-2 试验(比索洛尔,1999 年,2 600 例 NYHA 心功能Ⅲ或Ⅳ级、LVEF<0.35 的患者,病死率降低约 1/3)、MERIT-HF 试验(美托洛尔缓释剂治疗心力衰竭随机研究,1999 年,3 991 例 NYHA2-4 级、LVEF<0.40 的患者,总病死率显著降低)、Carvedilol Heart Failure Study(卡维地洛心力衰竭研究,1996 年,1 099 例有症状心力衰竭、LVEF<0.35 的患者,病死率显著降低 65%)、Doughty 等(1997 年)荟萃分析:24 项 β受体阻滞药治疗心力衰竭的随机对照试验,总体讲死亡降低 31%。

β受体阻滞药对心力衰竭患者的短期作用和长期作用显著不同,短期内可能使心率、心肌收缩性和血压均降低,心排血量减少,可能使心力衰竭症状加重。但大量循证医学试验证实长程治疗则可明显改善患者的心功能,提高运动耐量,延长存活时间,降低病死率。

(2)老年人应用β受体阻滞药注意事项:β受体阻滞药在老年人心力衰竭治疗中需注意以下几个问题:①心功能Ⅳ级(NYHA Ⅳ)者最好慎用;②一定在用ACEI和利尿药及其他抗心力衰竭治疗药物基础上,病情稳定后开始应用;③从小剂量开始,渐增至最大耐受量,常用药起始剂量一般美托洛尔6.25mg,1/天;卡维地洛3.125mg,1/天;④注意不良反应,如心力衰竭恶化、低血压、心动过缓和传导阻滞;⑤应向病人讲明短期无明显疗效,但长期治疗获益的特点;⑥注意撤药综合征,长期用药突然停药可使病情恶化;⑦慢性阻塞性肺疾病患者慎用。

6. 醛固酮拮抗药 RALES试验(螺内酯随机评价研究,1999年,1 663例NYHA心功能Ⅲ或Ⅳ级、LVEF<0.35的患者,病死率降低约30%)。

螺内酯是一种老药,循证医学试验发现其新作用:螺内酯长期治疗可降低心力衰竭病死率。严重高钾血症发生率与安慰剂相似(2%与1%),但男性乳房发育发生率高(10%与1%)。如与ACEI合用,宜间断小剂量使用排钾利尿药,当血钾>5.0mmol/L或血肌酐>250μmol/L时慎用或禁用。用量:螺内酯20~40mg,1~2次/天。

7. 其他药物

(1)非洋地黄正性肌力药物:β受体激动药如多巴酚丁胺和萨莫洛尔,可使病死率增加,已很少用。

磷酸二酯酶抑制药:PROMISE试验证实长期应用米力农(Milrinone)增加死亡率;VEST试验证实长期应用维司力农(Vesnarinone)增加死亡率。钙增敏药(Calcium-sensitizingdrugs)可使肌钙蛋白C与细胞内钙结合增加,增强心肌收缩力。钙增敏药左西孟旦(Levosimendan)有待临床评价。

(2)心肌代谢治疗药物:心肌活动所需能量的60%~80%来

自脂肪酸代谢,左旋卡尼汀(L-carnitine),又称左旋肉碱能促进脂肪酸氧化,心力衰竭、心肌缺血时都伴有心肌肉碱水平下降,造成心肌能量代谢障碍。有试验证实,左旋卡尼汀可显著改善CHF患者临床症状和心脏功能,减轻急性心肌梗死所致左室扩张,挽救急性心梗并发心源性休克患者的生命。欧洲心脏学会已将左旋卡尼汀列入《心力衰竭治疗指南》,国内也已进入临床应用。

(3)抗心律失常药:CAST和CASH试验证实Ic类药恩卡尼、氟卡尼、莫雷西嗪和普罗帕酮均增加心力衰竭患者死亡率。AT-MA试验(胺碘酮试验荟萃分析,1997年,13项试验,MI或心力衰竭患者,共6 553例,总病死率降低13%,心律失常死亡或猝死降低29%)证实胺碘酮可安全用于有心律失常的心力衰竭患者。新的Ⅲ类药多非利特(Dofetilide)和阿米利特(Azimilide)国外已进入临床研究,有待进一步评价。

(郑秋甫,段留芳)

第一章 心血管疾病

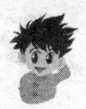

第十一节 慢性心力衰竭的治疗

心力衰竭是由于任何原因的初始心肌损伤,引起心肌结构和功能的变化,最后导致心室泵血和(或)充盈功能低下的复杂的临床症候群。各种病因的心脏病严重阶段均可能发生心力衰竭。在过去40年中,心力衰竭导致的死亡增加了6倍。20世纪90年代的统计显示,59%的男性和45%的妇女在诊断为心力衰竭后5年内死亡。也就是说,有临床症状的心力衰竭患者的5年生存率与恶性肿瘤相仿。因此,心力衰竭已成为21世纪最重要的心血管疾病之一。

在国外,人群中心力衰竭的患病率为1.5%～2.0%,随着年龄增高,心力衰竭的患病率显著上升,65岁以上可达6%～10%。在我国的抽样调查显示,心力衰竭患病率为0.9%,其中男性为0.7%,女性为1.0%,可能与我国女性风心病所致心力衰竭较高有关。随着疾病谱的变迁,在我国高血压和冠心病已逐渐成为引起心力衰竭的主要病因。

心力衰竭是一种进行性的病变,一旦起始,即使没有新的心肌损伤,临床也处于稳定阶段,仍可通过心脏重构不断发展。现代医学已确认,心肌重构是导致心力衰竭发生发展的基本机制。其特点为:①伴有胚胎基因再表达的病理性心肌细胞肥大,导致心肌细胞收缩力下降。②心肌细胞凋亡。③心肌细胞外基质过度纤维化或降解增加。临床可见心肌肌重和心室容量的增加,以及心室形状呈球状改变。在初始的心肌损伤以后,RAAS系统兴奋性增高,多种内源性的神经内分泌和细胞因子激活,其长期、慢性激活,促进了心肌重构,加重心肌损伤和心功能恶化,又进一步激活神经内分泌和细胞因子,形成恶性循环。因此,治疗心力衰竭的关键就是阻断神经内分泌的过度激活,阻断心肌重构。

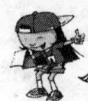

慢性心力衰竭的治疗策略自20世纪90年代以来有了引人注目的转变：从短期血流动力学/药理学措施转为长期的、修复性的策略。目的是改变衰竭心脏的生物学性质。心力衰竭治疗目标不仅是改善症状，提高生活质量，更重要的是针对心肌重构的机制，防止和延缓心肌重构的发展，从而降低心力衰竭的死亡率和住院率。

一、心力衰竭的药物治疗

心力衰竭的常规治疗包括联合应用三大药物：利尿药、ACEI（或ARB）、β受体阻滞药。为进一步改善症状和抑制心率，地高辛应是第四个联用药物。醛固酮受体拮抗药则用于重度心力衰竭患者。

1. 利尿药 利尿药通过抑制肾小管对钠或氯的重吸收，遏制患者的钠水潴留，降低前负荷，从而减轻肺淤血，改善心功能，提高运动耐量。由于它缓解症状最快，又是惟一能控制液体潴留的药物，因而是标准治疗中必不可少的组成部分。恰当使用利尿药是各种有效治疗心力衰竭措施的基础。利尿药的应用要点为：

（1）所有心力衰竭患者若有液体潴留或以前有过液体潴留者，均应给予利尿药。

（2）利尿药必须最早应用。襻利尿药应为首选。噻嗪类仅用于轻度液体潴留和肾功能正常的心力衰竭患者。

（3）不能将利尿药作为单一治疗，利尿药应与ACEI和β受体阻滞药联合应用。

（4）利尿药通常从小剂量开始（氢氯噻嗪25mg/天，呋塞米20mg/天），逐渐加量。氢氯噻嗪100mg/天已达最大效应。呋塞米剂量不受限制。一旦病情控制，即以最小剂量长期维持，并根据体液潴留情况随时调整剂量。每日体重变化是监测疗效的可靠指标。

(5)出现利尿药抵抗时的对策,呋塞米 40mg 静脉注射,继以 10~40mg/h 的速度持续静脉滴注;可 2 种或 2 种以上利尿药联合应用;或短期应用多巴胺 100~250μg/min 以增加肾血流。

2. ACEI

(1)抑制 RAAS,竞争性地阻断 Ang Ⅰ 转化为 Ang Ⅱ,降低循环和组织中的 Ang Ⅱ 水平,同时阻断 Ang 1~7 的降解,起到扩张血管及抗增生作用。

(2)作用于激肽酶Ⅱ,抑制缓激肽的降解,提高缓激肽水平,通过激肽-前列腺素-NO 通路而发挥有益作用。两种机制产生的作用同样重要。众多的循证医学证实,ACEI 是能降低心力衰竭患者死亡率的第一类药物,一直被公认是治疗心力衰竭的基石。

全部慢性心力衰竭患者必须终身应用 ACEI,阶段 A 人群也可应用,除非有禁忌证或不能耐受。各种 ACEI 对心力衰竭的存活率和症状改善并无差别,故均可使用。医生和患者都应坚信:应用 ACEI 可以减少死亡和住院,症状改善往往出现于治疗后数周至数月,即使症状改善不显著,ACEI 仍可减少疾病进展的危险。ACEI 一般与利尿药合用,但起始治疗前应将利尿药维持在最合适的剂量,如无液体潴留也可单独应用。与 β 受体阻滞药合用有协同作用,与阿司匹林合用无相互不良作用。ACEI 应从极小剂量开始,如能耐受则每隔 1~2 周剂量加倍。滴定剂量过程应个体化。尽量采用临床试验中规定的目标剂量(表 16),如不能耐受,可应用患者能够耐受的最大剂量,并长期维持应用。应避免突然撤出 ACEI 导致临床症状恶化。起始治疗后 1~2 周内监测血压和肾功能,以后定期复查。肌酐增高<30% 为预期反应,不需特殊处理,但应加强监测。肌酐增高>30%~50% 为异常反应,ACEI 应减量或停用。应用 ACEI 时不用同时加用钾盐或保钾利尿药。合用醛固酮受体拮抗药时,ACEI 应减量,必要时应用襻利尿药。如血钾>5.5mmol/L,应停用 ACEI。双肾动脉狭窄、血肌酐>

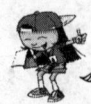

265.2μmol/L(3mg/dl)、高钾血症(>5.5mmol/L)、低血压(收缩压<90mmHg)者,待血流动力学稳定后再决定是否应用ACEI、左室流出道梗阻(如主动脉瓣狭窄,梗阻性肥厚性心肌病)时,应慎用ACEI。曾对ACEI有致命性不良反应者、无尿性肾衰竭的患者或妊娠妇女绝对禁用ACEI。

表16 常用ACEI的参考剂量

药物	起始剂量	目标剂量
卡托普利	6.25mg,3次/天	50mg,3次/天
依那普利	2.5mg,2次/天	10~20mg,2次/天
培哚普利	2mg,1次/天	4~8mg,1次/天
雷米普利	1.25~2.5mg,1次/天	10mg,1次/天
贝那普利	2.5mg,1次/天	5~10mg,2次/天
福辛普利	5~10mg,1次/天	40mg,1次/天
西拉普利	0.5mg,1次/天	1~2.5mg,1次/天
赖若普利	2.5~5mg,1次/天	20~40mg,1次/天

3. ARB

ARB在理论上可阻断所有途径生成的AngⅡ与AngⅡ1型受体(AT_1)结合,从而阻断因AT_1过度兴奋导致的不良作用。同时ARB还可能通过加强AngⅡ与AngⅡ2型受体(AT_2)结合发挥有益效应。ARB对缓激肽的代谢无影响,故不引起咳嗽,也不能通过提高血清缓激肽浓度而发挥有利作用。ACEI一直是治疗心力衰竭的首选药物,而近年来CHARM等试验的结果提高了ARB在心力衰竭治疗中的地位。

ARB可用于A阶段患者,以防止心力衰竭的发生,亦可用于不能耐受ACEI的B、C和D阶段的患者,替代ACEI作为一线治疗,对于常规治疗(包括ACEI)后心力衰竭症状持续存在且

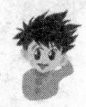

LEVF 低下者,可考虑加用 ARB。各种 ARB 均可应用,其中坎地沙坦和缬沙坦降低死亡率和病残率的证据较为明显。ARB 应用注意事项同 ACEI,需监测低血压、肾功能不全和高钾血症等。

4. β 受体阻滞药 心力衰竭时交感神经活性增强,使肾上腺素能受体通路持续、过度激活,从而产生心肌细胞的损伤,而且介导心肌重构,其中 $β_1$ 受体信号转导的致病性明显大于 $β_2$、$α_1$ 受体。正因为如此,β 受体阻滞药由一种心力衰竭时禁忌使用的负性肌力药转而成为心力衰竭常规治疗的一部分。长期应用时具有改善内源性心肌功能的"生物学效应":改善临床情况和左室功能,降低死亡率和住院率,此外还能降低猝死率。β 受体阻滞药与 ACEI 合用,同时抑制 2 种神经内分泌系统可产生相加效应。从治疗效果上看,选择性和非选择性 β 受体阻滞药并无差别,从循证医学证据出发,指南建议选用临床试验证实有效的制剂:美托洛尔、比索洛尔或卡维地洛。

所有慢性收缩性心力衰竭 NYHA Ⅱ～Ⅲ 级、病情稳定者,以及无症状性心力衰竭或 NYHA Ⅰ 级的患者(LVEF<40%),均必须应用 β 受体阻滞药,且需终身使用,除非有禁忌证或不能耐受。起始治疗前患者应将利尿药维持在合适剂量,无明显液体潴留。NYHA Ⅳ 级心力衰竭患者需待病情稳定(4 天内未静脉用药,已无液体潴留且体重恒定)后,在严密监测下由专科医师指导应用。应在利尿药和 ACEI 的基础上加用 β 受体阻滞药。在应用低或中等剂量 ACEI 时即可及早加用 β 受体阻滞药,及早发挥两药的协同作用和减少猝死的发生。起始剂量必须从极小剂量开始(琥珀酸美托洛尔 12.5mg/天,比索洛尔 1.25mg/天,卡维地洛 3.125mg,2 次/天),每 2～4 周剂量加倍。剂量滴定应以清晨心率 55～60 次/min 为达到目标剂量,不以患者的治疗反应来确定。应监测并处置以下不良反应:①低血压,一般在首剂或加量的 24～48h 内发生。首先停用不必要的血管扩张药。②液体潴留和心力

衰竭恶化:治疗前应确认患者达到干体重状态。如3天内体重增加>2kg,应立即加大利尿药用量。若病情恶化可将β受体阻滞药减量,每2～4天减一次剂量,2周内减完。在病情稳定后仍须加量或继续应用β受体阻滞药。如需静脉应用正性肌力药物,磷酸二酯酶抑制药较β受体激动药更为合适。③心动过缓和房室传导阻滞,如心率<55次/min伴有眩晕症状或出现二至三度房室传导阻滞应减量。支气管痉挛性疾病、心动过缓(心率<60次/min)、二度及以上房室传导阻滞(安置起搏器者除外)禁用β受体阻滞药。

5. 地高辛 洋地黄作为传统的正性肌力药物治疗心力衰竭已有200余年的历史。洋地黄通过抑制心肌细胞膜 Na^+/K^+-ATP 酶,使细胞内 Na^+ 水平升高,促进 Na^+-Ca_2^+ 交换,提高细胞内 Ca_2^+ 水平,从而发挥正性肌力作用。但近年来的研究成果引出了一个假说,即洋地黄并非只是正性肌力药物,而是通过降低神经内分泌系统的活性起到一定的治疗作用。地高辛是惟一经过临床试验评估并被 FDA 确认有效的洋地黄制剂。DIG 试验结果显示:地高辛对总死亡率的影响是中性的。但地高辛可以减轻症状、改善临床状况,在不影响生存率的情况下降低因心力衰竭住院的危险。同时地高辛是安全的,具有良好的耐受性。

地高辛适用于已应用 ACEI(或 ARB)、β受体阻滞药和利尿药但仍持续有症状的心力衰竭患者。重症患者可同时应用四种药物。NYHA Ⅰ级患者不推荐应用。合并快速室率的房颤患者不论是否合并心力衰竭均可使用地高辛,但急性心力衰竭并非地高辛的应用指征。急性心肌梗死后,特别是有进行性缺血者应慎用或不用地高辛。地高辛采用维持量疗法(0.25mg/天);70岁以上及肾功能减退者宜用 0.125mg,每天或隔日 1 次。地高辛血药浓度与疗效无关,不需要监测剂量。除非需判定洋地黄中毒时。注意奎尼丁、维拉帕米、普鲁卡因酰胺、胺碘酮、双异丙吡胺、普罗帕酮与地高辛应用,可使血液地高辛浓度增加而发生中毒。地高辛禁用于窦房传导阻滞,二度以上房室传导阻滞(除非已安置起搏器)患者。慎与能抑制窦房结或房室结功能的药物合用。

6. 醛固酮受体拮抗药 醛固酮(ALD)有独立于AngⅡ和相加于AngⅡ对心肌重构的不良作用,特别是作用于心肌细胞外基质引起纤维化,从而促进心力衰竭的发展。研究发现,在衰竭心肌中,心室ALD生成与活化与心力衰竭严重程度成正比。虽然短期应用ACEI或ARB可降低ALD水平20%左右,但长期应用即可发生"醛固酮逃逸现象"。因此,在ACEI的基础上加用ALD拮抗药,经RALES试验研究可降低死亡风险30%,因心力衰竭住院率下降35%。

应用要点为适用于NYHAⅢ~Ⅳ级的中、重心力衰竭患者,以及急性心肌梗死后合并心力衰竭且LVEF<40%的患者。螺内酯起始量为10mg/天,最大剂量20mg/天,酌情也可隔日给予。高钾血症和肾功能异常慎用。凡Scr<176.8(女)~221.0(男)μmol/L,血钾<5.0μmol/L者可应用本药。一旦开始应用ALD拮抗药,即应加用襻利尿药,停用钾盐、ACEI减量。

7. 其他药物

(1)血管扩张药:直接作用的血管扩张药(包括α受体阻滞药)在慢性心力衰竭的治疗中并无特殊作用。硝酸酯类被用以缓解心绞痛或呼吸困难的症状。为减少耐药,二次给药时间至少应间隔10h。至于治疗心力衰竭,则缺乏依据。

(2)钙拮抗药:CCB具有扩张全身和冠状动脉循环阻力型动脉的作用,从理论上讲应能改善心脏功能和缓解心肌缺血。但实际情况是很多CCB的短期治疗导致肺水肿和心源性休克,长期应用则使心力衰竭患者的心功能恶化和死亡的危险性增加。缓释型和长效药物或血管选择性CCB虽可减少心力衰竭的恶化,但仍未能预防CCB相关的心血管并发症。真正的机制仍不明确,可能是

CCB 的负性肌力作用和激活内源性神经内分泌系统。根据现有证据,指南仅推荐氨氯地平和非洛地平应用于心力衰竭。

由于缺乏 CCB 治疗心力衰竭有效的证据,此类药物不宜应用。心力衰竭患者合并高血压或心绞痛需用 CCB,可选择氨氯地平或非洛地平。心肌梗死后伴 LVEF 下降,无症状的心力衰竭患者不宜使用具有负性肌力作用的 CCB(如维拉帕米和地尔硫䓬)。

(3)正性肌力药物的静脉应用:环-磷酸腺苷(C-AMP)依赖性正性肌力药物包括 β-肾上腺素能激动药如多巴胺、多巴酚丁胺,以及磷酸二酯酶抑制药如米力农。循证医学证据显示,无论口服或静脉应用米力农均可增加死亡率,引起持续性低血压和新的心律失常。结论是:口服米力农基本不用,慢性心力衰竭发作加剧时不应长期间歇静脉应用米力农。

对难治性终末期心力衰竭可作为姑息疗法应用。对心脏移植前、心脏手术后心肌抑制所致的急性心力衰竭可短期应用 3~5 天。应用方法为多巴酚丁胺 $100\sim250\mu g/min$,多巴胺 $250\sim500\mu g/min$,米力农负荷量为 $2.5\sim3mg$,继以 $20\sim40\mu g/min$,均为静脉给予。

(4)抗凝和抗血小板药:从理论上说,心力衰竭时由于扩张且低动力的心腔血液淤滞,局部室壁运动异常及促凝因子活性增高,血栓栓塞事件发生的风险高。但实际上心力衰竭时血栓栓塞事件的发生率很低(每年 1%~3%)。近期完成的一项随机对照研究,未能得出抗凝和抗血小板是否有益的肯定性结论,也没有证实在阿司匹林、华法林或氯吡格雷之间哪一种治疗更优。

心力衰竭伴有明确动脉粥样硬化疾病(冠心病、心肌梗死、糖尿病、脑卒中等)而有二级预防指征的患者都必须应用阿司匹林,剂量应在 75~150mg/天,因为低剂量不良反应较少。单纯扩张性心肌病患者不需要应用阿司匹林。大剂量的阿司匹林和非甾体类抗炎药物都能使病情不稳定的心力衰竭患者加重。心力衰竭伴

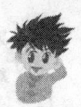

房颤的患者应长期用华法林抗凝治疗,并调整剂量使 INR 在 2~3 之间。窦性心律患者不推荐应用抗凝治疗,但明确有心室内血栓或 LVEF 明显下降,心室内血栓不能除外者可考虑抗凝治疗。有抗凝治疗指征且并发率高但又必须抗凝的心力衰竭患者,推荐抗血栓治疗。不推荐常规联合应用抗血小板和抗凝治疗,除非为急性冠状动脉综合征。

(5)"心肌营养"药:包括辅酶 Q_{10}、牛磺酸、抗氧化剂、激素(生长激素、甲状腺素)和 1,6-二磷酸果糖等,其疗效不确定且与治疗心力衰竭的药物之间可能有相互作用,不推荐应用。

二、心力衰竭的非药物治疗

1. 心脏再同步化治疗(CRT) 中、重度心力衰竭患者约 1/3 合并传导异常,导致房室、室间和(或)室内运动不同步。房室不同步表现为心电图中 PR 间期延长,使左室充盈减少;左、右室间不同步表现为左束支传导阻滞,使右室收缩早于左室;室内传导阻滞在心电图上表现为 QRS 时限延长(>120ms)。多数指南仅以 QRS 间期作为评价是否存在心室间同步的指标。以上不同步现象均严重影响左室的收缩功能,引起左室充盈减少,左室收缩力或压力的上升速度降低、时间延长,加重二尖瓣反流及室壁逆向运动,使心室排血效率下降。心室收缩不同步还会导致心力衰竭者死亡率增加。CRT 治疗就是通过植入右室及左室电极,同时起搏左右心室,通过多部位起搏恢复心室同步收缩。对于心力衰竭伴心室失同步患者,CRT 可以改善左室整体功能,增加左室充盈时间,减少室间隔矛盾运动及二尖瓣反流,从而增加心输出量。

全球数个大型、随机对照临床试验中,4 000 多例心力衰竭伴心室不同步患者在优化药物治疗基础上加用 CRT 或 CRT+ICD,并与单独药物治疗比较。药物治疗+CRT 或 CRT+ICD 组能显著逆转心室肥厚,改善生活质量、心功能分级和运动耐量。近期关于 CRT 治疗的荟萃分析表明,CRT 降低住院率 32%,降低总死亡率 25%。因此,ACC/AHA 以及 ESC 的慢性心力衰竭指南均将 CRT 列为 I 类推荐和 A 级证据。

(1)适应证:凡符合以下条件的慢性心力衰竭患者,除非有禁忌证,均应接受 CRT:LVEF≤35%,窦性心律,左室舒张末期内径≥55mm,心脏不同步(目前标准为 QRS>120ms);尽管使用了优化药物治疗,仍为 NYHA III~IV 级心功能者。对于房颤伴有心室不同步患者,由于循证医学证据尚少,不适于推荐 CRT。

(2)处理要点:①严格遵循适应证。②提高手术成功率,尽量选择左室侧后壁为左室电极部位。③术后要进行起搏参数优化,包括 AV 和 VV 间的优化。④尽可能维持窦律,实现 100% 双心室起搏。⑤继续合理抗心力衰竭药物治疗。

2. 埋藏式自动复律除颤器(ICD) 据统计,心力衰竭的死亡原因依次为:泵衰竭(59%)、心律失常(13%)和猝死(13%)。MERIT-HF 试验中 NYHA 分级不同患者的死因分析表明,中度心力衰竭患者半数以上死于心律失常导致的猝死。ICD 的主要功能是诊断和治疗快速室性心律失常,同时也可以起搏治疗心动过缓。多年的临床实践和诸多前瞻性大规模临床试验已证明,ICD 比抗心律失常药物能更有效地减少心脏猝死,降低总死亡率。现已被广泛接受作为治疗致命性室性心律失常的首选方法。鉴于上述原因,多国的心力衰竭指南均推荐应用 ICD 治疗曾有致命性快速心律失常而预后较好的心力衰竭患者,用以预防此类心力衰竭患者的猝死。

临床试验显示,ICD 可以改善心力衰竭患者的生存率,特别是中度心力衰竭患者。MADTT-II 试验入选心梗后 1 个月,LVEF≤30% 的患者 1232 例,在平均随访 20 个月中,与常规药物治疗相比,ICD 可减少 31% 的死亡危险性。COMPANION 试验入选 1520 例,NYHA III~IV 级并伴 QRS≥120ms 的心力衰竭患者,随机分为药物、CRT 和 CRT＋ICD 3 组进行前瞻性随访。结果显示,CRT 治疗使病死率下降 24%,CRT-D 治疗使病死率下降 36%。

(1)适应证:①心力衰竭伴 LVEF 低下者,曾有心脏停搏、室颤或血流动力学不稳定的室速,推荐置入 ICD 作为二级预防以延长生存。②缺血性心脏病、心梗后至少 40 天,LVEF≤30%,长期优化药物治疗后 NYHAⅢ～Ⅳ级、预期生存期＞1 年者,推荐置入 ICD 作为一级预防减少心脏性猝死。③非缺血性心肌病,LVEF≤30%,长期最佳药物治疗后 NYHAⅡ～Ⅲ级,合理预期生存＞1 年,推荐置入 ICD 作为一级预防减少心脏性猝死。④对于 NYHAⅢ～Ⅳ级,LVEF≤35%且 QRS≥120ms 的症状性心力衰竭。可置入 ICD＋ICD 以改善心功能和降低死亡率。

(2)处理要点:ICD 治疗一方面疗效确切,治疗地位举足轻重,但另一方面价格昂贵,寿命较短,因此应严格掌握适应证。应用与否的首要问题是:所选患者是否存在心脏性猝死的危险。由于医疗观念和环境的差别,在我国现阶段,二级预防是 ICD 治疗的主要指征。符合 CRT 适应证且为猝死高危人群,尤其是缺血性心脏病伴心功能不全者,有条件应尽量置入 ICD。此外还要考虑患者的整体状况和预后,重度心力衰竭患者的预计生存期短和生活质量不高,不推荐置入 ICD。

3. 心脏移植　心脏移植可作为终末期心力衰竭的一种治疗方式,适用于无其他治疗方法可选的重度心力衰竭患者。目前心脏移植术日趋完善,在发达国家已成为常规手术。全球已有 5 万余例患者接受心脏移植术,手术成功率在 95%以上,联合应用 3 种免疫抑制药,术后 5 年生存率在 76%以上,最长存活者达 30 余年。对于特定条件的患者而言,心脏移植术会显著增加生存率、改善运动耐量和生活质量。

心脏移植的手术适应证为①内外科均无法治愈的终末期心脏

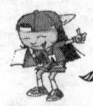

病人(估计生存期<1年者);②肺动脉压力≤60mmHg;③其他重要脏器功能正常或可逆;④精神状态稳定;⑤家属和本人同意。

目前存在的问题分别是供体心脏短缺和移植排斥,这是术后1年后死亡的主要原因。

三、心力衰竭各阶段的预防措施

根据心力衰竭发生发展的过程,可分为A、B、C、D四个阶段。

1. 阶段A 也称为"前心力衰竭阶段",包括心力衰竭高发危险人群,如高血压、冠心病、糖尿病、肥胖及代谢综合征等最终可累及心脏的慢性疾病,此外还有应用心脏毒性药物、酗酒、风湿热史或心脏病家族史患者,但目前尚无心脏结构和功能异常,也无心力衰竭的症状和体征。

治疗措施:控制危险因素和治疗高危人群原发病,如降压、调脂、戒烟、限酒、运动和控制代谢综合征等。有多重危险因素者可应用ACEI或ARB。

2. 阶段B 也称为"前临床心力衰竭阶段",患者已发展成结构性心脏病,但尚无心力衰竭症状(即NYHA Ⅰ级)。

治疗措施:治疗关键是阻断和延缓心肌重构,分别是:①包括阶段A的措施。②LVEF低下患者可应用ACEI或ARB及β受体阻滞药。③冠心病合适病例应做血运重建术。④有严重血流动力学障碍的心脏瓣膜病的患者,可做瓣膜置换或修补术。⑤ICD可应用于心肌梗死后、LVEF≤30%、NYHA Ⅰ级心功能、预计存活≥1年者。

此阶段患者不需要应用地高辛,不用心肌营养药,有负性肌力作用的钙拮抗药(CCB)有害,应避免应用。

3. 阶段C 为临床心力衰竭阶段,患者已有结构性心脏病,以往或目前有心力衰竭的症状体征,这一阶段包括NYHA Ⅱ、Ⅲ级和部分Ⅳ级患者。

治疗措施:①所有阶段 A、B 的措施。②常规应用利尿药、ACEI、β受体阻滞药。③若症状仍不改善可加用地高辛。④ALD受体拮抗药、ARB 等可应用于某些选择性患者。⑤CRT、ICD 可应用于选择的合适病例。

4. 阶段 D 为难治性终末期心力衰竭阶段,患者为进行性结构性心脏病,虽经积极的内科治疗,休息时仍有症状,且需要特需干预。这一阶段包括部分 NYHA Ⅳ级的患者。

治疗措施:①所有阶段 A、B、C 的措施。②心脏移植、左室辅助装置、静脉滴注正性肌力药物可以选择应用。③如合并肾功能不全、难治性水肿可应用超滤法或血液透析。④注意适当处理重要的并发症,如睡眠障碍、抑郁、贫血和肾功能不全等。

(周书明)

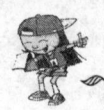

第十二节 晚期心力衰竭的治疗

心力衰竭是一个综合征,表现为心脏不能泵出足够的血供应组织代谢需要而出现症状和体征的群集,也是任何心脏病的晚期表现。晚期心力衰竭是指 NYHA 分级的Ⅳ级心功能,EF<25%,也有的定义为 EF<30%,患者休息时也有心慌气短,疲劳,半卧位或端坐呼吸,阵发性夜间呼吸困难,夜尿,体征包括低血压,心动过速,或交替脉,可能有出汗,肢端发凉或发绀,两肺可闻及干鸣音及湿啰音,呼吸急促,可有胸腔积液,严重收缩功能不全者心尖部可闻及奔马律和二尖瓣反流杂音,颈静脉压升高,肝颈回流征阳性,外周水肿明显。晚期心力衰竭有的称严重心力衰竭或顽固性心力衰竭,进一步发展可成为终末期心力衰竭,约占全部心力衰竭患者的 5%,但死亡率很高,年病死率可达 50%。晚期心力衰竭患者往往在严重收缩功能不全基础上同时有舒张功能不全。这些患者即使采用了最佳的治疗方法,仍无法改善症状或症状迅速恶化,经常有心脏恶病质的表现,需要反复住院或长期住院强化治疗,甚至需要临终关怀,是心脏移植的候补者。

一、晚期心力衰竭的评估

1. 超声心动图和多普勒超声 可以提供左、右心室的内径、室壁厚度、心房大小、瓣膜结构和完整性、估计肺动脉压、有无附壁血栓、有无节段性室壁运动障碍及 EF 值。这是最简便又直观,可重复又可获取多量信息的无创性检查中非常重要的诊断工具。

2. X 线胸片 可直观地了解心脏大小、肺淤血程度、有无肺部感染、有无胸腔积液,对于这组患者是非常重要又简便的诊断工具。

3. 呼吸道气体交换和运动峰值时最大氧消耗量的测定 对

判断病情严重度、心功能分级有重要作用,但对不能运动的患者意义不大。

4. 试验治疗 当口服抗心力衰竭药物不能控制症状而必须使用静脉点滴药物时表明病情加重;反之,当口服药物能替代静滴药物时,表明病情缓解。

5. 寻找加重心力衰竭的原因或诱因,纠正可逆因素 晚期心力衰竭25%～50%合并房颤,纠正房颤可改善LVEF和临床状况,用洋地黄、β受体阻滞药、胺碘酮减慢心室率也有利于改善心脏功能。但使用胺碘酮可使部分患者引起甲亢或甲减;水肿;肺栓塞加重心力衰竭;病毒感染常常加重心力衰竭;冠心病在发达国家占晚期心力衰竭的50%～70%,血管重建和室壁瘤切除可明显改善心功能;老年人加重心力衰竭最常见的诱因是感染,其次是容量负荷过多、心律失常和用药不当,应及时纠正原因和消除诱因。风心病二尖瓣置换常可改善临床症状,但由于左室扩张引起的二尖瓣反流,外科手术的效果至今仍未肯定。

晚期心力衰竭患者的血流动力学评估至关重要,面对一位患者时,首先应评估有无充盈压升高,二是有无低灌注。左室充盈压升高临床表现为轻微活动或平卧时呼吸困难、咳嗽、端坐呼吸、颈静脉压升高、第三心音及肺动脉第二音增强等。右室充盈压升高临床表现为下肢水肿、腹水、腹胀及食欲减退等,但老年人下肢水肿往往系静脉回流障碍,而非心功能不全,应注意鉴别。低灌注临床表现为脉压小、四肢发凉、低血压(或ACEI相关性低血压)、低钠血症和肾功能减退等。

对于有充盈压升高而无低灌注的患者,治疗可选静脉用襻利尿药、静脉用血管扩张药如硝酸甘油,新近问世的重组人脑钠肽,它既有血管扩张作用又有较强利尿作用。至于正性肌力药米力农(milrinone),有学者认为对于基础血压在120mmHg的患者并无益处,我们临床应用也表明对慢性心力衰竭急性加重者milrinone

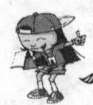

仅有2～3天的疗效。原已应用β受体阻滞药的患者,近期症状加重,应增加利尿药剂量,如仍不能改善症状,应暂停β受体阻滞药或减量。上述的治疗可减低患者的充盈压从而改善症状。

对于既有充盈压升高又有低灌注的患者,由于症状性低血压,需停用ACEI和β受体阻滞药,这些患者多有低心输出量和高外周血管阻力,大多数需要静脉用药,但应用血管扩张药和正性肌力-血管扩张药如多巴酚丁胺,小剂量多巴胺和米力农有较大争议。这类药因可引起心动过速和过速性心律不齐、症状性低血压和增加心肌缺血危险,可根据患者病情短期选用。静滴硝普钠对这类患者最合适,可快速地降低左室充盈压,增加心输出量,同时提高机体对静脉利尿药的反应。逐渐滴注硝普钠的剂量是关键,这种患者一般能耐受收缩压在90mmHg,随着症状改善使用2～3天即可改为硝酸甘油静脉滴注或口服血管扩张药,硝酸甘油静脉滴注剂量要比硝普钠剂量大,如不能维持血压,可硝酸甘油+多巴胺2～5$\mu g.kg$联合静脉滴注。口服药一般用血管扩张药、ACEI,有时与肼屈嗪联合应用。

二、晚期心力衰竭的药物治疗

1. 利尿药 心力衰竭患者长期应用不同剂量的利尿药,但晚期心力衰竭患者利尿药仍是第一线治疗药物。利尿药分6类:

(1)碳酸酐酶抑制药:如乙酰唑胺,不用于心力衰竭的治疗,偶尔用于晚期心力衰竭伴碱中毒。

(2)渗透性利尿药:如甘露醇是一种糖,可自由的通过肾小球,在肾小管形成渗透压而利尿,也不用于心力衰竭的治疗。

(3)襻利尿药:它作用在亨利襻的升支粗段髓质部和皮质部对NaCl的重吸收,降低肾脏尿的稀释和浓缩功能,产生强大的利尿作用。目前有呋塞米、布美他尼、阿佐塞米、托拉塞米等,是治疗心力衰竭的主要利尿药。

第一章 心血管疾病

(4)噻嗪类:主要抑制远曲小管近端对NaCl的重吸收,产生温和而持久的利尿。有氢氯噻嗪、苄氟噻嗪、环戊噻嗪、泊利噻嗪等。

(5)滞钾利尿药:为醛固酮的竞争性抑制药,在肾小管远曲小管和集合管皮质段通过竞争性拮抗醛固酮作用而排钠保钾。有螺内酯、氨苯蝶啶、阿米洛利。晚期心力衰竭患者多长期应用利尿药,可产生利尿药拮抗,其原因有食物和药物的顺应性差、胃肠严重淤血对药物吸收缓慢且差、心力衰竭加重心输出量低、肾灌注受损、肾功能减退及肾已适应于长期利尿。此外,一些非甾体类抗炎药损伤利尿功能。因此,临床上目前多采用利尿作用最强的襻利尿药口服或静脉注射。襻利尿药注射后>95%与白蛋白结合,在近曲小管入尿,注射后几分钟发生作用,高峰在30~90min,持续2~3h,由于持续时间短,一天可使用几次。静脉注射襻利尿药可出现短暂的血管扩张作用,其作用原理可能与肾释放前列环素有关,导致肺动脉楔嵌压下降,前负荷减少,从而减轻患者症状和肺淤血的体征。但也触发交感神经活性,增加后负荷和降低心功能。因此,使用时必须平衡利弊。晚期心力衰竭患者利尿反应不良时可采取以下方法:

①用呋塞米或托拉塞米持续静脉滴注+较大剂量静脉注射联合,剂量根据患者病情而定,大多数患者需要>250mg/天。急性期控制后可改为口服,由于襻利尿药作用时间短,应该每日2次,但怕影响患者休息,可用较大剂量早晨一次服。Dormans等观察一组重症心力衰竭患者,每日平均使用呋塞米(速尿)250~2 000mg,开始用每日总剂量的20%静脉注射,以后静脉滴注,中间再用总剂量的10%静注,静脉滴注加静脉注射患者24h尿量比单独静注者明显增加。他们认为160mg/h呋塞米静脉滴注对于肌酐清除率>20ml患者是安全的。但我们一般用5~40mg/h持续静脉滴注+20~40mg多次静脉注射。由于持续静脉滴注避免了

血药浓度的高峰,减少了不良反应和药物的毒性。

②联合应用襻利尿药+噻嗪类+保钾利尿药。可口服与静脉制剂联合,20多年来我们都是排钾利尿药与保钾利尿药合用,已不用补氯化钾。也可乙酰唑胺+噻嗪类阻止远曲小管重吸收钠,或联合螺内酯等作用于集合管的利尿药。

③对于低蛋白或低血压患者,可在静滴白蛋白或小剂量多巴胺(2~3mg/kg·min)增加肾灌注后用利尿药,提高利尿效果。

大剂量襻利尿药可引起容量损耗和电介质紊乱,也可损伤听力和前庭功能,特别是肾功能减退者和接受其他药物治疗的患者,尤其是使用氨基糖苷类抗生素。有人认为,接受4~5g/天的呋塞米不会产生毒性作用。

2. ACEI与ARB 众所公认ACEI是治疗左室收缩功能不全的一线药物。晚期心力衰竭患者应该尽量逐步达到最大耐受剂量,大量的临床试验已证明ACEI可减少各期心力衰竭患者的致残率和病死率,也证明高剂量组致残率和住院率比低剂量组减少。据笔者的有限经验,短效的制剂对这些患者更合适,因为作用时间短,便于调整和滴定剂量。常用卡托普利最大剂量为150mg/天,分3次服用疗效满意,特别对扩张性心肌病心力衰竭患者,可使心脏缩小、症状明显改善、运动耐力增加。依那普利最大剂量为10mg,2~3次/日。福辛普利为20~40mg/天,贝那普利为10~20mg/天,赖诺普利20~40mg/天,奎那普利为20mg,每天2次,雷米普利为10mg/天。晚期心力衰竭患者常使用大剂量利尿药致容量损耗,同时伴低血压,因此使用ACEI时往往需要减少利尿药用量,并注意容量情况。对于有低血容量、低钠血症、糖尿病和肾动脉狭窄患者要高度注意肾功能受损。此外在使用ACEI时,可使晚期心力衰竭患者血压进一步降低,但大多数患者能耐受收缩压在90mmHg而无症状。咳嗽是ACEI最大的不良反应,5%~10%患者不能耐受咳嗽而被迫放弃。对于这些患者可改用

ARB制剂,新近一些研究联合应用ACEI和ARB显示比单独应用效果要好。VaL-HeFT亚组分析表明,对ACEI不能耐受的患者改用valsartan病残率/病死率的相对危险下降45%。大量的临床试验证据也提示,ARB代替ACEI不能耐受的低EF慢性心力衰竭患者得到同样益处。从VaL-HeFT、CHARM-Added、VSLIANT等试验也没有证据表明联合应用ARB+ACEI+β受体阻滞药有恶化病情作用。

晚期心力衰竭由于长期容量负荷过重,右心功能不全,大剂量利尿药使用及基础肾功能差,约25%可出现心肾综合征。血尿素氮和肌酐升高,减轻容量负荷和减少正性肌力-血管扩张药可能有益。当血肌酐水平持续升高达265.2μmol/L(3mg/dl)或血尿素氮达28.6~35.7mmol/L(80~100mg/dl)时,血钾在5.5mmol/L,应停用ACEI。可改用硝酸酯类加肼屈嗪,ARB由于与ACEI有同样不良作用,不能代替ACEI。

3. β受体阻滞药 大量临床试验业已证明,β受体阻滞药如美托洛尔、比索洛尔、卡维地洛治疗NYHA心功能Ⅱ或Ⅲ级的患者,能改善症状,提高心功能级别和减少死亡率及住院率。但对心功能Ⅳ级的患者美托洛尔、比索洛尔则可能使心力衰竭恶化,尤其在初始治疗的8周内可能有少数患者死亡或增加住院率,使得很多医师拒绝或延期使用。大量临床试验证明,ACEI和β受体阻滞药通过延缓疾病进展和减少死亡,可改善患者的长期预后。ACEI可用于任何期的心力衰竭,新近研究表明,β受体阻滞药对于LVEF<25%且有严重症状的患者能很好耐受且从中获益,但必须慎重选择无充血证据和最近未用静脉滴注药物的稳定期患者,且从小剂量开始,非常缓慢的增加剂量。因为β受体阻滞药最初产生阻滞心肌β肾上腺素能的支持受体,导致负性变时和负性肌力作用,常常增加左室充盈压和减少心输出量,使血流动力学不稳定患者产生肺水肿或心源性休克。此时卡维地洛可能有益。卡

维地洛阻滞 α、β_1、β_2 受体,可能通过非肾上腺素能机制干预了交感神经活性的不良反应,这种作用可能对晚期心力衰竭特别重要。卡维地洛用于晚期心力衰竭通常从 3.125mg,每天 2 次,开始每 2 周增加 1 次剂量至 6.25mg,每天 2 次,然后 12.5mg,每天 2 次,靶剂量为 25mg,每天 2 次,但剂量必须个体化,国人往往达不到如此大的靶剂量。有关卡维地洛治疗晚期心力衰竭的随机、双盲、安慰剂对照试验较少。Packer 等报告一组 2289 例晚期心力衰竭患者,其中 1156 例用卡维地洛治疗,1133 例作为对照组用安慰剂,排除正在使用静脉正性肌力药物、血管扩张药、收缩压低于 85mmHg 及心率低于 68/min 及肾功能不全者。治疗 10.4 个月,结果卡维地洛组比对照组减少死亡危险 35%,联合减少死亡和住院率危险 24%,且因不良反应而停药也比对照组少。

4. 血管扩张药 血管收缩或改变血管负荷是重症心力衰竭的一种典型的病理生理学特征,心脏必须以高代价作功将血液供应到人体重要器官和帮助肾清除水分。静脉或口服血管扩张药扩张动脉和(或)静脉平滑肌以减少血管阻力而减轻心脏后负荷同时增加静脉容量,降低心室充盈压和增加心输出量,但一般不降低血压。晚期心力衰竭患者静脉用硝普钠或硝酸甘油必须小心滴注剂量,以确保不产生低血压。目前除了急性期外,一般已被 ACEI 或 ARB 所代替。口服亚硝酸异山梨酯的靶剂量 160mg/天 + 肼屈嗪 300mg/天临床很少用的剂量,可明显降低致残率和病死率。也可以与 ACEI 或 ARB 联合。由于心力衰竭时皮肤血流异常,硝酸甘油贴剂是无效的。

5. 洋地黄 晚期心力衰竭患者急性加重时通常用毛花苷 C(西地兰)0.2mg,qd 或 bid 静注,可增加 CI、降低心率、减少左室充盈压和右房压,也可以降低血浆肾素、醛固酮和正肾素的水平。有传导系统疾病或肾衰竭者应减少剂量。待病情稳定后改为口服地高辛 0.25~0.375mg/天。剂量越大越容易中毒,尤其是老年人和肾功能不全者。地高辛水平应接近稳定状态,即在口服地高辛后6h查地高辛浓度。应该注意的是:①在口服地高辛之前应查基础浓度,因为体内有内源性类洋地黄因子,与地高辛有交叉反应,口服之后的浓度减去基础浓度才是真正的地高辛浓度;②我们常犯的错误是第一天早晨口服地高辛,第二天早晨查地高辛浓度,真正的浓度并非在此时,应该在口服后6h;③目前临床常用的剂量为0.125mg/天,可能剂量不够,因此效果不好。新近研究表明,地高辛稳定状态的血清浓度为0.8~1.2ng/mL。洋地黄类可改善临床症状,减少住院率,并不能减少死亡率。有趣的是LVEF越低,症状越重,洋地黄效果越好。

6. 醛固酮拮抗药 醛固酮在心力衰竭中有重要的病理生理学作用,它促进钠潴留和钾镁排泄,激活交感活性、抑制副交感、促进心肌和血管纤维化、压力感受器功能不全、导致血管损伤和动脉顺应性降低。目前认为ACEI仅短期抑制醛固酮形成,因此ACEI联合螺内酯+襻利尿药+地高辛对晚期心力衰竭患者有很好的效果和耐受性,并不导致高血钾。Pitt等在一组1 663例随机、对照试验中,822例患者服用螺内酯25mg/天,8周后如心力衰竭加重又无高钾血症,剂量增加到50mg/天,随访24个月,结果显示,与对照组相比,螺内酯组减少30%的死亡危险,认为是由于降低了心力衰竭进展和心性原因猝死的危险;降低35%因心力衰竭恶化而住院;此外,明显改善患者的症状和心功能级别。他们认为,如此剂量的螺内酯并无利尿作用,也无临床血流动力学作用,推测可能系螺内酯通过减少钠潴留和心肌纤维化而预防心力衰竭进展,通过减少钾丢失和心肌上调整肾上腺素而预防心性猝死。强调只有醛固酮受体抑制药才能完全抑制这种激素的作用。且25mg/天剂量从药理学上完全能阻滞醛固酮受体。

7. 静脉用正性肌力药 静脉用正性肌力药在短期治疗失代偿性收缩功能不全起一种重要作用,常用的有β_1肾上腺素能受体激动剂和磷酸二酯酶抑制药,其主要作用是增加心肌细胞的 cAMP 和钙而增加收缩力,伴随血管扩张。但它们因为:①cAMP 和钙介导不同的生物学和生理学作用,增加心率和致心律失常作用可引起心肌缺血和猝死。②严重心力衰竭时对 β-肾上腺素能不敏感,降低通过该途径的作用,致使其用途受限。Milrinone 是磷酸二酯酶抑制药,目前国内已较少应用,因为静脉滴注用于心力衰竭病情加重仅有 2～3 天的疗效。多巴酚丁胺是选择性心脏 β_1 肾上腺素能受体激动剂,能直接激动心脏 β_1 受体,通过增加心肌收缩力而增加心输出量,也降低体循环的血管阻力,2～10mg/kg·min 主要的不良反应是心率增快、心律失常和心绞痛。多巴胺剂量在 2～3mg/kg·min 时通过肾脏的多巴胺能受体中度增加心输出量,有利于改变肾血流动力学,提高利尿药的效应,增加利尿。在 >4～5μg/kg·min 时,外周血管阻力增加,心输出量不再增加。故通常用 2～3μg/kg·min 的多巴胺联合静脉利尿药或正性肌力药治疗晚期心力衰竭患者。

钙敏感剂通过增加收缩装置对钙的敏感性而行使正性肌力作用,理论上这种制剂增加心肌收缩力而不增加细胞内 cAMP 或钙的浓度,因而避免 cAMP 依赖。至今尚无成功的临床制剂产生。左孟西旦(Levosimendan)是一种新型的与肌钙蛋白 C 结合的钙敏感剂,它通过结合到肌钙蛋白 C 而增加心肌肌丝对钙的敏感性,同时又不损伤心肌的舒张;它可通过钾依赖的 ATP 通道激活和降低对钙的敏感性而引起血管扩张;高浓度时 Levosimendan 可能抑制心肌和血管平滑肌中的磷酸二酯酶Ⅲ。剂量初始为 0.6μg/kg 静脉注射,继之以 0.1μg/kg·min 持续静脉滴注,以 1h 为间隔重复给 0.6μg/kg 剂量静脉注射,滴注率增加 0.1μg/kg,直到 4h,最大剂量达 0.4μg/kg·min 并持续到 6h。或出现剂量限制事件,如:①心率 >130bpm 或比基础心率 >15bpm 且持续 10min 以上。②症状性低血压或收缩压 75mmHg。③PCWP 下降≤10mmHg。④任何需要改变剂量的事件。此时需停止该药滴注,直到这些情况消失,然后下一次再从降低剂量开始。Slawsky等观察了98例使用Levosimendan和48例对照组的随机、双盲、对照试验,SV和CI分别增加28%和39%,而心率增加仅8%。6h时Levosimendan组呼吸困难改善29%,而对照组为15%,恶化为9%和17%;疲劳改善分别为42%:22%;恶化为11%:22%。约5%的患者在浓度滴定至0.3μg/kg.min时出现心动过速。

三、晚期心力衰竭的非药物治疗

1. 心脏再同步治疗 收缩性心力衰竭是由于长期的压力和容量过度负荷,或由于心肌梗死致心肌细胞丧失或肌节收缩蛋白异常,或心脏毒素作用,最终导致左室重塑。这是一个动态过程,左室进行性扩张,心室功能降低,双心室腔形态改变,二尖瓣环扩张致二尖瓣反流。继之出现神经体液的改变。"逆转"重塑是现代心力衰竭治疗中一个较新的概念,它并不是简单地停止左室进行性扩张和收缩功能的恶化,而是部分的逆转。心脏再同步治疗(CRT)是现代新增加的治疗心力衰竭的方法,有严格的适应证,主要针对HYHA心功能Ⅲ/Ⅳ的收缩性心力衰竭并有QRS间期≥130ms的患者。所有心力衰竭患者中25%～30%是由于房室和心室内-心室间传导延迟,引起房室机械收缩不同步和心室内-心室间机械收缩不同步,使心功能进行性恶化。心脏再同步治疗是在最佳药物治疗方案情况下,利用辅助装置改善这些传导延迟,使房室和室内与心室间收缩同步,有利于左室充盈与双心室射血的方法。其装置是标准右房起搏+右室起搏+冠状窦后壁起搏(左室起搏)。至今,已有不少小样本、非随机、开放临床试验和大样本、随机、双盲CRT试验均证明,在最佳药物治疗方案基础上再同步治疗可改善患者活动能力(6min步行距离),提高心功能等级,提高生活质量。也可明显地减少左室舒张末期和收缩末期直径及容量,有 65%～75% 患者持续一年。Abraham 报道 CRT 逆转左室重塑和改善症状至少持续 18 个月。有作者报道可持续 29 个月。MIRACLE 和 MIRACLEICD(即同时安装 CRT+ICD)两个试验结果相似,在 6 个月时,生活质量、左室质量、心功能和运动耐力改善,致命性心律失常减少。但左室质量减少比左室容量减少慢,同时观察到二尖瓣环缩小,二尖瓣反流减轻。CRT 后左室重塑逆转的程度因心力衰竭的病因不同而不同,非缺血性心力衰竭在左室容量减少、二尖瓣反流减轻、LVEF 增加比缺血性心力衰竭改善 2～3 倍。但两者在 6 个月时 NYHA 心功能分级、生活质量和 6min 步行距离方面改善相似。尽管如此,植入双心室起搏后,仍有 2/3 或 3/4 患者达不到理想疗效,其原因不清楚。其一,可能与左右心室起搏电极位置放置不当有关;其二,尽管心电图上有 QRS 间期≥130ms,也可能不存在左室不同步;其三,左室心功能不全已临终末期和不可逆,此时放置 CRT 为时已晚。

2. 左室持续血流辅助泵装置 晚期心力衰竭是心脏移植的候补者,但由于心脏移植供体的困难,导致临床医师将兴趣转移到使用持续血泵来治疗严重心力衰竭。Siegenthaler 联合德国、英国、美国多家医院报告 17 例使用 Jarvik2000 心内轴向血流泵经胸植入心尖部,治疗晚期心力衰竭患者包括特发性心肌病 12 例、缺血性心肌病 4 例、淀粉样变心肌病 1 例。结果无事件生存达 4 年,实际 1、2、3 年生存为 56%、47%、24%。没有泵故障,生活质量明显改善。装置的局部感染、抗凝药量不足等一些问题经及时处理均得到解决。但该心脏辅助装置尚处于研究阶段,且价格昂贵,非一般人能接受。

(郑秋甫)

参考文献

1. Jessup M, Brozena S, Treatment of advance heart failure. [J] Cardio in Review, 2000;8:148-157.

2. Nohria A, Lewis E, Stevenson LW. Medical management of advance heart faifure. [J]JAMA,2002,287:628-640.

3. Bukharovich IF, Kukin M. Optimal medical therapy for heart failure. [J]Prog In Cadiovas Dis, 2006,48:372-385.

4 Brater DC,. Pharmacology of diuretics. [J]Am J Med Sci, 2000;319:38-50.

5. Dormans TP. J., Meyel J J. M, Gerlag PG. G., et al. Diuretic efficacy of high dose furosemide in severe heart failure: bolus injection versus continuous infusion. [J]J A,Coll Cardiol 1996;28:376-382.

6. Pitt B, Zannad F, Remme WJ, et al. The effect of spironolactone on morbidity and mortality in patients with severe heart failure. [J]N Engl J Med, 1999;341:709-717.

7. Pack M, Coats AJS, Fowker MB, et al. Effect of carvedilol on suvival in severe chronic heart failure. [J]N Engl J Med, 2001;344:1651-1658.

8. Krum H, Roecker EB, Mohacsi P, et al. Effect of initiating carvedilol in patients with severe chronic heart failure. [J] JAMA, 2003;289:712-718.

6. Slawsky MT, Colucci WS, Gottlieb SS, et al. Acute hemodynamic and clinical of levosimendan in patients with severe heart failure. [J]Circulation, 2000;102:2222-2227.

9. Braun MU, Rauwolf T, Schulze M, et al. Long term biventricular resynchronisation threapy in advance heart failure: effect on neurohormones. [J]Heart, 2005;91: 601-605.

10. Sutton MSJ, Keane MG. Reverse remodelling in heart failure with cardiac resynchronisation. [J]Heart, 2007;93:167-171.

11. Young IB, Abraham WT, Smith AL, et al. Combined cardiac resynchronization and implantable cardioversion defibrillation in advanced chronic heart failure. [J]The MIRACLE ICD Trial. JAMA, 2003;289:2685-2694.

12. Siegenthaler MP, Westaby S, Frazie OH, et al. Advance heart failure: feasibility study of long-term continous axial flow pump support. [J]Euro heart J, 2005;26:1031-1038.

第一章　心血管疾病

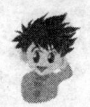

第十三节　老年人高血压的诊断治疗进展

　　高血压是老年人最常见的心血管病，也是导致冠心病、脑卒中、充血性心力衰竭、肾衰竭、主动脉瘤的重要危险因素。老年高血压与中青年高血压患者比较，发生心脑血管并发症的危险性更高，是老年人致死、致残的首要原因。因此，及时诊断及防治老年人高血压对提高老年人生活质量和健康长寿具有重要意义。

　　近年来高血压患病率在全球范围内呈上升趋势，而且与迅速增长的人口老龄化一同增长。美国预防、检测、评估与治疗高血压全国联合委员会2003年第七次报告(JNC7)报道，全球有高血压患者10亿左右，而大约2/3的65岁以上老年人患有高血压。根据目前的资料预测，到2025年全球将有29.2%的成年人患高血压，即15.8亿患者。2002年流行病调查显示，我国高血压患病率已达18.8%，患病人数超过1.6亿。与1991年相比，患病率增长31%，患者增加7000多万。随着我国人均寿命的延长，老年人高血压患病率已达40%～60%。依此推算，目前我国老年高血压患者在6400万人以上。尽管目前安全、有效的药物越来越多，但高血压的治疗现状仍较差，2006年公布的《中国心血管病报告2005》表明，目前我国人群高血压知晓率、治疗率和控制率分别为30.6%、24.7%和6.1%。提示我国高血压防治工作还处于较低水平。

一、老年人高血压的诊断

　　在未服抗高血压药物的情况下，血压持续或非同日3次以上超过高血压的诊断标准，即收缩压(SBP)≥140mmHg和/或舒张压(DBP)≥90mmHg；SBP≥140mmHg和DBP<90mmHg列为单纯性收缩期高血压(ISH)；患者既往有高血压史，目前正在用抗高血压药物，血压虽低于140/90mmHg，也应诊断为高血压。

(一)血压的定义与分类

《中国高血压防治指南》(2005年修订版)以我国近年来心血病流行病学、循证医学及大规模高血压临床研究进展为依据,根据我国的实际特点,并参考2003年《ISH/WHO高血压指南》和有关国外最新研究成果,对1999年《中国高血压防治指南》进行了修订。新指南对老年人高血压未做特别分类,诊断标准及分类与普通成年人相同(表17)。

表17 血压水平的定义和分类

类别	收缩压(mmHg)	舒张压(mmHg)
正常血压	<120	<80
正常高值	120~139	80~89
高血压	≥140	≥90
1级高血压("轻度")	140~159	90~99
2级高血压("中度")	160~179	100~109
3级高血压("重度")	≥180	≥110
单纯收缩期高血压	≥140	<90

若患者的SBP与DBP分属不同级别时,则以较高的分级为准;按血压的水平分为1、2、3级;将血压120~139/80~89mmHg列为正常高值是根据我国流行病学数据分析的结果,血压处在此范围内者,应认真改变生活方式,及早预防,以免发展为高血压。

(二)高血压的危险分层

2010年我国高血压防治指南老年人高血压的危险分层与普通成年人相同,即不仅根据血压水平,还要根据:①心血管病危险因素;②靶器官损害;③并存的临床情况或糖尿病如心、脑血管病及肾病(表18);并根据我国高血压人群的危险度分层标准进行危险度分层(表19)和确定治疗方案。

第一章 心血管疾病

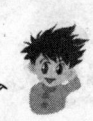

表 18 影响预后的因素

心血管病的危险因素	靶器官的损害(TOD)	伴临床疾患
高血压(1~3级)	• 左心室肥厚	• 脑血管病
男性>55岁;女性≥65岁	心电图 Sokolow-Lyon>38mm 或 Conell>	脑出血、缺血性脑卒中、短暂性脑缺血发作
吸烟	2440mm·ms;超声心动图 LVMI;男≥	• 心脏疾病
糖耐量受损(餐后2h血糖 7.8~11.0mmol/L)	125g/m²,女≥120g/m²	心肌梗死史、心绞痛、冠状动脉血运重建史、慢
和(或)空腹血糖受损(6.1~6.9mmol/L)	• 颈动脉超声 IMT≥0.9mm 或动脉粥样斑块	性心力衰竭
血脂异常	• 颈-股动脉脉搏波速度≥12m/s	• 肾脏疾病
TC≥5.7mmol/L(220mg/dl)	• 踝/臂血压指数<0.9	糖尿病肾病、肾功能受损、血肌酐
LDL-C≥3.3mmol/L(130mg/dl)或	• eGFR降低(eGFR<60ml·min⁻¹·1.73m⁻²)	男性≥133μmol/L(1.5mg/dl)
HDL-C<1.0mmol/L(40mg/dl)	或血清肌酐轻度升高:	女性≥124μmol/L(1.4mg/dl)
早发心血管病家族史(一级亲属发病年龄男性	男性 115~133μmol/L(1.3~1.5mg/dl)	蛋白尿(≥300mg/24h)
<55岁,女性<65岁)	女性 107~124μmol/L(1.2~1.4mg/dl)	• 外周血管病
腹型肥胖(腰围:男性≥90cm,女性≥85cm)或肥	微量白蛋白尿:30~300mg/24h 或	• 视网膜病变
胖(BMI≥28kg/m²)	白蛋白/肌酐比:≥30mg/g(3.5mg/mmol)	出血或渗出、视到头水肿
血同型半胱氨酸升高(≥10μmol/L)		• 糖尿病
		空腹血糖≥7.0mmol/L(126mg/dl),餐后2h血糖≥
		11.1mmol/L(200mg/dl),糖化血红蛋白≥
		6.5%

注:TC:总胆固醇;LDL-C:低密度脂蛋白胆固醇;HDL-C:高密度脂蛋白胆固醇;BMI:体重指数;WC:腰围;eGFR:估算的肾小球滤过率;LVMI:左室质量指数;IMT:颈动脉内膜中层厚度

表 19　按危险分层,量化地估计预后

其他危险因素和病史	血压(mmHg)		
	1 级高血压 SBP140～159 或 DBP90～99	2 级高血压 SBP160～179 或 DBP100～109	3 级高血压 SBP≥180 或 DBP≥110
无其他危险因素	低危	中危	高危
1～2 个危险因素	中危	中危	很高危
≥3 个危险因素、靶器官损害	高危	高危	很高危
并存的临床疾病或糖尿病	很高危	很高危	很高危

注：表 19 按 2010 年指南的分层及定义,但量化估计预后应根据我国人群 10 年中发生心血管病的绝对危险。若按低危患者＜15%、中危患者 15%～20%、高危患者 20%～30%、很高危患者＞30%,作为中国人的标准,将高估我国人群的危险,故尚待对上述标准进行评估,以最终确定适合我国的危险度定义分层

(三) 老年人高血压的临床特征

1. 单纯性收缩期高血压多见　老年人 ISH 是大动脉粥样硬化的结果,ISH 反映大动脉顺应性下降,是反映动脉损伤程度的重要标志。Framingham 研究(ISH 的定义为收缩压＞160mmHg/舒张压＜90mmHg)发现,老年(65～89 岁)男性 ISH 患病率占血压增高总人数的 57.3%,老年女性为 62.5%。65 岁以上的 ISH 患者为混合型高血压患者的 2 倍。提示 SBP 随年龄增长而增高,DBP 则降低或不变。美国国家健康和营养调查(NHANES-Ⅲ)研究表明,60 岁以上的老年人群中 ISH 占 87%以上。而由大动脉粥样硬化导致的脉压增大是老年人 ISH 的一个重要的临床特征。近年统计我国老年人 ISH 占老年人高血压总人数的 53.21%。老年人 ISH 危害大,预后差。多危险因子干扰试验(MRFIT)显示,ISH 患者冠心病病死率更高,发生脑卒中和冠心病的危险分别增加 4～5 倍,因此对老年高血压患者要重视 SBP 的控制。

第一章　心血管疾病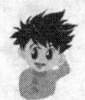

2. 血压波动大　老年人由于颈动脉窦压力感受器敏感度迟钝,动脉顺应性下降,造成昼夜、季节变化时的血压波动幅度较大。尤其是 SBP,一天内血压波动范围可达 40/20mmHg,血压的昼夜节律常消失。约 1/3 的老年高血压患者表现为夏季血压低而冬季血压高;老年高血压患者在情绪稍微激动时血压可迅速升高。急剧的血压波动易造成靶器官损害,引起心脑血管意外。因此,老年高血压患者需特别强调平稳降压。

3. 易发生直立性低血压　老年高血压患者易发生直立性低血压,即立位比卧位的 SBP 下降超过 20mmHg,其原因可能是动脉系统硬化与老化,使颈动脉窦压力感受器敏感度降低,自主神经功能障碍等,发生频率随年龄增长及神经系统代谢紊乱而增加。老年高血压患者及在降压治疗过程中体位性低血压发生率达 30%。患者可因此出现头晕,甚至晕厥、突然摔倒,久卧病床的老年人更易发生。因此临床应避免使用如哌唑嗪、甲基多巴等加重直立性低血压的药物。

4. 假性高血压　假性高血压是指袖带测压法测得的血压值高于经动脉穿刺直接测得的血压值。老年假性高血压与动脉硬化有关,这是由于高度硬化的肱动脉难以被袖带气囊完全阻断血流,使所测得的血压值明显高于动脉内的实际压力。如果测得老年人血压值很高,又无靶器官受累,周围血管触诊时缺乏弹性感,手臂 X 线检查发现血管钙化影时,应高度怀疑假性高血压,可采用简易的 Osler 试验辅助诊断,即测压时给气囊充气,使压力超出 SBP20mmHg,如此时明显地触摸到桡动脉,则为假性高血压。肯定诊断须做动脉内直接测压。这类患者在进行药物降压时可出现严重的不良反应。

5. 易发生靶器官损害　因老年人高血压多以 SBP 升高为主,使心脏后负荷增加,左心室室壁及室间隔肥厚,同时心肌胶原纤维增多,使心肌肥厚、心脏舒张及收缩功能受损,心排血量下降,可导

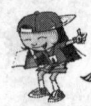

致心绞痛、心力衰竭与猝死;老年人高血压时,肾功能变化更早、更严重,易导致肾衰竭;SBP 的异常升高易导致脑出血;由于心输出量降低,易使心脑血流灌注不足而发生心肌缺血、脑缺血(腔隙性脑梗死)等。

6. 同时患有多种疾病 老年人高血压常与糖尿病、高脂血症、冠心病、慢性支气管炎、前列腺肥大、青光眼、动脉粥样硬化及肾功能不全等疾病并存。这些疾病相互影响,使高血压的治疗变得复杂。因此,应注意个体化治疗,从多方面评价和选择适合患者的降压药物。

二、老年人高血压的治疗

(一)治疗目标

老年人高血压治疗的主要目标是将血压调整至适当水平,最大限度地防治和降低心脑血管病的发病率、病残率和死亡率。要求医生在治疗高血压的同时,干预患者检查出来的所有可逆性危险因素(吸烟、血脂异常或糖尿病),并适当处理患者同时存在的各种临床情况。

1999 年 WHO/ISH、2003 年《JNC7》和《欧洲高血压防治指南》要求目标血压在 140/90mmHg 以下,老年人高血压也不例外。2005 年《中国高血压防治指南》将老年人高血压收缩期目标值定为 150mmHg 以下,这一改变主要考虑到老年人 SBP 控制的实际难度,在临床实践中更具有操作性。但是不能因此理解为 150mmHg 即为最佳血压,如果可能,应当尽量将 SBP 降至能够耐受的 140mmHg 以下。而 80 岁以上的高血压患者,降压的风险与益处及目标血压尚有争议。对于伴有糖尿病或肾病的高危、极高危的老年高血压患者,首要任务是强化降压,目标值≤130/80mmHg。由于老年人血管功能的改变,SBP 高,脉压大,而 DBP

与心血管事件呈负相关,故老年人降压强调 SBP 的控制,但 DBP 不低于 60~70mmHg 为宜。因此,对于老年 ISH 的患者在治疗过程中不仅要重视 SBP 的达标,还要兼顾 DBP 的水平,权衡利弊,综合分析。

(二)治疗策略

对老年高血压患者应全面评估其总危险度后,判断患者属低危、中危、高危或很高危。①很高危与高危患者。必须立即开始对高血压及并存的危险因素和临床情况进行药物治疗;②中危患者。先观察患者的血压及心血管病危险因素数周,进一步了解病情,然后决定是否开始药物治疗;③低危患者。观察患者一段时间,然后决定是否开始药物治疗。根据患者不同的危险层次制订具体的全面治疗方案,监测患者的血压和各种危险因素。其治疗上采取控制总危险策略,包括降压本身和逆转所有相关危险因素两方面。即控制高血压(平稳、早期、长期、有效、优化组合降压);根据患者合并的危险因素情况,使用相应的调脂、降糖或抗血小板药物等多重危险因素干预。这是降低心血管事件及死亡危险的关键,是预防心血管事件的重要策略。

(三)非药物治疗

非药物治疗的重要一项是改变生活方式。改变生活方式不仅是高血压治疗的重要手段,也是其他心血管病及糖尿病治疗不可缺少的基础。非药物治疗的原则为:①所有高血压患者应终身进行,需认真、持久地与患者的日常工作和生活条件相结合,即使接受药物治疗亦不容松懈;②应针对患者各种不合理生活方式进行全方位干预。

1. 保持正常体重 超重或肥胖者减轻体重可以使循环血容量减少、血浆去甲肾上腺素、肾素和醛固酮水平下降,血压降低。

减重方法是减少总热能的摄入,强调少脂肪并限制过多碳水化合物的摄入。

2. 适当减少摄盐量 因为 SBP 的升高主要是容量依赖性的,而减少摄盐量,可有效降低 SBP,SBP 越高,所获得的降血压效果越好。WHO 建议每人每日的盐应控制在 6g 以下,多食蔬菜、水果。

3. 限酒戒烟 尽管有证据表明非常少量饮酒可能减少冠心病发病的危险,但是饮酒和血压水平及高血压患病率之间呈线性相关,因此高血压患者应减少饮酒量。戒烟也是重要的,尼古丁可使血压一过性升高,可能增加降压药物的剂量。

4. 坚持适量体力活动 规律性体育运动十分有助于降低 SBP、DBP 和心率;

5. 注意心理卫生 自我调节紧张情绪、减轻压力、避免脑力疲劳、保证充足睡眠、劳逸结合。

(四) 药物治疗

1. 治疗原则

(1) 从小剂量开始:为患者确定一个最小的有效剂量,既达到控制血压的目的,又将不良反应降到最低。老年人应缓慢降压,如效果不满意,可逐步增加该药剂量以获得最佳疗效。

(2) 使用长效降压药:为了有效地防止靶器官损害、减少心脑血管事件发生的危险,要求每天 24h 内血压稳定于目标范围内,尽量使用每日 1 次给药而且能持续 24h 作用的长效制剂,以防止从夜间较低血压到清晨血压突然升高而导致猝死、脑卒中和心脏病发作,并可提高患者的依从性。这对于需要长期或终身治疗的患者是十分重要的。

(3) 合理的联合用药:大多数老年高血压患者合并有危险因素、靶器官损害及心脑血管疾病等,单一药物治疗并不能使血压降至理想水平,而药物剂量增加常伴随不良反应加大,往往使患者难

第一章 心血管疾病

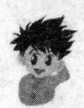

以耐受,联合用药可增大降压效果,而不增加药物不良反应。HOT临床研究的结果也证明,约70%的高血压患者需联合使用两种及两种以上抗高血压药物才能严格控制血压,即联合用药是绝大多数患者成功达到目标血压的关键。多采用两种或两种以上药物小剂量联合治疗。

(4)调整好最佳服药时间:血压变异性(即血压波动的规律)在正常情况下呈勺形曲线,24h有两个血压高峰时间,即上午6~10时,下午4~8时。在这两个高峰前的半小时用药,降压作用比较理想。凌晨血压增高多见于老年人,其主要原因是老年人大动脉顺应性较差及凌晨交感激活增加。该类高血压患者有两种形式:一种为夜间血压高的凌晨高血压患者(非勺型),可在睡前加服一次药物;另一种是夜间血压低的凌晨高血压患者(勺型),建议早晨服的降压药物提前到凌晨醒后服用。

为了调整好高血压患者最佳血压,应对患者进行血压监测,长期以来人们采用诊室血压进行血压监测,但诊室血压不能反映夜间高负荷血压(非勺型血压)、凌晨高血压及白大衣高血压,而在高血压合并糖尿病、脑卒中及冠心病的患者中有更多的凌晨及非勺型高血压现象。因此,在高血压治疗中应重视将诊室血压与动态血压及家测血压相结合,以更好地控制全天血压,并遏制凌晨高血压。

(5)个体化治疗:老年人对治疗反应的个体差异大,要特别注意个体化治疗。应根据年龄,存在的心血管病危险因素,有无靶器官损害、心脑血管病、肾脏病及糖尿病,有无影响抗高血压药物使用的其他伴随疾病,与现有的其他药物有无相互作用、所用药物的疗效如何,以及患者长期治疗的经济承受能力等综合因素,选择符合患者实际情况的抗高血压药物及其治疗方案。

2. 降压药物的种类 当前用于降压的药物主要有6类,即利尿药、β受体阻滞药、血管紧张素转换酶抑制药(ACEI)、血管紧张素Ⅱ受体拮抗药(ARB)、钙拮抗药(CCB)和α受体阻滞药。应了

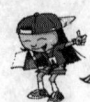

解各类降压药物在安全保证下的降压能力,严格掌握适应证和禁忌证。主要降压药物选用的临床参考见表20。

表20 主要降压药物选用的临床参考

种类	适应证	禁忌证	慎用
利尿药(噻嗪类)	充血性心力衰竭,老年高血压	痛风	妊娠
利尿药(襻利尿药)	单纯性收缩期高血压		
利尿药(醛固酮拮抗药)	肾功能不全,充血性心力衰竭,心肌梗死后	肾衰竭,高钾血症	
β受体阻滞药	心绞痛,心肌梗死后,快速性心律失常,充血性心力衰竭,妊娠	Ⅱ度或Ⅲ度房室传导阻滞,哮喘,慢性阻塞性肺病	周围血管病,糖耐量减低,经常运动者
CCB(二氢吡啶类)	老年性高血压,周围血管病,妊娠		快速性心律失常
CCB(维拉帕米,地尔硫䓬)	单纯性收缩期高血压,心绞痛,颈动脉粥样硬化,室上性心动过速	Ⅱ度或Ⅲ度房室传导阻滞,充血性心力衰竭	充血性心力衰竭
ACEI	充血性心力衰竭,心肌梗死后,左室功能不全,非糖尿病肾病,1型糖尿病肾病,蛋白尿	妊娠,高钾血症,双肾动脉狭窄	
ARB	2型糖尿病肾病,蛋白尿,糖尿病微量白蛋白尿,左室肥厚,ACEI所致咳嗽	妊娠,高血钾,双肾动脉狭窄	
α受体阻滞药	前列腺增生,高脂血症	体位性低血压	充血性心力衰竭

第一章 心血管疾病

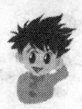

此外,2007年12月美国心脏病年会(AHA)上公布了瑞士Cytos生物技术公司正在研制的一种针对血管紧张素Ⅱ的高血压疫苗(CYT006-AngQb),为高血压防治提供了一条新途径。初步研究显示,该疫苗可诱导产生持久的抗体反应,显著降低不良心血管事件发生危险最高时段的血压,且安全性和耐受性良好。但该疫苗尚处于Ⅱ期临床试验早期,还需进一步验证其安全性及疗效。

3. 老年人高血压药物治疗的合理选择 合理选择降压药物不但可以有效控制老年高血压患者的血压,更重要的是最大限度地降低患者的心血管疾病发病率和死亡率,以达到防治脑卒中、冠心病、心力衰竭和肾病发生及发展的目的。要达到高血压的治疗目标,不仅需要降低血压,而且还需要发挥药物降压作用以外的功能,即不仅可以控制血压,而且还可以降低心、脑血管意外的风险。

不同的抗高血压药物不但在降压的幅度方面有所区别,而且在改善血管结构及功能方面也有所不同。2008年美国心脏病学会(ACC)年会指出,根据目前的许多研究均证实了血管选择性的CCB在血压控制和器官保护上的有效性。那些具有较高血管选择性的长效CCB不但能平稳降压,并有较好的预防脑卒中、血管性痴呆和抗动脉粥样硬化作用,对糖、脂肪和电解质代谢无影响,因此具有高度血管选择性的CCB是最佳选择之一。例如,非洛地平和氨氯地平,在具有良好的控制血压作用的同时,还有利于器官保护。而那些非高度血管选择性的CCB,如硝苯地平,尽管对血压的控制很有效,但器官保护作用欠佳。在欧洲和美国,所用的CCB主要是血管选择性的,如非洛地平和氨氯地平;噻嗪类利尿药能有效降低心血管疾病的发病率和死亡率,降低收缩压的作用优于舒张压,适用于ISH患者。因其对代谢有不良反应,应小剂量应用,监测血电解质,防止低钾血症发生,并避免用于高尿酸血症或痛风患者;ACEI和ARB抑制肾素血管紧张素系统(RAS),在高血压治疗中具有改善临床预后的重要意义,ACEI优选于胰

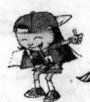

岛素抵抗、糖尿病、左心功能不全、心力衰竭、心肌梗死的患者，ARB 有减少新发糖尿病的作用。ACEI、ARB 有利于防止肾病进展，在老年人慢性肾病中应用也较多。此类药起效较慢，故需合用利尿药，使起效加快与作用增强；相对而言，β受体阻滞药对老年人交感神经活性不强而致疗效差，对合并糖尿病者可增加胰岛素抵抗，一般不用β受体阻滞药作为一线单药治疗，但对于心血管事件风险较高的老年人，如患有心绞痛、心肌梗死、快速心律失常或慢性心力衰竭等患者，应使用β受体阻滞药；α受体阻滞药兼有扩张尿道括约肌和改善脂质代谢的作用，对伴有前列腺增生或脂质代谢紊乱者可考虑使用。

英国临床优化研究所和高血压学会（NICE/BHS）2006 年版的高血压指南指出：CCB 价-效比合理，在高血压治疗中应该作为优先考虑的一线药物，适用于各种年龄的男性和女性患者，适用于合并糖尿病和冠心病患者。55 岁以上的高血压患者应首选二氢吡啶类 CCB；特别指出：β受体阻滞药不再是治疗原发性高血压的一线用药，尤其是对≥55 岁的老年患者。因此β受体阻滞药在治疗高血压中的地位受到了关注。2007 年 11 月在北京召开的第六届亚太地区高血压会议（APCH）上，比利时鲁汶大学 JanStaessen 教授认为β受体阻滞药仍是目前一线治疗药物，β受体阻滞药在控制心率、心肌梗死后及其他二级预防方面起到重要作用，目前尚无足够的临床证据动摇β受体阻滞药的治疗地位。我国 2005 年修订发布的《中国高血压防治指南》尚未考虑修改。我们应该本着治疗个体化的原则，合理选择抗高血压一线药物。

4. 降压药物的联合应用 现今认为比较合理的配伍为：利尿药与β受体阻滞药；利尿药与 ACEI 或 ARB；CCB（二氢吡啶类）与β受体阻滞药；CCB 与 ACEI 或 ARB；CCB 与利尿药；α受体阻滞药与β受体阻滞药。联合用药治疗高血压与单药治疗比较有明显优势，因多种药物通过不同机制降低血压，可增加降压疗效，减少

第一章 心血管疾病

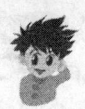

不良反应,从而提高耐受性,更好地保护靶器官。联合用药治疗方案有两种:一种是按需联合用药(即处方联合);另一种是固定小剂量复方制剂。

(1)按需联合用药:其优点是较适宜起始治疗,可根据临床情况灵活调整药物品种和剂量,个体化处理,避免不必要的联合治疗;缺点是治疗方案较复杂,尤其在多种药物给药次数不同时,且患者依从性较差。循证依据显示,ACEI和血管选择性CCB应该作为联合治疗的首选药物。

(2)固定复方制剂:目前多项指南推荐,将低剂量固定复方制剂作为高血压的初始和一线用药。优点是可提高降压疗效,较快地使血压达标;减少因大剂量产生的不良反应;使用方便、简化药物调整过程、有利于提高患者服药依从性。老年高血压患者应优先选择固定剂量的复方制剂,以便于患者长期坚持用药。缺点是不能根据临床情况灵活地进行调整,不适合所有高血压患者。目前在临床上常用的制剂有:①Hgzaar(海捷亚)。氯沙坦50mg或100mg+氢氯噻嗪12.5mg或25mg,这两种药物可互相作为补充,氢氯噻嗪降低血钾,升高尿酸水平,而氯沙坦防止血钾丢失,降低尿酸水平,起到了防止代谢异常的作用。②Aprovel(安博维)。厄贝沙坦150mg+氢氯噻嗪12.5mg。③Capozidi。卡托普利25mg+氢氯噻嗪12.5mg或25mg。④Preterax。培哚普利2mg+吲达帕胺0.625mg。⑤诺释。比索洛尔2.5mg+氢氯噻嗪6.25mg。⑥氨氯地平2.5mg+贝拉普利5mg。⑦北京降压0号。其成分有硫酸双肼屈嗪、利舍平、氢氯噻嗪、氨苯蝶啶和氯氮䓬。其作用温和、持久、服用方便、不良反应少。可使高血压的主要并发症脑卒中及急性心肌梗死明显减少。具有降压和轻度镇静作用,治疗轻、中度高血压,对重度高血压可与其他降压药合用。⑧复方降压片。其成分有利舍平、氢氯噻嗪、氯氮䓬。

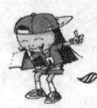

三、老年人高血压患者临床特殊情况的降压治疗

1. 高血压合并心力衰竭 对于无症状性左心功能不全的老年高血压患者,推荐使用 ACEI 和 β 受体阻滞药;对于有症状性的左心功能不全和终末期心脏病患者,推荐使用 ACEI、ARB、β 受体阻滞药和醛固酮拮抗药与襻利尿药联合使用,不宜用钙拮抗药。在稳定型心绞痛合并心力衰竭患者中,如必须应用长效 CCB 时,可选用非洛地平或氨氯地平。

2. 高血压合并冠心病 冠心病是高血压靶器官损伤中最常见的并发症。高血压伴稳定性心绞痛患者首选 β 受体阻滞药,也可选用长效钙拮抗药;急性冠状动脉综合征患者(包括不稳定性心绞痛或急性心肌梗死)首选 β 受体阻滞药和 ACEI 类;大多数患者至少需两种降压药联合治疗,最有效的联合降压治疗是长效 CCB 与 RAS 阻滞药合用,该联合用药方案不仅减少心血管事件,还可避免胰岛素抵抗和 2 型糖尿病的发生。近期美国 Messerli 等对 INVEST 的一项研究分析提示,合并冠心病的高血压患者接受降压治疗后,随着血压降低,心血管事件减少,但当 DBP 降低至＜60～70mmHg 时,主要终点发生率显著增加。因此,对高血压患者的积极降压治疗无疑能改善预后,但并非血压降得越低越好,至少对合并冠心病的患者 DBP 不宜低于 70mmHg。冠心病患者的病情有较大差异,应个体化制订达标所需时间,不宜快速降压,以免血压急剧波动诱发心血管事件。

3. 高血压合并脑血管病 研究表明发生过脑卒中的患者(缺血性中风或 TIA 发作),脑血管事件复发率和发生冠心病的危险性均增高,并与血压水平有直接关系,中等度降压即可使危险性有相当程度的降低。因此,曾发生过脑卒中的患者应接受认真的降压治疗,不论血压是否升高,应常规联用 ACEI 与利尿药,以预防

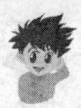

脑卒中复发。PROGRESS研究表明降压治疗可减少脑血管病患者脑卒中再发危险,ACEI与利尿药合用效果较好,对亚洲人更有益。关于急性期脑卒中患者高血压的处理尚无统一标准。JNC7指出急性期不宜快速降压,在患者情况稳定或好转前,应将血压控制在160/100mmHg左右。

4. 高血压合并慢性肾脏疾病 在各种原发性或继发性肾脏疾病中,合并高血压者可达80%～90%。无论何种病因所致的肾脏疾病,控制高血压对于防止肾脏疾病的持续进展都起到十分关键的作用。为达到降压目标,常需要联合3种或3种以上降压药物。临床研究证实ACEI、ARB与其他类降压药相比,在相同的血压降低水平上ACEI和ARB组24h尿蛋白显著减少,提示该类药物有独立于降压作用之外的特殊的肾脏保护作用。可减缓糖尿病和非糖尿病性肾病的进程,应作为该类患者的首选。应用ACEI和ARB时需注意监测血肌酐和血钾水平。在血肌酐与用药前相比升高30%以内的情况下可以使用ACEI、ARB;病情严重的通常须加用襻利尿药,或与其他类降压药联合应用。

5. 高血压合并糖尿病 糖尿病患者约50%合并高血压。临床试验证明,及早发现和控制患者的血糖和血压有利于防治或延缓冠心病、脑卒中和糖尿病肾病的发生和发展。糖尿病合并高血压患者,通常需要联合2种或2种以上的药物达到降压目标。首选ACEI、ARB,这类药物在降压同时对糖尿病患者的血糖、血脂有有利的作用,并可减少尿、保护靶器官、减缓肾病进展,降低心血管事件发生率及死亡率。长效CCB与ACEI或ARB联用,不但有效降压,而且对心脏及肾脏有更好的保护作用。需要时可加用小剂量噻嗪类利尿药和β受体阻滞药。

6. 顽固性高血压 根据JNCV1(1997)的诊断标准,高血压患者经联合3种足量降压药物治疗(其中包括利尿药)血压仍不能降至140/90mmHg以下,或者老年人ISH不能使SBP降至

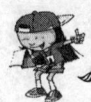

160mmHg 以下者,诊断为顽固性高血压。临床研究提示该类患者约占高血压患者的 20%～30%。顽固性高血压患者应接受有效的多药联合治疗方案。应尽量采用每天一次的长效复合制剂。如 CCB+ACEI(或 ARB)与噻嗪类利尿药的三联组合,降压效果及患者耐受性均较好。若效果不佳还可加用 α 受体阻滞药或 β 受体阻滞药。利尿药是最有效的控制顽固性高血压的药物,对于多数患者,长效噻嗪类利尿药效果最佳。对于已接受多种药物联合治疗者,盐皮质激素受体拮抗药,如螺内酯、阿米洛利可进一步降低血压,且这些药物的安全性及患者耐受性一般良好。

7. 高血压急症 2005 年中国高血压防治指南修订版中指出,高血压危象包括高血压急症和高血压亚急症。高血压急症的特点是血压明显升高(BP>180/120mmHg)并伴发进行性靶器官功能不全的表现。高血压急症包括高血压脑病、颅内出血、急性心肌梗死、急性肺水肿、不稳定性心绞痛、主动脉夹层动脉瘤、急性肾衰竭等。高血压急症需立即进行降压治疗,以阻止靶器官进一步损害。高血压急症的患者应持续监测血压,静脉输注降压药物,1h 使平均动脉压(1/3 收缩压+2/3 舒张压)迅速下降但不超过 25%,在以后的 2～6h 内血压降至 160/100～110mmHg。如果这样的血压水平可以耐受和临床情况稳定,在以后 24～48h 逐步降低血压达正常水平,但急性缺血性脑卒中和主动脉夹层动脉瘤除外。缺血性脑卒中急性期不宜快速降压,应将血压控制在 160/100mmHg 左右;主动脉夹层动脉瘤,如能耐受,应将 SBP 迅速降至 100mmHg 左右。高血压急症应选择静脉药物。常用的静脉降压药有:①硝普钠。是强有力的血管扩张药,能直接扩张小动脉和小静脉,给药后数秒钟内起效,停药后作用迅速消失,仔细调节静脉滴速,即可取得任意程度的血压目标值。适用于绝大多数高血压急症患者。用法:硝普钠 25mg 加 5% 葡萄糖 250ml,20μg/min 起始静脉滴注,根据血压情况调整滴速。②乌拉地尔(α 受体阻滞

第一章 心血管疾病

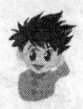

药)。具有外周和中枢降压双重作用。用法：乌拉地尔 12.5mg 加 5%葡萄糖 20ml 缓慢静脉注射，继而乌拉地尔 50mg 加 5%葡萄糖 250ml，100～400μg/min 静脉滴注，使血压降至正常水平。③硝酸甘油。能松弛阻力血管和大容量血管，对小动脉的松弛作用比静脉强。特别适用于高血压急症中度血压增高的急性冠状动脉综合征或心肌缺血的患者。用法：硝酸甘油 10～20mg 加 5%葡萄糖 250ml，10μg/min 起始静脉滴注，根据血压情况调整滴速，常用剂量 10～100μg/min。④拉贝洛尔(α_1 与 β 受体阻滞药)。可用于急性心力衰竭以外的各种高血压急症，每 10min 静脉注射 20～40mg 或用 0.5～2mg/min 静脉滴注。达标后改为口服。⑤尼卡地平。对大多数高血压有效，近年应用较多，从 5mg/h 开始，每 15～20min 加快滴速 2.5mg/h，直到最大推荐剂量 1.5mg/h。

高血压亚急症是指血压明显升高但不伴有靶器官损害。高血压亚急症通常不需要住院，但应立即联合使用口服抗高血压药物治疗。高血压亚急症常用的口服降压药包括拉贝洛尔、卡托普利、可乐定等，也可以增加原有药物的剂量或加用新的降压药物。以往常使用的硝苯地平短效片剂，因为降压太快，可能引起严重的并发症，现已不推荐使用。

综上所述，对老年高血压患者应及时诊断和进行危险性分层，评估预后，根据患者的具体情况选择合理的治疗方案。长期有效地控制高血压、改善血脂、抗血小板等治疗是预防心脑血管事件的重要策略；合理选择抗高血压药物是治疗高血压的重要环节；而多种降压药物优化组合，特别是低剂量固定复方制剂是 21 世纪降压治疗的新趋势。

(石津生)

参考文献

1. The seventh report of the joint national committee on prevention, detection, evaluation, and treatment of high blood pressure. The JNC7 Report[J]. JAMA, 2003; 289: 2560-2571.

2. 中华人民共和国卫生部, 中华人民共和国科学技术部, 中华人民共和国科学统计局. 中国居民营养与健康现状. 中国心血管病研究杂志, 2004; 2(12): 919-922.

3. 中国高血压防治指南修订委员会. 中国高血压防治指南2010.[J]中华心血管病杂志, 2011, 39: 579-615.

4. Franklin SS, Jacobs MJ, Wong ND, et al. Predominance of isolated systolic hypertension among middle-aged and eldely US hypertensives: analysis based on National Health and Nutrition Examination Survey (NHANES) III [J]. Hypertension, 2001; 37(3): 869-874.

5. Hansson L, Zanchetti A, Carruther S G, et al. Effects of intensive blood-pressure lowering and low-dose aspirin in patients with hypertension: principal results of the hypertension optimal teatment (HOT) randomised trial [J]. Lancet, 1998; 351(9118): 1755-1762.

6. PROGRESS Collaborative Group. Randomised trial of a perindopril-based blood-pressure-lowering regimen among 6,105 individuals with previous stroke or transient ischemic attack[J]. Lancet, 2001; 358(9287): 1033-10417. American College of Cardiology Annual Scientific Sessions; Chicago, Illinois: 29 March-1 April 2008.

第一章 心血管疾病

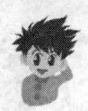

第十四节　老年直立性和餐后低血压

一、老年直立性低血压

直立性低血压(Orthostatic hypotension,OH)多见于虚弱的老年人。它本身是一个症状,而非一种疾病,很多疾病都可出现。有时患者伴有高血压,卧位时为高血压,站立位时出现低血压,临床医师不知是降压好还是升压好,治疗非常棘手。直立性低血压定义为患者站立后 3min 内收缩压下降＞20mmHg 和/舒张压下降＞10mmHg。但有些学者观察到老年患者 OH 可能出现在站立 3min 后,甚至延迟到 30min。其发病率因为观察的人群不同、年龄不同、测量血压的方法不一样,各家报告差异很大。横截面调查 65 岁以上老年人为 5％～10％,住院人群最大到 10％～33％。在社区,65 岁以上老年人为 20％,75 岁以上为 30％,在疗养院的疗养员可达 50％以上。健康正常血压的老年人约 7％。目前普遍认为 OH 随年龄增大而发病率增加,这种增加可能与随年龄而收缩压增高,疾病增多有关。

(一)发病原因

共分为四类:全身疾病,药物,中枢神经系统疾病,外周自主神经病变。

1. 全身疾病　脱水,长期卧床或不活动,肾上腺皮质功能不全。

2. 药物因素

(1)抗高血压药物

①利尿药。约 0.6％患者产生 OH,虽然利尿药治疗高血压是比较安全的,但在老年人由于可导致容量丢失,容易发生低血压。

②β受体阻滞药治疗高血压和心力衰竭是安全有效的,但由于它的负性变时和负性肌力作用,在与其他药物合用时或剂量较大时也可引起 OH。

③钙拮抗药:二氢吡啶类是较强的血管扩张药,OH 发生约为 5%,而其他钙拮抗药 OH 约<2.5%。

(2)抗精神病药:如氯丙嗪和哌嗪类衍生物。

(3)三环类抗抑郁药:它可通过外周-肾上腺素能阻滞引起血管扩张和心动过速而降低血压。对有基础心脏病者应特别小心。

(4)单胺氧化酶抑制药。

(5)多巴胺拮抗药。

(6)抗心绞痛药:如硝酸酯类,尤其在静脉注射时,容易引起 OH。

(7)抗心律失常药:尤其是氟卡胺和英卡胺。

3. 中枢神经系统疾病 多系统萎缩(MSA);帕金森病;多发性脑梗死;脊髓病;脑干损伤。

4. 外周自主神经病变 自主神经衰竭;糖尿病;淀粉样变;副肿瘤;酒精中毒和营养不良。

(二)病理生理学

当人体站立时为了保持脑的灌注,静脉回流减少,静脉池触发位于颈动脉和主动脉弓的压力感受器,刺激交感神经兴奋同时抑制副交感神经系统,导致动脉和静脉收缩,增加骨骼肌的张力,心率加速,以对抗站立时静脉回流的减少。另外,重要的内环境机制包括肾素-醛固酮轴激活释放血管加压素、前列腺素、缓激肽、组胺和心房利钠多肽。尽管体循环血管阻力增加,而脑血管收缩很少。当健康的年轻人站立时心输出量减少 13%~16%,但正常血流动力学反应在几秒钟内完成心率加速,心输出量增加以回弹血压和血管阻力下降。老年人由于压力感受器敏感性降低,细胞 β-受体

第一章 心血管疾病

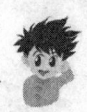

活性减退,导致心脏对负荷和疾病的加速功能减退,站立时血管加压素反应迟钝,肾素与其后的醛固酮水平减少,静脉回流减少又依靠舒张末期容量来维持心输出量,骨骼肌泵功能降低,这些使老年人处于危险状态。但年龄相关的去甲肾上腺素水平升高,β-肾上腺素能血管扩张作用的功能受损从另一方面保护了完整的α-肾上腺素能血管收缩作用,使健康老年人血流动力学反应与年轻人相似,在其他危险因素去除后,老年人发生直立性低血压还是较少见的。随着年龄增加大血管硬化和交感神经活性增高,使30%以上的≥75岁老年人收缩压升高达160mmHg以上。持续的血压升高损伤压力感受器反射敏感性,降低血管及心室顺应性,故老年高血压常伴有OH。随年龄增长脑血流进展性减少,高血压患者脑血流进一步减少使休息时脑血流接近脑缺血的阈值。结果相对小的直立性血压下降可产生脑缺血症状。

血容量不足也是老年OH的病理生理学机制。由于老年人肾素和醛固酮水平下降,限钠时肾排钠增加,更不耐脱水,且不像年轻人那样表现口渴。因此,在急性病或限水情况下很容易发生OH。

自主神经功能不全也影响老年人的血压调节,与其他原因的OH相比,此时血浆去甲肾上腺素对站立的反应不相称。所谓"特发性直立性低血压"或"进展性自主神经衰竭"(Bradbury-Eggleston综合征),其特征性是仰卧位时基础血浆去甲肾上腺素水平降低,站立位时也不增加。胰岛素依赖性糖尿病,帕金森病,多系统萎缩均可因自主神经功能不全而出现OH。

(三)临床评估

OH是否出现症状主要决定于是否存在脑供血不足。可表现为无症状型和症状型。无症状者即无感觉,如发现有直立性血压降低符合上述标准,应追随观察,以防在特殊情况下晕厥,摔倒,导

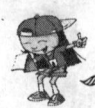

致脑出血、骨折等严重并发症。当患者主诉站立时出现头晕或眩晕,黑矇,头颈部不适,站立不稳等症状时,应测卧位休息 5~10min 后的血压,站立后立即测 1min 血压,然后测 3min 血压,甚至延长至 3min 后。研究表明最低 OH 在站立后 1min,大多数患者在 2min 内,症状型 OH 也有延迟到 30min,不同患者可表现立即或延迟 OH。正确的测血压技术对正确诊断很重要,袖带下沿应绑在肘关节线以上 2cm 处,气囊应压在肱动脉上,松紧度以能伸进一指为度,手臂与心脏平行,测量时不应过快的充气或过快的放气,以免缓慢或不规则心率者过低估计收缩压和舒张压读数。间隔<15s 的反复测量由于静脉充血也可使血压测量不准,每次不要测两只手臂以免影响精确性。测量中任何一次只要收缩压下降>20mmHg 和/或舒张压下降>10mmHg,心率增加 20 次,都可以考虑为异常。一般认为从坐位到站位低血压反应不如卧位到站位明显,对于站立困难者可从卧位到坐位,动作缓慢者允许 1min 内下地,从站立位开始测量血压。测量时间以早晨或餐后为好,因为这两个时间容易出现直立性低血压,且可重复测量。

对选择性人群有 20%~30% OH 患者出现晕厥,8%有一过性黑矇。对于晕厥的患者应与心律失常,迷走介导性晕厥,椎基底动脉供血不足,癫痫发作相区别。OH 的特征为晕厥是在位置改变时发生,意识一时不清,低血压,卧位时无心动过缓。

直立性低血压的季节变化:很多文献报告老年人 OH 发生率夏天比冬天高,换句话说,夏天容易发生 OH,尤其多见于早晨。Weiss 等观察 502 例平均年龄为 81.6 岁的住院患者,253 例在夏天,166 例在冬天,结果夏天发生 OH 为 37.9%,而冬天为 27.1%,$P<0.02$。这可能与夏天气温高,出汗,血容量减少而经历整个夜间没有补充水和盐有关。他们还发现吸烟者、使用 α-受体阻滞药和抗糖尿病药的患者易发生 OH。而与性别无关。Verdon 等认为糖尿病和使用利尿药患者夏天易患 OH,β-阻滞药却很少。

第一章 心血管疾病

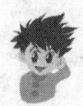

(四)非药物治疗

经多次测量血压确定有无症状型OH,为了预防晕厥,摔倒或引起骨折、脑出血,应该进行非药物治疗,即使有症状的患者,除了药物治疗,同时也应非药物治疗。包括:①停止一切可以引起低血压的药物,包括前面已提及的药物;②避免过热的洗浴水、较热的食物,室内温度不要过高,不宜晒太阳等;③避免激烈而有目的的训练活动,如患者能站立3min或以上,可适当给患者一些功能锻炼,时间应安排在下午,而不是在早晨;④取蹲坐位,上身略向前倾,或坐位时可一条腿抬高或以二郎腿的形式坐;⑤避免用力大便和剧烈咳嗽,男性取坐位小便并延长大小便时间;⑥增加盐和水的摄入,每天可摄取5克盐左右;⑦穿紧身长裤袜;睡眠时头部抬高5°～20°;⑧当患者出现低血压症状时,应立即让患者躺下,约1min即可恢复。⑨改变体位时动作宜缓慢,避免突然地站立,白天适当减少卧位的时间或尽量坐椅子或取半卧位;避免突然用力;⑩饮食同下述的餐后低血压。

(五)药物治疗

治疗的目的不是达到目标血压,而是改善患者的功能状态。

1. 醋酸氟氢可的松(Fludrocortisone) 该药用于OH治疗已有40多年的历史。有明显的潴钠作用,比氢化可的松强100倍,糖代谢及抗炎作用比氢化可的松强15倍,用于原发性肾上腺皮质功能低下的替代治疗及体位性低血压的治疗。该药的主要作用是增加细胞外和血浆容量,起作用需要1～2周的时间,剂量开始用0.1mg/天,口服,最好在早晨服。此后每1～2周增加0.1mg,直到外周出现水肿或最大剂量达到1.0mg为止。少数患者需要0.4mg/天的剂量。该药口服吸收完且快速,半衰期为2～3h,因此以每天2次口服比1次更合适。

不良反应包括卧位高血压,低钾血症,充血性心力衰竭。约50%患者2周内出现低钾血症,5%患者发生低镁血症,补充钾纠正低钾血症及可继发纠正的低镁血症。液体潴留是该药的主要作用,不宜应用于充血性心力衰竭患者,以免加重病情。Robertson等的经验是对于轻度自主神经衰竭的患者发生心力衰竭时OH发生反而减少。他们从没有遇到自主神经衰竭的患者发生肺水肿。另一个比较普遍的不良反应是头痛。

2. 盐酸米多君(midodrine HCl) 该药是一种强力的选择性的肾上腺素α受体激动药,其原药无活性,口服吸收后在血液中转化为活性代谢产物脱甘氨酸米多君,直接作用于突触后,具有血管张力调节作用,对直立性低血压患者可增加外周动静脉阻力,防止下肢血液淤积,促进血液回流,增加心输出量,使血容量保持稳定,提高直立性低血压的血压水平,改善症状。本药口服后迅速从胃肠道吸收,达峰时间为15~30min,半衰期为30min,脱甘氨酸米多君峰值在1~2h,半衰期为3h,主要在尿道排泄。常用剂量为2.5mg,1次/天,以早餐后服用为好。以后每天可增加2.5mg,直到满意效果或总量达到30mg,大多数患者剂量在5~10mg之间。常见的不良反应有高血压、胃肠道不适、视物模糊、头痛、眩晕、焦虑、嗜睡、毛发竖立、口干、尿频、尿急、尿潴留及皮疹。多见为毛发竖立、头皮感觉异常及瘙痒。

3. 重组人红细胞生成素(Erythropoietin,Epoetin-α) 自主神经衰竭患者常常有轻度贫血和去甲肾上腺素水平低下。给予Epoetin-α 25~75U/kg,肌内注射,3/W,网织红计数增加通常在用药后10天,红细胞比容升高在2~6W。血红蛋白达到目标后可改用25U/kg,肌注,3/W。部分患者可停用。一般血压可升高10mmHg,同时可使血钾升高。

4. 奥曲肽(善宁,Octreotide,Sandostatin) 本药抑制胰高血糖素、血管活性肠肽等血管扩张肽的产生和释放,收缩内脏血管,减少门脉血流,同时抑制胃酸、胃泌素等的分泌。可短期治疗OH,尤其是餐后低血压,持续静脉滴注 500μg/h 可有效预防餐后低血压,可惜它必须静脉滴注,且作用短暂。

5. 其他药物 咖啡因 250mg 或每天早晨两杯咖啡,可减轻直立性低血压,但咖啡很容易产生耐受性。甘草片或甘草浸膏口服可有效地提高血压,也可用中药甘草适量泡水当茶喝。甘草主要有潴钠作用,增加血容量。某些中枢性疾病引起的自主神经功能不全的患者偶尔对中枢性 α_2-受体激动药可乐定有效,该药主要收缩外周血管,增加静脉回流到心脏。

二、餐后低血压

餐后低血压(Postprandial hypotension,PPH)早在 1935 年于高血压患者餐后发作收缩压下降而被人们认识。直到 1977 年才被临床重视。它主要发生在老年人。其定义为进餐开始 2h 内出现收缩压下降>20mmHg,或餐前收缩压>100mmHg,而餐后收缩压下降至 90mmHg 以下。也有人观察到 PPH 可发生在餐后 15～75min 内任何时间。如收缩压下降超过脑血管自主调节阈值,出现低血压的临床症状,但有些患者虽有血压降低,可无症状,尽管餐后站立位时加重低血压,餐后低血压与直立性低血压的关系仍然不清楚,老年高血压和自主神经衰竭两者常共同存在。有学者在检查不能解释的晕厥患者时,发现无 1 例 OH,却有半数人有 PPH。观察疗养院里的老年人更多存在 OH,罕见两者并存同一个体。因此,有人认为 OH 和 PPH 实质仍然不同。

PPH 的发病率由于研究的人群、环境和饮食习惯不同,文献报告有很大的差异。最常见是老年人。疗养院的老年人 24%～36% 餐后 75min 内经历收缩压下降>20mmHg,8% 晕厥发作是由 PPH 引起。研究发现大量进餐,进食碳水化合物或糖容易发生 PPH。老年高血压,自主神经功能不全,MSA,帕金森病,糖尿

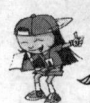

病,肾衰和血液透析,Alzheimers 病等患者易出现 PPH。

(一)病理生理学

PPH 的机制不完全清楚,可能不同的临床情况伴有不同机制。一种可能是随年龄增大血压调节随生理过程而改变;另一种情况是某些特殊疾病损伤自主神经调节血压的病理改变。

在年轻人和健康老年人餐后因为交感活性增高,血浆去甲肾上腺素水平升高致心率和心输出量增加,外周血管阻力增加,代偿了内脏血池充血,血压轻微上升。目前并不认为餐后血液供应内脏有助消化,导致回心血流量减少是 PPH 的主要机制。而高血压、衰弱老人、自主神经衰竭和 MSA 患者餐后低血压时没有心率增加的反应。这可部分解释为交感对餐后内脏血管扩张反应不够,且已被研究所证实。同样 PPH 患者肌肉交感神经活性的研究也证明交感反应不足。

新近发现尽管进餐诱发严重的低血压,但外周血管没有收缩,表明体循环血管阻力降低,缺乏血管的代偿。是否与自主神经调节功能受损、血管局部收缩物质如内皮素、生长抑素缺乏有关。随年龄增长、高血压、缺血性心脏病患者心室舒张早期充盈压受损,使心室更依赖前负荷来提高心输出量,心脏代偿不足也是 PPH 的机制之一。

糖尿病自主神经受损患者,给予胰岛素可使收缩压和舒张压明显降低,有时候甚至发生晕厥。其机制可能是胰岛素的血管扩张作用,但新近研究自主神经衰竭患者并没有发现口服葡萄糖后胰岛素水平升高与血压降低之间有明显关系。其他激素如生长抑素、血管活性肠肽、神经紧张素、P 物质对 PPH 作用的研究至今仍然没有明确的结论。

关于进餐后肠腔内渗透压提高导致血管内容量减少有助于 PPH 的理论仍有争论。

第一章　心血管疾病

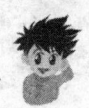

临床表现餐后低血压是否出现症状主要决定于脑供血情况。如低血压足以使脑供血不足，即可产生头晕、一过性黑矇、虚脱、摔倒、晕厥、心绞痛、全身无力和眩晕等。必须指出的是高血压患者脑缺血阈值提高，当伴有 PPH 时即使血压下降不大，也容易出现症状。而自主神经功能不全的患者由于容易长期低血压，脑缺血阈值降低，PPH 时即使血压下降较大也不容易出现症状。故对这些患者应密切观察餐前、餐后血压。

对于无症状的患者应密切观察血压，预防头晕、摔倒等并发症。有症状的患者应进行治疗，因为有研究表明，499 例年龄 62 岁以上的疗养院老人，随访 29 个月，发生摔倒的占 40%，晕厥为 14%，新冠状动脉事件 28%，新卒中为 12%，总死亡 40%。研究表明餐后最大血压下降是摔倒、晕厥、新冠状动脉事件、新卒中、总死亡的危险因素；年龄是新冠状动脉事件和总死亡的独立危险因素；男性是晕厥、新冠状动脉事件、卒中和总死亡的独立危险因素。因此，老年餐后低血压预后不良，应加强治疗。

(二) 非药物治疗

因为进食量和碳水化合物影响餐后低血压，应劝患者少量多餐，可能的话减少糖类的含量，可适当用蔬菜、蛋白质、脂肪来代替热能。鼓励患者餐后卧位休息。但也有人让患者餐后散步，减少餐后低血压的程度，可惜这种作用仅在散步时，并不持续到休息时。避免进餐时喝酒可能有帮助，但至今尚无明确证据。如血压正常，可鼓励适当增加盐和水的摄入，以增加容量，停用利尿药。同样，可给患者口服甘草片、甘草浸膏或中药甘草适量泡水喝。联合应用这些措施可能减轻患者症状。

(三) 药物治疗

基本同直立性低血压。

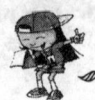

三、卧位高血压和直立性高血压

当卧位高血压(Supine hypertension,SH)和直立性低血压(Orthostatic hypotension,OH)共同存在于同一患者时,使治疗处于进退两难的境地。治疗其中之一,可加重另一方面。这些患者卧位时血压可>180/100mmHg,而站立时可低至90/50mmHg,甚至不能站立2~3min,高血压患者出现OH频繁度随年龄增长和收缩压增高而增多,另一方面高血压本身有助于SH-OH产生,相反抗高血压药的使用也有助于诱发OH或加重原先存在的OH。

(一)病理生理学

正常人站立时10%~15%的血液滞留在下肢,导致静脉回流、心输出量和动脉压下降,这种压力的下降激活压力感受器引起交感兴奋和副交感抑制,依次使外周血管收缩,心率增加,收缩力增强,结果可能有轻微的收缩压下降,舒张压升高,心率增快。

正常血压的保持依赖于压力感受器的解剖和功能的完整性,包括动脉压力感受器、自主神经的传入和传出支、血管运动中枢如效应器官——心脏、动脉、静脉。此外,很多因素调节压力感受器的激活且影响位置改变时的血流动力学的反应:包括激动和刺激的起源和强度,反应的位置点,下丘脑和皮质及脑干中枢的神经传入,心血管压力感受器和器官的反应性,神经体液和血管活性物质的调节作用,主动脉颈动脉化学反射弧的相互作用。SH-OH的基本病理生理学是高血压同时存在自主神经衰竭。自主神经衰竭是一种去甲肾上腺素能的神经传递疾病,其节后交感神经原不能适当的释放去甲肾上腺素。亚正常的去甲肾上腺素释放导致血管收缩受损,不能适当的增加心率,减少血管内容量,有助于低血压发生。SH-OH多发生于自主神经衰竭患者,原发性自主神经衰竭有 3 种形式：纯自主神经衰竭；多系统萎缩；帕金森病的自主神经衰竭。但必须除外继发性自主神经衰竭。

利尿药和抗高血压药物可能是加重 OH 的因素，减少这些药物可能减轻症状，然而很多研究没有发现抗高血压药物与 OH 之间有关系。OH 是一种多因素疾病，仅抗高血压药一种因素不足以产生 OH。

(二) 临床评估

原发性高血压有 5%～14.6% 患者存在 OH，但仅很少数有直立性低血压的症状。心血管健康研究中 65 岁以上老年人 OH 的发病率为 18%，只有 2% 的患者站立时有头晕的症状。事实上，临床隐匿性孤立性 SH 比实际诊断的要普遍，因为测血压经常取坐位。临床医师对家族性自主神经功能异常患者，高血压患者不能耐受站立，卧床不起患者应该考虑到有 SH-OH 的可能。有些不典型的症状如视力障碍、认知受损、枕骨下疼痛、疲劳、非特异性头晕、夜尿增加也可能是因为 OH。诊断试验同直立性低血压。

(三) 治疗

1. 直立性低血压 与上述的治疗相同。

2. 卧位高血压的治疗

(1) 夜间睡眠时胸前可贴硝酸甘油贴剂，以降低血压。

(2) 细微的调整抗高血压药，避免利尿药；同时调整抗帕金森病及抗精神类的药物。

(3) 新近，大样本试验表明，长期应用 β 受体阻滞药可能改善位置性压力感受器功能，尤其适合于老年人减轻直立性低血压。但 ACEI、ARB、CCB 和利尿药不能改善这类患者的情况。

对于有卧位高血压和直立性低血压患者，如无自主神经功能不全，调整血压有时可减轻 OH，如睡前给予短效硝苯地平，小剂

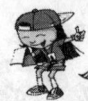

量的β受体阻滞药等。但对这类患者应缓慢的滴定药量,并注意监测卧位、站立位、餐后血压,确保直立性低血压不恶化。

四、直立性心动过速综合征

直立性心动过速综合征(Postural orthostatic tachycardia syndrome,POTS)同样是自主神经功能障碍的一种表现,临床特征主要为头晕、疲劳、出汗、震颤、焦虑、心悸、运动耐力差,直立位时晕厥或头晕而卧位时减轻。站立 10min 后心率上升>120/min 或比休息时心率增加 30bpm。可以伴有或不伴有血压改变。

POTS 多发生在 12～50 岁的女性,男女之比为 5∶1,通常在脓毒血症、妊娠、发热、手术或创伤后。其发病机制有几种理论,包括血管神经支配受损,去甲肾上腺素水平增高,α 受体敏感度增加,β-受体过度敏感和压力感受器功能不全等。其中静脉神经支配受损和对交感刺激不敏感起关键作用,使血液滞留在下肢,减少回心血流量,导致血液在外周循环再分布,如加上毛细血管通透性增强,引起血容量进一步减少,即可出现反应性的心动过速。

POTS 可分为原发性和继发性两类,原发性多由于轻度自主神经功能不全、免疫介导发病、青春期、高肾上腺素能状态。继发性多由于糖尿病、淀粉样变、重金属中毒、Sjogren 综合征、运动过度综合征及副肿瘤综合征。

一些变异的 POTS 患者血和 24 小时尿中的儿茶酚胺和尿中的代谢产物升高。70°头高位倾斜试验已成为诊断 POTS 的标准负荷试验和用于分型。心率和血压反应是诊断哪一型 POTS 和治疗的关键。70°头高位倾斜试验站立时正常对照人群第一分钟心率仅增加 15bpm,以后 9min 内逐渐增加,而 POTS 患者第一分钟心率明显增加超过对照人群,且在 1～5min 之间增加到 30bpm 或以上。

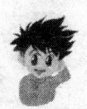

(一)鉴别诊断

需与不适当窦性心动过速综合征鉴别,该症与体力活动不相匹配的心率增加,主要是由于窦房结的自主性增加伴心脏交感神经张力增加和副交感神经张力降低,其很多特征与POTS相似,但仰卧位时心率增加从不超过100bpm,且直立位时并不增加可与鉴别。

(二)治疗

同直立性低血压,包括药物和非药物治疗。对高肾上腺素能型的POTS可试用拉贝洛尔。此外中枢性5-羟色胺产生和调节障碍可影响血压和心率,因此选择性5-羟色胺再摄入抑制药(SSRIs)增加神经传递和刺激站立时的血管收缩反射,以减少下肢血液滞留和增加站立的耐力,SSRIs已用于治疗神经介导的低血压和晕厥,收到较好的疗效。一种去甲肾上腺素再摄入抑制药(NRI)如盐酸安非他酮(bupropion)逐渐滴定剂量可能对POTS患者更有效。联合应用SSRIs如盐酸安非他酮和NRI如venlafaxine或duloxetine对部分选择性POTS患者也有效。由于病毒感染后和自主神经病变所致的POTS患者,使用一种胆碱酯酶抑制药溴化吡啶斯的明,小剂量联合应用比大剂量单独应用效果可能更好。

(郑秋甫)

参考文献

1. Mukai S, Lipsitz LA. Orthostatic hypotension. [J] Clin Geriatr Med, 2002; 18:253-268.

2. Schoenberger JA. Druger-induced Orthostatic hypotension. [J]Drug Safety, 1991; 6:402-407.

3. Carlson J. Assessment of Orthostatic blood pressure : measurement technique and clinical application. [J]South Med J, 1999; 92: 167-173.

4. Weiss A, Beloosesky Y, Grinblat J, et al. Seasonal changes in Orthostatic hypotension among elderly admitted patients. [J] Aging Clin Exp Res, 2006; 18: 20-24.

5. Lipsitz JA. Orthostatic hypotension in the elderly. [J] New Engl J Med, 1989;321:952-957.

6. Maurer MS, Karmally W, Rivadeneira H, et al. Upright posture and postprandial hypotension in elderly persons. [J]Ann Inter Med, 2000;133:533-536.

7. Robertson D, Davis T. Recent advances in the treatment of Orthostatic hypotension. [J]Neurology,1995;45:S26-S32.

8. Shy OM, Drager GA. A neurology syndrome associated with Orthostatic hypotension. [J]Arch Neurol ,1960; 2: 511-527.

9. Consensus statement on the definition of orthostatic hypotension , pure autonomic failure , and multiple systematrophy. [J]Neurology, 1996; 46:1470.

10. Kaufmann H, Oribe E, Miller M, et al. Hypotension-induced vasopressin release distinguishes between pure autonomic failure and multiple system atrophy with autonomic failure. [J]Neurology, 1992; 42: 590-593.

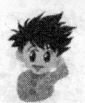

11. Mara GO, MRCPI, Lyons D, et al. Postprandial hypotension. [J]Clin Geriatr Med, 2002;18: 307-321.

12. Jansen R W. M. M. , Lipsitz LA. Postprandial hypotension: epidemiology , pathophysiology, and clinical mangemeni. [J] Ann Intern Med, 1995; 122:286-295.

13. Aronow MS, Abn C. Association of Postprandial hypotension with incidence of fall ,syncope, Coronary event, strok, and total mortality at 29-month follow-up in 499 older nursing home residents. [J]Am Geriatr Soc , 1997; 45: 1051-1053.

14. Dampney RA, Coleman MJ, Fontes MA, et al. Central mechanisms underlying short-and long-term regulation of the cardiovascular system. [J]Clin Exp Pharmacol Physiol ,2002; 29:261-268.

15. Rutan GH, Hermanson B, Bild DE, et al. Orthostatic hypotension in older adults: the cardiovascular health study . [J]hypertension, 1992;19:508-519.

16. Brignole M, Alboi P, Benditt D, et al . Task force report. Guidelines on management(diagnosis and treatment) of syncope. [J] Eur Heart J ,2001;22:1256-1306.

17. Naschitz JE, Slobodin G, Elias N, et al. The patients with supine hypertension and orthostatic hypotension :a clinical dilemma. [J]Postgrad Med J, 2006;82: 246-253.

18. Kanjwal Y, Kosinski DJ,Grubb BP. The postural orthostatic tachycardia syndrome: definition, diagnosis, and treatment. [J]Pacing Clin Electrophysiol , 2003;26:1747-1757.

19. Grubb BP, Kosinski DJ, Kanjwal Y. Orthostatic hypotension : causes, classification, and treatment. [J]Pacing Clin Electrophysiol , 2003;26(4pt I): 892-901.

20. Schroeder C, Tank J, Boschmann M, et al. Selective norepinephrine reuptake inhibition as a human model of Orthostatic intolerance. [J]Circulation, 2002;105: 347-353.

21. Raj SR, Black BK, Biaggioni L, et al. Acetylcholinesterase inhibition improves tachycardia in postural tachycardia syndrome. [J]circulation ,2005;111:2734-2740.

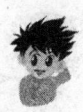

第十五节 老年人血脂异常的治疗策略

多个流行病学研究证实,与普通人群相比,老年人发生心血管事件的危险性明显增高。因此积极控制心血管危险因素,降低心血管事件发生率,对于改善老年人生活质量,延长寿命具有重要意义。随着我国经济水平发展和居民生活水平的提高,老年人血脂异常的发生率增高。但既往观点认为,老年人血脂代谢与普通人群相比具有较大的差异,接受调脂治疗发生不良反应机会大,因此对于老年人的调脂治疗重视不够。随着更多临床试验及荟萃分析结果的问世,人们逐渐认识到,积极治疗血脂异常是老年人心血管疾病预防的重要组成部分。

一、老年人血脂异常与冠心病

血脂异常与冠心病的临床试验虽多以中年人为主要研究对象,但也包括部分65岁以上老年人,通过对于该部分人群进行亚组分析发现,老年人血脂异常与冠心病发生的相关性仍然成立。多数学者认为低密度脂蛋白胆固醇(LDL-C)和总胆固醇水平的升高是65岁以上老年人群发生冠心病事件的独立危险因素,但其对冠心病的预测能力较中年人有所下降。

EPESE研究通过对老年人群的随访发现:总胆固醇升高及高密度脂蛋白胆固醇(HDL-C)水平降低能够造成老年人心血管死亡率明显上升,这种作用在男性患者中更明显。对74～85岁人群研究发现,总胆固醇水平较低的人(如素食者)冠心病的发生率和心血管死亡率明显低于总胆固醇水平较高的非素食者。

二、老年人降脂治疗的现状

尽管大量循证医学证据显示,强化降脂治疗对患者非常有益,但在血脂异常并具有多个冠心病危险因素的老年人群中,降脂治疗仍常常被忽视。加拿大的一项研究显示,住院治疗的心血管高危患者中,危险因素的纠正并不令人满意,尤其是女性及老年人的控制率更低。另一项研究显示,在急性心肌梗死的高危老年人群中,接受他汀类治疗的比例较低,只有33%;从应用剂量来看,目前老年患者他汀类剂量偏低,基本与各项大规模临床试验治疗起始治疗剂量相似或更低,而且对治疗剂量很少有调整,反映出临床医生对于老年患者调脂治疗用药仍然存在极大的保守性,不能根据临床反应及患者自身情况对药物进行相应调整。目前国内他汀类治疗也存在相同的情况。

产生这种状况的原因多是顾虑药物相互作用产生不良反应增多,也有是认为老年人群接受调脂治疗效价比不高,或是认为调脂治疗延缓老年人动脉粥样硬化发生的证据贫乏。由于目前针对老年人进行调脂治疗的大规模临床试验较少,相应资料有限,因此美国胆固醇教育计划(NCEP)指南对于老年人调脂治疗多是由一般人群的研究结果推广而来的。但令人欣慰的是,人们已经越来越注意老年人调脂治疗的问题,如HPS、ASCOT-LLA、PROSPER试验等都为老年人治疗提供了宝贵的资料,使老年人血脂异常的治疗更加有据可依。

三、老年患者心血管病危险度的评估

2001年公布的NCEP第三次成人治疗组(ATPⅢ)指南要求所有总胆固醇水平>200mg/dl的患者都要接受危险度的评估,对于所有LDL-C升高的患者都要进行治疗,并明确指出,冠心病及具有冠心病危险因素患者的调脂治疗没有年龄的限制。根据ATPⅢ指南的要求,约有1/3的老年男性患者及1/2老年女性患者需要接受调脂治疗,老年人的血脂治疗目标与普通人群是一致的。最近的荟萃分析证实,三酰甘油水平升高同样是心血管事件的独立危险因素,ATPⅢ将非 HDL-C 水平降低作为 LDL-C 之后的第二治疗目标,同样要求治疗达标。

调脂治疗第一步是要对患者进行正确的危险度的评估(除 LDL-C 水平之外,危险因素还包括吸烟、高血压、年龄、低 HDL-C 和肥胖等),并根据危险因素进行危险性分层,由危险分层结果确定治疗目标,这种评估方法与普通人群一致。确诊的冠心病,其他形式的动脉粥样硬化性疾病和糖尿病已确定为未来发生心血管事件的高危人群,如表 21 所示。

表 21　血脂异常患者开始调脂治疗的 TC 和 LDL-C 值及其目标值[mmol/L(mg/dl)]

危险等级	TLC 开始	药物治疗开始	治疗目标值
低危:(10 年危险性<5%)	TC≥6.22(240),LDL-C≥4.14(160)	TC≥6.99(270),LDL-C≥4.92(190)	TC < 6.22(240),LDL-C<4.14(160)
中危:(10 年危险性 5%～10%)	TC≥5.18(200),LDL-C≥3.37(130)	TC≥6.22(240),LDL-C≥4.14(160)	TC < 5.18(200),LDL-C<3.37(130)
高危:(CHD 或 CHD 等危症,或 10 年危险性 10%～15%)	TC≥4.14(160),LDL-C≥2.59(100)	TC≥4.14(160),LDL-C≥2.59(100)	TC < 4.14(160),LDL-C<2.59(100)
极高危:(急性冠状动脉综合征,或缺血性心血管病合并糖尿病)	TC≥3.11(120),LDL-C≥2.07(80)	TC≥4.14(160),LDL-C≥2.07(80)	TC < 3.11(120)～LDL,C<2.07(80)

关于 LDL-C 的治疗目标,NECP 根据 PROVE-IT、HPS、TNT 试验的研究结果作出调整,在要求将高危患者 LDL-C 水平控制在 100mg/dl 以下的基础上又提出了极高危患者的概念,并建议极高危患者 LDL-C 的目标值进一步降低到 1.8mmol/L(70mg/dl)。2007 年我国发表的《中国成人血脂异常防治指南》进

一步明确极高危的概念,即心血管疾病患者合并糖尿病,或发生急性冠状动脉综合征,LDL-C 水平应降至 2.07mmol/L(80mg/dl)。从中我们不难发现,老年人群尤其是高龄人群往往属于高危或极高危人群,均需要积极治疗。

四、治疗

(1)非药物治疗:生活方式的改变是治疗血脂异常的基础,通过控制饮食,增加运动量,减轻体重都会取得良好的效果。ATP Ⅲ要求血脂异常患者应该减少饱和脂肪酸的摄入量(<总能量的 7%),增加多不饱和及单不饱和脂肪酸的含量(达到总能量的 25%~35%),控制胆固醇的摄入量,同时还提倡每天摄入 2g 的植物固醇及 10~15g 的可溶性纤维素,这将使 LDL-C 水平进一步降低 10%。这种饮食控制能够使心血管事件的发生率下降,老年人群从中受益。Lemaitre 对于 65 岁以上老年人的研究发现,增加饮食中 DHA、EPA 水平能够降低患者非致死性心血管事件的发生率。

运动与减肥是生活方式改变的重要组成部分,对于改善血脂异常、高血压及胰岛素抵抗均具有良好作用。因此,提倡老年人有计划、有规律地锻炼,对减少心血管事件的发生具有重要意义。

(2)药物治疗:调脂药物种类较多,不同种类作用效果各不相同。贝特类可以使三酰甘油水平降低 20%~50%,LDL-C 降低 5%~20%,HDL-C 升高 10%~20%;烟酸类可以使 LDL-C 降低 5%~25%,三酰甘油水平降低 20%~50%,HDL-C 升高 15%~35%;胆酸螯合剂可以使 LDL-C 降低 15%~30%,HDL-C 升高 3%~5%,对三酰甘油水平无影响;他汀类能够使 LDL-C 降低 30%~50%,三酰甘油水平降低 30%,HDL-C 升高 5%~15%,并且具有调脂以外的多效性,如抗炎,改善血管内皮功能,减少平滑肌细胞增生、迁移,降低组织因子的释放,稳定斑块等。

对于 LDL-C 水平增高的老年患者首选他汀类治疗。多个大型临床试验已经证实,采用他汀类药物进行调脂治疗能够降低冠心病及冠心病高危患者心血管事件的发生率,但是大部分临床试验都未包括 75 岁以上老年人群,如他汀类药物具有里程碑意义的研究——4S 试验,排除 70 岁以上的人群,因此关于老年人的资料非常有限。尽管如此,有限的资料仍显示老年人同样能够从他汀类治疗中获益。如 4S 研究,通过对研究入选的 65~69 岁患者的研究分析发现,这部分患者比年轻患者更能从辛伐他汀中受益。CARE 研究共入选了 4159 名研究对象,其中 1283 名为 65~75 岁的患者,通过 5 年的随访研究发现,普伐他汀在老年人群中可以使主要冠状动脉事件(致死性心肌梗死、缺血性心肌病及猝死)的发生率下降 27%,高于 60 岁以下人群的 20%。LIPID 研究结果与之基本相似,对于 65~75 岁的老年人采用普伐他汀治疗 6 年,可以使 1000 名患者中心血管事件发生减少 133 名。

HPS 研究共入选 20563 例患者,其中 65 岁以上老年患者有 10697 例,采用辛伐他汀治疗随访 5 年。结果显示:辛伐他汀治疗可以使总死亡率明显下降,使冠状动脉死亡率下降 18%,其疗效在老年人及 60 岁以下的人群间没有差异。并且无增加肿瘤及非血管疾病住院率的危险。

PROSPER 研究是另一个里程碑式的研究,通过对 70~82 岁人群的研究显示:普伐他汀 40mg 能够使 LDL-C 水平下降 34%,使复合一级终点事件的发生率降低 15%,虽然普伐他汀组新发肿瘤的诊断率高于安慰剂组,但对于普伐他汀及其他他汀类的荟萃分析显示他汀类并不增加肿瘤的发生率。研究者认为他汀类药物在老年人群中具有与普通人群相似的效果和安全性,强烈推荐在老年人群中使用。

除对心血管事件和心血管死亡的影响外,还发现他汀类在老年人群中具有其他有益作用。2005 年公布的另一项荟萃分析的结果显示,他汀类治疗可以使老年患者骨折的危险性下降36%(OR=0.64),与非他汀类调脂药物相比,他汀类可以使骨折危险性下降32%。对于易发生骨质疏松的老年人群来讲,他汀类的这个作用可能会使患者更多受益,但需要更多的临床证据来支持。研究还显示,老年人接受他汀类治疗能进一步降低血管性痴呆及阿茨海默病的发生率,这种作用是通过降低血中胆固醇含量,改善动脉粥样硬化实现的。

目前,对于调脂药物的关注并不仅集中于他汀类药物上,也在关注贝特类在二级预防中的作用。VA-HIT研究通过对2531例明确诊断冠心病退伍军人5年的随访观察,评估吉非贝齐在二级预防中的作用。研究发现,1年末时吉非贝齐治疗组HDL-C水平与对照组相比上升6%,三酰甘油水平下降31%,研究结束时发现心脏病死亡率、非致死性心梗及中风等联合终点事件发生的危险性下降了24%。进一步的研究显示,老年人群中吉非贝齐具有良好的效价比。另一个关于梗死后老年患者的随访研究发现,应用贝特类及烟酸类药物进行降脂治疗能够使总死亡率下降28%。

胆固醇吸收抑制药是一类较新的调脂药物,其代表药物为依折麦布(ezetimibe),它能够抑制小肠黏膜上皮细胞刷状缘对胆固醇的吸收,但对三酰甘油的吸收没有影响。对于单独应用大剂量他汀类LDL-C仍然不能达标的患者,依折麦布是一个很好的辅助治疗,它能够使LDL-C水平在他汀类基础上进一步下降15%~20%。截至目前还没有关于依折麦布的大规模临床终点研究结果问世,因此虽然此药已经在老年人中使用,但还没有关于老年人群对于此药的反应性及安全性的评估资料。随着临床研究的进行,我们将会获得更多的相关资料。

五、老年人药物治疗的安全性

降脂药物常见的不良反应是胃肠道不适,也有少数的不良反

第一章 心血管疾病

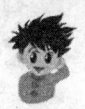

应为肝功能异常(约 2%)和肌病(约 1/1 000)。2002 年 ACC/AHA 报告显示,80 岁以上的老年人如果瘦弱同时合并多系统疾病,特别是慢性肾功能不全,在联合应用多种药物时肌病的发生率将明显增高,在临床上所遇到的老年患者往往合并存在上述多种情况,因此尤其应该注意。

为了保证老年人降脂治疗的安全性,须注意以下几个方面:①积极纠正可能影响血脂水平的因素。老年人影响血脂水平的因素很多,如甲状腺功能、糖尿病、饮食和药物等,积极纠正这些因素有利于纠正血脂异常。②降脂药物治疗需要个体化,根据血脂水平和心血管病的危险分层确定初始剂量,然后根据治疗反应调整剂量。注意监测安全性指标(AST/ALT 和 CK)和血脂,如 AST/ALT 超过正常上限 3 倍,应暂停给药。③正确判断老年人的肌痛症状。老年人常存在不同程度的退行性关节、骨骼和肌肉病变,一旦出现肌无力、肌痛等症状,如果难以与老年性骨关节和肌肉疾病鉴别,需要复查血清 CK,一旦 CK 水平升高要密切观察,超过正常上限 5 倍就应停药。④联合降脂药物治疗时必须将安全性放在第一位。根据药物的代谢动力学特点,选择发生药物相互作用较少的药合用,从各自的小剂量开始,严密观察不良反应,特别是肝功能损害和肌病的发生。对于肾功能不全者及患有多系统慢性疾病的老年人联合用药更须谨慎。

目前已经公布的关于调脂治疗入选人群的年龄均在 80 岁以下,缺乏 80 岁以上人群研究的结果。此外,对于超高龄老年人群进行血脂筛查的效价比,以及最能从调脂治疗中获益的老年亚组等仍需要进一步的研究。另外一个值得注意问题是,PROVE-IT 研究发现,对于 65 岁以上的人群进行强化降脂治疗的受益度较 65 岁以下人群低,老年人的强化降脂也需要更多的研究资料验证。

(叶平)

参考文献

1. Psaty BM, Anderson M, Kronmal RA, et al. The association between lipid levels and the risks of incident myocardial infarction, stroke, and total mortality: The Cardiovascular Health Study. [J]J Am Geriatr Soc, 2004; 52:1639-1647.
2. Zhou Z, Rahme E, Abrahamowicz M, et al. Effectiveness of statins for secondary prevention in elderly patients after acute myocardial infarction: an evaluation of class effect. [J]Canad Med Assoc J,2005; 172:1187-1194.
3. Heart Protection Study Collaborative Group. MRC/BHF Heart Protection Study of cholesterol lowering with simvastatin in 20,536 high-risk individuals: a randomised placebo-controlled trial. [J]Lancet,2002; 360:7-22.
4. Sever PS, Dahlof B, Poulter NR, et al. Prevention of coronary and stroke events with atorvastatin in hypertensive patients who have average or lower-than-average cholesterol concentrations, in the Anglo-Scandinavian Cardiac Outcomes Trial--Lipid Lowering Arm (ASCOT-LLA): a multicentre randomised controlled trial. [J] Lancet,2003; 361:1149-1158.
5. Shepherd J, Blauw GJ, Murphy MB, et al. Pravastatin in elderly individuals at risk of vascular disease (PROSPER): a randomised controlled trial. [J]Lancet,2002; 360: 1623-1630.
6. Executive Summary of The Third Report of The National Cholesterol Education Program (NCEP) Expert Panel on Detection, Evaluation, And Treatment of High Blood Cholesterol In Adults (Adult Treatment Panel III). [J] JAMA, 2001; 285: 2486-2497.
7. Grundy,SM, Cleeman JI, Merz CN, et al. Implications

of recent clinical trials for the National Cholesterol Education Program. Adult Treatment Panel III Guidelines. [J]J Am Coll Cardiol,2004;44:720-732.

8. 中国成人血脂异常防治指南制定联合委员会. 中国成人血脂异常防治指南. [J]中华心血管病杂志,2007;35(5):390-413.

9. Denke MA, Grundy SM. Hypercholesterolemia in elderly persons: resolving the treatment dilemma. [J]Ann Intern Med, 1990;112:780-792.

10. Lemaitre RN, King IB, Mozaffarian D, et al. n-3 Polyunsaturated fatty acids, fatal ischemic heart disease, and nonfatal myocardial infarction in older adults: the Cardiovascular Health Study. [J]Am J Clin Nutr,2003;77:319-325.

11. Hunt D, Young P, Simes J, et al. Benefits of pravastatin on cardiovascular events and mortality in older patients with coronary heart disease are equal to or exceed those seen in younger patients: results from the LIPID trial. [J] Ann Intern Med, 2001;134:931-940.

12. Scranton RE, Young M, Lawler E, et al. Statin use and fracture risk. [J]Arch of Intern Med,2005; 165:17-22.

13. Van Heek M, Farley C, Compton DS, et al. Ezetimibe selectively inhibits intestinal cholesterol absorption in rodents in the presence and absence of exocrine pancreatic function. [J] Br J Pharmacol,2001;134:409-417.

14. Feldman T, Koren M, Insull W Jr, et al. Treatment of high-risk patients with ezetimibe plus simvastatin co-administration versus simvastatin alone to attain National Cholesterol Education Program Adult Treatment Panel III low-density lipoprotein cholesterol goals. [J]Am J Cardiol,2004; 93:1481-1486.

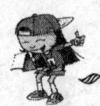

第十六节 老年晕厥

晕厥是指突然短暂的意识和位置觉的丧失,常引发摔倒,并能自发性恢复。是老年常见的一个症状。老年发病率6%~10%,在老年人集中的疗养院或敬老院可高达23%。Soteriades报告为6.2/1 000人。意大利Brignole报告多中心研究结果为2.6/1 000人1年,占同期入院人数的1.1%。这种不同可能与研究对象、人群年龄、种族不同有关。70岁以上高发,增加2%~6%。70~79岁和80~89岁占发病人群的25%和22%。很多原因可以引起晕厥,是临床上一个比较复杂的问题,可以是一个良性的过程,也可以是严重威胁生命的疾病。临床医生往往以单一疾病来解释这一症状,但这种方法不能用于老年人,因为老年人:①多种慢性疾病并存,如糖尿病、充血性心力衰竭、冠状动脉疾病,或脑血管疾病、贫血,这些慢性病可能引发晕厥;②常常口服很多药物,如镇静药、利尿药、血管扩张药、β受体阻滞药等,这些药物也有助于发生晕厥;③多方面与年龄相关的生理改变,如衰老使脑血流易受损,也有助于晕厥的发生。此外,老年人晕厥的致残性如骨折、硬膜下血肿、软组织损伤、吸入性肺炎等比年轻人更严重。因此,要重视老年晕厥,了解其病因学、病理生理及评估和处理。

一、病理生理学

晕厥主要由于大脑反映意识部分的区域突然血流供应减少所致。老年人常常有多种疾病并存和年龄相关的生理学改变,当某些轻度急性过程叠加时,可引起急性的脑血流减少,如患有高血压和动脉粥样硬化的老年患者本身就有脑血流减少,在某些情况下可进一步减少脑血流。此外,老年患者往往服用多种药物,有些药物通过血管张力和容量改变也可进一步减少脑血流。75%晕厥发

第一章 心血管疾病

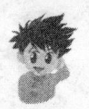

生在站立位时,5.7%发生在卧位时。

1. 年龄相关的心血管 改变压力感受器敏感性随年龄而降低,表现为对低血压刺激的血管反应降低。这可能是由于对β-肾上腺能介导的血管扩张的反应迟钝。再加上血浆去甲肾上腺素水平增加和老年人对急性低血压有较大的去甲肾上腺素的反应,提示终末器官反应于肾上腺刺激和压力反射环转入成分的受损。因为压力感受器反射敏感性减退,老年人在低血压情况下可能无力通过增加心率和血管张力来维持脑血流。这样,老年人对血管扩张药的作用和降血压药更敏感,在容量丧失、出血、直立位情况下更加重低血压。

2. 维持细胞外液能力 降低随着年龄增长,当限制钠摄入时,肾脏保留钠的能力受损,血浆基础肾素和醛固酮水平也降低,这些改变可能增加老年人易患直立性低血压和晕厥。利尿药、限盐、直立位也容易使老年人发生上述问题。

二、临床分类

晕厥临床共分为4类(表22),分别为:

表22 晕厥的病因分类

神经介导性晕厥	心源性晕厥
血管迷走性	血流梗阻
情景性	左室流入或流出道梗阻
排尿性	主动脉瓣狭窄
咳嗽	二尖瓣狭窄
吞咽	右室流入或流出道梗阻
排便	肺动脉高压
颈动脉窦晕厥	肺动脉瓣狭窄
神经痛	黏液瘤

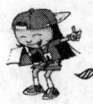

续表

神经介导的晕厥	心源性晕厥
高空	其他心脏病
精神疾病	泵衰竭
其他(运动、某些药物)	心梗、冠心病、冠状动脉痉挛
直立性低血压	心包填塞、主动脉
神经学疾病	心律失常
偏头痛	过缓性心律失常
TIAs	窦房结病变
癫痫	二或三度 AVB
	起搏功能不全
	药物所致心动过缓
	过速性心律失常
	室性心动过速
	尖端扭转性室性心动过速
	室上性心动过速

1. 神经介导性晕厥(Neurally mediated syncope) 神经介导性或血管迷走性晕厥(vasovagal syncope,VVS)都是指由于反射机制引起不适当的血管扩张和/或心动过缓所致晕厥,实际是同义词。这些名字还包括一些特异的综合征,如血管迷走性、血管压力器、情景性、颈动脉窦晕厥。神经介导性晕厥的机制不完全了解,但普遍相信反应于疼痛、机械刺激、温度的受体是这种短暂发作晕厥的重要病理生理学。这些受体似乎起到传入信号触发不同神经介导晕厥综合征(neurally mediated syncopal syndrome)的起源作用,如颈动脉窦高度敏感,颈动脉压力感受器,血管迷走性晕厥,左室压力感受器,都作为触发器。主动脉弓,颈动脉,膀胱,胃肠道,

第一章 心血管疾病

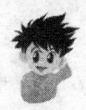

心房、心室肌，呼吸道相似的受体可能触发其他各种神经介导的晕厥综合征。由神经纤维组成的传入通道将信号传入中枢神经系统，传出神经导致血管扩张和心动过缓。

(1) 血管迷走性晕厥：这是老年人晕厥最常见的原因，约占66.6%。临床表现大多有晕厥前症状，如头晕、恶心、呕吐、脸色苍白、冷汗、听力减退、腹痛或有便意，重者可有大便失禁。晕厥时间持续几十秒钟到几分钟，可自行恢复，过后除疲乏外无其他不良感觉。即刻体检可见心动过缓，低血压，肠鸣音亢进，很快血管可代偿性收缩，继之血压升高。这常常是恐惧和受伤的一种反应。诱发因素包括疲劳、睡眠不足、精神紧张、长时间站立、静脉穿刺、献血、受热、牙外科和眼外科手术。血管迷走性晕厥预后似乎良好。

(2) 情景性晕厥：老年晕厥也可能出现在每天各种各样的情景。20%老年晕厥发生在直立排尿、蹲坐排便、体位改变、进餐等时候，其他情况包括咳嗽、大笑和吞咽。餐中或餐后低血压也可能伴有晕厥。有研究表明疗养院36%老年人在餐后40～60min有收缩压下降>20mmHg，但发生急性症状者罕见。而在研究机构只有8%发生餐后晕厥。餐后低血压的机制不完全清楚，可能与血液集中于胃部消化食物，心输出量增加不足，压力反射功能受损，外周血管收缩不良及其他因素参与有关。

(3) 颈动脉窦过敏：老年发病率约为1%，是由于位于颈总动脉环状软骨水平以上的压力感受器受刺激之故。分为心脏抑制和血管抑制。心脏抑制即颈动脉按摩时心脏停搏>3s；血管抑制为收缩压下降>50mmHg而无明显的心动过缓；或混合型（同时有心脏抑制和血管反射抑制）。5%～20%颈动脉窦过敏者可发生晕厥，其中心脏抑制为34%～78%，血管抑制为5%～10%。如按摩颈动脉窦能引发晕厥，即有助于诊断。诱发因素为压迫颈动脉窦，如衣领过紧，刮胡子，突然转身，主要发生在老年人，往往伴有冠心病和高血压。其他因素导致颈动脉窦过敏的有颈部淋巴结肿大，颈部瘢痕,颈动脉体肿瘤,以及腮腺、甲状腺、头部和颈部肿瘤,药物如地高辛、α-甲基多巴、普萘洛尔等。

(4)精神疾病:焦虑症,惊恐症,抑郁症也是通过血管迷走反应而引起晕厥。无心脏病者在运动、运动后即刻发生晕厥也属神经介导性,轻度血容量丢失,血流集中于皮肤散热可能也参与其中。神经介导性晕厥不要忘记药物作用,如硝酸甘油往往可引起静脉回流量减少而患者又处于直立位时,发生低血压性晕厥。疾病引起晕厥有主动脉瓣狭窄,肥厚型心肌病,室上性心动过速,阵发房颤,起搏器综合征似乎也属神经介导性。

2. 直立性低血压 直立性低血压的诊断标准是从卧位或坐位站起 2～5min,偶尔可达 10～15min 时收缩压下降>20mmHg 或舒张压下降>10mmHg(严重时收缩压可降至 90mmHg),且一天中有两次。老年人直立性低血压的发病率为 6%～33%,可能与不同人群、测量血压技术和低血压的标准不同有关。血压依靠心输出量、血管阻力和血容量维持,同时通过脑的自身稳定和体循环的反射保持血压稳定。站立位时血液多位于下肢和实质脏器,导致血液回流减少,心输出量下降,使主动脉、颈动脉、心肺压力感受器受刺激,交感活性增加,到交感活性降低,结果心率增加,血管阻力增加以维持血压。许多病理生理学过程、疾病和药物都可改变血压的自身稳定,导致低血压。老年人服用抗高血压和抗抑郁药物容易导致直立性低血压。Heitterach 报告老年人收缩压下降>20mmHg,且倾斜试验后 3min 内血压不稳定者易摔倒,比没有这种情况者高 2 倍。Weiss 研究表明老年人夏天比冬天容易发生,特别容易发生在早晨。利尿药和血管扩张药易诱发直立性低血压。

年龄相关的生理学改变和收缩期高血压明显有助于老年人发生直立性低血压。容量损耗是另一个重要因素,因为老年人水和盐的内环境受到损害,即使用小剂量的利尿药和急性病时增加隐

第一章 心血管疾病

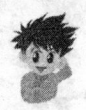

性水损耗,容易产生容量损耗。由于老年人渴感觉减退,容量损耗可进一步加重。药物即使在治疗剂量也比年轻人容易发生直立性低血压。许多影响自主神经系统的疾病都可能引起慢性直立性低血压。特发性直立性低血压是一种罕见的疾病,男性比女性发病要高5倍。表现为括约肌功能障碍,阳痿,勃起和射精障碍,出汗障碍。仰卧位时基础去甲肾上腺素明显低,且站立位时保持不变,提示交感神经末梢去甲肾上腺素外周耗竭功能不全。Shy-Drager综合征系自主神经系统衰竭,且涉及皮层脊髓,锥体外束,小脑束,包括帕金森样综合征。休息时基础去甲肾上腺素水平正常,但站立时并不明显增加,提示不能刺激正常外周神经功能。

3. 神经疾病 神经病学占晕厥原因的3.6%,老年人短暂脑缺血发作远比年轻人要多,Kapoor组将近7:1。大约6%的短暂脑缺血发作伴有晕厥,几乎所有患者都有神经症状,最常见为疲劳,共济失调和感觉异常。偏头痛在老年人不多见,也可以通过血管迷走反射引起晕厥。<2%晕厥患者诊断为癫痫是晕厥的原因,可能包括强直性癫痫和突然摔倒的精神运动性癫痫(称精神运动性晕厥)。由于神经性晕厥多存在脑血管病变,容易发生卒中,死亡率比无晕厥患者明显增加,应加强监护。

4. 心源性晕厥 心源性晕厥约占全部晕厥的14.7%。流出道狭窄心脏病患者的心源性晕厥一种是劳累性晕厥,即运动或用力时心输出量固定或不能随运动量增加。其最可能的机制是心室压力感受器介导的低血压和心动过缓。运动导致左室收缩压明显上升,过度刺激左室机械感受器,通过心脏迷走传入纤维,抑制交感神经激活副交感神经活性。肥厚性心肌病患者的晕厥也可能是神经介导的综合征或室性心动过速。

(1)急性心肌梗死:5%~12%老年急性心肌梗死表现为晕厥,这是因为:①突然泵衰竭导致脑灌注压减低;②心律失常,如室性心动过速或过缓性心律失常;③急性下壁心肌梗死左室压力感受器受刺激引起血管迷走反射。

(2)心律失常:过速性和过缓性心律失常均可突然减少心输出量而引发晕厥,尤其老年人对心输出量突然减少的代偿机制较差。衰老的生理学改变、多种药物、多种慢性病并存等情况,使短暂的心律失常在年轻人并不引发晕厥而在老年人可出现晕厥。病态窦房结综合征和室性心动过速是老年晕厥最常见的心律失常,发生率约22%。晕厥是病态窦房结综合征的重要表现之一,文献报告这组患者25%～70%可发生晕厥。动态心电图可发现严重窦性心动过缓,窦性停搏,窦房传出阻滞。晚期患者可出现心动过缓-过速综合征或心房颤动。二度Ⅱ型或三度房室传导阻滞,如心搏脱漏过频和心室率过慢,心输出量不足,出现脑缺血,也可以发生晕厥。一些减慢心室率的药物如地高辛类、胺碘酮、心律平、β受体阻滞药等用于老年阵发房颤患者转复,可使部分患者转复时出现长R-R间隔,如果长R-R间隔＞6.0s,有可能引起晕厥。心源性晕厥是一组高危患者,明显增加死亡率,应密切观察。

5. 其他

(1)肺动脉栓塞:特别是大块栓子,10%～15%患者偶然会出现劳累性晕厥。其机制可能是急性右心力衰竭,心输出量减少和低血压或心肺机械感受器激活导致神经介导性晕厥。

(2)贫血:当血红蛋白低于6g/L,站立时可突然晕厥,但在慢性失血患者可产生耐受,即使血红蛋白再低也可能不出现晕厥。当患者无其他明显症状时,贫血往往被医师所疏忽。因此,诊断晕厥时应想到此病。

(3)尽管随着各种检查仪器和检查试验的不断进步,但有些患者最终仍不能明确晕厥的原因,不明原因晕厥占10.4%～17.5%,有的可高达37%。

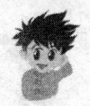

三、检 查

诊断晕厥首先要根据病史确定患者是否晕厥,因为癫痫、昏迷、疲乏摔倒可与晕厥混淆。当确定为晕厥后,再根据病史、体检资料,进一步做各项检查。

如怀疑为心源性晕厥,心电图和24h、48h甚至72hHolter监测、超声心电图、运动试验,必要时还要做电生理检查。怀疑冠心病时应做冠状动脉造影。考虑直立性低血压时应分别测量卧位或坐位及立即站立位的血压,必要时站立位血压应延长至3~5min,并检查24h动态血压。当怀疑为自主神经介导的晕厥时,需要做倾斜试验,但老年人应持慎重态度。当怀疑为神经病学时,应做头颈部CT或MRI扫描和颈动脉多普勒。怀疑颈动脉窦过敏时,可做颈动脉窦按摩,按摩时间为5~40s,大多数阳性反应在起初20s。但老年人绝不能同时做两侧颈动脉窦按摩,一侧按压也不能时间太长,允许30s左右,且必须按操作程序进行,以免引起意外,并发症包括较长的心脏停搏、室颤、短暂或永久性脑血管意外、猝死。Ungar等一组患者运用倾斜试验和颈动脉窦按摩诊断工具,使不明原因晕厥从既往的45.3%下降到10.4%,老年人神经介导性晕厥诊断率高正是应用了这两项诊断工具,诊断步骤见图7。

四、危险分层

4个因素可用于危险分层:①年龄≥45岁;②心力衰竭病史;③室性心律失常史;④心电图异常。有研究表明,无危险因素者死亡率为4%~7%,而有3~4个危险因素者达58%~80%。

有基础心脏病伴晕厥患者预后不良。

五、治 疗

由于晕厥的原因很多,治疗必须针对病因,因此讨论比较困

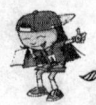

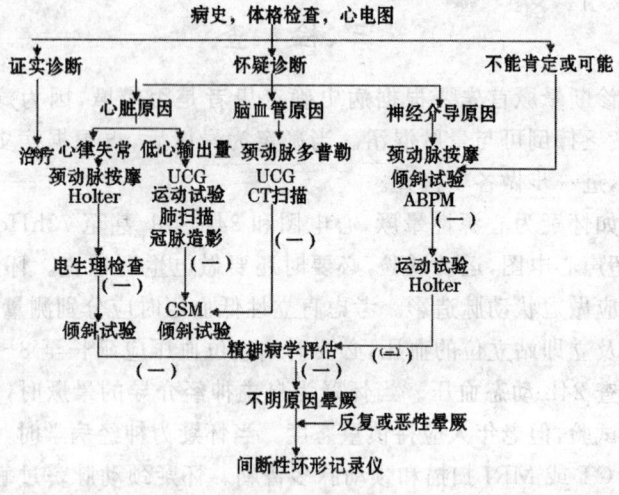

图7 诊断步骤

难。这里主要针对神经介导性晕厥。一般偶尔发作一次恢复后除了疲劳无力外,无其他不适,可不予治疗,明确原因即可。对反复发作的晕厥,可给予β受体阻滞药,如美托洛尔 50~100mg,阿替洛尔 25~100mg,普萘洛尔 40~60mg。通过抑制心脏机械感受器的活动而减少心脏收缩力。其他药物包括抗胆碱能药如经皮东莨菪碱(2~3 天 1 次),丙吡胺 200~600mg,Paroxetine20~40mg/天,或 Theophylline 6~12mg/kg·d。增加盐的摄入以扩充容量,到腰部的弹力袜和醋酸氟氢可的松 0.1~1mg/天。当药物无效又并有心动过缓的反复发作晕厥摔倒患者,可考虑双腔起搏器,以减少晕厥发作。

直立性低血压患者首先应停用任何可引起低血压的药物,然后增加盐的摄入以扩充容量,可试用适量中药甘草泡水当茶饮。嘱患者夜间睡眠时适当抬高头部,从床上或椅子上起立时慢一点,避免长时间站立,弹力袜以增加静脉回流。对餐后低血压者可采用少量多餐,避免大量饱餐。较有效的药物有醋酸氟氢可的松

第一章 心血管疾病

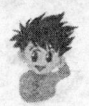

0.1~1mg/天,加上盐的摄入。其他可能有效的药物有 midodrine,麻黄碱,盐酸苯福林。

预防晕厥的指导和教育,对情景性晕厥应避免这些情况,包括长时间站立,静脉穿刺,大餐,暴晒,洗澡时水不要太热,此外空腹、睡眠不足、饮酒也可能诱发晕厥,应避免。运动后晕厥偶然与盐摄入或水摄入不足有关,最好补充盐水。

(郑秋甫)

参考文献

1. Kapoor WN. Diagnostic evaluation of syncope. [J] Am J Med,1991; 90: 91-106.

2. Kapoor W, Snustad D, Peterson J, et al. Syncope in the elderly. [J] Am J Med, 1986; 80:419-428.

3. Alboni P, Brignole M, Menozzi C et al. Diagnostic value of history in patients with syncope with or without heart disease. [J]J Am coll cardiol ,2001;37: 1921-1928.

4. Bacon M, Grunstein J. A diagnostic service for eliciting carotid sinus hypersensitivity and vasovagal symotoms in a district general hospital. [J]Age and Ageing, 2000;29: 501-504.

5. Heitterchi E, Lord SR, Meyerkort P, et al. Blood pressure change on upright tilting predict falls in older peaple. [J] Age and Ageing, 2002; 31:181-186.

6. Brignole M, Menozzi C, Bartoletti A. et al. A new management of syncope : prospective systematic Guideline-based evaluation of patients referred urgently to general hospital. [J] Euro Heart J ,2006; 27 : 76-82.

7. Ungar A, Mussi C, Rosso AD,et al. Diagnosis and characteristic of syncope in older patients referred to geriatric department. [J] J Am Geriatr Soc,2006; 54: 1531-1536.

8. Colledge NR, Wilson JA, Macintyre CCA, et al. The prvalence and characteristics of dizziness in an elderly community. [J] Age and Ageing ,1994; 23: 117-120.

9. Lawson J, Fitzgerald J, Birball J, et al. Dignosis of geriatric patients with severe dizziness. [J] J Am Geriatr Soc,1999; 47:12-17.

第一章　心血管疾病

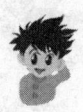

第十七节　老年头晕和眩晕

头晕(Dizziness)或眩晕(Vertigo)是老年人临床最常见的症状之一,多与体位改变有关,患者主诉转头或起立时突然天旋地转,伴恶心、呕吐、不敢睁眼,几分钟即可消失,有的要持续几小时。医师遇到这种症状往往考虑为梅尼埃病或椎基底动脉供血不足,给予脑血管扩张药或输注复方中药制剂,患者症状改善,即不了了之,最终也没有诊断清楚。因为它是一个非特异性症状,又缺乏明确的诊断和治疗指南。因此,头晕至今仍然是临床一个疑难问题。

头晕是一种主观感觉。患者感觉头晕晕乎乎,伴有位置觉不平衡,走路不稳或漂浮感。眩晕也是一种主观感觉,轻者可感觉一过性的头晕,走路不稳,严重者可在体位改变时突然感到天翻地转,不敢睁眼,伴恶心,想吐或呕吐,患者试图保持一种体位来减轻症状。这种眩晕可以在卧位转头时,也可以在站立或走路转身时发作,有的患者将头回到原位症状即可消失,有的要持续几分钟或几小时,有的可反复发作。另一种是患者对一种特殊环境刺激的反应,称为客观眩晕。

目前没有普遍接受的分类,一般将头晕分为急性($<1\sim2$ 个月)和慢性($>1\sim2$ 个月)两种,也有的将头晕根据症状分为4种亚型:眩晕;晕厥前症状;位置觉失衡和其他。眩晕如上所述,通常是由于前庭系统问题;晕厥前症状指患者感到头晕,或似乎要晕倒,或像要死过去一样感觉,一般是由于脑低灌注;位置觉失衡是一种不平衡的感觉或站立不稳,多不伴有头部症状,自感要摔倒,通常是由于自身感受系统的异常;其他是指患者说不清楚的感觉,如漂浮感,或醉醺醺的,脑子一片空白,或其他非特异性的感觉。

65岁以上老年人头晕发病率为$4\%\sim30\%$(也有的报告老年人头晕发病率为$13\%\sim38\%$,这可能与研究人群和使用标准不同

· 243 ·

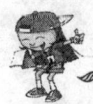

有关),且随年龄而增加,每5年增加10%,调整年龄后,女性头晕比男性要高30%。慢性头晕的危险在于容易摔倒,晕厥,失去生活能力,甚至卒中和死亡。

一、慢性头晕的原因

头晕的原因很复杂,可能是一种疾病所致,也可能是多系统损伤或疾病联合作用于维持平衡功能的结果。慢性头晕的单一原因可分为:中枢神经系统疾病、前庭疾病、精神疾病、全身疾病、药物和混杂的。

1. 头晕的单一原因

(1)全身疾病

①高血压患者由于个人对血压的耐受程度不同,会出现不同的症状,有的当收缩压>150~160mmHg时就会出现头昏、头晕、头涨、走路不稳有漂浮感。有的当收缩压升高到180mmHg和舒张压升高到110mmHg以上时才会出现头痛、头晕、头昏。因此,当患者主诉头晕、头昏时,首先应考虑是否有高血压。

②低血压时由于减少脑的血流灌注或氧的输送,引起脑供血不足,可出现头晕,这种头晕是一种晕乎乎的感觉,伴全身疲乏无力,走路不稳感。老年直立性低血压可以出现头晕、眼黑,甚至晕倒,由于它出现在体位改变时,容易识别。

③颈动脉窦过敏或颈动脉窦综合征可引起头晕,甚至摔倒,晕厥。其特征为窦性停搏>3.0s或颈动脉窦按摩5s后收缩压下降>50mmHg。实际临床上窦性停搏一般>6.0s才会引起头晕或晕厥。老年人多由于穿高领衣服,突然转头或后仰压迫颈动脉窦引起头晕,甚至晕厥。实际上这是一种晕厥前症状,由于心脏停搏仅仅引起一过性脑供血不足,不到晕厥程度,可有一过性头晕、黑矇,患者立即靠住或抓住某一物体,很快可恢复。有报告头晕或晕厥患者约45%为颈动脉窦过敏,此百分比太高,可能与研究人

第一章 心血管疾病

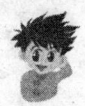

群有关。

④自主神经功能紊乱,多于劳累、精神紧张、睡眠不佳、情绪变化等情况下,突然发作头晕,伴自主神经症状恶心、呕吐、多汗、面色苍白、心悸、双耳鸣、腹痛、便意。严重时可晕厥,大小便失禁。多无眼震,可有步态不稳,但无平衡障碍。自觉症状较多,但无阳性体征。躺卧休息几分钟后可自行缓解,此后除感疲劳无任何不适。

此外,贫血,甲低,心力衰竭,糖尿病伴神经功能病变,也可引起头晕,甚至摔倒,晕厥。

(2)心因性疾病:老年人最通常的心因原因为抑郁,焦虑,它可以作为原发因素也可以是辅助因素,患者常常有含糊不清的头晕感觉,并与全身症状同时出现。报告头晕患者0~57%为心因性疾病。

(3)颈部原因:颈椎病是老年人引起头晕的另一常见原因,报告为0~65%。当患者在转头或在不平的地上行走时出现头晕,应想到该病。椎体关节面具有自身感觉受体,老年人容易罹患颈椎骨关节炎,从而损害自身感觉受体,推测头晕可能通过这种机制和血管机制而发生。患者常常有关节炎的病史或甩鞭综合征史,经常主诉运动时颈部疼痛和头晕加重。进一步检查发现颈椎生理弯曲消失,有神经根压迫体征或脊髓病体征,或痉挛步态。

(4)药物原因:经常有报告药物引起或有助于头晕的诊断,如抗焦虑药,抗抑郁药,抗高血压药,氨基糖苷类药,化疗药,非甾体类抗炎药,这些药的不良反应可引起头晕。各种不同药物有不同的机制,抗组胺和三环类抗抑郁药是通过它们的抗胆碱能的不良反应。氨基糖苷类药主要是耳毒性作用。

2. 头晕的多因素综合 有些学者提出,老年人头晕可能是一个老年综合征。因为以前的多项研究表明,引起老年人头晕的诸多原因中,各个临床研究之间差异很大,因此,他们考虑这可能与其他老年综合征一样(如摔倒,谵妄,尿失禁),是一个多个原因共同作用的老年综合征。新近社区研究的结果表明,头晕由几种危险因素所致:精神(焦虑、抑郁症),感觉系统(听力障碍),神经系统(失衡),心血管系统(位置性低血压,陈旧性心肌梗死),使用5种以上药物。这些因素的某几个联合或单一因素为主而致患者头晕。Kao等研究一组262例患者,21%有头晕,其中一个因素的为6%,2个因素的为12%,3个因素的为26%,4个以上因素的为51%。

二、眩晕的原因

1. 中枢神经系统原因 4%~70%老年人头晕的主要原因或有助因素是脑血管疾病,椎基底动脉因粥样硬化引起血管狭窄,导致血流梗阻,使椎基底动脉系统供血不足,引发短暂缺血发作(TIA)或梗死。因为基底动脉供应第八对脑神经和基底核,头晕是基底动脉供血不足最基本的症状之一。除外急性头晕,它可能是基底动脉TIA的前驱症状,脑干梗死后,患者可能主诉慢性头晕。头晕也可能是大脑前或后下动脉缺血,颈内动脉疾病很少引起头晕。此外,中枢神经系统疾病如帕金森病,听神经瘤,也可引起头晕。

2. 前庭原因 前庭疾病作为头晕的主要原因或促成因素占头晕患者的4%~71%。通常前庭疾病在老年人中引起慢性头晕,包括良性阵发性位置眩晕,梅尼埃病(Meniere's),前庭神经元炎和听神经瘤,耳毒性药物也可引起头晕。

(1)良性阵发性位置性眩晕(BPPV):是老年人最常见的诊断,发病率各家报告不同,在17%~18%,由前庭神经炎引起的约为10%,由头部外伤引起的约为20%。它是在特定头位激发产生的头晕,伴有眼震。其特征性的表现为在某一特定头位激发短暂的眩晕,如凝视某一物体,弯腰系鞋带,卧位转头等,同时有恶心,

第一章 心血管疾病

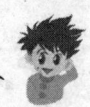

不一定有呕吐,持续10~20min,1~5s后发生眼震,眼震持续10~30s,逐渐减弱,最后停止,是属于一种自限性疾病。可以通过改变头的位置而缓解,很多患者自己很快找到缓解症状的头部位置。另一个特征是眩晕时伴有眼震颤,患者可在几天或几个月内反复发作位置性眩晕,两次发作之间可有静止期。文献报告BPPV患者4%~34%可反复发作。大多数BPPV找不到原因,最明确的原因是头部外伤史和病毒性迷路神经炎。目前认为是后半规管疾病。其病理生理学机制最可能是由于椭圆囊病变,变性的由碳酸钙和蛋白质组成的微细钙化颗粒(耳石)脱落,游离漂浮在后半规管淋巴液中,但耳石为什么会引起阵发性眩晕和眼震仍然不清楚。推测可能是由于耳石的移动引起毛细胞的纤毛弯曲,从而使毛细胞放电和内淋巴液压力改变的结果。BPPV可以通过Dix-Hallpike试验而确诊。

(2)梅尼埃病:为突然发作性眩晕,耳鸣,耳聋,耳胀满感四联症,眩晕为反复发作性、旋转性,有时也可表现为动荡或飘浮感,伴随自主神经症状为恶心、呕吐、面色苍白和有水平或旋转眼震,且有一侧耳聋、耳鸣。持续时间从20min至数小时。病情逐渐缓解,可反复发作。发作间期长短不等,随病情发展,发作间期变短。并非所有患者都同时具有四联症。梅尼埃病是一个自限性疾病,约有2/3患者即使不经治疗也可自行缓解,有的在发作数次后自行终止,不再发作,听力在中重度水平。

(3)前庭神经炎:春季和初夏发病较多,发病前数天或数周常有上感史,该病倾向于病毒感染。前庭神经一支或几支神经纤维肿胀,变性,神经纤维减少,甚至萎缩。患者突然发病,剧烈旋转性眩晕,有恶心、呕吐,有些患者有不稳感,但无听力减退,急性期持续24~72h,在此期间任何头部转动均可引起严重眩晕。急性期后转入缓慢症状消失期,患者有不稳感或失衡,持续几周到几月。本病为良性自限性疾病,不需治疗可自愈。偶有短暂的眩晕复发。

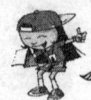

三、中枢性眩晕

1. 肿瘤引起的眩晕 小脑脑桥角、颞叶、小脑的原发或转移肿瘤,第四脑室肿瘤都可导致眩晕和平衡障碍。由于成人肿瘤多在幕下,易较早出现眩晕和耳聋。脑干肿瘤也可引起旋转性眩晕,但无听觉症状。小脑肿瘤可引起缓慢进展的眩晕,运动失调和平衡障碍。额叶肿瘤可有昏眩。

2. 椎基底动脉供血障碍的眩晕 可分为短暂缺血性发作和血栓形成。突发旋转性眩晕,站立时加重,卧位可减轻,可有摔倒,同时可伴有自主神经症状如恶心、呕吐、苍白、冷汗,多无耳鸣,有时有眼震,持续数小时或数日不等,但无平衡障碍。

四、颈性眩晕

颈性眩晕认为是由于一侧椎动脉梗阻所致。一种理论认为当一侧椎动脉明显阻塞时,转头足够引起另一侧椎动脉梗阻,导致脑干缺血。另一种理论是当转头或颈部活动时,颈椎的骨刺可能压迫附近的椎动脉,引起短暂的前庭系血流中断,引起眩晕。患者呈旋转性眩晕,也可为晃动、漂浮感或头昏,多与颈部活动有关。可有颈椎运动受限,颈部疼痛,双肩酸胀沉重感,或出现颈神经根压迫症状,如手臂发麻、感觉异常和无力等。同时可能有视觉异常,耳鸣或听力减退。

五、诊断和鉴别诊断

1. 心血管系统 疑为高血压引起应做诊室血压和动态血压监测;疑为直立性低血压要测卧位或坐位血压,然后立即站立测2min血压,如收缩压下降20mmHg以上,可诊断。但也有人不同意这一标准,认为平均动脉压与头晕关系更大。疑为心律失常应做12导联心电图和Holter检查。

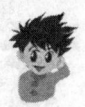

2. 颈动脉过敏 可做一侧颈动脉按摩 5s,如出现 3s 以上的停搏或收缩压下降 50mmHg,并出现头晕症状即可诊断。

3. 中枢神经系统 在疑为该系统疾病时,要做头部 CT 扫描;颈动脉系统及椎动脉的血管超声、血管多普勒及磁共振检查;脑神经,感觉及运动系统检查等。

4. 前庭系统 疑为前庭疾病时可做听功能检查、耳蜗电图、甘油脱水试验、前庭功能检查、颞骨及内听道 CT 扫描及前庭水道 CT 扫描。

疑为良性阵发性位置性眩晕,可做 Dix-Hallpike 试验,患者在检查床取坐位,检查者站在患者的右侧,将患者的头向右侧移 45°,然后让患者躺下头伸出检查床沿,仍保持右耳向下位,轻轻拉伸颈部,使颔稍向上,如出现眼震和眩晕,观察两者的出现时间,持续时间及眼震的方向。即可诊断。

BPPV 一般因快速的转头而引起短暂的眩晕,可以通过 Dix-Hallpike 试验证实。前庭神经炎可有上感史,急性发作严重的持续眩晕,可持续 1~3d,头部转动而加重,可能伴有眼震、位置觉不稳和恶心,通常无听力减退。梅尼埃病开始有耳部胀满感,听力减退,耳鸣,接着出现眩晕,位置觉不稳、眼震、恶心和呕吐,症状可持续 30min~24h。

六、治 疗

治疗应该直接针对病因,但往往通过病史、检查和常规的实验室试验并不能提供直接的发病原因,那么治疗性试验常常是最好的办法以证实辅助因素。老年人多有几种病同时存在,有时共同影响头晕或眩晕,最有效的治疗是消除一种或几种潜在的病因学因素。如高血压患者降低血压到正常范围,头晕就可以消失。低血压患者可使用增加盐的摄入;餐后低血压者可采用少量多餐、甘草泡水当茶饮,睡前饮一小杯葡萄酒等;提高血压到一定高度,头晕也可以改善。自主神经功能紊乱可以通过β受体阻滞药、镇静安眠、抗焦虑药、中药制剂、身心调节而症状明显好转,不再发作头晕。抑郁患者可通过抗抑郁药,如多塞平、黛力新、百忧解、赛乐特、左乐复、兰释等药物治疗。颈动脉窦过敏没有特殊治疗,嘱患者不要穿高领和紧领衣服,注意低头或抬头动作,勿过快过猛。由于药物引起的头晕,要尽可能地减少药物品种和剂量,或停用可能引起头晕的药物。梅尼埃病应该请耳鼻喉科治疗。

如确诊为BPPV,可通过特殊锻炼的方法减轻或治愈。患者仰卧于治疗床,头部垂于床沿旋转45°先让右耳向下,一旦诱发出眩晕和眼震,然后头慢慢向左转,直到左耳向下,然后头和身体一起向左转,身体处于左侧卧位,而脸向下。整个旋转过程头顶始终斜向下,患者脸向下应维持10~15s。然后头转向左肩,患者被扶起呈坐位,头略向前倾。Furman等根据他们的经验,应该使头在每一个位置保持足够长的时间,以使诱发出的头晕消失更好为止,在治疗期间,每个位置可轻轻地震动头部,效果更好。治疗可多次直到症状消失。他们的意见,治疗后应保持头部直立24h,尽量减少耳石在后半规管存积。有严重颈部疾病、高度颈动脉狭窄和心脏病不稳定者应列为该治疗的禁忌证。文献报告治愈率在44%~100%。4年随访复发率约15%。有人认为一个人不可能保持头部直立位24h,因此产生了不同的方案,其方法为患者坐在床边,闭眼,头水平旋转45°,然后快速地向相反方向卧下,直到头晕消失或等待30s,再快速坐起等待30s。患者可以头转向另一方向,重复以上动作。可每3h锻炼一次,直到症状消失2天后,一般需1~2周。

前庭康复:这种方法对外周和中枢性前庭头晕都是重要的和有效的。包括锻炼头和眼的运动(坐位或站位),诱发出头晕和身体不稳状态,也包括动态平衡运动和头部运动时的步态平衡运动,运动可持续到不能耐受为止。运动锻炼可循序渐进,运动量逐渐

第一章 心血管疾病

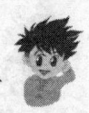

增加,一般在6~8周,开始头晕可能加重,但几周后因中枢适应,运动相关性头晕可改善。通常外周前庭疾病者可达到很好的功能恢复,而中枢性前庭疾病很难完全恢复。前庭康复多在医师指导下进行。

七、药物治疗

其目的是减轻头晕症状,主要有抗组胺药物和抗胆碱能药物,如美克洛嗪、茶苯海明、苯海拉明等,老年人一般不用抗胆碱能药物,因为前列腺肥大而引起尿潴留。苯二氮䓬(安定)对严重的单侧外周前庭功能损伤者可能有较好的疗效。对于脑血管病变或中枢病变引起者可使用血管扩张药如尼莫地平、银杏叶制剂、尼麦角林(凯尔)及一些中药制剂。

(郑秋甫)

参考文献

1. Davis LE. Dizziness in elderly men. [J] J Am Geriatr Soc. 1994; 42: 1184-1188.

2. Colledge NR, Wilson JA, Macintyre CCA, et al. The prevalence and characteristics of dizziness in an elderly community. [J] Age and Ageing. 1994; 23: 117-120.

3. Maurer MS, Karmally W, Rivadeneira H, et al. Upright postprandial in elderly person. [J] Ann Inter Med. 2000; 133: 533-536.

4. Tinetti ME, Williams ME, Gill TM. Dizziness among older adults: a possible geriatric syndrome. [J] Ann Intern Med. 2000; 132: 337-344.

5. Kao AC, Nanda A, Williams CS, et al. Validation of dizziness as a possible geriatric syndrome. [J] J Am Geriatr Soc. 2000; 48: 417-421.

6. Furman JM, Cass SP, Bening paroxysmal position vertigo. [J] New Engl J Med. 1999, 341: 1590-1596.

7. Lawson J, Fitzgerald J, Birchall J, et al. Diagnosis of geriatric patients with severe dizziness. [J] J Am Geriatr Soc. 1999; 47: 12-17.

第一章 心血管疾病

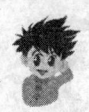

第十八节 肺动脉高压

一个世纪前学者就可以测定人体肺动脉压力,肺动脉粥样硬化作为慢性肺动脉高压(Pulmonry Arterial Hypertension,PAH)的形态学已被广泛接受。1891年德国医生 Ernstvon Romberg 无法从尸检发现肺血管病变的病因学,因此将该病命名为"肺血管硬化"。1901年阿根廷 Abel Ayerza 教授叙述了慢性呼吸困难、发绀、红细胞增多并伴有肺动脉硬化的综合征。其后他的学生 Arrillaga 博士将该综合征命名为"Ayerza 病"。20 世纪初,现在已知的系"原发性肺动脉高压(PPH)"的首次报告发表。20 年后英国医生提出所谓"Ayerza 病"是心力衰竭继发的肺疾病,其病理学的证据是慢性肺疾病、肺动脉粥样硬化、右心室肥厚。直到20 世纪60 年代末,氨苯噁唑啉诱发肺动脉高压死亡者的肺血管病变,证实与原发性肺动脉高压的病理学一样。1973 年 WHO 首次在日内瓦召开专家会议评估 PPH 的有关问题,标准化其病理学名称。1998 年 WHO 在法国 Evian 召开了第二次肺动脉高压专题研讨会,提出了肺动脉高压的 Evian 诊断分类。2003 年 WHO 在意大利威尼斯召开了第三次肺动脉高压专题研讨会,对 Evian 诊断分类的临床应用价值进行了讨论,与会者同意该诊断分类并进行了修订。目前,对肺动脉高压的临床诊断分类沿用威尼斯会议的建议。

一、肺动脉高压的分类

修订后的肺动脉高压临床分类(威尼斯 2003)。

1. 肺动脉高压(PAH)

(1)特发性(IPAH)。

(2)家族性(FPAH)。

(3) 合并(APAH)

① 胶原血管病。

② 先天性体-肺分流。

③ 门脉高压。

④ HIV 感染。

⑤ 药物和毒素。

⑥ 其他(甲状腺疾病、糖原聚集病、Gaucher 病、先天性出血性毛细血管扩张症、血红蛋白病、骨髓增生病、脾切除)。

(4) 合并明显的静脉或毛细血管受损。

① 肺静脉闭塞病(PVOD)。

② 肺多发性毛细血管瘤。

(5) 新生儿持续性肺动脉高压。

2. 左心疾病致肺动脉高压

(1) 左侧心房或心室疾病。

(2) 左心瓣膜病。

3. 肺动脉高压合并肺疾病和/或低氧血症

(1) 慢性阻塞性肺病。

(2) 肺间质性病。

(3) 阻塞性睡眠呼吸暂停综合征。

(4) 肺泡低交换病。

(5) 长期居住于高原。

(6) 发育异常。

4. 慢性血栓性和/或栓塞性疾病致肺动脉高压

(1) 肺动脉近段血栓栓子阻塞。

(2) 肺动脉远端血栓栓子阻塞。

(3) 非血栓栓子肺动脉栓塞。

5. 混杂性 结节病,组织细胞增多症 X,淋巴管瘤,肺血管受压(淋巴结肿大,肿瘤,纤维化性纵隔炎)。

第一章 心血管疾病

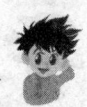

二、病理学

各种病因引起的PAH都有其共同的病理学特征,即肌动脉和弹性动脉的中层肥厚、扩张,弹性动脉内膜粥样硬化和右室肥厚。这些肺动脉重塑的诊断意义有限,因为所有严重的PAH都可以有这些改变。除了这些共同的病理学特征外,PAH的特征性病理学改变有:

1. 缩窄性病变 腺泡前和腺泡内小动脉弥漫性内膜、中层、外膜增厚,血管舒张特性丧失,对血流动力学具有重要意义。内膜增厚分三型:向心型层状增厚、离心性增厚、向心型非层状增厚。向心型层状增厚是一种特征性的所谓肺丛原动脉病和/或硬皮病动脉病。离心性和向心型非层状内膜增厚主要由成纤维细胞和结缔组织基质构成。在大多数PAH患者中,外膜似乎并不受损,但如新生儿胎儿循环永久存留的患者外膜可进行性增厚。

2. 复杂病变 丛状损害,扩张损害,动脉炎总称为复杂病变。

(1)丛状损害是一种由成肌纤维细胞、平滑肌细胞和结缔组织基质排列而成的内皮灶性增生条纹。它位于腺泡前和腺泡内小动脉,使小动脉扩张并破坏部分动脉壁且延展至血管周围的结缔组织,有20%~60%的肺动脉受累。但结缔组织病引起的PAH这种病损极罕见,胎儿循环永久存留者无此病变。丛状损害沿小动脉支的部位也不同,先天性左到右分流者多发生在外径100~200μm的小动脉,而PPH多发生在<100μm的小动脉。

(2)扩张损害是一种使管壁薄如静脉的血管,多位于丛状损害的远端,可能是肺出血的来源和其后机化和纤维化的部位。

(3)小动脉炎在PAH很少见,多伴随有其他复杂病变,动脉壁坏死伴类纤维蛋白蓄积和/或慢性和急性炎性细胞侵润。

3. 肺闭塞性静脉病(POV)和肺微血管病(PM) 通常只有在明显肺动脉高压体征时才存在。尽管高分辨率的断层扫描示小叶中心毛玻璃状混浊的间隔线、胸腔积液和纵隔淋巴结肿大是特征性的改变,但 POV 和 PM 的诊断基础是组织病理学。POV 的主要病理学是广泛的弥漫性的肺小静脉闭塞。PM 是另一种罕见的毛细血管增生为特征,毛细血管侵入肺间质、血管,但较少见于气道。

三、诊断与鉴别诊断

肺动脉高压的诊断分两个时间段,分别为:①发现期。对偶然发现或症状怀疑有 PAH 的患者,进行各种检查,以发现有 PAH。②确定期。确定患者系肺动脉高压,要确定其临床特异症状的前后关系,包括病源因素、伴随疾病、血流动力学异常、选择治疗和预后。

1. 发现期 什么时候怀疑肺动脉高压?因为 PAH 的症状是非特异性的,直到晚期才出现明显临床体征。在没有明显心脏或肺部疾病特异性体征而出现气短时,应怀疑 PAH。气短是最普通的症状,同时可能有胸痛、晕厥、疲劳、无力和腹胀等症状,出现症状到诊断往往需 3 年左右。PAH 的体征包括右室心音增强,第二心音的肺动脉成分增强,三尖瓣反流的全收缩期杂音,肺动脉反流的舒张期杂音,右室第三心音,颈静脉扩张,肝大,外周水肿,腹水和晚期有心力衰竭时可有肢端发凉,中枢性发绀。

对于下列人员应重点进行监测:①已知有 PAH 基因突变或第一代亲属患有特发性肺动脉高压(IPAH);②硬皮病患者;③先天性心脏病和体-肺分流患者;④门脉高压准备肝移植患者;⑤其他,如曾服用食欲抑制药,其他结缔组织病,阻塞性肺病,HIV 感染等。结缔组织病(CTD)尤其是局限性硬皮病 PAH 发病率为 12%;肝移植患者合并 PAH 为 4.0%~3.5%,门脉分流术患者增加 PAH 的危险。HIV 并发 PAH 罕见,累积发病率为 0.57%。慢性血栓栓塞性肺动脉高压(CTEPH)是静脉血栓栓塞的并发症,特发性肺动脉栓塞患者可高达4%发生CTEPH。

目前,通常使用的PAH标准为肺动脉收缩压(PASP)>35mmHg或休息时平均压>25mmHg,或活动时平均压>30mmHg,PAH也要求PCWP≤15mmHg,肺血管阻力(PVR)≥240dyne/s/cm。然而,有6%的50岁以上的健康者和5%的体重指数>30kg/m² 者PASP>40mmHg。轻度PAH规定PASP为36~50mmHg或三尖瓣反流速率为2.8~3.4m/s。体检可发现左胸骨旁隆起,肺动脉第二音增强,三尖瓣反流的全收缩期杂音,肺动脉瓣关闭不全的舒张期杂音,右室S_3,颈静脉怒张,肝大,腹水,外周水肿,四肢末端发凉。摄胸片及心电图,由PAH引起症状的患者有80%~90%胸部X线片和心电图上显示异常,IPAH患者约87%心电图示右室肥厚和室壁张力增加,右房扩张,约97%有电轴右偏,心电图诊断PAH的敏感性仅55%,特异性为70%。经胸多普勒超声心动图(TEE)测定的肺动脉收缩压,如无流出道梗阻者等于右室收缩压。39%~86%患者存在三尖瓣反流,有经验的超声操作者仔细多普勒检查约74%患者存在三尖瓣反流。大多数研究报告TEE和右心导管测定PASP有高度相关性,TEE估计PASP的敏感性为79%~100%,特异性为60%~98%。从70~89岁广泛健康人群的研究表明,RVSP正常值为28±5mmHg(范围15~57mmHg),且随年龄和体重增加而增高(表23)。

2. 确定期　对支持有PAH的患者,应进一步做相关检查,决定其严重度、预后及选择治疗。有关检查包括:

(1)多普勒超声心动图:评估原始资料和随访PASP结果、肺动脉阻力、右室大小、左室收缩和舒张功能、有无心包积液、各心瓣膜的形态和功能等。

(2)肺功能测定:一氧化碳弥撒能力(DLco)<55%时预示将发展为PAH。

(3) 夜间血氧测定：可除外梗阻性睡眠呼吸暂停综合征。

(4) 换气-灌注(V/Q)肺扫描：这是一项非必需的监测，但是它对于鉴别 IPAH 和慢性血栓性肺动脉高压(CTEPH)的敏感性为 90%～100%，特异性为 94%～100%。

(5) 运动耐力评估：是 PAH 关键性评估的一部分。最通常使用的是 6min 步行试验。

(6) 右心导管：对于证实 PAH 是需要的，诊断 PAH 除了上述静息肺动脉平均压和运动肺动脉平均压标准外，肺毛细血管楔嵌压或左室舒张末压≤15mmHg 和肺血管阻力＞3 单位。

螺旋 CT 或电子束 CT 对发现中央肺动脉栓塞的敏感性为＞85%～90%，发现远端栓塞可达 97%，敏感性约 90%，偶然可将 IPAH 误诊为 CTEPH。CT 可提供右室和肺动脉大小，为诊断 PAH 有用的证据。

表 23　肺动脉高压患者的 WHO 功能分类

分类	状况
Ⅰ级	PAH 患者通常无体力活动限制，一般体力活动并不增加呼吸困难、疲劳、胸痛，或晕厥前症状
Ⅱ级	有轻度体力活动限制，休息时无不适，但平常体力活动可增加呼吸困难、疲劳、胸痛，或晕厥前症状
Ⅲ级	体力活动有明显限制，休息时无不适，但稍活动即可增加呼吸困难、疲劳、胸痛，或晕厥前症状
Ⅳ级	不能进行任何体力活动，可能有右心衰竭的体征，休息时也感呼吸困难和疲劳，稍活动即可加重症状

四、治　疗

1. 一般治疗　IPAH 患者的传统治疗包括利尿药、吸氧，有心功能不全或伴有房颤、房扑者可给予地高辛。由于部分患者肺动脉内有原位血栓，有研究认为口服抗凝药能提高患者的生存率，目前建议将 INR 维持在 1.5～2.5 之间较为合适。对长期静脉输入依前列醇的患者如无禁忌证,也要长期抗凝治疗。这些一般治疗至今仍然具有重要地位。

2. 抗凝 IPAH 和其他 PAH 患者死后尸检证实血管血栓发病率很高,且与年龄、病期有关,特别在儿童凝血、纤溶系统、血小板功能异常已得到证实。如无禁忌证,IPAH 和 CTEPH 患者可给予华法林,INR 维持在 2～3 之间,如有较高的出血可能,INR 维持在 1.5～2.5 之间。

3. 氧疗 对低氧血症或无低氧血症的 PAH 患者氧疗可减少 PVR,目前尚无随机资料证明长期氧疗(LTOT)对 PAH 患者有益。但也不除外 LTOT 对其他组 PAH 的好处,因为吸氧可提高肺泡氧浓度,导致减少肺血管阻力。每天可给予吸氧 15h(包括夜间)是安全的,以使 Pao_2>8.0kpa,夜间如氧饱和度<90%应吸氧使氧饱和度达到 95%以上。但先心病合并 PAH 不推荐氧疗。

4. 心力衰竭和心律失常 IPAH 患者心力衰竭可用地高辛以提高心输出量。液体潴留可给予利尿药。

5. 钙拮抗药(CCB) 研究显示长期大剂量 CCB 可以延长对该类药物敏感患者(大约 10%)的生存期,而对该类药不敏感的患者反而可增加死亡率。因此,在使用 CCB 前要做急性血管扩张试验,给予静脉滴注依前列醇,然后吸入 NO,如用药后患者的平均 PAP 和肺血管阻力(PVR)下降至基础水平的 20% 为有反应,最近指南根据专家意见规定长期 CCB 反应为平均 PAP 下降 10～40mmHg 而心输出量不变为敏感,可给予口服 CCB 治疗。通常使用的药物为硝苯地平、硫氮䓬酮或氨氯地平,心率>100 次/min 者可选硫氮䓬酮,<100 次/min 者可选硝苯地平或氨氯地平,开始小剂量,以后逐渐增加,硝苯地平可高达 240mg/天,diltiazem(硫氮䓬酮)可高达 900mg/天,如 1 个月后心功能不能达到 WHO 分级 Ⅰ 或 Ⅱ 级,3 个月仍无血流动力学改善表明无效。大约只有 54% 对钙拮抗药持续有效。大剂量的钙拮抗药对 IPAH、EPAH

和 anorexigenAPAH 是有益的,且可提高 5 年生存率。长期 CCB 治疗有效规定为患者心功能在 I 级或 II 级伴持续血流动力学改善至少一年,且无其他药物如依前列醇、前列环素类或内皮素受体拮抗药合用。但 Sibon 等研究表明只有 6.8%的患者从长期服用 CCB 中获益。

6. 前列环素类药物

(1)依前列醇(Epoprostenol)是第一种用于治疗 PAH 的前列环素类药物,由于其在循环中的半衰期仅 3~5min,需要持续静脉滴注,输前必须新鲜配制,低温保存,避免光的作用而减低药效。一般从小剂量开始(1~2ng/kg·min),以 1~2ng/kg·min 的速度逐渐上调剂量,多数患者的剂量在 20~40ng/kg·min 之间。注意不要突然停药,以免部分患者症状恶化甚至死亡。常见的不良反应有下颌痛、头痛、腹泻、脸红、腿痛和呕吐等。

(2)曲前列环素(treprostinil)半衰期为 3h,常温下性质稳定,可连续皮下注射,通常注射速度为 1.25ng/kg·min,可皮下埋植微量泵或皮下导管给药。该药的不良反应有下颌痛、头痛、恶心、腹泻、皮疹、注射部位局部痛等。

(3)贝前列环素(beraprost)是第一个可口服的前列环素类药物,性质稳定,空腹口服后吸收快速,30min 后药物浓度达峰值。消除半衰期为 35~40min。该药最早用于日本,几个小型的临床试验表明它用于 IPAH 可改善血流动力学,平均使用 2 个月后,绝大多数患者心功能级别进步,肺动脉阻力下降 26%。两个大型随机、双盲、安慰剂对照临床试验已完成。第一个纳入 130 例心功能为 NYHA II 级或 III 级 IPAH 和各种原因的 PAH 患者,为期 12 周,平均剂量为 80μg 每天口服 4 次,6min 步行试验治疗组平均为 25m,而 IPAH 患者为 45m。血流动力学和存活时间两治疗组无区别。不良反应为全身血管扩张,主要在药物滴定初期。第二个试验纳入 116 例心功能为 NYHA II 级或 III 级的 PAH 患者,为期

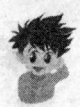

12个月,结果表明 beraprost 治疗组比对照组 3 个月时 6min 步行试验比基线增加 22m,6 个月时增加 31m,病情稳定。而 9~12 个月时这种疗效不再存在,且 12 个月时血流动力学和生存与基线无明显改变,说明 beraprost 作用随时间而减弱。目前该药主要用于日本。

(4)吸入依洛前列素(iloprost)可吸入治疗 PAH,选择血流动力学作用于肺循环而避免体循环的不良反应。在室温、pH 值 7.4、一般光照射下化学稳定性较好,血清半衰期为 20~25min。欧洲已批准用于治疗 IPAH,而美国没有批准使用。严重的 PAH 患者每天吸入依洛前列素气雾剂需 6~9 次。每次 10~15min,如使用超声雾化器,可每次减少到 4min。

血流动力学作用高峰在 30~90min,长期应用可明显降低肺动脉压、肺动脉阻力,增加心输出量,不导致血压下降和换气-灌注失调。严重肺纤维化患者使用依前列醇静脉滴注可增加肺分流而受限,但吸入依洛前列素很安全。欧洲多中心大型临床试验入组 203 例 IPAH 和各种原因的 PAH 患者,其中 60% 心功能为 NYHA Ⅲ 级或 40% Ⅳ 级。平均吸入剂量到 0.37/kg/min 时,6min 步行试验达 36.4m,血流动力学和无事件生存明显改善,而对照组血流动力学恶化。研究期间药物组死亡 1 例,对照组死亡 4 例。患者对依洛前列素耐受良好,不良反应依次为咳嗽、头痛、脸红、晕厥,多数为轻度而短暂。该药可能提供一种依前列醇静脉滴注的替代药。

7. 内皮素受体拮抗药(ERAs)

(1)波生坦(Bosentan)是一种非选择性 ET_A 和 ET_B 双重抑制的受体拮抗药,对 ET_A 抑制稍高。一个大型双盲、安慰剂对照临床试验纳入 213 例患者,其中 IPAH 150 例,硬皮病致 PAH 47 例,红斑狼疮 16 例,全部患者为 WHO 功能分级 Ⅲ 级或 Ⅳ 级。患者随机分为 62.5mgBid、125mgBid、250mg Bid 及安慰剂 4 个组,

16周时6min步行试验、mPAP、PVR、CI比对照组均有明显改善。目前波生坦推荐剂量为125mgBid。不良反应为转氨酶升高、头痛、脸红、潜在致畸、导致贫血、睾丸萎缩及男性不育等不良反应。有专家推荐对于心功能Ⅲ级或Ⅳ级的PAH,如果不能耐受依前列醇治疗,可选择波生坦替代。它与华法林合用不影响华法林的作用。2003年ACCP肺动脉高压内科治疗指南将其列入心功能Ⅲ级患者的一线治疗,是一种有前途的治疗药。

(2)西他生坦(Sitasentan)是一种强力选择性的内皮素受体拮抗药,选择作用于ET_A比ET_B强6500倍。第一个随机、双盲、安慰剂对照试验纳入178例NYHAⅡ级、Ⅲ级和Ⅳ级的PAH患者,Sitasentan100mg或300mg,日一次口服,12周后,6min步行试验能力改善(分别为35m和33m),100mg组有29%患者心功能级别进步,300mg组有30%进步,同时Sitasentan组肺血管阻力和心指数也有改善。如同波生坦,Sitasentan 300mg组有10%肝功能异常,必须指出的是该药大剂量时可引起致命性肝炎,其他不良反应有头痛、外周水肿、恶心、鼻充血和头晕等。此外,它可增加INR和凝血酶时间,可能与Sitasentan抑制华法林在肝脏代谢的CYP2C9,P450酶有关。

(3)安贝生坦(Ambrisentan)是另一个选择性ET_A受体拮抗药可能已完成Ⅲ期临床试验。

(4)内皮素受体拮抗药治疗PAH似乎有很大的前途,但仍然存在的问题是:①ERAs在PAH早期(WHO功能分级Ⅰ级和Ⅱ级患者)的作用如何;②ERAs与前列环素类药物、西地那非联合治疗,作用如何;③选择性与非选择性ERAs哪种更有效;④ERAs治疗肺纤维化或CTEPH作用如何;这些都有待临床进一步研究与实践。

8. 磷酸二酯酶抑制药(PDEs) 3型磷酸二酯酶抑制药在治疗哮喘(如茶碱类药物)和心力衰竭(如氨力农和米力农)方面有重

要作用,但对肺循环作用较小。相反,5型磷酸二酯酶抑制药(PDE5)是一种最新的治疗PAH药物,比prostanoid和内皮素受体拮抗药应用时间较短,尚无长期应用的经验。它能增强IPAH患者肺血管对内源性或吸入NO的敏感性。西地那非(sildenafil)是一种高选择性PDE_5抑制药,具有明显的肺血管扩张作用,能减少低氧诱发的肺动脉高压,但它在肺血管的慢性重塑过程中的作用还不十分清楚。右心导管时短期应用西地那非能显著降低肺血管阻力,且呈剂量依赖关系。与吸入依洛前列素合用其扩张肺血管作用比单用药时强,对严重恶化的PAH患者进行前列环素类药物的同时,加用口服西地那非可改善运动耐力和血流动力学。它对HIV感染相关的PAH或肺纤维化致PAH都能使肺血管扩张。sildenafil用于治疗PAH,剂量为20mg,每日3次,80mg,每日3次的长期生存资料正在收集。

9. 一氧化氮 一氧化氮(NO)是内皮细胞衍生的一种血管舒张因子,NO吸入由于与血红蛋白有高亲和力,因此选择性的舒张肺循环血管,而对体循环影响不大。NO半衰期很短,常作为肺血管反应的筛选制剂,对选择性成人呼吸窘迫综合征改善气体交换有效。吸入不同浓度的NO,其作用也不同,当吸入低浓度时,它呈剂量相关的降低肺动脉压,而对气体交换无作用,当吸入40PPM时可降低肺动脉压和不同程度的增加气体交换。由于吸入NO可降低肺动脉的氧分压,因此Yoshida等研究同时给予低剂量的NO和氧,结果明显改善肺血流动力学,比单独吸入氧有更好的氧合作用,且与NO剂量相关,在NO浓度为5PPM时气体交换似乎有一种上限作用。目前,NO吸入治疗儿科应用较为成熟,尤其是对新生儿持续性肺动脉高压和先天性心脏病相关的肺动脉高压的治疗。但对COPD合并肺动脉高压患者的NO吸入治疗研究相对较少。长期和高浓度吸入NO治疗可能会引起急性一氧化氮中毒而出现肺水肿、影响血小板功能使出血时间延长,因抑制心肌功能使血压下降等。

10. 联合治疗时,如患者心功能为 WHO Ⅳ 级,最常用的联合为 Sildenafil+ERA 或 ERA 加上 Sildenafil,这在英国占 65％的联合处方。小样本的试验表明对心功能、步行距离和高峰氧消耗都有改善。另一种联合治疗为 Prostanoid+Sildenafil,约占英国处方的 23％,证实比单独治疗有效,也比其他种类药物单独治疗有效。有证据表明联合 Bosentan 和 Epoprostenol 疗效有限,但 Bosentan+Treprostinil,改善心功能、运动耐力、血流动力学。吸入 Iloprost+Bosentan 改善运动耐力。Prostanoid+ERA 占英国联合治疗处方的 12％。

(郑秋甫)

第一章 心血管疾病

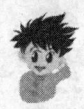

参考文献

1. Fishman AP,. Primary pulmonary arterial hypertension. [J] J Am Coll Cardiol, 2004;43: S2-S4.

2. Simonneau GS, Galie N, Rubin LJ, et al. Clinical Classification of pulmonary hypertension. [J] J Am Coll Cardiol, 2004; 43:S5-S12.

3. Humhert M, Morrell NW, Archer SL, et al. Cellular and molecular pathobiology of pulmonary arterial hypertension. [J] Am Coll Cardiol, 2004;43:S13-S24.

4. Pietra GG, Capron FC, Stwart S, et al. Pathologic assessment of vasculopathies in pulmonary hypertension. [J] Am Coll Cardiol, 2004;43:S25-S32.

5. Barst RJ, Mcgoon M, Torbicki A, et al. Diagnosis and differential assessment of pulmonary arterial hypertension. [J] J Am Coll Cardiol, 2004;43:S40-S47.

6. Sitbon O, Humbert M, Jāis X, et al. Long-term response to calcium channel blockers in idiopathic pulmonary arterial hypertension. [J]Circulation, 2005;111:3105-3111.

7. Badesch DB, McLaughlin VV, Delcroix M, et al. Prostaniod therapy for pulmonary arterial hypertension. [J] J Am Coll Cardiol, 2004;43:S56-S61.

8. Channick RN, Sitbon O, Barst RJ, et al. Endothelin receptor in pulmonary arterial hypertension. [J] J Am Coll Cardiol, 2004;43:S62-S67.

9. Ghofrani NO, Pepke-Zaba J, Bartera JA, et al. Nitric oxide pathway and phosphodiesterase inhibitors in pulmonary arterial hypertension. [J]J Am Coll Cardiol, 2004;43:S68-S72.

10. Consensus statement on the management of pulmonary

hypertension in clinical practice in the UK and Ireland . [J] Heart, 2008;94(suppl 1): i1-i41.

第一章 心血管疾病

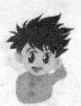

第十九节 左室非致密化心肌病

左室非致密化心肌病(Left Ventricular Non-compaction Cardiomyopathy, LVNC)直到20世纪80年代中期才被人们所认识,之前各种各样的同义词曾经被使用于文献中,诸如蜂窝状心肌、海绵状心肌、永久性心肌窦状隙、左室心肌致密化不全或左室非致密化心肌、孤立性左室异常小梁、左室肥厚性小梁(LVHT)等。目前一致认为这是一种心肌病,1995年WHO将其归类于未分类的心肌病。至今仍未有统一的疾病命名,本文认为应用"左室非致密化心肌病"较符合该病的本质。

本病真正的发病率不清楚,既往由于不认识,很多被误诊或漏诊,但目前普遍认为本病比较普遍。超声心动图发现该病的发病率为0.04%,过去由于对本病的不认识;不同人群可能有不同的发病率;超声诊断仪和操作人员技术水平不同;新的诊断工具分辨率(如核磁共振)的提高;患者无症状未做检查等原因,导致发病率的不同。由于该病好发于心尖部及下壁近心尖部节段,因此部分患者可能误诊为心尖肥厚性心肌病。新近在澳大利亚儿童原发性心肌病的调查中LVNC估计为9.2%,是继扩张性和肥厚性心肌病之后居第三位最常见的心肌病。发病年龄从新生儿到目前发现的最大年龄为75岁。据当前的资料统计,男性发病多于女性,从4个大组的报告,男性占56%~82%。本病有家族性和散发性两种形式,早期报告儿童患者约有一半具有家族史,成年患者约18%有家族史。

一、发病机制

1. 胚胎学假设 胚胎发育早期,心肌是一种纤维交织成的网状结构,其网眼为隐窝(或称窦状隙),与心室腔相通。这种海绵状

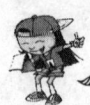

的网和肌柱间的隐窝在胚胎第 8～10 周逐渐致密化,这一过程是从心外膜向心内膜,心底部向心尖部进行。同时冠状循环发育,隐窝减少成毛细血管。如在这一时期停止致密化,并存留胚胎隐窝,则出现非致密化心肌。虽然从人胚胎该期的心脏形态学上证实相似,也被多数学者所接受,但至今仍没有完全证实这种假设。

2. 左室粗大的肌柱(trabeculations,或称肌小梁)(LVHT) 产生可能是损伤心肌发育与克服先天性缺陷之间的矛盾,最终心室能使肌柱发育并增加其质量。有利于这种理论的论据是大多数 LVHT 发生在心尖部,左室最薄心肌节段局部 EF 最高。另一种理由是大鼠试验选择性损伤肌浆网可诱发心脏基因表达的改变和促进心脏发育。

3. 有人认为 LVHT 是适应特殊血流动力学条件的结果 支持这种理论的是粗大的肌柱具有明显不同的黏弹性行为,比致密化心肌更具有影响心肌收缩和舒张重要性,由于肌柱数的增加使左室不能产生高的压力。如人体的右室属于低压力系统,它比左室的肌柱数要多。

4. LVHT 可能是由于裂隙连接的功能障碍致使心肌细胞黏合性受损的结果 细胞连接的空间时间型改变影响电机械偶联,心肌发育障碍可能发生在出生前或出生后。

5. LVHT 可能是心神经病理的结果 它可能伴有心脏传导系统包括希氏束和浦肯野纤维障碍,在人体心脏的浦肯野纤维中有假腱索成分。这种理论可以解释 LVHT 常伴有神经肌肉疾病。

6. 基因改变 对散发性患者尚未证实有基因改变,对某些家族性 LVHT 患者发现有基因突变。Bleyl 等报告一家族 6 例患童,发现有 X-连锁遗传,基因连锁定位于 Xq28 染色体的 G4.5 基因突变,另外一些肌病伴心脏损害的也定位于此,如 Barth 综合征,艾-德肌营养不良(Emery-Dreifuss muscular dystrophy),肌血管肌病。Barth 综合征患者 G4.5 基因新的突变和 α-dystrobrevin

第一章 心血管疾病

基因突变。在某些患者中心脏特殊基因 CSX 也就影响,远端染色体 5q 缺失引起基因的丢失。

二、临床表现

综合目前报告的文献,LVNC 可分为三型:第一型为孤立性 LVNC,这型除心尖部孤立性左室非致密化心肌外,无其他心内外异常;第二型为除了左室非致密化心肌外还伴有其他先天性心脏病,如合并室间隔或房间隔缺损、左冠状动脉起源于肺动脉、动脉导管未闭、冠状动脉瘘、心包积液等;第三型为左室非致密化心肌伴有全身其他肌病,如合并精神发育迟缓、脑卒中、代谢性肌病、肌病、不明原因的神经肌肉疾病等。

主要临床表现为三联症:心力衰竭、心律失常、血栓栓塞。患者有无症状主要取决于左室非致密化心肌节段的范围。主要发生在左室非致密化心肌伴其他先天性心脏病和全身其他肌病的患者。孤立性 LVNC 患者相对发生较少。

1. 心力衰竭 有 25%~52% 患者出现心力衰竭,其症状包括心悸、活动后气短、晕厥、心影扩大,下肢水肿等,30%~50% 患者在诊断本病时心功能为 Ⅲ/Ⅳ 级,儿童在诊断本病时收缩功能受损可高达 80% 左右。部分患者心功能经治疗后,可有一段时间缓解或好转,EF 几乎接近正常,其后再度恶化,出现多器官功能衰竭,最终死亡或猝死。

2. 心律失常 包括房性和室性早搏,室上性心动过速,房颤或房扑,室性心动过速等,心电图可出现左室肥厚,左或右束支阻滞,先天性完全性房室传导阻滞,ST-T 改变,W-P-W 综合征。

3. 血栓栓塞 主要发生在成人组,约 20% 患者表现为全身栓塞事件,包括脑卒中、TIA、肠系膜栓塞、肺栓塞等,有的患者可患有多处栓塞。

其他症状包括胸痛,尽管冠状动脉造影正常,从 PET 检查中

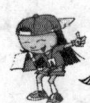

可能解释为增厚的心肌限制性血流灌注和血流储备减少。

比较成人和儿童患者,最大的区别是成人没有面部畸形和 W-P-W 综合征,这可能与基因背景不同有关。此外,成人有家族史的较少,可能忽略了家族史的调查或对同胞兄弟姐妹的筛查。其他如束支阻滞、心力衰竭症状、室性心动过速、栓塞事件两组无明显区别。

文献报告 LVNC 患者无其他心脏异常者,最常见的是合并神经学异常,约占 29%,有学者认为如所有 LVNC 患者进行神经病学检查,那么神经病学异常可达 80%~100%。这种患者往往还伴有代谢性肌病。

下面摘要新近发表病例数较大的 3 个样本临床表现,可作比较(表 24)。

表 24 3 组 LVNC 患者的临床表现[例(%)]

	Oechslin 组 (n=34)	StÖllberger 组(n=62)	Mcmahon 组(n=56 儿童)
性别	男 25 例 女 9 例	男 49 例 女 13 例	
年龄	16~71 岁	18~75 岁	0.3~18 岁
阳性家族史	6(18%)		4(7.1)
无症状	—	7(11.2)	
心力衰竭	21 例(62%)		14(25)
胸痛	9 例(26%)	17(27.4)	3(5.3)
气短	27 例(79%)	34(54.8)	
下肢肿		10(16.1)	
心悸		7(11.2)	
晕厥		4(6.4)	3(5.3)
心功能(NYHA)			
Ⅰ/Ⅱ级	22 例(65%)	16(25.8)	

续表

	Oechslin 组 (n=34)	StÖllberger 组(n=62)	Mcmahon 组(n=56儿童)
Ⅲ/Ⅳ级	12例(35%)	29(46.7)	
伴先心病			7(12.5)
心律失常			13(23.2)
室速			6(10.7)
室上速			2(3.5)
心电图异常	32例(94%)		
慢性房颤	9例(26%)	3(4.8)	1
RBBB	4例(12%)	2(3.2)	
LBBB	15例(44%)	14(22.5)	
复极异常	15例(44%)	27(42.5)	
W-P-W	0	2	
随访	44±39m		26m(median)
死亡	12例(35%)		8(14.2)
室速	14例(41%)		
栓塞事件	8例(24%)		
心脏移植	2例		4(7.1)

三、诊　断

　　由于人们对该病不认识，诊断往往延误几年，无症状患者有时偶尔在做超声心动图时被发现，有的患者因心力衰竭检查而确诊。诊断LVNC主要依靠超声心动仪和彩色多普勒及磁共振图像。

　　该病诊断标准为：①左室肌柱数＞3个；②许多与心室腔相通的肌柱间的窦状隙，这些窦状隙经彩色多普勒证实位于心尖部或心室中部；③室壁增厚为两层结构，心内膜为非致密化心肌，外层为致密化心肌，非致密化心肌比致密化心肌为 2∶1。

诊断该病多使用多普勒超声心动图和磁共振法。

1. 二维和彩色多普勒超声心动图　心尖四腔图和短轴切面可见左室心尖部、下壁或游离壁近心尖部心肌增厚，分两层，内膜增厚占 2/3，外膜占 1/3，即非致密化心肌比致密化心肌＞2。增厚的内膜层呈海绵状结构，粗大的肌柱间有许多与心室腔相通的窦状隙，但不与冠状动脉循环相通。彩色多普勒证实这些窦状隙与心室腔相通。约 41% 的患者右心室也受累。Pignatelli 等报告一组 36 例和 Mcmahon 等报告 56 例儿童患者，发现超声心动图表现为多相性，非致密化心肌受累两心室占 22%，左室单独受累者占 78%，左室收缩功能抑制占 83%，中线 EF 为 30%。在随访过程中，有的心脏表型表现为"波动型"，从扩张性转为肥厚性，2 例开始为肥厚性心肌病抑制收缩功能，以后心功能转为正常，3 例开始为肥厚性心肌病伴左室舒张末期内径增加，后期转为正常。也有的患者从肥厚性转为扩张性。

2. 磁共振法　有作者认为，依据超声的诊断标准，MRI 判断心肌致密化不全的准确率只有 46%，但另有作者认为通过共同图像评价，MRI 作为诊断标准应该比超声更可靠。MRI 图像中心肌致密化不全的特征有三个方面：①在黑血成像序列上，致密化不全的心肌隐窝内的缓慢血流抑制不充分呈现高信号；②在电影成像序列上，隐窝内是流动的血液；③在延迟增强序列上，非致密化心肌和隐窝内没有延迟强化。MRI 检查时黑血对比 FSET2WI 成像（BB-FSE）有利于非致密化心肌的检出，发现后应进行电影成像和延迟强化，以与血栓形成和心肌肿瘤鉴别。

临床上常以超声怀疑该病，再结合 MRI 图像，可提高诊断准确性。

第一章 心血管疾病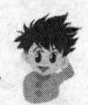

四、治 疗

LVNC无特殊治疗,因为其常常伴有其他心脏、神经病学和非心脏神经病学的异常。LVNC患者出现心力衰竭时,可用ACEI、β受体阻滞药、利尿药,也有使用左旋卡尼汀或2-6-磷酸果糖。晚期患者可进行心脏移植。

心律失常如房颤可用抗心律失常药物,如胺碘酮、普罗帕酮、选择性β-受体阻滞药、维拉帕米、乙吗噻嗪等,也有患者最终植入心脏除颤起搏器。

鉴于患者有血栓的可能,有的学者建议对这类患者使用抗血小板或抗凝药。

(郑秋甫)

参考文献

1. StÖllberger C, Finsterer J. Left ventricular hypertrabeculation / noncompaction. [J]J Am Soc Echocardiogr,2004;17:91-100.

2. StÖllberger C, Finsterer J, Blazek G. Left ventricular hypertrabeculation / noncompaction and association with additional cardiadic abnormalities and heuromuscular disorders. [J] Am j Cardiol, 2002;90: 899-902.

3. Oechslin E, Attenhofer CH, Rojas JR, et al. Long-term follow-up of 34 adults with isolated left ventricular noncompaction: a distinct cardiomyopathy with poor prognosis. [J]J Am Coll Cardiol,2000;36:493-500.

4. Weiford EC, Subbarao VD, Mulhern KM. Noncampaction of the ventricular myocardium. [J]Circulation, 2004;109: 2965-2971.

5. Jenni R, Oechslin EN, Loo BVD. Isolated ventricular non-compaction of the myocardium in adult. [J]Heart,2007;93: 11-15.

6. Petersen SE, Selvanayagam JB, Wiesmann F, et al. Left ventricular non-compaction. [J]J Am Coll Cardiol, 2005;46:101-105.

7. Pignatelli RH, Mcmahon CJ, Dreyer WJ, et al. Clinical characterization of left ventricular noncompaction in children: A relatively common form of cardiomyopathy. [J] Circulation, 2003;108:2672-2678.

8. Mcmahon CJ, Pignatelli RH, Nagueh SF, et al. Left ventricular noncompaction cardiomyopathy in children: characterisation of clinical status using tissue Doppler-derived indices of

left ventricular diastolic relaxation. [J] Heart, 2007; 93: 676-681.

9. Stollberger C, Kopsa W, Tscherney R, et al. Diagnosing left ventricular noncompaction by echocardiography and cardiac magnetic resonance imaging and its dependency on neuromuscular disorders. [J]Clin Cardiol ,2008;31:383-387.

10. Iwashima S, Ishikawa T, Ohzeki T, et al. Delayed enhancement cardiac MRI in isolated noncompaction of the left ventriculal myocardium in a child. [J] Circ J. 2008;72:676-678.

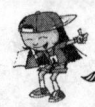

第二章 呼吸系统疾病

第一节 危重型哮喘的诊断和治疗

在世界范围内,哮喘的发生率和死亡率仍在继续增加。虽然,大多数哮喘患者从来没有经历过危重型哮喘,但确有少部分哮喘患者病情会发展到十分严重的程度,危及生命。危重型哮喘患者往往是年轻人,在其他方面是健康的,如何挽救这些患者的生命,是对医生的一种挑战。恰当的治疗常可取得满意的效果,而治疗不当则可使病情复杂化,甚至导致患者死亡。

一、定 义

"哮喘持续状态"是指急性哮喘,尽管给予标准的治疗,但严重的气道痉挛和喘息症状仍持续存在并超过24小时。

"致死性哮喘"(near-fatal asthma)又称"危及生命的哮喘"(life threatening asthma)或"可能致命的哮喘"(potentially fatal asthma),是指哮喘性气道阻塞持续或迅速地进展至通气衰竭,出现高碳酸血症或其他危及患者生命的其他表现。哮喘持续状态和致死性哮喘均属"危重型哮喘"。

二、危重型哮喘的类型

1. 缓发持续型(致死哮喘Ⅰ型)　此型最常见(约占致死性哮喘的70%),多见于女性,危重型哮喘的发生比较缓慢,常经数日或数周才进展至危重状态,气道内有大量黏液样分泌物,对支气管

第二章 呼吸系统疾病

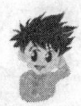

扩张药反应较差。常有控制很差的哮喘病史,对常规平喘治疗效果不佳,长时间处于哮喘持续状态不能缓解,或症状始终控制不理想,反复发作。这些患者常有持续的中重度气流阻塞的背景,但因为感觉迟钝而自觉症状不重,或克制和行为的掩饰,导致患者和医生均低估了病情的严重性,因此治疗措施不力。这些患者的气流阻塞有很大的慢性成分,包括气道壁水肿、肥厚和黏液浓缩。支气管痉挛的成分也许不是主要的,因为在病情危重之前一般都已反复吸入 β 受体激动药。

这些患者对 β 受体激动药治疗的反应有限,需要静脉注射大剂量的皮质激素。对治疗的反应也往往比较缓慢,需要机械通气数天或更长时间,分泌物产生的增多可能是哮喘改善的预兆。

这型患者机械通气之前的 $PaCO_2$ 是正常的,甚至降低或仅轻中度增高,因为疲劳加重和对治疗没有反应,因此需要机械通气。此时可伴有 $PaCO_2$ 的增高,虽然 $PaCO_2$ 水平不一定很高,如 50~60mmHg,但其升高趋势是需要机械通气的重要指征。

2. 突发急进型(致死性哮喘Ⅱ型) 有人又称之为"特急性暴发型"哮喘,此型较少见,主要发生在青年人,尤其是男性患者。特点为发病突然,在症状开始后 3 小时内,有的甚至在数分钟内病情迅速进展至危重状态,甚至呼吸停止或几乎停止。没有大量的气道分泌物,有人也将此型哮喘称之为"急性窒息哮喘"(acute asphyxic asthma)或"哮喘猝死"(Sudden death in asthma, SDA)。

在发作之前,哮喘症状似乎轻微和控制良好,但支气管反应性通常是增高的。引起发作的刺激大多并无特殊性或难以鉴定,虽然已有文献报道和强调患者可能接触了大量抗原。

因为发作和进展非常迅速,所以这些患者常常是在呼吸停止或迅速严重恶化以后才紧急进行机械通气,这可能发生在医院外,在向医院的运送途中或刚送到医院后不久。在气管插管之前呼吸停止和人工通气的并发症,常使这组患者处于缺血和/或缺氧性脑损伤的高度危险状态,具有很高的并发症发生率和死亡率。

一般认为这类患者的发作突出的是支气管痉挛,气道内几乎不存在慢性炎症改变,患者在发生这种表现以前几乎没有应用或不恰当应用β-受体激动药治疗。在急性严重发作时,迅速应用支气管舒张药也许可以避免机械通气。因为对此型哮喘治疗的反应通常迅速发生,当需要机械通气时,通气时间也比缓发持续型组显著缩短,并通常几乎没有痰。这组需要机械通气的哮喘患者临床表现也许是濒死状态,但常迅速地缓解,通常在12小时内恢复正常并可以拔管。

严重发作期间,为维持正常碳酸血症所需要的每分通气量($\dot{V}_E$)一般是相当高的($16\pm2L/min$),甚至可以非常高(高达22L/min),这是由于呼吸功的显著增加导致高CO_2产量,生理无效腔的增加和通气/灌注($\dot{V}/\dot{Q}$)的比例失调。然而,仅中度$\dot{V}_E$(如10~12L/min)引起的动态过度充气就足以引起吸气末肺容量等于或略高于肺总量。更高水平的$\dot{V}_E$需要必然要导致更高的吸气末肺容量,而这时患者的呼吸能力是不能达到所需$\dot{V}_E$水平的。因此,尽管患者的呼吸肌强度还好,但由严重气流阻塞引起的动态过度充气限制了患者能达到的最大$\dot{V}_E$(如12L/min),如果为维持正常碳酸血症所需要的$\dot{V}_E$很高(如20L/min),那么即使患者不存在呼吸肌疲劳,高碳酸血症也必然会随后发生。

三、临床表现

危重型哮喘的临床表现见表25。患者如能不费力地以整句方式说话,表明呼吸困难并不严重;如说话时常有停顿,为中度呼吸困难,如只能以单音节说话,甚至完全不能说话,为严重呼吸困难。通常两肺可闻及呼气和吸气性喘鸣,与气道阻塞的程度相一

第二章 呼吸系统疾病

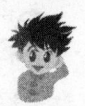

致。但喘息的数量或喘鸣音的大小并不是估计气道阻塞严重程度的可靠体征,如果严重呼吸窘迫的哮喘患者听不到喘鸣音,那可能是病情十分危重的表现和呼吸即将停止的预兆。如"静胸"(Silent chest)型哮喘,实际上是一种病情极重的哮喘,患者疲惫不堪,小气道被黏液严重栓塞,体检不仅听不到哮喘音,而且呼吸音也很低。

表 25　危重型哮喘的临床表现

端坐呼吸	辅助呼吸肌运动或胸腹矛盾运动
谈话时常有停顿或以单音节方式说话	小儿出现三凹征或成人见肋间肌回缩
	大汗淋漓
因呼吸困难不能说话	发绀
呼吸急促,频率>40 次/分钟	疲劳、衰竭、伴"静胸"、脱水
呼吸节律异常	皮下气肿、纵隔气肿或气胸
心动过速,心率>120 次/分钟	焦虑
或伴严重心律失常	精神错乱
奇脉,吸气与呼气时血压差>25mmHg	嗜睡、意识模糊或昏迷
低血压	

若出现辅助呼吸肌用力,提示存在中至重度的气道阻塞。胸锁乳突肌和肋间肌、其他辅助呼吸肌的收缩是严重气道阻塞(FEV_1<1.0)的表现。强烈的吸气用力导致胸腔膜内压的大幅波动,使奇脉增强(表明吸气时心搏出量减少)。急性严重支气管痉挛的患者由于吸气时收缩压明显降低(正常人收缩压降低<10mmHg),常规测定血压可发现奇脉。急性哮喘发作的患者收缩压降低 15mmHg 以上与 FEV_1 严重降低相关。不祥预兆的表现还有:呼吸浅快、脉速、发绀和出汗,呼气峰流速(PEFR)低于 60L/min。应密切观察患者的神志状况,如出现焦虑不安,精神错乱,

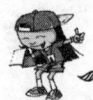

意识障碍，嗜睡或昏迷即说明病情在进行性恶化。如果患者既往常有严重哮喘发作史或哮喘持续不缓解状态，也常提示哮喘的严重性，需及时救治。

然而听到喘鸣音不一定就是哮喘，其他疾病，如上气道阻塞，心源性哮喘等均可发生喘鸣。具有发生上气道阻塞危险的患者（如已气管插管的患者易发生气管狭窄），既往无哮喘病史，对平喘药物治疗没有反应时应考虑上气道阻塞，描绘流量-容量环对诊断有帮助。声带的矛盾运动可加重哮喘。急性左心衰竭患者因细支气管受肺间质水肿液的压迫和水肿相关的细支气管平滑肌的收缩也可产生喘鸣。

四、气道阻塞的肺功能客观测定

肺功能测定可采用简便的峰流计及床旁简易肺功能测定仪来进行。最大呼气峰流速（PEFR）发生于呼气早期，大多数哮喘患者能测出可靠的 PEFR 值。正常的 PEFR 值随者的年龄、性别和身高有相当大的变异，在成人，PEFR<100～125L/min 表明有严重的气流阻塞。在急性严重哮喘患者，经积极的支气管舒张药治疗以后，如果 PEFR 没有明显的改善，通常预示着病情的严重。动脉血气分析对判断患者是否伴发呼吸衰竭也是不可缺少的指标。危重型哮喘的肺功能改变及血气分析结果见表 26。

表 26 危重型哮喘的肺功能改变

呼气流速峰值(PEF)<100L/分	PaO_2<60mmHg(8.0kPa)
PEFR<50%预计值或患者最佳值%	$PaCO_2$>45mmHg(6.0kPa)
FEV_1<25%预计值	pH<7.30
VC<1L	

第二章 呼吸系统疾病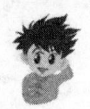

五、诊断和鉴别诊断

危重型哮喘的诊断依据有以下特征：①通常是持续性哮喘，病情迅速加重；但也有少数患者的表现是突然发作的严重气道阻塞、并呈急进性进展；②对β肾上腺素能受体激动药的治疗疗效很差或降低；③可诱发高碳酸血症性呼吸衰竭；④呼吸肌（主要是吸气肌）疲劳的证据。

危重型哮喘的诊断一般不难，但是除哮喘以外，许多疾病都可有喘息（表 27），气道任何部位的阻塞都可产生喘息和呼吸困难，易与支气管哮喘相混淆，故应认真进行鉴别诊断。因为提示危重型哮喘的临床特征，如气短、咳嗽、喘息和发展至呼吸衰竭，也可见于充血性心力衰竭、上气道阻塞、慢性阻塞性肺疾病（COPD）的急性加重、自发性气胸、过敏反应、急性肺栓塞和气道异物，故尤其应该与这些疾病进行鉴别。上气道阻塞以吸气性喘息或喘鸣为特征，有时喘鸣音很响，在颈部气管的上方也可听见。如果哮喘患者以前曾行气管插管，尤其是长时间插管，或进行过气管切开，应怀疑有胸外气道阻塞。虽为数不多，但确有一定数量的患者误诊为哮喘，而实际是声带功能障碍综合征（vocal cord dysfunction syndrome）。患此征者在呼气时，声带不恰当地内收，增加呼气阻力，引起呼气性喘息和过度充气。声带功能障碍可以历经数年未被诊断，直至对声带进行直接检查才被发现。在有些情况下，当患者因严重哮喘而进行气管插管，若插管后气道阻塞和哮喘突然完全消失，那么应怀疑为声带功能障碍综合征。

表 27　喘息的鉴别诊断

上气道阻塞	胸内气道阻塞
胸外气道阻塞	获得性气管软化
过敏反应	气道肿瘤
杓状会厌的功能不全	气道异物
双侧声带麻痹	甲状腺肿
喉水肿	疱疹性气管支气管炎
喉狭窄	右侧主动脉弓
喉囊肿	气管插管引起的气管狭窄
可移动的声门上软组织	气管支气管扩大
肿瘤	下气道阻塞
拔除气管插管后的肉芽肿	误吸
鼻后滴漏综合征	哮喘
复发性多软骨炎	支气管扩张
咽后壁脓肿	类癌综合征
声门上炎症	慢性阻塞性肺疾病
声带功能障碍综合征	囊性纤维化
Wegener's 肉芽肿	癌性淋巴管炎
	肺水肿
	寄生虫感染
	肺栓塞

六、哮喘病情的判断

对哮喘病情的判断关系到决定采取什么治疗措施和患者的预后。判断病情的依据主要根据临床表现和肺功能检查两方面。现通常将哮喘急性发作时的严重程度分为轻、中、重和危重四度,哮喘分度的具体指标见表28,这种分度方法是人为的、相对的,各项指标应综合判断,而不要拘泥于某一项指标。

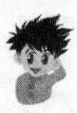

表28 哮喘急性发作期分度的诊断标准

临床特点	轻度	中度	重度	危重
气短	步行、上楼时	稍事活动	休息时	
体位	可平卧	喜坐位	端坐呼吸	
讲话方式	连续成句	常有中断	单字	不能讲话
精神状态	可有焦虑/尚安静	时有焦虑或烦躁	常有焦虑、烦躁	嗜睡或意识模糊
出汗	无	有	大汗淋漓	
呼吸频率	轻度增加	增加	常>30次/min	
辅助呼吸肌活动及三凹征	常无	可有	常有	胸腹矛盾运动
哮鸣音	散在,呼吸末期	响亮、弥漫	响亮、弥漫	减弱、乃至无
脉率	<100次/min	100~120次/min	>120次/min	>120次/min或脉率慢或不规则
奇脉	无,<10mmHg	可有,10~25mmHg	常有,>25mmHg	
使用β₂-激动药后PEFR占正常预计值或本人平素最高值%	>70%	50%~70%	<50%或<100升/min或作用时间<2小时	
PaO₂(吸空气)	正常	60~80mmHg	<60mmHg	
PaCO₂	<40mmHg	≤45mmHg	>45mmHg	
SaO₂(吸空气)	>95%	91%~95%	≤90%	
pH			降低	

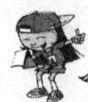

七、危重型哮喘的治疗

哮喘的症状常反复发作,哮喘急性发作时是否能给予正确及时的治疗,是降低哮喘死亡率的关键。急性哮喘发作时,治疗的首要目的是尽快消除患者的支气管痉挛症状,改善通气功能,纠正或预防呼吸衰竭。

(一)住院的决定

以下哮喘患者有持续明显的呼吸困难,需要住院治疗。
1. 尽管积极的支气管舒张药治疗仍发生急性呼吸性酸中毒。
2. 肺炎。
3. 气胸。
4. 初始 PEFR<60L/min(如果患者在测定时是合作的)。
5. 不能提升 PEFR≥200L/min。
6. 支气管扩张药治疗已很充分,症状仍不缓解。
7. 因严重哮喘发作,多次返回急诊科就医。

(二)药物治疗

1. β受体激动药　在治疗急性危重型哮喘患者时,应首选吸入途径给药。

吸入高选择性 β_2-受体激动药(如沙丁胺醇)是治疗急性哮喘加重的基础,认为入院前已频繁应用β受体激动药,随后再应用这些制剂疗效不佳是没有根据的。在急性重症哮喘,因为气道痉挛,潮气量减少,高吸气频率和高流速,致使吸入药物微粒在作用部位的沉降减少。因剂量反应曲线的改变和药物作用时间的改变,故需要吸入较大剂量和较频繁的应用。美国国家卫生研究院(NIH)专家小组推荐,在重症哮喘的初始治疗时,可给予雾化吸入沙丁胺醇 2.5～5.0mg(0.5%沙丁胺醇溶液 0.5～1ml 加入 5ml 的生理

第二章 呼吸系统疾病

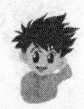

盐水中),每20分钟1次,共用3个剂量,然后再每1～4h雾化吸入0.25～10mg,根据症状酌情调整。

加拿大急诊医师协会和加拿大胸科学会推荐,对成年严重哮喘患者(FEV_1或PEFR<40%预计值),在急诊科的初始治疗,可给予沙丁胺醇5mg每15～20min雾化吸入1次,可用3次。

Ciccolella等对因严重哮喘住入急诊室的患者进行连续观察,22例患者接受每次2.5mg沙丁胺醇雾化吸入,直至总量达10mg,在每个剂量吸入后对患者进行肺功能测定,根据肺功能的改善程度和不良反应,结果显示7.5mg是理想的初始剂量。

Rodrigo等的研究检查了急性重症哮喘患者以定量吸入器(MDI)吸入大剂量沙丁胺醇后的治疗效果,观察116例患者,所有患者均在10min内吸入4喷沙丁胺醇($400\mu g$),间歇10min吸入1次,共3次(计30min吸入1 200μg),研究持续3小时以确定反应点,结果有30%的患者对沙丁胺醇无反应,这些患者的病情都很重,在到急诊室之前哮喘发作的持续时间较长和有更严重的气道阻塞的表现。有益的效果并不是由开始时症状的严重程度或呼气峰流速决定,而是对治疗的早期(30min)反应来决定。

另外,可以用大容量雾化器持续雾化吸入沙丁胺醇10～15mg/h(NIH专家小组),已有多个研究证明是有效的。实施持续雾化直至症状改善或出现毒性作用。Baker等应用回顾性病例对照分析,这些病例均是因严重哮喘住入内科ICU的,这些患者有一些接受持续雾化吸入沙丁胺醇,另有一些接受间歇性沙丁胺醇治疗,共有40对患者被评价,间歇治疗是用沙丁胺醇每12h给2.5mg,共8±3次治疗,持续治疗是10mg/h持续11±10h,他们注意到两组有类似的心律失常发生率,没有发生症状性低血钾,持续雾化吸入组有较快的脉搏,需要气管插管的人数相似,他们的结论,就其安全性,并发症发生率和死亡率而言,这两种方法有相似的结果。Colacone等也证明了持续雾化吸入沙丁胺醇10mg/h的安全性。持续雾化吸入沙丁胺醇可发生心动过速和低血钾。

选择性β_2受体激动药经注射或口服途径给药，其β_2受体的选择性即可丧失许多。与吸入选择性β_2受体激动药比较，皮下注射β受体激动药(如肾上腺素，特布他林)也有一个不良的治疗有效性/毒性的比例。

年轻的危重型哮喘患者，若处于即将发生呼吸停止的高度危险之中，因其对β受体激动药的心脏毒性反应通常较低，虽然尚未证明全身用药有超过气溶胶吸入治疗的功效，但也可考虑联合应用吸入治疗和皮下注射β受体激动药。肾上腺素超过单纯β受体激动药的好处是，除支气管舒张作用外，还具有α受体介导的血管收缩作用，因此可减轻黏膜的水肿，有文献报道对β受体激动药反应不佳的患者，应用肾上腺素取得良好效果。但其他的多个对照研究显示，肾上腺素与β受体激动药具有同样的而不是超过的良好作用。因此，哮喘患者不常规推荐应用肾上腺素，但对常规治疗效果不佳时应用肾上腺素可能取得较好结果。无心血管疾病的成年患者皮下注射肾上腺素的剂量是1:1000溶液0.3～0.5ml，取决于患者的年龄和体重，在开始治疗时，每隔15min可重复注射，共用3次。也可用特布他林0.25mg，皮下注射。皮下注射特布他林与皮下注射肾上腺素比较，其心脏的不良反应相同。尚没有研究证明皮下注射特布他林的好处超过皮下注射肾上腺素。但若妊娠期患者注射给药，应选择特布他林。对于老年人或患有冠状动脉疾病的患者，或成人心率超过140次/min时，皮下注射肾上腺素等β肾上腺素能受体激动药应谨慎。有些严重哮喘患者在初始应用β肾上腺素能受体激动药治疗以后，可发生短暂的PaO_2降低，其发生机制可能是在通气减少的区域发生β_2诱发的血管扩张，以及β_1影响心肌收缩力和影响心肌收缩速率的共同作用的结果，但这通常不是临床上常见的明显问题。

危重型哮喘患者也可用定量吸入器(MDI)加贮雾器来进行β

第二章 呼吸系统疾病

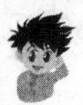

受体激动药的吸入治疗,只是需掌握正确的应用方法,并增加剂量。在严重哮喘患者,给予吸入4喷沙丁胺醇(0.36mg)并加用贮雾器可望达到相当于雾化器吸入2.5mg沙丁胺醇的疗效。在过去数10年里,已有许多随机对照的临床研究来比较经MDI和雾化器给药的疗效,大多数研究的结果显示两种吸入给药方法的效果是相似的。很显然,如果要使雾化器给药的效果达到与应用MDI加贮雾器的效果一样,那么雾化器给药需输送更大的药量。然而这些研究,在为患者应用MDI加贮雾器时,都是医生在床旁指导患者正确应用的,如果没有医生的现场指导,如果危重型哮喘患者不能保证正确应用MDI加贮雾器,那MDI的疗效就难以评估了。因此,有些专家主张在危重型哮喘的初始治疗阶段,应用雾化吸入给药,在病情改善和较稳定以后再改用MDI加贮雾器来进行吸入治疗。

机械通气时的药物治疗:危重型哮喘机械通气时气道峰压和平台压很高,机械通气并发症随之增加,可通过吸入支气管舒张药来解除支气管痉挛,降低气道压。最常用雾化吸入的药物为β受体激动药,因患者已经气管插管和接受机械通气,雾化吸入的β受体激动药微粒有相当一部分会沉降在气管导管和呼吸机管道系统内,为达到相当的疗效,推荐用非插管患者的加倍剂量。例如,可应用沙丁胺醇,每剂5~10mg雾化吸入。上海中山医院白春学报道用博利康尼5mg溶于2ml生理盐水中喷射雾化吸入,30min一次,1小时后改为2小时一次。作者观察博利康尼溶液雾化吸入对机械通气时心肺功能的影响,结果发现治疗后气道压从3.16 ± 1.00kPa降到2.34 ± 0.87kPa;混合静脉血氧分压从4.91 ± 0.65kPa升至5.43 ± 0.64kPa;平均肺动脉压由3.41 ± 1.10kPa降至3.01 ± 1.01kPa;心脏指数从2.69 ± 0.75L/min/m^{2}上升到3.03 ± 0.66L/min/m^2;氧运输指数由492 ± 144ml/min/m^{2}上升到562 ± 155ml/min/m^2。结果肺动脉压明显降低,可减少右心前负荷和改善右心功能,心输出量明显增加,同时伴有氧运输指数和混合静脉血氧分压的升高,说明组织供氧改善,有利于抵消机械通气对心脏功能的不利影响。异丙托溴铵的支气管舒张作用虽然比较弱,但现已有充分证据表明,与沙丁胺醇合用具有协同作用。在严重哮喘,可用异丙托溴铵0.5~1.0mg,每4小时1次雾化吸入。

因为吸入β受体激动药可以达到与静脉注射沙丁胺醇相同的疗效而不良反应和毒性要少得多,因此应优先选用吸入法给药。只有当哮喘患者的病情十分严重,危及生命,而又对吸入β受体激动药无反应时,方考虑静脉注射沙丁胺醇,如沙丁胺醇1mg加入100ml液体内静脉滴注,30~60min滴完,间隔6~8小时重复1次。滴注过程中认真监测患者心血管情况。口服选择性β_2受体激动药通常不作为危重型哮喘的主要治疗,因为其疗效/毒性比不如吸入用药。

已有少数报道,危重型哮喘患者呼吸骤停以后,经气管插管注入肾上腺素而取得复苏成功。虽然还没有前瞻性的研究和大组病例来证实,但在年轻危重型哮喘患者一旦发生呼吸骤停,在紧急气管插管以后可考虑经气管注入肾上腺素。

2. 糖皮质激素 糖皮质激素为最有效的抗炎药。主要作用机制为干扰碳四烯酸代谢和白三烯及前列腺素的合成,减少微血管渗漏,抑制细胞因子生成,预防炎症细胞活化和迁移,并增加气道平滑肌受体的反应性。在重症哮喘的治疗中,皮质激素的应用占有重要地位,美国NIH专家组推荐的剂量是甲泼尼龙120~180mg/天,分3~4次静脉注射,应用48h,随症状的改善逐渐减量。已有多个研究证明皮质激素的良好效果,Haskell等应用双盲研究比较了应用甲泼尼龙每6h分别给15mg,40mg和120mg,持续应用3天的效果。结果大剂量组在第一天即哮喘症状改善,中等剂量组在第2天症状改善,而低剂量组未显示疗效。但另有些研究没有证明与剂量相关的疗效。Ratto等的研究比较了口服

第二章 呼吸系统疾病

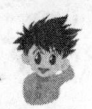

和静脉注射甲泼尼龙的疗效。有 2 组患者分别给予甲泼尼龙 80mg 和 160mg,每天 2 次口服。另 2 组患者分别给予 125mg 和 250mg,每天 4 次静脉注射,结果两组患者症状的改善是类似的。

有些研究显示,在患者对其他药物治疗效果不佳以后,应用激素治疗可望改善。但一般认为,激素的最大作用时间要迟至静脉注射后 6h,这种作用时间的延迟可能反映了激素对诱导新 β_2 受体合成,以及 β_2-受体减敏和下调的逆转需要较长的时间。因此需及早用药并与其他支气管舒张药同时应用。

对到急诊科就诊的急性哮喘患者应用激素后的初始疗效研究的结果是不一致的。最近有研究对 56 例初始沙丁胺醇治疗后,PEFR 仍低于预计值 50% 的患者随机分组,分别给予甲泼尼龙 125mg 静脉注射或安慰剂,结果在用药后 1h、2h 时,激素治疗组的 PEFR 有显著改善,但住院的患者数并没有明显减少。

住院哮喘患者甲泼尼龙的静脉注射剂量范围第一天为 40~125mg,每 6 小时静脉注射 1 次。一般可用 60mg,每 6 小时 1 次,每次剂量至少 40mg,在临床取得明显疗效后减量,待病情缓解后可改为口服。也可用琥珀酸氢化可的松(或氢化可的松)200~400mg 稀释后静脉注射(老年人静脉滴注);或用地塞米松 5~10mg 静脉注射;每 6 小时 1 次。待病情得到控制和缓解后再逐渐减量,改为口服给药。临床症状控制后再用 1 周左右。连续用药 2 周以上者,停药前宜逐渐减量,若骤然停药,可能引起哮喘复发。雾化吸入布地奈德 1mg,每 12 小时 1 次,可作为注射激素剂量减少的辅助和补充。近年来对于大剂量静脉注射激素,尤其是与非去极性肌肉松弛药联用后可能发生急性激素性肌病的认识已逐渐提高。这促使人们研究和寻找能有效治疗哮喘的最低激素静脉注射量和最短的维持时间。应每天测定血清肌酸激酶(CK)以协助监测激素性肌病。激素治疗哮喘的好处如下。

(1)增加 β_2 受体的反应性。

(2)阻断花生四烯酸炎症反应的途径。
(3)降低毛细血管基底膜的渗透性。
(4)白细胞黏附的减少。
(5)调节钙离子在细胞内的移动。
(6)减少气道黏液的生成。
(7)抑制免疫球蛋白E受体的结合。

3.吸入抗胆碱能类药物　吸入抗胆碱能类药物,如溴化异丙托品或溴化氧托品,可阻断节后迷走神经传出支,通过降低迷走神经张力而舒张支气管,尚可防止吸入刺激物引起的反射性支气管收缩,其扩张支气管的作用较 $β_2$ 受体激动药弱,起效也较缓慢,但不良反应很少。可与 $β_2$ 受体激动药联合吸入治疗,使支气管舒张作用增强并持久。某些哮喘患者应用较大剂量 $β_2$ 受体激动药不良反应明显,可换用此类药物,尤其适用于夜间哮喘及痰多的哮喘患者。可用定量吸入器(MDI),每日3次,每次 $25\sim75\mu g$,或用 $100\sim150\mu g/ml$ 的溶液持续雾化吸入。

大多数文献表明,在重症哮喘吸入异丙托品(Ipratropium)是有效的,尽管它的最大支气管舒张作用不如β受体激动药。临床上通常将异丙托品与β受体激动药联合应用,已有多个荟萃分析支持联合用药,并认为两者有协同作用。

美国NIH专家小组推荐的异丙托品剂量为:0.5mg,放入小容量雾化器中吸入,隔30min后重复,共3次。然后根据需要每 $2\sim4h$ 雾化吸入1次。雾化吸入时一般用手控咬嘴连接的雾化器,如果经面罩吸入抗胆碱能药物,在易感患者可诱发窄角青光眼伴视区的污染。在雾化吸入沙丁胺醇引起支气管舒张以后,再吸入异丙托品,可增加异丙托品在气道内的沉降率。严重哮喘患者吸入异丙托品后数分钟即可显示其效果,这与处于慢性疾病状态的COPD患者出现的反应时间延迟不同。如果应用异丙托品的定量吸入器(MDI)来给药,那么推荐每次治疗用 $4\sim8$ 喷,

第二章 呼吸系统疾病

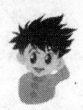

(0.018mg/喷)。

Weber等对因急性支气管痉挛而来急诊科的患者进行随机分组研究,给予沙丁胺醇10mg/h持续雾化吸入,加或不加异丙托品1mg/h,在研究的67例患者中虽然没有达到统计学的显著意义,但PEFR,住急诊科的时间及需住院人数均表明加用异丙托品是有好处的。

4.茶碱类 尽管欧美国家对茶碱类药物的支气管扩张作用评价不高,但在我国仍在较普遍应用,根据我国大量的临床应用报道,此类药物只要掌握适当的应用方法,仍可取得较好的临床应用效果。茶碱具有舒张支气管平滑肌作用,并具有强心、利尿、扩张冠状动脉作用,此外还可兴奋呼吸中枢和呼吸肌,为常用平喘药物。近几年研究结果还显示小剂量茶碱具有抗炎和免疫调节作用。Huang等进行的随机对照研究表明,当给予全剂量的β受体激动药和激素时,再给氨茶碱有明显的治疗益处,且在不良反应方面与对照组(不用氨茶碱)无显著差别。因此,危重型哮喘应用氨茶碱是有正当理由的。氨茶碱加葡萄糖液稀释后缓慢静脉注射或静脉滴注,首剂4~6mg/kg,继而以每小时0.6~0.8mg/kg的速度作静脉滴注以维持持续的平喘作用。应注意药液浓度不能过高,注射速度不能过快(静脉注射时间不得少于10min),以免引起严重毒性反应如心律失常、血压下降,甚至突然死亡。对老人和幼儿,心、肝、肾功能不全及甲状腺功能亢进者更需慎用。茶碱的毒性最常发生于原已用茶碱类药物,而又给予负荷剂量,或给茶碱廓清能力已受损患者静脉注射而没有适当监测血药水平的情况。如原来已应用氨茶碱则不宜应用首剂饱和剂量而可给维持剂量,最好能在用药前及用药过程中监测血浆茶碱浓度,有效而安全的血浓度为6~12μg/ml,若>20μg/ml毒性反应即明显增加。很多因素及药物可影响茶碱的代谢从而影响疗效,如发热、妊娠、肝脏疾病、充血性心力衰竭及合用甲氰咪胍、喹诺酮类、大环内酯类等药物,应注意监测血药浓度,适当调整剂量,其应用方法如下。

(1)如果患者以前没有接受茶碱类药物,首剂应给予负荷剂量。如氨茶碱 5mg/kg 静脉滴注,15~30 分钟内滴完。

(2)在给予负荷剂量以后,以 0.6mg/kg/h 的剂量用输液泵持续静脉输注。

(3)遇降低氨茶碱清除率的因素,如应用西咪替丁,大环内酯类抗生素,喹诺酮类药物,充血性心力衰竭,肝脏疾病等,应降低输注的氨茶碱剂量。

(4)遇快速心律失常时,应暂停应用氨茶碱。

(5)所有已用过氨茶碱药物的患者,在给予负荷剂量以前,应先测定血茶碱浓度。通常给予维持剂量,以维持血清茶碱浓度范围 6~12μg/ml 较理想,可减少茶碱的毒性。根据一般经验,给予氨茶碱 1mg/kg 静脉输注,增加血清茶碱浓度约 2μg/ml。

5. 硫酸镁 基于钙通道受抑制的特点和减少乙酰胆碱的释放,镁对逆转支气管痉挛有多方面的潜在作用。Hashimoto 等的研究表明,40%的哮喘患者有镁的缺乏和低镁性红细胞浓度,反映了支气管哮喘患者镁储备的减少。尽管将补充镁作为急性哮喘的辅助治疗有正当的生理学背景,但还没有统计良好的前瞻性多中心随机对照研究证明给予硫酸镁治疗的好处。然而,已有少数研究和临床病例报道显示在危重型哮喘患者输入硫酸镁是有效的。目前较多主张:在其他平喘药物治疗后尚不能缓解哮喘的情况下,可给予硫酸镁 2g 缓慢静脉注射或静脉滴注,20 分钟以上注入。如果需要重复应用,应监测血镁水平和评估其毒性的临床表现,肾功不全的患者应避免应用。Nannini 等报道了雾化吸入沙丁胺醇和雾化吸入等张硫酸镁的给药方法,因急性哮喘住入急诊科的 35 例患者,随机设计的研究表明:在沙丁胺醇加硫酸镁组,有 61%患者的 PEFR 改善,而单用沙丁胺醇组只有 31%患者 PEFR 改善。在 20min 时,有效率分别是 100%和 43%。

第二章 呼吸系统疾病

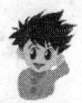

6. 其他抗炎药物和抗组胺药物 色甘酸钠是一种非皮质激素类抗炎制剂,可抑制 IgE 诱导的肥大细胞释放介质,对其他炎症细胞释放介质也有选择性抑制作用。采用干粉型或 MDI 方式吸入用于预防哮喘发作,包括预防由于运动、吸入冷空气、CO_2 引起的急性气道收缩,尤其适用于季节性哮喘发作的预防。亦可先吸入 β_2 受体激动药,然后吸入本药,用法为每天 3~4 次,每次 1~2 揿 (3.5~7.0mg/揿)。本药在体内无蓄积作用,少数病例吸入后感咽喉不适,胸闷,偶见皮疹,孕妇忌用。也可应用作用更强的尼多酸钠(nedocromil sodium),用法为每日 4 次,每次 1 揿(4mg/揿)。其他药物,如曲尼斯特,酮替酚,氯雷他定等也可应用。

7. 抗生素 在哮喘的急性发作期应用抗生素并非必要,但患者如有发热、脓痰,提示有呼吸道继发细菌感染时需应用抗生素,如静脉滴注哌拉西林每次 3~4g,每 8~12 小时 1 次。或头孢呋辛,静脉滴注每次 1.5g,每 8 小时 1 次。或根据痰涂片和细菌培养,药敏试验结果选用。

8. 酸碱失衡的纠正 应监测动脉血气变化,酸中毒时可降低 β 肾上腺素能受体对内源性或外源性儿茶酚胺的反应性,纠正酸中毒有利于平喘药物药效的发挥。若呼吸性酸中毒时 pH 值 <7.20,或出现代谢性酸中毒(BE<-3mmol/L,HCO_3^- <21mmol/L),即为补碱指征,可用 4% 碳酸氢钠 2~4ml/kg 静脉滴注,以后复查血气再酌情给予。哮喘患者在初始阶段,常由于过度通气而发生呼吸性碱中毒,当病情不能缓解,呼吸肌发生疲劳或衰竭时才转为通气障碍和呼吸性酸中毒。此时若补充碳酸氢钠,在体内与氢离子作用后生成二氧化碳,会加重 CO_2 潴留。故临床上纠正呼吸性酸中毒,应以改善通气为主,如应用机械通气。

9. 祛痰剂 急性发作期,痰色白如泡沫不宜用祛痰药,补液可减少痰栓形成,平喘药物有利于痰的引流和咳出。但若为黄脓痰,不易咳出,提示已发生细菌继发感染,则需应用祛痰药物。

10. 其他治疗 应注意危重型哮喘患者的水、电解质和酸碱失衡状况。由于哮喘持续状态和呼吸急促,呼吸道的水分丢失增加,以及出汗,发热等,患者常有不同程度的脱水,可导致痰液黏稠,不易咳出和黏液栓形成,进一步加重气道阻塞、妨碍通气。应予以补液,除鼓励口服摄入以外,不足的摄入量可静脉输注,每天摄液量应达2500~3000ml。如临床上无明显脱水,则要避免补液过量,以避免水负荷过大和肺水肿的发生。没有证据表明大量补液可稀释气道分泌物,有利于排痰。由于大量应用激素和抗利尿激素分泌增加,可出现低钾、低钠,应及时纠正。由于呼吸困难,呼吸功明显增加。烦躁、失眠等因素,使能量消耗显著增加,应及时补充能量,并不推荐应用胸部物理治疗和其他操作技术来协助气道分泌物的廓清。也不是雾化吸入黏液溶解剂的适应证,相反有部分危重型哮喘患者在雾化吸入黏液溶解剂以后,因刺激气道反使气道痉挛加重。

(三) 机械通气

如果积极地进行恰当的药物治疗,那么只有少数急性危及生命的哮喘患者需要机械通气。出现机械通气的绝对适应证有:心跳呼吸停止或即将发生呼吸心跳停止,或意识状态的改变如昏迷、昏睡,或经历呼吸状况的迅速恶化,呼吸中枢受抑制的证据,则需要立即紧急插管。如果患者表现的是相对适应证,如心肌缺血、严重心律失常和代谢性酸中毒,或与严重气流阻塞相关的临床体征,如不能讲话,听诊时静胸,呼吸交替脉或奇脉,则应做气流阻塞的相关肺功能测定(呼气峰流速和FEV_1)和动脉血气分析,这有助于危重患者的病情判断,并决定是否需要气管插管和机械通气。危重型哮喘的救治简要总结如下。

1. 确定诊断 排除其他原因,如急性左心衰竭,气道异物等。

2. 严重性评估 ①听诊呼吸音;②奇脉>15mmHg,表明严重;③心电图检查排除冠状动脉痉挛;④动脉血气;⑤胸部X线检查。

3. 尽快开始治疗

(1)氧疗维持$PaO_2>60mmHg$,$SaO_2>90\%$。

(2)雾化吸入β受体激动药,沙丁胺醇2.5mg(0.5%溶液0.5ml加入生理盐水中)雾化吸入,20min 1次,共3次;或沙丁胺醇定量吸入器,每次4喷(400μg),每10min 1次,共3次。

(3)1:1000肾上腺素溶液0.3ml皮下注射,每20min 1次,共3次。

(4)肾上腺皮质激素,甲泼尼龙40~125mg(常用60mg),每6h静脉注射1次;或泼尼松150~200mg/d,分次口服。注意激素不良反应,酌情对症处理,症状缓解后及时减量。

(5)异丙托品0.5mg稀释后雾化吸入,每30min 1次,共3次。

(6)茶碱用药见上文。

4. 有指征者　给予气管插管,机械通气。

(俞森洋)

参考文献

1. Colice GL. Categorizing asthma severity and monitoring control of chronic asthma. [J] Current Opinion in Pulmonary Medicine 2002;8:4-8.

2. Hansen HF, Vestbo J, Phanareth K, et al. Peak flow as predictor of overall mortality in asthma and chronic obstructive pulmonary disease. [J]Am J Respir Crit Care Med. 2002;163:690-693.

3. Bai TR, Cooper J, Koelmeter T, et al. The effect of age and duration of disease on airway stuctive in fatal asthma. [J] Am J Respir Crit Care Med. 2001;163:12-18.

4. O'Donnell WJ, Drazen JM. Life-threatening asthma. In Shoemaker WC. Textbook of Critical Care. Science Press and Harcourt Asia. W. B. Saunders. 2000:1451-1459.

5. 林耀广. 支气管哮喘. 见:蔡柏蔷主编. 21世纪丛书:呼吸内科分册. 北京:中国协和医科大学出版社. [M]2000:386-434.

6. 冯玉麟,刘春涛主译. 难治性哮喘. 北京:人民卫生出版社. [M]2001.

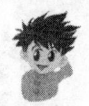

第二节 急性呼吸衰竭

在过去40多年里,尽管对急性呼吸衰竭的诊断、监测和治疗已有很大进步,但它仍是危重病监护病室(ICU),尤其是呼吸监护病室(RICU)中发生率和死亡率最高的病因之一。急性呼吸衰竭常被认为是慢性阻塞性肺疾病急性恶化的同义词,但实际上,它是任何年龄组均可发生,许多疾病均可引起的。因为很多呼吸衰竭的原因容易逆转或去除,因此常需迅速诊断和治疗。监护室的医师、呼吸治疗师应十分熟悉各种原因所致呼吸衰竭的临床表现及其病情评估,正确进行鉴别诊断并及时采取各种治疗方法。

由于疾病分类和呼吸衰竭定义的变异,急性呼吸衰竭的准确发生率尚难确定,一般说来,它占住入内科ICU患者的10%～15%,然而在ICU监护和治疗7天以上的患者中,高达50%～75%的患者存在急性呼吸衰竭。文献报道与急性呼吸衰竭相关的死亡率为6%～40%。死亡率的差异范围很大是由于各文献报道的急性呼吸衰竭的病因不同所引起的。

一、历史的回顾

在20世纪50年代,动脉血气分析产生之前,急性呼吸衰竭主要根据临床表现来诊断,那时巴比妥类药物中毒和脊髓灰质炎是呼吸衰竭最常见的病因,此后不久,由于脊髓灰质炎疫苗的广泛应用,使该病的流行得到了完全控制。随着对气体交换功能障碍检测技术的改进,使呼吸衰竭的监测更趋简便,也证明许多其他疾病可引起急性呼吸衰竭。20世纪60年代以后技术上的进步,如控制性氧疗的改进,常规测定动脉血气,正压通气的普遍应用,以及现代ICU的诞生,宣告了呼吸衰竭诊断和治疗新时代的来临,从而也促进了对呼吸衰竭相关情况,如休克、脓毒症(Sepsis)、烧伤

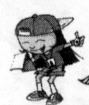

和创伤等患者进行更积极的诊断和支持治疗。

在过去的20年,监护技术也已有很大进步,如持续脉氧计监测技术,已可在ICU、手术室和各种抢救室常规应用。近些年来开展的连续二氧化碳监测、动脉内血气监测可为治疗病情不稳定的危重患者提供较客观依据。在过去十多年,微机技术和微量精确传感器应用于机械通气,使机械通气的模式不断增多和通气机自动监测肺力学指标成为可能。

应用先进技术的目的是为了改善呼吸衰竭患者的存活率,但严酷的事实是,在许多情况下我们仅仅推迟了某些呼吸衰竭患者的死亡。对呼吸衰竭患者实施的支持性治疗措施可导致各种并发症,如气压伤、脓毒症、应激性溃疡、急性肾衰竭、通气机相关肺炎和机会性感染。因此,虽然低氧血症现已是可治的,但这种治疗的并发症可增加多脏器功能衰竭的死亡率。而且,技术上的复杂性增加可能导致医源性并发症的增多,这也妨碍了呼吸衰竭救治存活率的提高。ICU治疗也使医疗费用明显增加,因此应对各种治疗措施和监测方法进行仔细的价-效比研究。

二、急性呼吸衰竭的定义和诊断标准

急性呼吸衰竭的定义是呼吸系统的功能异常,导致二氧化碳潴留或输送到组织的氧的缺乏。虽然呼吸衰竭常由肺胸疾病引起,但应记住其他器官系统也涉及呼吸过程,因此其他系统或器官,如肌肉骨骼系统,循环系统或中枢神经系统严重受损,也可导致急性呼吸衰竭。

临床常用的建立急性呼吸衰竭诊断的标准包括以下4条中的任何2条:

(1)急性呼吸困难的存在。

(2)呼吸室内空气时,$PaO_2 < 50mmHg$。

(3)$PaCO_2 > 50mmHg$。

第二章 呼吸系统疾病

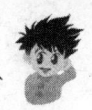

(4)动脉血 pH 值降低,有明显的呼吸性酸中毒。

另有人提出第五条标准,即意识状态的改变,加上上述任何一条或一条以上标准。

提出的这第五条标准是因为急性呼吸衰竭仍保持主要是临床诊断,并有实验室检查证实,而不应该仅根据动脉血气标准的结果。例如,慢性阻塞性肺疾病患者可能存在 $PaO_2 < 50mmHg$,和 $PaCO_2 > 50mmHg$,但没有或很少的临床症状来提示急性呼吸衰竭,当这些呼吸改变经历数月缓慢发生时,尽管 PaO_2 降低,但红细胞数和红细胞2,3-二磷酸甘油酸水平的增高,增加了组织的氧输送,因此组织并没有明显缺氧。同样的,如果 CO_2 潴留在长时间内缓慢发生,那么 CO_2 诱发的中枢神经系统麻醉也减轻,肾脏以增加对碳酸氢盐的吸收来代偿,致使动脉血 pH 值接近正常,说明患者并没有严重呼吸性酸中毒。在这种情况下,也许只能诊断慢性而不是急性呼吸衰竭,为纠正低氧血症常适当补充氧,但并不需要气管插管和机械通气。根据临床征象则可诊断急性呼吸衰竭的一种情况是,患者到急诊室时呼吸十分窘迫,显著费力或呼吸节律不规则、呼吸暂停并伴意识障碍,需要紧急救治,包括气管插管和机械通气。此时若一定要等待动脉血气分析结果,则可能导致心博骤停或缺氧性脑损害。临床医生和护士的常见错误是,一旦建立机械通气,就感到呼吸衰竭的问题已经解决。实际上,建立机械通气后,一定要密切观察临床状况是否改善和复查血气等实验室指标,随时调整通气机参数。

急性呼吸衰竭实际上是一种综合征,可以由多种基础疾病引起,其大多数需采取特殊的治疗,如应用利尿药、抗凝药物、抗生素或支气管舒张剂等。作为 ICU 的医师或呼吸治疗师,需具备对基础疾病诊断和治疗的知识,为患者制定一个综合性治疗护理计划,并对治疗的实施和疗效作出及时客观的评价。

三、急性呼吸衰竭的类型和常见原因

急性呼吸衰竭可分为低氧性呼吸衰竭和高碳酸性呼吸衰竭。急性低氧性呼吸衰竭，即Ⅰ型呼吸衰竭，主要是氧合障碍；急性高碳酸性呼吸衰竭，即Ⅱ型呼吸衰竭，主要是通气障碍。但临床实践中，两型呼吸衰竭的界线有时并不明显，很多患者可同时存在Ⅰ型和Ⅱ型呼吸衰竭的特点。

（一）急性低氧性呼吸衰竭的发病机制和常见原因

此型呼吸衰竭发生于气体交换的主要缺陷是氧合功能障碍时。Ⅰ型呼吸衰竭患者的典型表现为 $PaO_2 \leqslant 50mmHg$，而 $PaCO_2 \leqslant 40mmHg$。临床上至少有6种情况可引起Ⅰ型呼吸衰竭。这6种情况是：

(1)吸入气氧分压过低。
(2)氧弥散障碍。
(3)通气/灌注(V/Q)比例失调。
(4)右向左分流。
(5)肺泡低通气。
(6)高组织氧耗。

当然，氧弥散障碍和低吸入气氧分压是很少见的，而V/Q比例失调，右向左分流和肺泡低通气是临床上最常见的原因。因为肺泡低通气主要是导致高碳酸性呼吸衰竭（Ⅱ型呼吸衰竭），故放在下一节讨论。导致Ⅰ型呼吸衰竭的主要原因见表29。

第二章 呼吸系统疾病

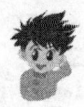

表29 低氧性呼吸衰竭的原因*

分 类	原 因
心源性肺水肿	充血性心力衰竭、二尖瓣狭窄、液体过度负荷
非心源性肺水肿	急性呼吸窘迫综合征(ARDS)、脂肪栓塞综合征、淹溺、神经源性肺水肿、双侧肺炎
双侧肺炎:细菌性	如金黄色葡萄球菌、铜绿假单胞菌、流感杆菌、肺炎克雷伯杆菌、军团菌、支原体
病毒性	流感病毒、巨细胞病毒、腺病毒、呼吸道合胞病毒、副流感病毒、水痘病毒
寄生虫	卡氏肺孢子虫
肺渗出	肺纤维化、肿瘤浸润、细胞毒性药物反应
其他	移植反应、胃内容吸入、有毒气体吸入
局灶性肺实质损害	肺不张、胸腔积液、肺炎、肺挫伤
无肺实质损害	气胸、肺栓塞、心内分流
阻塞性肺疾病	哮喘、慢性阻塞性肺病(COPD)
增加代谢需要	脓毒症(Sepsis)、休克、喂食过多

*以胸部X线片改变来分类

1. 通气/灌注($\dot{V}/\dot{Q}$)比例失调 人直立位时因重力作用,引起肺内血流的分布不均,据此可将肺分为3个区带,Ⅰ区带位于肺尖部,接受的血流最少,而Ⅲ区带位于肺基底部,接受的血流最多。正常人在潮气呼吸时,每次吸入的气体大部分进入肺基底部,那里血流的灌注也最多,因此$\dot{V}/\dot{Q}$比例接近正常。肺也通过低氧性血管收缩来调节$\dot{V}/\dot{Q}$比值,这是使通气不佳区域的肺血流流向通气和氧合较好的肺区带,从而引起肺血流的重新分配。如何完成此过程的确切机制尚不完全清楚。但有可能涉及可溶性体液因子和内源性一氧化氮产物的作用。可引起$\dot{V}/\dot{Q}$比例失调而导致缺氧性呼吸衰竭的临床情况有肺炎、肺栓塞、急性哮喘、COPD因感染而加重、充血性心力衰竭和急性呼吸窘迫综合征(ARDS)。肺炎、充血性心力衰竭和ARDS诱发肺萎陷或受累肺泡的液体充盈。这明显减少肺区带的气体交换和允许某些去氧合的血通过通气不良的肺泡-毛细血管单位而没有被氧合。如果受累的区域很大,超过肺血管局部收缩的代偿能力,即导致低氧血症。

肺栓塞产生低氧血症的机制则略有不同。当肺血栓堵塞肺动脉时,受损肺泡区有通气而无灌注,开始时引起无效腔通气的增加,因而导致高碳酸血症而不是低氧血症。然而随后血流转向未受累肺区域,据此破坏全肺的理想$\dot{V}/\dot{Q}$比例,导致无效的氧运输。如果肺栓塞范围不是很大,高碳酸血症罕有发生,因为增加无效腔通气可被增加中枢的呼吸驱动所代偿。未受损区域的肺泡过度通气可代偿无效腔的少量增加。肺血管闭塞部分也导致炎性介质和血管活性物质,如血栓素A_2和五羟色胺的释放,这种局部的炎性反应也对局部血流的改变起作用,可促进局部支气管收缩,这与临床上肺栓塞时可听见喘鸣音相一致。

2. 右向左分流 分流代表$\dot{V}/\dot{Q}$比例失调的极端情况,该肺区域有灌注而没有通气。当血流通过肺循环进入体循环而没有被氧合时,称为右向左分流。正常人也有少量的分流存在,某些支气管血流被肺静脉系统引流。同样,有些冠状动脉血流经心最小静脉引流入左室,正常人的血流可有2%~3%的分流。病理性分流可以在心脏水平(心内分流)或肺血管(肺内分流)发生,心内分流包括心房或室间隔缺损,卵圆孔未闭,导致去氧合的血与左心氧合血混合。临床上在成年人,获得性肺内分流比先天性心内分流或先天性肺内分流,如肺动静脉畸形更常见。

常引起$\dot{V}/\dot{Q}$比例失调的临床情况,如肺炎,充血性心力衰竭

第二章 呼吸系统疾病

和急性呼吸窘迫综合征(ARDS),在严重病例均可产生右向左分流。黏液栓或肿瘤引起的支气管内阻塞,当导致肺叶或肺段不张时也可发生右向左分流。认识到肺不张是引起右向左分流的原因有其重要性,因为它可通过强力吸痰、叩背、体位引流或纤维支气管镜吸引而得到有效治疗。虽然,肺不张通常根据X线胸片的肺叶或肺段的萎陷容易识别,但低氧血症可以在局部肺萎陷之前突然发生,而开始时的胸片改变不明显。此种情况在临床上易与急性肺栓塞相混淆。

右向左分流与$\dot{V}/\dot{Q}$比例失调的鉴别,是给患者吸100%的氧后观察PaO_2的改变。与$\dot{V}/\dot{Q}$比例失调相关的低氧血症常可经补氧来纠正,而右向左分流若≥30%,与其相关的低氧血症,即使给100%氧也难以纠正。单纯分流罕有引起高碳酸血症,如果发生高碳酸血症,即提示右向左分流>50%。

3. 氧弥散障碍 肺泡和毛细血管腔之间任何组织的病变,使氧跨肺泡-毛细血管膜的弥散距离增加,弥散速度减慢均可导致低氧血症。因为红细胞在毛细血管网内摄氧所必需的时间至少有300%可以利用,因此氧弥散障碍是很少有临床意义的。例外情况是在运动情况下,当红细胞通过肺泡-毛细血管网时间明显缩短时,而静息状态下,与肺间质纤维化、COPD和肺水肿相关的低氧血症更可能是由$\dot{V}/\dot{Q}$比例失调或分流,而不是氧弥散障碍所引起。

4. 吸入氧分压(P_iO_2)的降低 处于10000英尺以上的高原时,可引起与吸入氧分压相关的有临床意义的低氧血症,尤其是如果同时患有基础肺疾病就更容易发生。更常见情况是乘坐航空器旅行,航空器仅加压到8000~10000英尺高度,因此所有在海平面水平时PaO_2已处于边缘状态的患者均应评价其乘坐航空器时发生低氧血症的可能性,或在飞行时应补充氧。除这些情况以外,

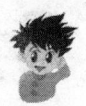

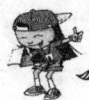

低吸入氧分压(P_iO_2)是罕有临床意义的,但在医院里有时也偶可发生吸入氧浓度(FiO_2)的降低,所以 FiO_2 应常规监测,以避免引起不良的临床后果。

5. 增加组织氧的需要 任何导致对氧的高代谢需要的情况均可降低混合静脉血氧分压($P\dot{v}O_2$),这通常不降低 PaO_2,除非同时发生气体交换受损害的情况,如肺炎、ARDS 或 COPD 等。遇此情况,受损的肺不能升高 PaO_2 以便达到满足代谢需要的氧饱和度(SaO_2)水平。可引起高代谢氧需要的疾病有败血症休克、心源性休克、严重烧伤、胰腺炎、氰化物中毒和水杨酸盐过量等。

(二) 急性高碳酸性呼吸衰竭的发病机制和常见原因

急性高碳酸性呼吸衰竭,也称Ⅱ型呼吸衰竭,是由于通气功能受损导致血内 CO_2 的潴留,$PaCO_2$ 的升高,临床上常见于呼吸中枢功能障碍,神经肌肉无力,胸壁畸形,以及呼吸肌疲劳和其他情况。详见表 30。重要的是要知道Ⅱ型呼吸衰竭可以与显著的 PaO_2 降低相关。理由是肺泡气氧分压和二氧化碳分压可用肺泡气等式来相互联系,当处海平面,吸室内空气时,计算公式可简化为:

$$P_AO_2(mmHg)=150-(PaCO_2\times 1.25)$$

假设正常肺泡-动脉氧分压差为 10mmHg,$PaCO_2$ 急性升高,从 40mmHg 升至 70mmHg,即导致 PaO_2 从 90mmHg 降至 52mmHg。Thumb 的快速规则需应用 Wasserman 数字。呼吸室内空气时,PaO_2 和 $PaCO_2$ 之和应达 110~130mmHg。如果发生原发性低通气,$PaCO_2$ 和 PaO_2 之和达 110~130mmHg,达到正常的 Wasserman 数字和正常的肺泡-动脉氧分压差,那么低氧血症是由低通气引起的。另外,如果在吸室内空气情况下,PaO_2 和 $PaCO_2$ 之和<110mmHg,那么 V/Q 比例失衡,弥散障碍或右向

第二章 呼吸系统疾病

左分流也必然对低氧血症起作用。

表30 高碳酸性呼吸衰竭的原因

分类	原因
呼吸中枢损害	
结构损害	卒中、颅内出血、肿瘤浸润
药物中毒	麻醉药、苯并二氮䓬类、巴比妥类、酒精
睡眠呼吸功能障碍	阻塞性睡眠呼吸暂停、中枢性睡眠呼吸暂停、陈-施呼吸
神经肌无力	
颈段脊髓损伤	肿瘤浸润、创伤
药物毒性	肌松剂、氨基糖苷类、有机磷中毒
感染	肉毒中毒、破伤风、脊髓灰质炎
神经肌肉疾病	Guillain-Barre综合征、重症肌无力、肌萎缩侧索硬化、肌萎缩
呼吸肌疲劳	
膈神经麻痹	胸部手术、纵隔肿瘤浸润
代谢紊乱	营养不良、低血磷、低血钾、低血镁、低血钙
胸壁畸形	脊柱后侧突、鸡胸、连枷胸、肥胖低通气综合征
高度腹膨胀	大量腹水、肥胖
气道阻塞	支气管内肿瘤、声带麻痹、阻塞性睡眠呼吸暂停

(三) 低氧性和高碳酸性联合衰竭

低氧性和高碳酸性呼吸衰竭联合存在的定义是：明显的高碳酸血症加上肺泡-动脉氧分压差的升高。临床上常见的情况是：重症哮喘或肺气肿合并下呼吸道感染。肺炎、肺水肿和肺栓塞的严重表现也可产生联合的呼吸衰竭。任何Ⅰ型呼吸衰竭的原因，如果合并呼吸肌疲劳和随之发生高碳酸血症均可产生联合呼吸衰

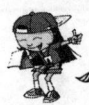

竭。同样,产生神经肌肉无力或胸壁畸形的情况也可因损害咳嗽而诱发肺炎或肺不张而复杂化,从而在原发性高碳酸血症的基础上继发低氧血症。

四、急性呼吸衰竭的临床评估

在区别呼吸衰竭的各种原因,以及采取适当的治疗措施时,临床评估是非常有帮助的。临床评估包括患者的神志意识状态,呼吸方式的观察,望皮肤、唇和甲床有无发绀,以及心肺的听诊。

对急性呼吸衰竭进行临床评估的最重要目的是:患者是否需要马上进行气管插管和正压通气。如果患者的意识状态严重受抑制或昏迷,严重呼吸窘迫,非常慢而不规则的濒死呼吸频率,明显的呼吸肌疲劳,周围性发绀或面临发生呼吸心博骤停的高度危险,通常需要马上进行气管插管和机械通气。此时,不应该再犹豫拖延而做其他检查,如进行动脉血气分析、摄X线胸片等。对意识改变患者进行气管插管的重要性,不仅是因为存在严重的气体交换异常,也因为这些患者常存在气道保护反射减低和存在胃内容误吸、痰液窒息的高度危险。

呼吸衰竭时,患者昏睡或昏迷常提示有严重的高碳酸血症和呼吸性酸中毒。二氧化碳的潴留对中枢神经系统常有镇静作用,称之为"二氧化碳麻醉"。如不纠正,可引起智力减低、定向力丧失、颅内压增高、直至昏迷,这通常提示急性高碳酸性呼吸衰竭。然而它也可以是与其他原因呼吸衰竭相关的呼吸肌疲劳的最终结果。CO_2麻醉的早期表现可以是细微的,重要的是让患者辨认人、地点和时间。严重的CO_2麻醉常伴有非常慢或不规则的濒死呼吸。当呼吸衰竭患者伴有明显的意识障碍时通常需气管插管和机械通气。

呼吸窘迫是指清醒的极度呼吸困难患者处于焦虑或烦躁不安状态。除了表明呼吸费力之外,患者常主诉有呼吸困难,查体可见

第二章 呼吸系统疾病

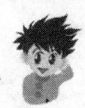

大汗、心动过速、说话时断时续不成句。呼吸窘迫是颇有用的体征,因为它常提示呼吸中枢的功能是正常的,是接受了因血气异常刺激化学感受器的反馈作用引起的。呼吸窘迫的存在倾向于排除中枢神经系统的结构性病变,如脑干梗死、中枢神经系统抑制药过量等,作为呼吸衰竭原因的可能。

皮肤、口唇或甲床的周围性发绀意味着显著的低氧血症(通常 $PaO_2<50mmHg$)的存在。然而,没有发绀并不能排除严重急性低氧性呼吸衰竭,尤其是严重贫血和黑人患者。因此,无发绀并不能用以鉴别Ⅰ型和Ⅱ型呼吸衰竭。虽然给患者补氧对于纠正低氧血症通常是有用的,但在存在严重发绀时,常需气管插管和进行机械通气,以便给予高 FiO_2 和必要的 PEEP。

呼吸方式的评价对于区别急性呼吸衰竭的原因也是有帮助的,最有用的发现是胸腹矛盾运动。正常吸气时,胸壁膨隆和膈肌下移,使腹内容向外移动,因此在正常呼吸用力时,胸和腹均一齐膨隆和松弛。如果吸气时胸壁扩张而腹部向内运动,即提示膈肌无力。吸气时胸骨收缩的存在即表明肺顺应性严重减低,例如在充血性心力衰竭或急性呼吸窘迫综合征时所见的那样。它也可提示连枷胸的存在,因创伤或手术引起多发肋骨骨折所致。大多数呼吸窘迫伴胸腹矛盾运动的患者需要给予正压通气。

五、急性呼吸衰竭原因的鉴别

根据上述临床发现和动脉血气检查结果可区别许多急性呼吸衰竭的病因。图2描述了不同的基本特点。

急性高碳酸性呼吸衰竭可以以两种形式之一存在,取决于是否累及中枢神经系统的呼吸驱动。损害中枢驱动的情况通常与意识水平的降低相关,并伴呼吸频率的减慢和变浅。血气分析典型表现为 pH 值降低(常 $pH<7.30$)和 $PaCO_2$ 增高(常 $PaCO_2>50mmHg$)。PaO_2 可降低,取决于低通气的程度。而肺泡-动脉氧分压差$[P(A-a)O_2]$往往正常。与此呼吸方式相关的临床情况包括中枢神经系统抑制药中毒(如麻醉药、苯并二氮䓬类、巴比妥类药物中毒)或器质性中枢神经系统病变,如中风或颅内出血。

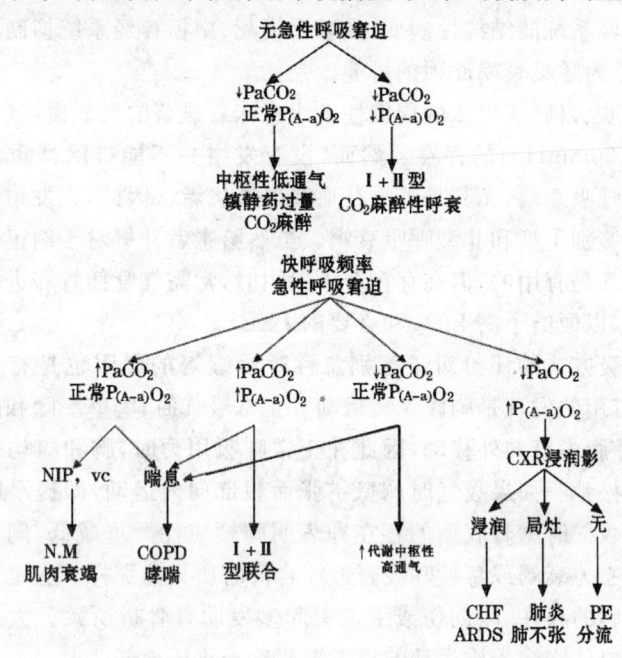

图8 根据呼吸方式和动脉血气分析来进行呼吸衰竭的床旁评价

A:急性高碳酸性呼吸衰竭;B:急性低氧血症性呼吸衰竭。*:在某些情况下,尤其是在黏液栓阻塞末梢气道时,喘鸣可以不明显,甚至听不到喘鸣音,称为"静胸"。ARDS:急性呼吸窘迫综合征;CHF:充血性心力衰竭;COPD:慢性阻塞性肺病;CXR:胸部X线;NM:神经肌肉;NIP:负吸气压;PE:肺栓塞;VC:肺活量

中枢呼吸驱动水平以下的损害常表现为浅快呼吸和呼吸窘迫。动脉血气的异常类似于上述情况。与此相关的临床情况包括:由Guillian-Barre综合征、重症肌无力、肌萎缩侧索硬化、肌营养不良、破伤风、脊髓灰质炎、肉毒中毒和有机磷中毒引起的肌无

第二章 呼吸系统疾病

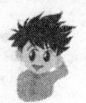

力等。肺活量(VC)＜1000ml 或 10ml/kg,或最大吸气负压(MIP)＜－20～－30cmH$_2$O,提示呼吸衰竭,可能需要正压通气。哮喘急性加重时的临床表现可以与神经肌肉疾病相类似,表现为浅快呼吸用力和呼吸窘迫。但根据以前的哮喘病史,呼气时喘鸣的存在和没有肢体无力,可将哮喘与神经肌肉疾病鉴别。重症哮喘患者在早期常没有高碳酸血症,只有在晚期才发生高碳酸血症。少数严重哮喘患者因非常低的气流可听不到喘鸣音。

与之相反,急性低氧性呼吸衰竭常表现为快而深的呼吸用力和呼吸窘迫。血气分析常表现为 PaO$_2$ 降低和 P$_{(A-a)}$O$_2$ 增加。胸骨收缩的存在提示肺顺应性降低,这常见于肺水肿(心源性和非心源性)或连枷胸。支气管性呼吸音或咳嗽咳痰的存在提示肺炎或肺不张。然而,还需进行胸部 X 线检查和相应的实验室检查以确定急性低氧性呼吸衰竭的病因。

六、急性呼吸衰竭的治疗

(一)支持性治疗

1. 合理氧疗,改善通气 急性低氧性呼吸衰竭伴呼吸窘迫的紧急治疗是氧疗,迅速增加吸氧浓度(FiO$_2$),用脉氧计连续监测,并维持血氧饱和度(SaO$_2$)≥90%,PaO$_2$＞60mmHg(1mmHg=0.133kPa)。常用的氧疗方法有鼻导管、鼻塞、简单面罩、Venturi 面罩、非重复呼吸面罩及经机械通气给氧。在高流量时,鼻导管可提供 40% 的 FiO$_2$,简单面罩可提供 60% 的 FiO$_2$。非重复呼吸面罩在高流量时可提供 70%～80% 的 FiO$_2$,取决于患者的每分通气量。Venturi 面罩的 FiO$_2$ 范围为 24%～50%,具有高流量的好处,可更准确地调节 FiO$_2$。空气-氧混合器可提供高流量并使 FiO$_2$＞50%。Ⅰ型呼吸衰竭患者开始时可给予较高浓度氧,以便尽快纠正严重缺氧,以后根据血气分析结果调整吸氧浓度(FiO$_2$),

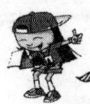

以保持 PaO_2 60～80mmHg 为理想水平。Ⅱ型呼吸衰竭患者给氧后可因 PaO_2 升高，$PaCO_2$ 也随之升高，为避免氧疗过程中二氧化碳的潴留，故通常采用持续低流量控制性氧疗。对吸入高浓度氧后，CO_2 潴留进一步加重的传统解释是 CO_2 潴留时呼吸中枢对 $PaCO_2$ 改变的敏感性降低，其兴奋性主要靠低 PaO_2 来维持，吸入高浓度氧后，PaO_2 升高，从而抑制或解除了低 PaO_2 对呼吸中枢的兴奋作用，导致呼吸中枢的兴奋性降低，通气量进一步减少，CO_2 潴留更加严重。但近年的研究显示，CO_2 潴留患者在低 PaO_2 纠正以后，反映中枢呼吸驱动的指标——口腔阻断压（$P_{0.1}$）虽较缺氧时有所降低，但仍高于正常。CO_2 潴留（$PaCO_2$ 增高）的加重主要不是呼吸驱动降低，而是气体交换失常加重所致。吸入高浓度氧后，由于低氧血症的解除，原收缩的肺血管舒张，使低通气区的 $\dot{V}/\dot{Q}$ 比值进一步降低，而原正常通气区的血流相对减少，$\dot{V}/\dot{Q}$ 比值增高，两者均导致新的 $\dot{V}/\dot{Q}$ 比值失调加重。此外，高 PaO_2 时，氧合血红蛋白增加和还原血红蛋白减少，而氧合血红蛋白携带 CO_2 的能力只有还原血红蛋白的 1/3，致使血中潴留的 CO_2 增多。吸入高浓度氧后导致 CO_2 潴留的情况主要发生于慢性阻塞性肺病引起慢性二氧化碳潴留的Ⅱ型呼吸衰竭患者。然而在急性呼吸衰竭，迅速纠正严重低氧血症的重要性是超过可能因此引起的 $PaCO_2$ 增加的。如果低氧血症不迅速纠正，在数分钟内就可发生乳酸的体内积聚而导致临床上显著的代谢性酸中毒。因过度的氧疗而引起显著 CO_2 潴留一般需要 30 分钟或更长时间才发生。因此，一旦纠正了低氧血症，还有时间来评估氧疗对 CO_2 潴留的影响，将 FiO_2 调整到为纠正低氧血症达目标值（$SaO_2 > 90\%$）所必需的最低 FiO_2。在提供适当的 FiO_2 后，可测定动脉血气以了解 pH 值、$PaCO_2$ 并证实 PaO_2 的恰当水平。

在某些临床情况，被动地给予补氧，不能达到 SaO_2 的目标值,如双侧肺炎,ARDS 导致严重的 $\dot{V}/\dot{Q}$ 比例失调或分流等,此时需考虑采用其他方法来复张萎陷的肺泡,让其参加气体交换。

改善通气的方法,主要是保持气道的通畅,鼓励患者咳嗽排痰,解除气道的痉挛。

2. 呼吸兴奋药的应用　呼吸兴奋药问世初期,在抢救垂危与濒死患者中曾被认为是不可缺少的手段。之后,随着科学技术的进步,保持气道通畅,机械通气已成为抢救呼吸衰竭的有效工具并几乎取代了呼吸兴奋药。但是在我国,呼吸兴奋药的应用还相当普遍。

中枢性呼吸兴奋药的适应证主要是因呼吸中枢化学感受器异常而引起的中枢性呼吸麻痹,如睡眠呼吸暂停综合征、特发性肺泡低通气综合征、药物中毒性呼吸中枢麻醉等。这类疾病需要较长时间或半永久性地维持呼吸,机械通气不可能成为其治疗的主要手段。古典的呼吸兴奋药如尼可刹米、洛贝林等,曾用于这种疾病的治疗并取得一定的疗效。20 世纪 60 年代初期,二甲弗林、多沙普仑问世,相继用于这类疾病及呼吸衰竭的治疗。近年,又有不良反应少、效果更明显且可长期服用的阿米脱林,以及各种黄体酮和纳洛酮制剂,为急、慢性呼吸衰竭的治疗增添了新的有效药物。常用的呼吸兴奋药有:

(1)尼可刹米(Nikethamidum):化学名为 N,N-二乙基烟酰胺,主要作用于中枢化学感受器,对中枢性呼吸衰竭的疗效较为肯定。较多沙普仑安全性差。尽管伴有高碳酸血症的 COPD 患者呼吸中枢对高 CO_2 刺激的反应性较不伴高碳酸血症者或健康人为低,但通过尼可刹米对呼吸中枢的刺激,通气量仍可增高。由于通气的机械负荷较大,耗 O_2 量和 CO_2 产生量明显增加,致 $PaCO_2$ 的改善往往不能令人满意,部分患者 $PaCO_2$ 反而升高。一般用药后呼吸动作加深者效果较好,而呼吸频率加快明显者往往效果较差。应结合用药前后动脉血气指标的变化对其疗效进行综合评

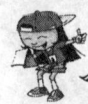

价。通常的做法是：在气道通畅,控制气道痉挛后试用尼可刹米 1.875~3.75g(5~10支)加入5％葡萄糖液 500ml 中持续静脉滴注,然后密切观察患者神志、呼吸情况和监测动脉血气,若 $PaCO_2$ 下降,患者呼吸改善说明有效,可继续用药,若经过 4~12h 未见效,出现呼吸肌疲劳征象、$PaCO_2$ 升高而 PaO_2 升高不明显时,或出现肌肉抽搐等严重不良反应时应该停药。

(2) 阿米脱林(Almitrinum)：阿米脱林是一种新型呼吸兴奋药,可刺激颈动脉体、主动脉体外周化学感受器,间接兴奋呼吸中枢,增加肺泡通气量,另外本药尚可改善肺内通气/血流比例失调,使肺换气功能得到改善。阿米脱林 50~100mg 口服,似乎较以往的呼吸兴奋药效果要好。国内用阿米脱林治疗 10 例 COPD 伴 CO_2 潴留患者,结果显示:一次口服阿米脱林 150mg 后 2h,口腔闭合压($P_{0.1}$)由(2.67 ± 0.64)cmH_2O 增加到(3.74 ± 1.02)cmH_2O($P<0.01$),平均吸气流速、潮气量、每分通气量及肺泡通气量均有显著升高,而呼吸频率和吸气时间无明显变化。肺泡-动脉氧分压差降低和 PaO_2 升高较 $PaCO_2$ 降低明显。提示阿米脱林在促进通气的同时改善了换气功能。本药不仅对呼吸中枢兴奋性降低的中枢性呼吸衰竭有效,而且对 COPD 患者甚至伴有高碳酸血症者也有疗效,可以长期内服。阿米脱林不良反应少,偶可出现胸闷、上腹部不适、恶心、头痛、手足麻木等。

(3) 纳洛酮(Naloxonum)：本药为阿片样物质的拮抗药,具有中枢性呼吸兴奋作用。本药无依赖性,比较安全。但作用时间短,不适于长期应用。目前国内多用于酒精中毒、麻醉药和镇静药中毒的抢救等。可以肌内注射也可静脉注射。另外,本药尚有提高血压等心血管效应。

中枢性呼吸兴奋药也可作为呼吸抑制药的拮抗药用于呼吸抑制药过量的治疗,如安眠药过量、中毒的抢救等。

早产儿无呼吸时,用中枢性呼吸兴奋药有时可取得较好效果。

第二章 呼吸系统疾病

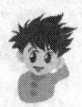

给予呼吸兴奋药可使呼吸中枢的冲动信号增加，从而增加呼吸运动的幅度和频度，但最终是否增加有效的通气，还要看胸廓的机械特性和肺的气体交换功能。肺疾病常有多种因素影响通气效率，如 COPD 时，气道阻力增加及膈肌疲劳；间质性肺疾病时，肺顺应性和肺弥散功能降低等。临床上常用的呼吸兴奋药，在末梢化学感受器受抑制而呼吸中枢功能接近正常时才能发挥最好效果。而对于呼吸衰竭的患者，由于低氧血症的存在，末梢化学感受器已接近于最大限度的兴奋，投入中枢兴奋药可能无益，有时甚至有害。因此，中枢性呼吸兴奋药的临床应用要根据患者的具体病情而定。

对 COPD 患者能否用中枢性呼吸兴奋药，临床上意见不一。有一些 COPD 伴呼吸衰竭患者无明显的气道阻塞情况时，应用中枢性呼吸兴奋药对纠正低氧和高碳酸血症有一定的疗效。但也有一些患者应用呼吸兴奋药后无效或加重呼吸衰竭。气道阻塞明显或使用呼吸兴奋药效果不理想者，可试用呼吸肌兴奋药，或考虑用通气机辅助通气。

下列情况下一般不用中枢性呼吸兴奋药：①已应用机械通气的患者；②由气道阻塞、胸廓畸形、呼吸肌无力、气胸等引起的呼吸衰竭；③哮喘、肺栓塞、神经肌肉功能障碍所致的呼吸衰竭；④尘肺或肺纤维化；⑤严重心脏病、心律失常、心力衰竭；⑥脑外伤、脑水肿、癫痫或其他诱因的惊厥发作。

呼吸肌兴奋药主要用于肺部疾病引起的呼吸肌疲劳，这类药物有茶碱类、咖啡因等。茶碱可以改善膈肌的收缩功能，预防和治疗膈肌疲劳。但茶碱的有效治疗血浓度和中毒血浓度接近，小剂量难以奏效，较大剂量容易中毒。因此，临床应用时最好监测血药浓度。此外，茶碱剂量较大时可出现头昏、恶心、脉搏快甚至心律失常或心博骤停、癫痫样惊厥发作等。

咖啡因用于治疗膈肌疲劳不如茶碱研究报道多，在正常受试

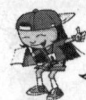

者口服600mg咖啡因后,跨膈压增加50%,同一实验中口服相当剂量的茶碱,跨膈压仅增加16%,因此认为咖啡因增加膈肌收缩力的作用优于茶碱,而咖啡因对心脏的作用弱于茶碱类,固适用于COPD患者长期服用。但咖啡因也有一定的不良反应,服用过量可引起头昏、恶心或失眠,成人致死量为10克。

3. 呼吸支持技术 在严重呼吸衰竭的救治中,正确恰当地应用呼吸支持技术十分重要,它虽然不能治疗呼吸衰竭的病因,但为纠正病因争取时间和创造条件。呼吸支持技术范围广泛,种类很多,近年来发展迅速,如高频通气、部分液体通气、负压通气、体外膜氧合、膈肌起搏等。但临床上应用最多,效果也较好的是正压通气技术。根据是否建立人工气道,通常将正压通气分为无创正压通气(经面罩或鼻罩进行通气)和有创正压通气(经气管插管或气管切开进行通气)。与有创通气比较,无创通气的好处是:避免人工气道相关的并发症,可保留上气道的防御功能,保留说话和吞咽功能,改善患者的舒适感,并为患者应用或撤除机械通气提供较大的灵活性。无创性通气的缺点是:不利于清除气道内分泌物,提供的通气支持水平较低,改善通气和氧合的效果较缓慢,需要患者较多的配合,以及医生的较多指导和床旁监测。若应用无创通气效果不佳,或患者出现意识障碍、昏迷、无力咳痰、窒息、急性左心衰竭、顽固性低氧,经常规治疗(包括应用呼吸兴奋药)后,PaO_2不能达到目标值,$PaCO_2$继续升高,导致严重呼吸性酸中毒(pH值<7.20~7.25),应及时进行气管插管和机械通气。

4. 营养支持 慢性呼吸衰竭患者由于热能的大量消耗,热能摄入不足,多数伴有严重营养不良。急性呼吸衰竭,严重肺部感染等多有高代谢,能量需要增加,只有及时补充营养,才有利于受损组织的修复、呼吸肌功能的维持和感染的控制。每日补给的营养起码应达到患者基础热能的需要。每天热能的需要,可根据患者的体重(kg)计算,还需考虑患者的应激因素(如手术、癌症、腹膜

第二章 呼吸系统疾病

炎、严重感染或多发创伤、烧伤等)。

平均中等身材成年人的基础热能(静息状态)见表31。

表31 平均中等身材成年人的基础能量

体重(kg)	能量(kJ/d)
50	5506
55	5904
60	6314
65	6703
70	7088
80	7832

每天热能的需要,还需考虑患者的应激因素。常见临床情况的应激系数见表32。

表32 常见临床情况的应激系数

临床情况	应激系数
轻度饥饿	0.85~1.00
术后(无并发症)	1.00~1.05
癌症	1.10~1.45
腹膜炎	1.05~1.25
严重感染或多发创伤	1.30~1.55
烧伤	1.50~1.70

每日热能需要＝基础热能×应激系数×1.25

若欲达正氮平衡和增加患者体重,则除补充每日热能的需要外,需另外增加500~1000大卡(kcal)/日的能量。每日热能的补充,可给予糖类40%~60%,其余给脂肪、氨基酸或蛋白质。过多地补充糖类会增加CO_2产量,从而加重呼吸负荷。

(二)基础疾病的治疗

1. 针对呼吸衰竭病因的治疗 在进行支持性治疗的同时,应根据呼吸衰竭的不同原因采取不同的治疗。例如,脑血管意外引起的呼吸衰竭,则应治疗脑血管病;创伤引起的呼吸衰竭,应根据外科原则采取必要的手术治疗。

2. 抗感染治疗 呼吸系感染是呼吸衰竭的重要原因,即使原发病不是感染的患者,在发生呼吸衰竭以后也常常继发肺部感染。如应用气管插管或气管切开进行机械通气,可发生通气机相关肺炎,为进行中心静脉压或血流动力学监测,需留置中心静脉导管或插入 Swan-Gans 导管,因而诱发导管相关血流感染。长久留置导尿管可发生尿路感染。强效广谱抗生素的普遍应用,使感染病原菌发生明显的变迁,细菌对各种抗生素的耐药率逐年增加,交叉耐药、多重耐药的问题如今在临床上已十分突出。例如,耐青霉素链球菌、耐甲氧西林金黄色葡萄球菌(MRSA)和表皮葡萄球菌、耐万古霉素的肠球菌、产超广谱 β-内酰胺酶(ESBLs)的肠杆菌科细菌、产 AmpC 酶的革兰阴性杆菌,以及产耐酶抑制药 β-内酰胺酶或产碳氢酶烯酶的革兰阴性菌,以及不动杆菌、变形杆菌、结核杆菌、真菌的耐药问题都日趋严重。近十多年,临床医学、细菌学和抗生素药学三方面专家紧密合作,在积极开发和研制新抗菌药物的同时,连续多年开展大规模多中心的细菌耐药监测和常见致病菌耐药机制的研究,取得了许多颇有价值的成果,为临床制定各种感染的防治方案提供了科学依据。临床医生要充分重视这方面的研究进展,及时将这些成果应用到日常的医疗工作中去。针对各种不同严重感染和可能的致病菌,开始时经验性选药,抗生素的选用应遵循"联合、足量、交替"原则,在有了培养结果以后,根据细菌培养和药敏试验结果及初始的临床治疗效果调整抗菌药物。行气管插管或气管切开、机械通气者,吸痰应严格无菌操作,管道及时消毒以

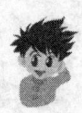

防止通气机相关性肺炎的发生。

3. 解除支气管痉挛,促进排痰 支气管痉挛增加呼吸功负荷,不利于排痰和控制感染。患者存在支气管痉挛时应给予有效的支气管舒张药物。常用药物有β受体激动药(沙丁胺醇、间羟叔丁喘宁等)、茶碱类药(氨茶碱、喘定等)。必要时可应用肾上腺皮质激素(琥珀酸氢化可的松、地塞米松、泼尼松龙等)。近年强调雾化吸入给药,尤其是β受体激动药雾化吸入,起效快,作用强,可减轻全身不良反应。

痰液黏稠不易咳出者可口服祛痰药物,如溴己新(必嗽平)8~16mg,每日3~4次;3%氯化铵棕色合剂10ml,每日3~4次,或盐酸氨溴索(商品名:沐舒坦)30mg/次,每日3次,也可静脉注射或雾化吸入给药。给予气道湿化,并辅以翻身叩背,促进排痰。气管插管或气管切开者,可气管内滴入生理盐水或2%碳酸氢钠,每次2~3ml。

(三)并发症的治疗

1. 纠正酸碱失衡和电解质紊乱 呼吸衰竭通常伴有呼吸性酸碱失衡,以原发性 $PaCO_2$ 的改变为特点,肾脏的代偿作用是调整体内的 HCO_3^- 以减小 $PaCO_2$ 变化对 pH 值的影响。

(1)呼吸性酸中毒:是由于通气不足而导致 $PaCO_2$ 升高和 pH 值降低。发生急性呼酸的原因就是导致高碳酸血症呼吸衰竭的病因,治疗的目标是改善通气及其基础疾病的去除。

(2)呼吸性碱中毒:以原发性 $PaCO_2$ 降低为特征,肾脏的代偿作用是降低体内的 HCO_3^-。呼吸性碱中毒的病因见表33。原发性呼吸性碱中毒患者的肺泡-动脉氧分压差($A-aDO_2$)可以正常或升高。呼吸性碱中毒的治疗主要是针对病因,临床上很少需要直接治疗呼吸性碱中毒的情况。

(3)代谢性酸碱失衡:代谢性酸中毒多因缺氧情况下无氧代谢

增加,导致乳酸增多和无机盐的积聚。纠正严重代谢性酸中毒可用碱性药物,单纯代酸时首选碳酸氢钠,但合并呼酸时宜选用三羟基氨基甲烷(THAM),因为碳酸氢钠进入体内后形成更多 CO_2,加重呼吸负荷。代谢性碱中毒主要由低钾低氯所致,可补充氯化钾、谷氨酸钾、精氨酸、氯化铵等。

(4)电解质紊乱:呼吸衰竭患者常出现的电解质紊乱有低钠血症、高钾血症、低氯血症、低镁血症,应及时予以纠正。

2. 心力衰竭的治疗 呼吸衰竭常合并心力衰竭,治疗原则应以利尿、扩血管药物为主,强心药为辅。利尿药的使用也以缓慢利尿为宜,以避免电解质紊乱和痰液黏稠不易咳出。需使用强心药时,宜用较小剂量(为常规剂量的50%~60%)和短效制剂(如西地兰、地高辛等)。

3. 上消化道出血的治疗 可应用奥美拉唑(Losec)40mg,1~2次/日,或 H_2 受体阻滞药,如雷尼替丁、法莫替丁或甲氰米胍等。

4. 多脏器衰竭的防治 呼吸衰竭逐渐进展为多脏器衰竭在临床上十分常见,且常为呼吸衰竭的死因。故呼吸衰竭治疗过程中,一定要注意保护心、肝、肾、脑等重要脏器的功能,发现问题及时处理,这是降低呼吸衰竭死亡率的重要环节。

表33 呼吸性碱中毒的原因

$A-aDO_2$ 正常	$A-aDO_2$ 升高
中枢神经系统疾病	脓毒症和 ARDS
激素、药物	肝衰竭
水杨酸盐类	慢性间质性肺疾病
儿茶酚胺	肺水肿
黄体酮	心源性
兴奋药过量	非心源性
甲状腺激素过多	肺栓塞

第二章 呼吸系统疾病

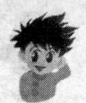

续表

$A\text{-}aDO_2$ 正常	$A\text{-}aDO_2$ 升高
妊娠	肺炎
高原	哮喘
严重贫血症(血红蛋白<30g/L)	
精神性过度通气	
内毒素血症	
机械通气时的过度通气	
月经期间排卵后	

(俞森洋)

参考文献

1. Goldner MM, Shapiro RS. Acute respiratory failure: update on management. [J] J Respir Dis 1998;19(12):1058-1068.

2. Shoemaker WC, Ayres SM, Grenvik A, et al. Textbook of Critical Care. 4th ed. Har court Asia, W. B. Saunders. [M]2001;1370-1476.

3. 俞森洋. 机械通气研究的进展. 中国危重病急救医学. [J] 1998;10(9)571-574.

4. 俞森洋,朱元珏. 通气机所致肺损伤和通气策略的改变. [J] 中华结核和呼吸杂志. 1996;19(4):249-252.

5. 俞森洋,朱元珏. 呼吸衰竭机械通气治疗的最新进展. [J] 中国实用内科杂志. 2000;20(1):11-13.

6. Goldner MM, Shapiro RS. Acute respiratory failure: ventilatory support strategies. [J] J Respir Dis 1999;20(2):158-167.

7. 俞森洋主编. 呼吸危重病学. 北京:中国协和医科大学出版社. [M]2008:635-672.

8. Anel RL, Pingleton SK, Dellinger RP. Respiratory and nonrespiratory complications of critical illness. In Parrilo JE ed. Critical Care Medicine: Principle of Diagnosis and Management in the Adult. Health Science, Elsevier Science(2nd ed)[M]2002;846-880.

9. Tobin MJ. Culmination of an era in research on the acute respiratory distress syndrome. [J] N Engl J Med, 2000;342:1360.

第二章 呼吸系统疾病

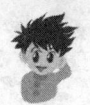

第三节 慢性阻塞性肺病和哮喘的雾化吸入疗法

近年来,无论是慢性阻塞性肺病(COPD),还是支气管哮喘,都提倡应用雾化吸入疗法,因为吸入疗法与其他途径给药相比较有许多显著的好处。气雾微粒有利于药物迅速弥散,进入气道后有广泛的接触面(成年人肺泡面积 $40\sim70m^2$)且作用部位直接。给药剂量很低,体内的吸收很少,因此不良反应很轻微。药物开始作用的时间迅速而作用持续的时间满意。

一、雾化装置的选择

1. 成年患者雾化装置的选择 当医师决定采用雾化吸入治疗时,必须同时决定用哪一种装置。定量吸入器(MDI)、干粉吸入器(DPI)、小容量雾化器(SVN)和超声雾化器(USN)之间优缺点比较见表 34。

表 34 定量吸入器、干粉吸入器和小容量雾化器的优缺点

雾化器种类	优点	缺点
定量吸入器(MDI)	方便,价格较低廉	需要患者的协调动作,需要患者揿压才喷药,气溶胶在口咽部沉降较多,患者可能滥用,难以输送大剂量,不是所有药物均可应用,以氟利昂作为助推剂

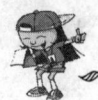

续表

	优点	缺点
干粉吸入器(DPI)	较少需要患者的协调动作,不需要用氟利昂作助推剂,患者的呼吸可以启动喷药	需要较高的吸气流速,大多数为单剂量吸入器,不能用于气管插管者,不是所有的药物均可应用,难以输送大剂量
气动小容量雾化器(SVN)	较少需要患者的协调动作,可给较大剂量(甚至连续),不需用氟利昂作助推剂	较昂贵,浪费较多,若雾化器没有严格的清洁消毒,可发生污染,不是所有的药物均可应用,需要高压气源
超声小容量雾化器(USN)	较少需要患者的协调动作,无效腔容量小,输送气雾快,不需要氟利昂作助推剂,不需高压气源	较昂贵,若雾化器没有严格清洁消毒,可发生污染,可发生电或机械故障,携带不便,不是所有药物均可应用

既往常首选小容量雾化器,然而近些年来,人们更多用 MDI 来代替 SVN,已有很多研究证明,哮喘、COPD 患者应用 SVN 和 MDI 具有相同的效果。而 MDI 的费用比 SVN 要低。如今,MDI 已成为雾化吸入治疗的首选装置。如果患者不能正确使用 MDI,或需要吸入激素,那么可选用 MDI 加贮雾器。只有 MDI 或加贮雾器均不适用时再选用 SVN,或 DPI。但若患者需频繁或大剂量吸入药物时,则以选用 SVN 或 USN 较好,在 COPD 病情恶化时,标准的 SVN 剂量可实际输送比 MDI 更多的气雾微粒给下气道和肺。如需要连续应用或湿化吸入的气体,可用大容量 USN。

2. 婴儿和儿童雾化装置的选择　婴儿和儿童也常用雾化吸入疗

第二章　呼吸系统疾病

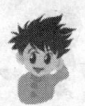

法来有效治疗哮喘或喘息性支气管炎。研究表明,婴儿和儿童即使气雾微粒在下呼吸道的沉降率低至1%～2%,仍有较显著的作用。很多儿童可有效应用MDI。<10岁的患儿应用MDI时手揿和吸气动作的协调性差,应加用贮雾器。<3岁的患儿可用带面罩的辅助装置。因为气雾微粒进入下呼吸道的量,儿童比成人要低,因此每次应用MDI的揿压次数不能因患儿体重小而减少。

二、吸入疗法的临床应用

1. 平喘药物的吸入治疗　20多年来吸入疗法已成为治疗COPD和哮喘的最常用方法。平喘药物气雾剂可分为两类,一类吸入后起效迅速,用以控制气道痉挛症状,如β受体激动药(表35)和抗胆碱制剂(表36),吸入后作用迅速,3～5分钟生效,作用维持时间可达4～6小时,无论对COPD、过敏性、感染性还是运动性哮喘,喘息性支气管炎均有效;另一类吸入后起效慢,主要作为预防用药,包括局部作用的糖素皮质激素类(表37),抗过敏性介质的药物如色甘酸钠奈多罗米钠(nedocromil sodium)等(表38),长期应用可避免哮喘的发作,减轻气道的炎症反应,降低气道的高反应性。茶碱类药物现一般已不作雾化吸入。

一般说来,吸入抗胆碱能药物的支气管舒张作用弱于吸入β受体激动药,但对于某些慢性支气管炎,尤其是气道分泌物多的患者,则具有相仿或较好的疗效。

色甘酸钠、奈多罗米钠吸入后可经肺迅速吸收,对过敏性哮喘和运动性哮喘具有肯定的预防作用。色甘酸钠既往均用干粉吸入,近几年已可用MDI吸入,文献报告对儿童过敏性哮喘有特别的保护作用,对成人过敏性哮喘的保护率为70%～90%。

吸入糖皮质激素也可经肺吸收,但进入血循环后即被迅速灭活,故无全身的激素不良反应。每天吸入倍氯米松400～800μg,药效可相当于口服泼尼松10mg。文献报告如每天吸入1500μg,

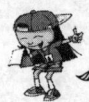

约 2/3 的激素依赖哮喘患者可将全身用激素减量或停用。加量吸入后,口咽部白色念珠菌感染发生率增加,但这通常是自限性的,不至于发生全身真菌病,以 1:5 000 的制霉菌素溶液涂抹口咽或漱口治疗有效。另一局部不良反应是声音嘶哑(大剂量应用发生率可高达 50%),咽喉部检查的典型改变为声带内收肌麻痹,伴畸形或弯曲,为可逆的激素性肌病表现。以上不良反应均与吸入时气雾微粒在口咽部过多沉降有关,加用贮雾器或每次吸药后漱口则可显著减少或避免。

表35 雾化吸入 β 受体激动药

药物	剂型	常用方法
短效制剂		
沙丁胺醇	定量吸入剂(100~200μg/喷) 雾化用溶液(2.5mg/2.5ml 或 5mg/2.5ml) 定量吸入粉剂(每喷 100μg,200μg 或 400μg)	2 喷/次,3~4 次/日 雾化吸入,每次 2.5~5mg,2~4 次/日 1~2 喷/次,3~4 次/日
非诺特罗 (酚丙喘宁)	定量吸入剂(100~200μg/喷) 0.5%雾化液 0.1%雾化液	1~2 喷/次,3~4 次/日 0.5~1.25mg/次,雾化吸入 0.2~1mg/次,雾化吸入
丙卡特罗	定量吸入剂(10μg/喷)	1~2 喷/次,2~3 次/日
特布他林	定量吸入剂(250μg/喷)	1~2 喷/次,3~4 次/日
	定量吸入粉剂(500μg/喷)	1 喷/次,3~4 次/日
	雾化用溶液(5mg/2ml)	2.5~5mg/次,雾化吸入
长效制剂		
沙美特罗	定量吸入剂(25μg/喷)	1 喷/次,2 次/日
	定量吸入粉剂(50μg/喷)	1 喷/次,2 次/日
福莫特罗	定量吸入剂(25μg/喷)	1 喷/次,2 次/日
	定量吸入粉剂(50μg/喷)	1 喷/次,2 次/日

第二章 呼吸系统疾病

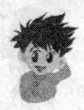

表36 吸入性抗胆碱药

药物	剂型	常用剂量
异丙托溴铵	定量吸入剂(20μg/喷) 定量吸入液(500μg/2ml)	<6岁儿童:1喷,3次/日;>6岁和成人:2喷,4次/日 >12岁患者:维持治疗时500μg,3~4次/日,急性发作期可酌情增加给药次数
	定量吸入液(250μg/2ml) 雾化吸入液(0.025%)	<12岁儿童:250μg/次,根据患者的具体情况决定给药间隔 <14岁儿童:0.4~1ml(100~250μg),3~4次/日,>14岁患者:0.4~2ml(100~500μg),3~4次/日
氧托溴铵	(100μg/喷)	2喷,3~4次/日
噻托溴铵	(18μg/喷)	1喷,1次/日

表37 吸入性糖皮质激素的推荐剂量

药物	儿童用量			成人用量		
	低剂量(μg)	中剂量(μg)	高剂量(μg)	低剂量(μg)	中剂量(μg)	高剂量(μg)
二丙酸倍氯米松	100~400	400~800	>800	200~500	500~1000	>1000
布地奈德	100~200	200~400	>400	200~400	400~800	>800
氟尼缩松	500~750	1000~1250	>1250	500~1000	1000~2000	>2000
氟替卡松	100~200	200~500	>500	100~250	250~500	>500
曲安奈德	400~800	800~1200	>1200	400~1000	1000~2000	>2000

β受体激动药长期应用可发生减敏现象(Subsensitivity),使支气管舒张作用减弱和作用持续时间缩短,发生率和作用减弱的程度报告不一,不论口服或气雾吸入均可发生,但继续用药仍有一定疗效。其原因,有人认为是β受体的功能因持续受刺激而下调,一般在停药1周后可恢复。合用糖皮质激素可以避免这种现象,

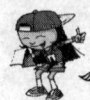

Kerrebign 等报道,吸入皮质激素可防止因长期应用 β 受体激动药引起的气道反应性增加。近年来,不少学者提倡吸入 β 受体激动药与吸入皮质激素合用,有利于克服长期应用 β 受体激动药的各种不良反应。

表 38　吸入性色甘酸钠类

药物	剂型	常用量
奈多罗米钠	定量吸入剂(2mg/喷)	成人和 6 岁以上儿童:2 喷,2～4 次/日
色甘酸钠	定量吸入剂(1mg/喷,5mg/喷)	2 喷/次,4 次/日,可增加至 2 喷,6～8 次/日
	定量吸入粉剂(20mg/喷)	1 喷,4 次/日
	定量吸入液(20mg/2ml)	20mg/次,雾化吸入,4 次/日,病情严重患者可增加至 5～6 次/日

注意事项:1. 适用于长期预防哮喘症状,尤其是夜间发作的症状;
　　　　2. 应在运动前或可能接触过敏源之前使用

2. 祛痰药的吸入治疗　患者发生呼吸道感染或其他呼吸系疾病(如哮喘等)时,气道分泌物常显著增多,并伴痰液黏滞度的增加。此时常以雾化吸入的方式来应用祛痰剂(表 39),以提高疗效。

表 39　雾化吸入常用的祛痰药

药名	常用雾化剂量	评论
痰易净(N-乙酰半胱氨酸)10%～20%溶液	每 6h 2～5ml	裂解二硫键,使黏液溶解。有恶臭味,可引起支气管痉挛,溶液应以相同容量的等张盐水或碳酸氢钠稀释,因为它在碱性环境中更有效
α-糜蛋白酶	5mg 稀释为 5～10ml	有分解蛋白、抗炎、消肿作用,用时新鲜配液
溴已新(溴苄环己铵)	2～4mg 稀释为 5～10ml	使痰中黏多糖纤维裂解而液化,此类药物不能加热,不宜与青霉素或头孢菌素类合用
沐舒坦(盐酸氨溴索)	15～30mg 稀释至 5～10ml	作用同溴已新

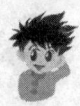

3. 雾化吸入联合用药 哮喘患者先吸入 β 受体激动药,然后吸入皮质激素,可预防因长期单用 β 受体激动药引起的药物减敏作用和支气管反应性的增高。近年提倡应用长效制剂,如舒利迭(沙美特罗 50μg/氟替卡松 100μg、250μg),1 喷/次,每日 2 次;信必可都保(布地奈德 80μg、160μg/福莫特罗 4.5μg),1~2 喷/次,每日 2 次,因作用持久,对防止哮喘的夜间发作,长期稳定地控制哮喘有较好疗效。联合雾化吸入 β 受体激动药和抗胆碱药物对缓解 COPD 患者的气流阻塞有协同作用。现市场上已有联合剂型,如可必特吸入剂(每喷含异丙托溴铵 20μg 和沙丁胺醇 120μg),每次 2 喷,4 次/日。可必特雾化液(每支 2.5ml,含异丙托溴铵 0.5mg 和沙丁胺醇 2.5mg),每次 2.5~5ml,3~4 次/日。对于 COPD 伴痰液黏稠患者,还可将平喘药与祛痰药一起雾化吸入,如将可必特雾化液 2.5ml 和沐舒坦(盐酸氨溴索)2ml 加入雾化器中一起雾化吸入。

三、气溶胶吸入治疗的不良反应和注意事项

1. 定期消毒雾化器,避免污染和交叉感染。

2. 支气管痉挛严重时,以 MDI 吸入 β 受体激动药的剂量虽然可以适当增加,但应反对超常剂量的应用,尤其是老年人,以避免严重心律失常的发生。

3. 注意少数患者雾化吸入后,不仅没有出现支气管舒张,反而诱发支气管痉挛,即所谓"治疗矛盾现象"。其原因可能是:药液低渗,防腐剂诱发,气雾的温度过低或对药液过敏,应寻找原因,注意避免。

4. 对呼吸道刺激性较强的药物不宜做雾化吸入。油性制剂也不能以吸入方式给药,否则可引起脂质性肺炎。

(俞森洋)

参考文献

1. 俞森洋主编. 现代呼吸治疗学. 北京：科学技术文献出版社. [M]2003：442-475.

2. Hess DR, Aerosol therapy. Respir Care Clin North [M] Am 1995,1：235.

3. American Association for Respiratory Care：Clinical practice guideline：Assessing response to bronchodilator therapy at point of care.[J] Respir Care 1995, 40：1300.

第二章 呼吸系统疾病

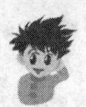

第四节 重症社区获得性肺炎

社区获得性肺炎(community-acquired pneumonia,CAP)是指医院外罹患的感染性肺实质炎症。时至今日,CAP仍然是威胁人类健康的重要疾病,病死率可达1%～5%。在美国因CAP死亡的人数位居所有疾病的第六位,感染性疾病的第一位。而严重社区获得性肺炎(severe CAP,SCAP)合并呼吸衰竭,需要机械通气的比例可高达58%～87%,病死率为22%～54%。此外,随着社会人口老龄化,免疫损害宿主的增加,病原体变迁和抗生素耐药率的上升,SCAP会面临更多的新问题。因此,深入了解SCAP的常见病原菌、危险因素、诊断标准,并给予及时正确的治疗,对提高治愈率,降低病死率至关重要。

一、SCAP的常见病原菌

了解SCAP常见的病原菌对初始经验性选择抗菌药物十分重要。肺炎链球菌是SCAP最常见的病原菌,占30%。其中,男性、非吸入性肺炎、出现感染性休克和入院前没有应用抗菌药物的病人肺炎链球菌感染的可能性更大。流感嗜血杆菌位居第二,占SCAP的6%～15%。嗜肺军团菌感染报道的差异很大,最高者可达40%,可能与发病季节和检查方法有关。近年来,随着大环内酯类和喹诺酮类抗生素的广泛应用,嗜肺军团菌感染的发病率有所降低。其他常见病原菌包括肺炎克雷伯杆菌、铜绿假单胞菌属、金黄色葡萄球菌、卡他莫拉菌,以及厌氧菌、真菌和结核菌等。此外,肺炎支原体和肺炎衣原体和某些病毒,如流感病毒、SARS病毒、禽流感病毒、巨细胞病毒亦可引起SCAP。值得注意的是:今年以来儿童和青少年中时常出现重症支原体肺炎,且个别患者大环内酯类抗生素,包括红霉素、阿奇霉素及克拉霉素治疗无效。

SCAP 病原菌不明者的比例可高达 1/3~1/2。

　　SCAP 的病原菌分布与基础疾病及一些危险因素有关。例如，囊性肺纤维化、支气管扩张和其他结构性肺病病人多为铜绿假单胞菌属和金黄色葡萄球菌；COPD、吸烟和慢性支气管炎病人常见肺炎链球菌、流感嗜血杆菌、革兰阴性杆菌(GNRs)和铜绿假单胞菌属；慢性误吸引起的 SCAP 多为混合感染、厌氧菌和 GNRs 感染；流感继发的 SCAP 多为金黄色葡萄球菌、肺炎链球菌和流感嗜血杆菌感染；静脉注射吸毒者常见菌为金黄色葡萄球菌、MRSA、肺炎链球菌、厌氧菌和结核分枝杆菌；长期使用糖皮质激素者应警惕曲霉菌感染；金黄色葡萄球菌和厌氧菌多见于酗酒病人；口腔卫生差或牙周感染者多见厌氧菌；HIV 感染早期 CD4 正常者多为肺炎链球菌、流感嗜血杆菌和结核分枝杆菌，而晚期 CD4 减少者除上述病原菌外，卡氏肺孢子菌、新型隐球菌、组织胞浆菌和球孢子菌亦常见；皮肤感染者的肺炎常见社区获得的 MRSA；合并其他严重基础疾病，如肾功能不全、神经系统疾病、营养不良和肝脏疾病者多见肺炎链球菌、流感嗜血杆菌、GNRs 和非典型病原体(肺炎支原体、肺炎衣原体和军团菌)。总之，引起 SCAP 的病原菌种类繁多，明确病原菌的诊断较为困难。临床医生应仔细了解每例 SCAP 病人的病史，及时发现基础疾病及存在危险因素，推断可能的病原菌，并及时给予合理的经验性抗菌治疗。一些学者把老年护理院的居民和医院工作人员所患的肺炎归类为医疗相关性肺炎(health care associated pneumonia, HCAP)，这类肺炎的病原菌与医院获得性肺炎的病原菌分布相似，抗菌药物的选择与医院获得性肺炎相同。

二、SCAP 的诊断

　　SCAP 的诊断中，应明确是否患有 CAP，CAP 严重性和存在的危险因素及 SCAP 的病原菌诊断。典型的 CAP 常急性起病，临床表现为:①新出现的咳嗽、咳痰,或原有呼吸道症状加重,并出现脓性痰;伴或不伴胸痛。②发热。③肺部实变征和/或湿性啰音。④$WBC>10\times10^9/L$或$<4\times10^9/L$,伴或不伴核左移。⑤胸部X线检查显示片状、斑片状浸润性阴影或间质性改变,伴或不伴胸腔积液。以上1~4项中任1项加第5项,并除外了肺结核、肺水肿、肺部肿瘤、非感染性间质性肺疾病、肺不张、肺栓塞等,可确定CAP的临床诊断。

对所有怀疑CAP的病人均应进行X线正侧位胸片检查,怀疑左下肺或纵隔旁感染者可行胸部CT检查。胸部X线检查是诊断肺炎的金标准,但值得注意的是:在感染的早期,处于脱水状态和白细胞减少症的CAP病人,胸部X线片可表现为相对正常。慢性阻塞性肺疾病(COPD)和肺大泡的病人常无肺炎的典型表现。合并间质纤维化、充血性心力衰竭及ARDS的病人,肺炎难于与基础病的肺部阴影鉴别。因此,影像学异常应结合临床表现和其他辅助检查结果综合判断,以明确是否患有CAP。一些化验检查,如血常规、血电解质、血糖、肝肾功能,动脉血气分析或经皮血氧饱和度测定,以及病原学检查对评估CAP病情的严重性和病原学诊断至关重要。血C-反应蛋白和前降钙素的测定对判断病情的严重性和预后亦有一定帮助,C-反应蛋白和前降钙素水平越高,病情越严重,病死率越高。

1. SCAP的诊断标准和危险因素 中华医学会呼吸病学会2002年制定的CAP诊断和治疗指南中SCAP的诊断标准为:①意识障碍。②呼吸频率>30次/min。③$P_aO_2<60mmHg$、$PaO_2/FiO_2<300$,需行机械通气治疗。④血压$<90/60mmHg$。⑤胸片显示双侧或多肺叶受累,或入院48小时内病变扩大$\geq50\%$。⑥尿量20ml/h或80ml/4h或急性肾衰竭。美国胸病协会规定SCAP需要入住ICU的标准为符合2项主要标准(需要机械通气或使用升压药物)中的1项和/或3项次要标准(呼吸频率$>$

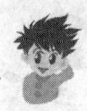

30次/min、$PaO_2/FiO_2<250$及双肺或多肺叶浸润影)中的2项。

SCAP的病死率较普通CAP明显增加,死亡原因主要为顽固性低氧血症、难治性休克和与肺炎有关的并发症,如多器官功能不全综合征(MODS)、弥散性血管内凝血(DIC)等。SCAP不仅病死率高,消耗的医疗资源也较一般CAP更多。SCAP一旦确诊,应收住呼吸病房或ICU积极救治。此外,CAP的病死率不仅与病情的严重性密切相关,其他一些危险因素也可增加CAP的病死率。这些危险因素包括:年龄>65岁,居住于老年护理院,存在严重的基础疾病,过去1年内CAP住院史,神志改变,过高热>40℃,存在误吸或易致误吸的危险因素,菌血症,肺外迁徙病灶,低蛋白血症,代谢性酸中毒和先期使用抗菌药物等。临床医生面对CAP病人,应首先评价其严重性及存在的危险因素,决定治疗的地点(门诊、住院或ICU)及强度,对减少CAP的医疗费用,提高治愈率非常重要。

2. SCAP的病原学诊断 目前认为,门诊治疗的轻、中度CAP无需进行痰病原学检查,可根据当地病原学特点经验性选用抗菌药物。而对SCAP、初始经验性治疗失败者,以及病原菌可能为耐药菌或少见菌时,应积极采取CAP病人的痰液、经纤支镜保护性毛刷或灌洗下呼吸道采样、血液、胸液或肺组织活检标本,进行涂片革兰染色或其他特殊染色镜检、培养及病理学检查,有助于明确CAP的病原学诊断。血清学检查对诊断非典型病原体、病毒及某些真菌感染有一定的帮助。

(1)痰液及其他标本的采集、送检和实验室处理:痰液是呼吸道感染最方便、易得,可用于病原学诊断的标本,但也存在阳性率不高,易受口咽部定植菌污染,不易区别致病菌和定植菌的缺点。因此,掌握正确的留痰方法,及时送检和接种,规范实验室操作方法,对提高细菌培养的阳性率和准确性至关重要。SCAP病人还应积极进行血培养,有胸腔积液者进行胸水培养。对痰、血液、胸

第二章 呼吸系统疾病

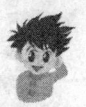

水检查不能明确病原学诊断,且经验性治疗效果不佳,或怀疑有少见菌感染时,应采用有创性的方法,如经纤支镜保护性毛刷和灌洗采样,肺穿刺活检等,尽量明确感染的病原菌。

标本的采集应尽量在使用抗菌药物前进行。留取痰标本前嘱病人先行漱口,并指导或辅助病人深咳嗽,留取脓性痰送检。无痰病人检查分枝杆菌和卡氏肺孢子菌可用高渗盐水雾化吸入诱导痰。真菌和分枝杆菌检查应留取3次清晨痰标本。其他标本,如经纤支镜保护性毛刷或灌洗下呼吸道采样、血液、胸液或肺组织活检标本,应严格按有关操作常规留取。

所有标本应尽快送检,不得超过2小时。延迟送检标本或待处理标本应置于4℃保存(怀疑肺炎链球菌感染的标本不在此列),保存标本应在24小时内处理。

痰标本挑取脓性部分涂片革兰染色,镜检筛选合格标本(鳞状上皮细胞<10/低倍视野,白细胞>20/低倍视野,或两者比例1:2.5)。其他标本按操作常规进行。以合格标本接种于血琼脂平板和巧克力平板两种培养基,必要时加用选择性培养基和其他培养基。用标准4区划线法接种做半定量培养。涂片油镜检查见到典型形态的肺炎链球菌和流感嗜血杆菌有诊断价值。

(2)检查结果诊断意义的判断

①血和胸液培养出病原菌。

②经纤维支气管镜或人工气道吸引的标本培养到病原菌浓度$\geqslant 10^5$cfu/ml(或半定量++)、支气管肺泡灌洗液(BALF)标本$\geqslant 10^4$cfu/ml(半定量+~++)、防污染毛刷(PSB)或保护性灌洗(BAL)标本$\geqslant 10^3$/ml(半定量+)。

③呼吸道标本培养到肺炎支原体或血清抗体滴度呈4倍升高。

④血清肺炎衣原体抗体滴度呈4倍或以上增高。

⑤血清嗜肺军团菌直接荧光抗体阳性或抗体呈4倍升高。

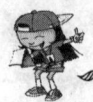

在检查结果中,如合格痰标本培养优势菌中度以上生长(≥+++);合格痰标本少量细菌生长,但与涂片镜检结果一致(肺炎链球菌、流感嗜血杆菌、卡他莫拉菌);入院3天内多次培养到相同细菌;血清肺炎衣原体抗体滴度增高≥1:32;血清嗜肺军团菌试管凝集试验抗体滴度一次升高≥1:320,或间接荧光试验≥1:256或4倍升高≥1:128,则表示检查结果具备确诊意义,如痰培养有上呼吸道正常菌群的细菌(如甲型链球菌、表皮葡萄球菌、非致病奈瑟菌、类白喉杆菌等);如多种细菌少量生长(<+++),则表示结果无意义。

必须指出的是:细菌学检查诊断意义的判断必须结合临床。例如,在经验性治疗有效的情况下,尽管培养出的病原菌超出所选抗生素的抗菌谱或耐药,也不应改变治疗药物。而在经验性治疗无效的情况下,尽管培养出的病原菌对所用抗菌药物敏感,也不能肯定是真正的致病菌。

3. SCAP的治疗 SCAP一经诊断,应立即入住呼吸病房或ICU,给予积极有效的抗菌治疗、支持对症治疗。正确使用皮质激素亦有助于降低病死率。

(1)抗菌药物的应用

①抗菌药物开始治疗的时间。积极合理的抗菌治疗可使SCAP的病死率下降约50%。SCAP一经诊断,不应等待细菌学结果,应尽量在入院后4个小时内给予经验性抗菌药物治疗,最迟不应超过8个小时。尽早开始经验性抗菌治疗可以尽快使临床病情稳定,缩短住院时间,并可降低死亡率。

②抗菌药物的选择。经验性抗菌药物选择的关键是覆盖可能的致病菌。根据SCAP的常见病原菌,应选用第二、三代头孢菌素,如头孢呋辛、头孢美唑、头孢曲松、头孢噻肟等,合并使用大环内酯类抗生素或呼吸喹诺酮,如莫西沙星等,以覆盖常见的肺炎链球菌、流感嗜血杆菌、革兰阴性杆菌和非典型病原体。对存在铜绿

第二章 呼吸系统疾病

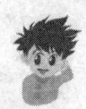

假单胞菌属感染的危险因素者,如过去长期使用广谱抗菌药物、囊性肺纤维化、支气管扩张、严重营养不良、HIV感染和其他免疫抑制人群,应选用对铜绿假单胞菌属有效的β-内酰胺抗菌药物,如替卡西林/他唑巴坦、头孢哌酮/舒巴坦、亚胺培南/西司他丁、美罗培南等,严重者可同时合并使用氨基糖苷类或喹诺酮类抗菌药物。对耐青霉素肺炎链球菌(PRSP)感染高发的地区和高危人群,如年龄>65岁、酗酒、合并多种内科疾病、3个月内使用过β-内酰胺抗生素、免疫受损人群及与幼儿园儿童密切接触者,应选用有效的β-内酰胺类或呼吸喹诺酮类抗菌药物。对怀疑有MRSA感染者,尽早使用万古霉素、去甲万古霉素或替考拉宁等。军团菌是SCAP的重要病原菌之一,经验性治疗应包含大环内酯类或喹诺酮类抗菌药物,以覆盖军团菌。典型病原体和非典型病原体(肺炎支原体、肺炎衣原体和军团菌)混合感染占SCAP的5%~40%,经验性抗菌药物选择应同时覆盖这两种病原体。对大环内酯类抗生素治疗无效的支原体肺炎、军团菌肺炎或衣原体肺炎应及时改用呼吸喹喏酮或联合治疗。一旦明确SCAP的病原菌,应开始针对性抗菌药物治疗,以减少治疗费用和不良反应的发生率。在SCAP中,1/3~1/2的病人病原菌不明,这类病人给予积极的经验性治疗的情况下,病死率不会增加。

尽管现有的研究资料还不能证实对入住ICU的SCAP病人,抗菌药物联合治疗与单一抗菌药物治疗相比,病死率是否存在差异。但已有资料表明,联合使用β-内酰胺类和对非典型病原体有效的抗菌药物可降低CAP的病死率。因此,多数学者认为对入住ICU的SCAP,应首选2种,甚至3种抗菌药物联合治疗,可能有助于降低病死率。

③抗菌治疗的疗程。SCAP抗菌药物治疗的疗程一般为7~10天,非典型病原体引起的CAP,如支原体肺炎、衣原体肺炎及军团菌肺炎治疗10~14天,重症患者甚至治疗3周。初始经验性抗

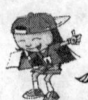

菌药物治疗后病情好转,如发热、咳嗽、咳痰和呼吸困难症状明显减轻,血白细胞和中性粒细胞计数接近正常,血流动力学稳定,为降低费用可由静脉注射给药改为口服给药,但应使静脉给药和口服给药的抗菌谱和组织浓度保持一致。值得注意的是口服给药剂量过低、抗菌谱缩窄有可能使病情再次加重。此外,这类病人必须能够耐受口服给药,且胃肠吸收功能正常。研究表明,早期正确的静脉—口服给药转换不会降低治愈率,不会延长住院时间。部分病人初始经验性治疗失败,其原因多为致病菌对初始抗菌药物耐药、出现化脓性并发症(如脓胸等)或合并医院内感染。临床医师应认真寻找失败原因,及时调整治疗方案。

(2)糖皮质激素的应用:研究表明,SCAP病人血循环中炎性细胞因子,如白介素-6(IL-6)、IL-8、肿瘤坏死因子α(TNF-α)等显著增高,存在过度炎症反应。而过度炎症反应可能与双侧肺炎性浸润、菌血症、需要机械通气和MODS有关。此外,SCAP病人还可能存在组织对皮质激素反应减低和继发性肾上腺皮质功能不全。糖皮质激素具有很强的抗炎作用,可能通过抑制全身炎症反应,减轻继发性损伤而对SCAP具有治疗作用。Marco等采用在SCAP的早期首先静脉注射氢化可的松200mg,并以10mg/h的速度维持治疗7天。结果与对照组相比,治疗组病人PaO_2/FiO_2、C-反应蛋白水平、肺部浸润阴影积分、MODS积分显著减低,且住院时间缩短,病死率降低。作者认为,糖皮质激素静脉注射+维持治疗比间断注射能更好地抑制炎性因子,对SCAP有明确的治疗作用。

(3)早期目标指导治疗及支持治疗:SCAP病人往往存在感染或低血容量性休克,导致重要器官供血不足,微循环障碍。早期目标指导治疗(early target-directed therapy)是指早期积极补充液体,纠正休克治疗。SCAP并发MODS时应给予脏器支持治疗,如合并呼吸衰竭应给予吸氧、无创机械通气或有创机械通气,纠正

第二章 呼吸系统疾病

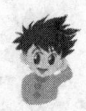

呼吸衰竭。营养不良者给予积极营养支持;免疫力低下者应进行免疫支持,如胸腺素、丙种球蛋白等。

(4)SCAP的预防:对CAP易患人群,如老人、儿童、慢性疾病病人和某些特殊职业者,进行流感疫苗接种和肺炎链球菌多价疫苗预防注射有助于降低发病率。流感病毒可直接侵犯下呼吸道,破坏防御功能,继发CAP或SCAP。流感疫苗接种可减少流感的发病率,进而减少CAP或SCAP的发生。研究表明肺炎链球菌多价疫苗可显著降低肺炎链球菌菌血症和肺炎的患病率。

(文仲光)

参考文献

1. 中华医学会呼吸病学会.社区获得性肺炎诊断和治疗指南(草案),[J]中华结核和呼吸杂志,2002.

2. Marcos I, et al. the role of the new therapies for severe community-acquired pneumonia, [J]Curr Opin Infect Dis. 2006; 19:557-564.

3. Marco C, et al. Hydrocortisone Infusion for Severe Community-acquired Pneumonia. [J]American Journal Respiratory and Critical care Medicine 2005; 171(19):242-248.

4. Lionel AM, et al. Update of Practice Guidelines for the Management of Community-Acquired Pneumonia in Immunocompetent Adults [J]Clinical Infectious Diseases 2003; 37:1405-1433.

5. Oosterheert, JJ, et al. Effectiveness of early switch from intravenous to oral antibiotics in severe community acquired pneumonia: multicentre randomised trial. [J] BMJ 2006 333 (7580):1193-1197.

6. Leroy O, et al, Impact of Positive Microbiological Diagnosis on Management and Prognosis of Severe Community-Acquired Pneumonia. [J] Chest 2003;124(3):1179-1180.

第五节 抗生素的临床合理应用

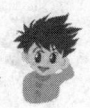

抗生素是指具有杀灭或抑制病原微生物作用,治疗感染性疾病的一类药物的总称。正确合理的使用抗生素挽救了无数各类感染患者的生命。而不合理使用抗生素不仅延误感染性疾病的治疗,也增加了抗生素的不良反应。随着抗生素使用的数量增加和时间延长,病原微生物产生耐药性是自然规律;而不合理使用抗生素可加速细菌耐药性的产生,缩短抗生素的使用周期,使感染性疾病的治疗更为困难。在发达国家抗生素的使用量约占全部药品的10%,而我国这一比例为30%,一些基层医疗机构甚至高达50%,可见在我国不合理使用抗生素的现象十分普遍。为了正确合理的使用抗生素,临床医师不仅要严格掌握抗生素使用的适应证,熟知各类抗生素作用及不良反应、抗生素的作用机制、抗生素的正确用法,还要熟知当地各类感染的常见病原菌及其对抗生素的敏感性,掌握经验性使用抗生素的原则,重视病原菌检查,尽早开始针对性使用抗生素。本章主要介绍抗生素类药物的合理应用。

一、临床应用的几类抗生素

(一) β 内酰胺类

β 内酰胺类包括青霉素类、头孢菌素类、头孢霉素类、碳青霉烯类和 β 内酰胺酶抑制药。它们均有相同的 β 内酰胺环,可被 β 内酰胺酶水解而失效。这类抗生素的作用是抑制细胞壁的合成。

1. 青霉素类

(1) 口服制剂

①青霉素 V,阿莫西林,抗菌谱和青霉素 G、氨苄西林相似,主要对革兰阳性菌和部分革兰阴性菌有效,剂量一般 1~2g/d(青霉

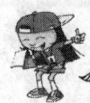

素 V40 万单位相当于 250mg)。

②氮䓬脒青霉素主要用于肠道和泌尿道革兰阴性杆菌感染,剂量 0.6～1.2g/天。

(2)注射制剂(包括肌内和静脉注射)

①青霉素 G(Penicillin G)。主要针对革兰阳性菌,少数革兰阴性菌亦有效,对肺炎链球菌和球菌亦有效,剂量 160 万 U～960 万 U/d,个别化脓性脑膜炎可用量＞1 000 万 U/d。由于青霉素剂量大时能透过血脑屏障,引起呼吸中枢被抑制,建议每次应用不超过 500 万 U。

②苯唑西林(oxacillin)。主要对产酶的金黄色葡萄球菌有效,近年来已有对多种抗生素耐药的金葡菌称之为耐甲氧青霉素的金葡菌,只有万古霉素对之敏感。

③氨苄西林(Ampicillin)。对革兰阳性和革兰阴性菌均有效,目前临床应用较少,原因是国产氨苄制剂工艺过程不够好,容易出现皮疹和药物热。

④哌拉西林(Piperacillin)。剂量 4～8g/d,现已替代了羧苄和磺苄西林,对革兰阴性杆菌、铜绿假单胞菌和厌氧菌有效,但对产酶的葡萄球菌无效。

2. 头孢菌素类

(1)口服制剂

①头孢羟氨苄霉素(cefadroxil)。剂量 1g/d,对革兰阳性菌和革兰阴性菌均有效。头孢氨苄霉素(cefalexin)剂量 1g/d,对革兰阳性菌有效,用于呼吸道感染。

②头孢拉啶片(cephradine)。剂量 1～2g/d,用于泌尿道感染效果较好。

③头孢克洛(cefaclor)又名希克劳。剂量 1～2g/d,可用于呼吸道和泌尿道感染。

④头孢呋辛酯(cefuroxime axetil)。剂量 1～2g/d,对革兰阳

第二章 呼吸系统疾病

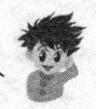

性菌和革兰阴性菌均有效。

⑤头孢布烯(ceftibuten)。商品名为Cedax 剂量200mg,2/d。

⑥头孢丙烯(cefprozil)。可用于成人和小儿呼吸道及皮肤软组织感染,绝对生物利用度达89%～94%,主要由肾排出(60%),不良反应少见而轻微。剂量0.5g,2/d。

⑦头孢克肟(cefixime)。为口服第三代头孢菌素,抗菌谱广,抗菌活性强,对多种β内酰胺酶稳定,消除半衰期长的特点,明显优于头孢克洛等。

(2)注射制剂:第一代头孢菌素主要针对革兰阳性球菌,目前有:①头孢唑啉(cefazolin)剂量3～6g/d,分次静脉滴注,除用于革兰阳性球菌外,对有些革兰阴性杆菌亦有一定的效果,常在术前预防用药。②头孢拉定(cephradine)80%由肾排出,用于泌尿道感染,剂量3～6g/d,亦可作为术前预防用药。

第二代头孢菌素对革兰阳性球菌和革兰阴性杆菌均有效,剂量3～6g/d,常用有头孢孟多(cefamandol)、头孢替安(cefotiam)和头孢呋辛(cefuroxime),能透过血脑屏障。

第三代头孢菌素主要针对革兰阴性杆菌,常用有:①头孢哌酮(cefoperazone)又称先锋必素,对胆道感染效果好,因为大部分由胆道排出。②头孢噻肟(cefotaxime)的代谢产物有第二代头孢菌素的作用,因此临床应用较多。③头孢唑肟(ceftizoxime)杀革兰阴性杆菌较强,容易引起肠道菌群失调。特别是老年和婴幼儿。④头孢曲松(ceftriaxone)是头孢菌素中半衰期最长的,$T_{1/2}=8h$,且能通过血脑屏障,剂量1～2g/d,颅内感染可用2g/d,一次静脉滴注,血峰值高,透过血脑屏障亦多。⑤头孢他啶(ceftazidime)对铜绿假单胞菌效果明显。其他革兰阴性杆菌亦有效。以上第三代头孢菌素除头孢曲松外剂量均在3～6g/d。头孢地嗪(cefodizim,modivid)有提高免疫反应,使CD4细胞增多,CD4/CD8的比例增高,促进粒细胞及单核细胞的趋化作用,但临床杀菌作用不够强。

第四代头孢菌素对革兰阳性球菌,革兰阴性杆菌均有效。头孢吡肟(cefepime)半衰期为2h,85%由肾排出,系广谱抗生素,对β内酰胺酶较第三代更稳定,对革兰阳性球菌,革兰阴性杆菌、包括肠杆菌和铜绿假单胞菌均有效。剂量2~4g/d,分2次静脉滴注。头孢匹罗(cefpirom)对多种β-内酰胺酶稳定,临床抗菌活性较第三代强。消除半衰期为1.2~1.7h,剂量2~4g/d,分2次静脉滴注。头孢克定(cefclidin)对细菌细胞壁穿透性强,较第三代头孢对革兰阴性杆菌作用强,特别是铜绿假单胞菌,对β内酰胺酶稳定,半衰期为1.9h,剂量1g,2/d,静脉滴注。

综上所述,第一代至第四代头孢菌素对革兰阳性菌、革兰阴性菌的作用可归纳为表40。

表40 第一至第四代头孢菌素抗菌谱比较

分代		第一代	第二代	第三代	第四代
代表性药物		头孢唑啉	头孢呋辛	头孢噻肟	头孢匹罗
抗菌活性	革兰阳性菌	+++	++	+	++
	革兰阴性菌	+	++	+++	+++

3. 头孢霉素类 是由头霉素(cephamycinC)经半合成而得一类抗生素,其结构上和头孢菌素有区别,均对厌氧菌有作用,常用有:头孢西丁(cefoxitin)对革兰阳性菌,革兰阴性菌、厌氧菌或需氧菌均有较强的活性,对MRSA耐药,血清半衰期为1.4h,剂量1~2g,Q6~8h。头孢美唑(cefmetazon)对革兰阳性菌作用较好,半衰期为1.8h,剂量2~6g/d,分次静脉滴注。头孢米诺(cefminoxime)和头孢拉他(moxalactam)。

4. β内酰胺酶抑制药 可抑制细菌产生的β-内酰胺酶,使抗生素的作用加强。舒巴坦或青霉烷砜(sulbactam)舒他西林(Unasyn)是氨苄西林和青霉烷砜的合剂,其比例为2:1,750mg优立

第二章 呼吸系统疾病

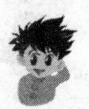

新中氨苄 500mg，青霉烷砜 250mg，临床效果舒他西林比单独用氨苄强。头孢哌酮和青霉烷砜的合剂（sulperazon），增强了头孢哌酮的抗菌活性。剂量 2g，Q8～12h 静脉滴注。复方阿莫西林（augmentin）是阿莫西林和棒酸（clavulanaic acid）的合剂，注射剂每瓶 600mg，含阿莫西林 500mg 和棒酸 100mg，口服制剂每片 375mg 含羟氨苄 250mg 和棒酸 125mg。注射用剂量 1.2g～2.4g Q6～8h 静脉滴注。复方替卡西林（timentin）是替卡西林（ticarcillin）和棒酸的合剂，每瓶含 ticarcillin 3g 和棒酸 0.2g，用于铜绿假单胞菌感染。剂量 3.2，Q6～8h 静脉滴注。三唑巴坦（Tazobactam）现有和哌拉西林的合剂（pip∶taz-8∶1），Taz 的抑酶作用优于舒巴坦、克拉维酸，且对部分染色体介导的 I 型酶也有抑菌作用。剂量 pip＋taz2.0＋0.5g 或 4.0＋0.5g Q6～12h 静脉滴注。

5. 其他 β 内酰胺类抗生素 包括亚胺培南（imipenem）是广谱抗生素，对肠杆菌科细菌，铜绿假单胞菌，厌氧菌包括脆弱拟杆菌均有效，不良反应少，剂量 1～1.5g/d，量大会有抽搐等不良反应。美罗培南（Meropenem）对人类肾去氢肽酶-1 稳定，因此不需与酶抑制药合用，本品对肠杆菌科抗菌活性较亚胺培南强 2～32 倍，对铜绿假单胞菌和流感杆菌亦较亚胺培南强。对厌氧菌与亚胺培南相仿。对大多数 β 内酰胺酶包括 ESBL 稳定。体外试验对分枝杆菌和军团菌亦敏感。剂量 0.5～1g Q6～8h。帕尼培南（Panipenem）和倍他米隆（betamipron）按 1∶1 配制的合剂，对革兰阳性菌、革兰阴性菌、需氧菌和厌氧菌均有强大的抗菌活性，本品对多种 β 内酰胺酶稳定。倍他米隆无抗菌活性，也无抑酶的作用，但可减少帕尼培南在肾组织中积聚，减少帕尼培南的毒性。剂量 0.5～1g, 2/d。氨曲南（aztreonan）对肠杆菌科细菌和铜绿假单胞菌有效，但作用不如头孢他啶，对肾无毒性，半衰期为 75 分钟，常用剂量 2～6g/d。

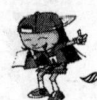

(二)喹诺酮类(Quinolone)

根据开发的年代和抗菌特点可分为:第一代:萘啶酸(Nalidixic acid)和吡哌酸(Pipemedic acid)。第二代:诺氟沙星(Norfloxacin),依诺沙星(Enoxacin),氧氟沙星(Ofloxacin),环丙沙星(Ciproxacin),左旋氧氟沙星(Levofloxacin),洛美沙星(Lomefloxacin)及氟罗沙星(Fleroxacin)。第三代:司帕沙星(sparfloxacin)妥舒沙星(tosufloxacin)加替沙星(gatifloxacin)格帕沙星。第四代:曲伐沙星(trovafloxacin)莫西沙星(Moxifloxacin)克林沙星(Clinfloxacin)。第一代主要用于泌尿道感染;第二代最适合于肠道革兰阴性杆菌感染,对结核杆菌、布氏杆菌、军团菌亦有效;第三代对肺炎球菌等革兰阳性菌活性加强;第四代对革兰阴性菌和厌氧菌具强大活性。

喹诺酮类的作用机制是通过抑制 DNA 旋转酶来阻断 DNA 的合成。细菌对喹诺酮类产生耐药主要是渗透入细胞壁的药量减少和对旋转酶的亲和力下降。抗菌谱对革兰阳性球菌和革兰阴性需氧菌均有效,是一广谱抗生素,对铜绿假单胞菌包括 β-内酰胺类耐药的对喹诺酮类仍敏感。对革兰阳性球菌包括 MRSA 均无效,以环丙沙星,氧氟沙星最好。对肠道细菌最敏感如沙门,志贺,耶尔森,弯曲菌,弧菌,布氏杆菌,嗜血流感杆菌,结核杆菌及分枝杆菌均无效。除第四代外对厌氧菌均无效,对肠球菌,肺炎球菌,奴卡菌效差。不良反应:胃肠道、皮肤和肝肾功能变化与其他抗生素相同,但对中枢神经系统有失眠和欣快感,关节软骨发育受损,依诺沙星或环丙沙星和茶碱合用时可因竞争排泄而使茶碱浓度升高。

(三)大环内酯类(Macrolide)

包括红霉素,麦迪霉素,螺旋霉素(乙酰螺旋霉素),吉他霉素

第二章　呼吸系统疾病

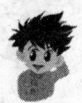

和交沙霉素;近年来有新的大环内酯类如罗红霉素,克拉霉素,罗他霉素,阿奇霉素和克拉霉素。以阿奇霉素半衰期最长平均40多小时。

(四)磺胺类

目前磺胺类药物常用复方新诺明。

(五)甲硝唑及替硝唑

目前常用药物即为甲硝唑和替硝唑。

(六)氨基糖苷类

链霉素,阿米卡星,立克菌星和妥布霉素,庆大霉素和卡那霉素因毒性关系现已少用。为了加强氨基糖苷类抗生素的作用和减少不良反应,根据药代动力学特点应每日一次给药。

(七)四环素类

目前常用是金西环素,口服片剂,四环素和土霉素已少用。

(八)氯霉素

虽然有再生障碍性贫血和颗粒性白细胞减少等不良反应,但临床仍在应用,因为氯霉素能透过血-脑屏障并对厌氧菌有效。注射剂比较纯,相对不良反应较少。

(九)多肽类多黏菌素和杆菌肽

现已少用,最普遍的是万古霉素和去甲万古霉素,它对MR-SA和一些肠球菌有效。

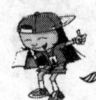

(十)磷霉素

国内于1972年试制成功,1980年应用于临床。本品具广谱抗菌作用,对葡萄球菌、大肠杆菌、志贺菌属及沙雷菌属等有较高抗菌活性,对绿脓杆菌、变形、产气、肺炎杆菌和部分厌氧菌也有一定活性,但作用较β内酰胺类差,体内的抗菌活性较体外强。其化学结构不同于其他抗生素,故与其他抗生素不产生交叉耐药性。本品口服后30%～40%由胃肠道吸收,不与血浆蛋白结合,半衰期为1.5～2.0h。口服后由尿及粪排出,不良反应少。

二、抗生素的作用机制

1. 阻断细胞壁的合成,如青霉素类,头孢菌素类,万古霉素和杆菌肽等。

2. 阻止核糖体蛋白的合成,如氨基糖苷类,四环素,氯霉素,红霉素。

3. 损伤细胞浆膜影响通透性,如多黏菌素,两性霉素B和制霉菌素。

4. 影响叶酸代谢,如磺胺类,异烟肼,乙胺丁醇等。

5. 阻断DNA,RNA的合成,如萘啶酸,吡哌酸,诺氟沙星(喹诺酮类),利福平,阿糖腺苷,新生霉素,甲硝唑。

6. 根据抗生素的药代动力学特点可分为时间依赖性抗生素和浓度依赖性抗生素。前者包括绝大部分β内酰胺类抗生素,应每日3～4次给药;后者代表药物为氨基糖苷类抗生素,应每日1次用药。优化抗菌治疗需要强调的不仅是选用适宜药物,而且是优选药物,并且根据药动学/药效学(PK/PD)原理,优化给药方案(剂量及其分配、疗程),其目标除改善疗效外,还要求防止和减少耐药,以及节约费用。近年来有一些关于抗生素合理应用的简约表述,如"3R"原则:Rightpatient(合适的有指征的病人),Right-

第二章　呼吸系统疾病

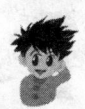

antibiotic(合适的抗生素)和 Righttime(合适的时间即早期治疗和适当的疗程);还有所谓"3D"原则:Drug(药物),Dose(剂量)和 Duration(疗程)。如果我们将这些加以整合,加上现在强调的新目标即改善疗效和减少耐药,那么优化抗生素治疗可以概括为 2RDM,即 Rightpatient(有指征的病人),Rightantibiotic(合适的抗生素),Dose(适当而足够的剂量和给药次数),Duration(合适的疗程),Maximaloutcome(尽可能好的疗效),Minimalresistance(尽可能低的耐药)。倘若达到上述要求,医疗费用自然降低。

三、抗生素引起的不良反应

1. 过敏反应　用药后有皮疹,血清病样反应及过敏性休克。因此用β内酰胺类抗生素前要详细询问过去有无青霉素过敏史,用青霉素前要做皮肤试验,可用青霉素 20 单位/0.1ml 皮内注射,头孢菌素类可用 30μg/0.1ml 皮内注射,15 分钟看结果,如阳性则避免使用。各种青霉素或头孢菌素只取一种皮试即可,对于用头孢菌素是否做皮试尚有争议。

2. 神经系统反应　链霉素和庆大霉素对第 8 脑神经有损害,临床表现为眩晕,恶心,呕吐,运动性共济失调,大部分患者于停药后能逐渐恢复,原有肾功能损害者在药量大或用药时间长亦可影响耳蜗功能出现耳鸣与耳聋,因此对肾功能差者和新生儿要慎用。

3. 对造血系统　氯霉素可引起白细胞减少和再生障碍性贫血,因此用药过程中要追查血常规。

4. 对肾功能的影响　主要是氨基糖苷类的庆大霉素,卡那霉素,万古霉素还有多黏菌素等,严重时可引起肾小管变性,坏死和肾衰竭。磺胺类可引起血尿和肾功能影响,因此临床在用这些药时要追查尿常规及肾功能。

5. 肝功能损害　四环素静脉注射或日服过量可引起肝脂肪变性,严重时有恶心呕吐,发热,黄疸,腹水等。抗结核药物如利舍平,异烟肼,吡嗪酰胺联合应用时对肝损害大,可引起严重中毒性肝炎。喹诺酮类如诺氟沙星,环丙沙星等能引起直接胆红素升高,常被误认为病毒性肝炎。

6. 胃肠道反应 口服抗生素如红霉素等可引起恶心呕吐,广谱抗生素还可引起肠道菌群失调和难辨芽孢杆菌性肠炎。

7. 药物热 在用药过程中感染的迹象有好转,但继续发冷发热,除外其他因素后要考虑抗生素引起的药物热,一旦停药就不发热,半衰期长者停药时间相对长些。

四、临床如何选择抗生素

主要根据感染发生的地点、感染部位、病原菌的药物敏感性、病情的严重性、既往抗生素的使用及疗效,以及患者本身情况经验性选用抗生素。在用抗生素前和抗生素治疗中应取血或感染部位的分泌物进行细菌学检查,根据感染的病原菌和药物的敏感性尽早开始针对性抗菌治疗。值得提出的是抗生素不是万能的,一旦有脓肿或细菌性赘生物形成,必须引流或手术切除赘生物,单用抗生素无法控制感染。另外,对感染者用抗生素后仍然高热不退,除了考虑换抗生素外,应想到药物热,还需要仔细观察有无潜在深部脓肿。

(文仲光)

第二章 呼吸系统疾病

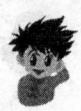

第六节 老年人肺栓塞

肺栓塞(Pulmonary emberlism,PE)是指肺动脉及其分支被栓子阻塞导致肺实质血供受阻的病理过程。栓子通常为血栓,主要来源于下肢静脉或盆腔静脉或右心。气体、脂肪、骨髓、异物、羊水或肿瘤细胞也可栓塞肺血管但较少见。PE的危害严重、诊断困难,但可有效治疗,近年来日益受到人们重视。PE的发病率和死亡率均随年龄的增长而增加,但由于老年人常患有基础心肺疾病,常存在与PE类似的临床表现和实验室检查异常,致使PE的诊断困难,误诊漏诊率很高。原有心肺疾病的老年人,PE引起的血流动力学变化常更严重,抗凝治疗虽可显著减低PE的死亡危险,但治疗引起出血的危险性也随年龄而增加。因此,与其他年龄组比较,老年人PE的诊断和治疗有其特点和更具难度。

一、PE 的流行病学

在老年人群中PE的发病率随年龄稳步增高,在65~69岁,以1.8%的年发生率,在85~89岁以3.1%的年发生率增高。Worcester对深静脉血栓(Deep venous thrombosis,DVT)研究结果显示,其发生率随年龄成指数增加,从20至80岁,增加近200倍。

确定PE为死因者占总人群的3%~6%,而在老年人占12%。住院的死亡率为10%~30%,3个月和3年的死亡率分别为15%和30%。随年龄而增加,当PE与基础肺疾病或心血管病相关时死亡率更高。老年人PE死亡率高的另一原因是由于有基础心肺疾病,害怕出血而没有应用抗凝治疗。Stein等报道,63%的PE患者是在尸检中偶然发现的,死于PE的患者中有70%生前未怀疑此诊断。临床上的高死亡率反映了医生对PE认识不足,使患者生前未得到诊断和治疗。

二、PE 的临床症状和体征

PE 的临床表现无特异性。老年患者仍常有与年轻人同样的典型临床表现,如呼吸困难、胸膜痛、咳嗽、心悸、焦虑等症状和呼吸急促、心动过速等体征。只有咯血老年人较少发生。然而老年人对症状的反应常较迟钝,比年轻人更容易忽视新症状的出现,这主要是由于年龄或伴存其他常见的心肺疾病。对症状的误解可能是导致老年 PE 的误诊漏诊率高的原因。

1. DVT 的症状与体征 检查发现,DVT 的患者中有近 40% 经肺扫描诊断为无症状性。DVT 与 PE 的关系密切,约 50% 近端 DVT 患者可患 PE 但无临床症状,约 80% DVT 因缺乏临床症状而不能及时诊断。因此,有必要对具有 DVT 高危因素的患者进行无创性筛查,制订对 DVT 高危患者的综合评估方法。对 DVT 的体征,如下肢肿胀、小腿痛等应高度重视并应做相关检查,这是诊断 DVT 和 PE 的重要线索。

2. 大块 PE 的症状和体征 大块 PE 的症状和体征经常是由多个血栓而不是 1 个大血栓引起的,其表现有:严重呼吸困难、晕厥、呼吸急促、右心功能不全和低血压。PE 引起的血流动力学改变与肺血管阻塞的程度和栓塞前患者的心肺功能状态相关。PE 的死亡率与右心功能不全的程度相关。年轻患者可以耐受面积较小的 PE 而没有明显的肺高压,而老年患者由于原先即患有慢性肺疾病,冠心病或心脏瓣膜病,心肺功能储备处于边缘状态,发生相同程度的 PE 即可发生严重的肺动脉高压。根据国际合作肺栓塞登记(ICOPER)的研究资料,大块 PE 患者出现心源性休克者不足 5%。

三、PE的诊断

1. 胸部X线　常规X线胸片检查常不能确定PE的诊断,因为PE患者的胸片可以正常,而非PE患者却可以异常。然而,当患者有呼吸困难、胸膜痛和心动过速时,如果胸部X线片正常,则有助于排除PE。因为在老年PE患者中,X线胸片仍正常比较少见。与PE相关的X线胸片异常有:肺不张、浸润影、胸腔积液、患侧膈肌升高、局部血量减少。胸腔积液经常是血性的,血性胸液的存在可缩小鉴别诊断的范围,如创伤、恶性肿瘤、结核或PE。X线胸片还有助于与PE症状相似的其他疾病的诊断,如气胸、肺炎、充血性心力衰竭或肋骨骨折(虽然这些疾病可与肺栓塞共同存在),此外,胸部X线片对核素扫描结果的解释也是必要的。

2. 心电图　PE的心电图异常既不敏感也不特异,常反映原存在的心肺疾病。在那些原来没有心肺疾病的患者发生PE后,心电图改变是常见而有意义的,但仍无特异性。大块PE时,心电图最常见的异常为右心前导联的缺血性改变,PE的典型心电图改变为:新发生的不完全性或完全性右束支阻滞,心房纤维颤动和$S_I Q_{III} T_{III}$,但这些改变均不常见。

3. 动脉血气　绝大多数PE患者的动脉血气改变为:低氧血症、肺泡-动脉氧分压差增加或呼吸性碱中毒。血气正常有利于排除老年PE的诊断。二氧化碳潴留仅发生于罕见情况和可能提示是其他诊断。通常情况下,随着年龄的增长,动脉血氧分压降低和肺泡-动脉氧分压差增加,这就使得这些改变在老年人群中更无特异性。

4. D-二聚体浓度　D-二聚体是PE患者发生溶栓过程中内源性释放入血的降解产物。该检测结果具高度敏感性,当D-二聚体$<500\mu g/L$时,对PE有强烈的否定价值。然而,D-二聚体对PE的诊断是非特异性的,肺炎、心肌梗死、心力衰竭、癌症或外科手术

的患者均可升高。值得注意的是:测定D-二聚体浓度的方法(例如酶联免疫吸附法和乳胶凝集法)的敏感性是有差异的,根据一种测定方法得出的结果不能推论到另一种方法。

5. 对DVT的评价 有下肢DVT的患者约半数可发生PE,而DVT的治疗与PE的治疗是相同的,因此诊断DVT可避免任何进一步的检查。但必须记住,没有DVT的临床证据,不能排除PE。在一研究中,80%以上的PE患者被证实有DVT,但大多数DVT没有临床表现。在已证明有PE的患者中,只有少部分经下肢超声检查发现有血栓,这是因为超声检查对发现小的、无症状的血栓敏感性低。静脉造影虽然是诊断DVT的金标准,但通常已被其他快速、方便和准确的无创伤性检查所代替。超声多普勒血流检查最常应用,当患者存在近端DVT的症状和体征时,该检查是最准确的。对存在高度危险(如髋或膝外科手术后)但无症状的患者,超声多普勒检查具有高度特异性,但因为血栓小、新鲜和更容易压缩和非闭塞性,其敏感性较差。在高度肥胖、下肢水肿和裹着石膏的情况下超声多普勒的应用受到限制。该检查在发现髂DVT和排除腓肠肌DVT方面是不可靠的,急性DVT发生后血管阻塞,血栓残存机化不会恢复正常,这也限制了它对复发性DVT的诊断。阻抗体积描记法虽不如超声显像那么常用,但对发现近端DVT也是敏感的,对复发性DVT的诊断有其独特价值。然而,这些检查在中心静脉压增高(如充血性心力衰竭)、腹内压增高、严重周围血管疾病、非血栓性静脉流出道阻塞或手术后小腿肿胀的患者中可出现假阳性。

6. 肺核素扫描 通气-灌注肺扫描是最常用的一线检查方法。高度可能性的肺扫描改变是多个不相配的缺损(即在通气正常和没有放射影像学异常的部位可见灌注缺损),至少有一个在肺段或更大的血流分布区域的缺损。在肺扫描为PE高度可能性的患者中约87%有血管造影证据,而血管造影诊断PE的患者中只有

41%肺扫描有高度可能性。因此,肺扫描高度可能性对PE诊断的特异性是好的,但敏感性不佳。另外,正常或接近正常的肺扫描有很高的排除诊断的价值,这些患者中只有4%诊断PE。不幸的是,大多数(超过70%)的肺扫描结果既不是正常的,也不是高度可能的。将临床上怀疑与肺扫描结果两者结合,可提高PE的阳性预计值。

一般来说,根据肺扫描的高度可能性结果就给予治疗,而正常肺扫描可排除有临床意义的PE,不需要再做进一步检查或抗凝治疗。而其余患者需作进一步检查,包括肺血管造影。当伴有基础肺疾病时,肺扫描也常常不能确诊。资料显示,老年人肺扫描的敏感性、特异性与年轻患者相似。

7. 超声心动图 超声心动图检查无创伤性,能发现PE引起的右心室改变。然而大约仅有40%的PE患者可显示右心室的异常。在老年人,可能因存在基础疾病,如COPD的表现,使得右室异常更常见和非特异性。超声心动图检查偶尔可查见主肺动脉内的血栓。经食管超声可提高阳性率,但此检查阴性结果排除诊断的准确性很低。

8. 螺旋CT 静脉注射造影剂,进行胸部的螺旋CT检查,对诊断PE有较高的敏感性和特异性。研究结果显示螺旋CT的敏感性高于肺扫描(87%对65%)。此技术对发现主干、叶或段(近端)肺血管的血栓是非常敏感的。而远端(亚段及亚段以下)肺血管内的血栓较难发现,敏感性降低。螺旋CT的好处是:还可同时发现纵隔和肺实质的病变,对没有PE的患者可作出其他诊断。其缺点:不容易发现亚段以下的肺血管栓塞,需注射造影剂,因快速和深呼吸引起的动作误差可使图像不清。

9. 磁共振(MRI)检查 近年来,已用钆增强MRI来诊断DVT,此技术可直接显示血栓,并可发现非闭塞性血栓。对发现无症状患者的近端DVT具有高度敏感性和特异性。可发现盆腔和上肢静脉 DVT,能区别急性和慢性 DVT。此外,也可用 MRI 来诊断肺内和下肢的血栓。资料显示,此技术对诊断 PE 也是敏感和特异的。应用钆增强 MRI 还可显示肺灌注和通气功能,以便于对肺的综合评价。MRI 的缺点是检查费用昂贵,对发现血管内小血栓和肺段以下 PE 敏感性差。因为不需注射有肾毒性的造影剂,故此检查最适用于老年人群。有幽闭恐怖和 MRI 检查禁忌证者(如安装永久起搏器者)禁用此项检查。

10. 肺血管造影　肺血管造影是诊断 PE 的金标准,阴性结果可安全终止抗凝治疗。因为它是有创性检查,需要有经验的医生来操作。因此,通常在各种无创性检查尚不能确定诊断时采用。血管造影虽也可诊断亚段以下的血栓,但因诊断者水平不同而存在高度差异。血管造影检查不能确诊的仅占病例的 3%。肺血管造影的禁忌证包括明显的出血危险和肾功能不全。并发症有心律失常、腹股沟血肿引起的失血和死亡。来自 PIOPED 的资料提示,除了不同程度的肾功能不全者外,老年人进行肺血管造影一般是安全的。

四、老年人肺栓塞的防治策略

1. 深静脉血栓(Deep venous thrombosis, DVT)的预防　PE 是 DVT 的潜在致命性并发症,采用恰当的预防方案可减少死于 PE 的患者数。已有一些药物和机械性方法可单独或联合应用,对预防 DVT 是安全有效的。如果没有采取预防措施,髋或膝关节手术后发生 DVT 的危险性很大,因此对这些患者推荐较积极的预防措施。

最常用的药物有:低剂量肝素(LDH)、低分子肝素(LMWH)或华法林。皮下注射低剂量肝素不需要实验室监测,可以明显减少 PE 的危险性,但低剂量肝素的有效性在不同年龄组存在差异。虽然低剂量肝素是普通外科和内科中度危险患者(包括因急性病

第二章 呼吸系统疾病

住院的卧床不起的老年患者)常选择的药物,但并不推荐应用于进行矫形外科大手术的患者。低分子肝素对预防血栓的形成是非常有效的,有较好的生物利用度,较长的半衰期,诱发血小板减少的发生率较低剂量肝素低。临床上不常应用华法林来预防 DVT,是因为使用它需要密切追随观察实验室指标和其达到抗凝作用的时间延迟,易发生出血的并发症,但对内科慢性 DVT 高危患者仍比较适用。

充气压迫装置是一种机械性预防 DVT 的方法,可单独应用,或与其他预防方法联合应用,无临床不良反应。对老年患者,如果不是进行易并发 DVT 的高危手术,是适用和理想的。对于有高度出血危险的内科或外科患者,也可选用机械方法。气动压迫装置对预防腓肠肌 DVT,减少 PE,尤其是致死性 PE 的发生,与低剂量肝素同样有效。周围动脉疾病和下肢溃疡是相对禁忌证。分级加压长袜,对预防静脉血栓是有效的,尤其是与气动加压装置或低剂量肝素联用时。

2. 肺栓塞的内科治疗 PE 的内科治疗主要是抗凝治疗,可减少致命性 PE 的发生率。抗凝治疗的有效性,在于它可减少血栓栓塞的反复发生,防止已有血栓的局部扩展。抗凝治疗的绝对禁忌证有:活动性颅内出血或肿瘤。所有抗凝治疗的患者都有增加出血的危险性,老年患者尤其如此。因为害怕出血,不少医生常不敢给老年患者应用抗凝药。然而,2000 年美国老年学会制订的临床实践指南,对老年 PE 患者仍推荐应用抗凝药物,只有当 PE 伴有其他疾病(如脑卒中或胃出血)时,才考虑年龄作为相对禁忌证。

(1)肝素:静脉注射标准剂量的肝素,应在临床诊断 PE 后立即开始应用,它对于预防复发性血栓栓塞和死亡是有效的。肝素注射后立即起作用,主要是通过它与抗凝血酶Ⅲ($AT_{Ⅲ}$)的相互作用。用药期间应监测部分凝血活酶时间(Partial thromboplastin

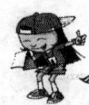

time,PTT)。因为对肝素的反应个体之间存在差异,故应密切监测PTT。出血是肝素治疗的主要并发症,发生率约5%,发生率随年龄增大有增加趋势。在老年患者中常可见到较高的抗凝血效应。肝肾功能也可影响肝素的剂量效应,此外,肝素也可改变转氨酶水平。另一常见并发症为肝素诱导的血小板减少症,发生率约5%。

一旦静脉注射肝素达到抗凝的理想水平,可加服华法林来抗凝治疗。对于口服抗凝药物治疗仍反复发生血栓的患者或口服药物不能防止复发性血栓症的恶性肿瘤患者,偶尔也可考虑给予长期的肝素治疗,虽然肝素治疗通常是较好耐受的,但老年患者长期应用肝素可发生或加重原来存在的骨质疏松。长期肝素治疗常用皮下注射,它必然使PTT升高。近年常用低分子肝素,它不需要实验室监测和频繁给药。有些研究对血流动力学稳定的急性PE患者分别应用低分子肝素和普通肝素治疗,结果显示两组都有类似的低复发率、低出血和低病死率。

(2)华法林:因为华法林的抗凝作用起效较迟,口服华法林抗凝治疗与注射肝素通常要有重叠时间,直至国际正常化比率(INR)达2~3之间,然后停用肝素。不推荐开始时先给华法林一个大的负荷剂量,因为这并不能加速华法林的抗凝起效时间,相反可增加患者的不耐受性,损害肝脏功能。华法林的代谢受多种药物的影响,如别嘌呤醇、胺碘酮、西咪替丁、奎尼丁、某些抗生素和口服降糖药等,这些药物都是老年人常用的。因为对华法林的剂量反应在个体之间存在差异,因此有必要密切监测INR,这在老年患者尤有必要,老年人对华法林的作用是比较敏感的。

口服抗凝药物的理想疗程尚未确定。首次诊断肺栓塞的患者,抗凝治疗持续6个月而不是6周有较低的复发率。对于复发性DVT或PE患者推荐终身华法林治疗。对于有家属性血栓形成倾向者,尽管存在争论,但终身华法林治疗是有临床适应证的。

对那些危险因素可逆的(如长时间卧床)DVT 或 PE 患者,疗程至少 6 个月,并应继续治疗直至危险因素不再存在。

华法林的出血危险直接与其抗凝作用的强度相关,并不与年龄相关,但年龄在 80 岁以上的患者例外。然而,对那些有神经功能损害,记不清用药剂量,或跌倒的危险性很高,随后可并发出血的老年 PE 患者,长期应用抗凝药确实是有危险的。与华法林相关的少量出血可停药观察。而在华法林治疗后发生较严重出血的患者,在停药同时应采用迅速逆转其抗凝作用的措施,如输注新鲜冰冻血浆等。对过度抗凝而没有大出血的患者常给予维生素 K 治疗。

(3)溶栓治疗:溶栓治疗的目的是迅速溶解血栓,恢复肺组织的再灌注,逆转右心衰竭,增加肺毛细血管血量,降低病死率和复发率。常用于大块肺栓塞导致血流动力学不稳定者。对仅有右心功能不全而没有血流动力学不稳定者,是否进行溶栓治疗尚有争论,但已证明是有好处的。手术后存在高度出血危险者禁用。溶栓治疗也可解除肺栓塞的来源。

常用溶栓药物有尿激酶、链激酶和重组组织型纤维蛋白溶酶原激活剂(recombinant tissue-type plasminogen activator,RT-PA)。对加速血栓的溶解有相似的作用。链激酶的好处是费用较低,但对有近期感染,体内有高水平抗链球菌抗体的患者可能无效。尿激酶用法:首剂 25 万 IU(相当于 4 000~4 400IU/kg)加入生理盐水中静脉滴注,30min 内滴完,继以 4 000IU/kg•h 持续静脉滴注 12~24h。或用重组组织型纤维蛋白溶酶原激活剂(rt-PA),根据体重给 50~100mg,静脉滴注 2h,文献报道有较好的溶栓效果和较少的出血不良反应。所有这些药物应用后均可早期改善肺动脉压,但并未证明大块肺栓塞者溶栓治疗后可减少 PE 的复发率和病死率。老年患者接受溶栓治疗后,其血流动力学的改变,肺扫描上灌注的改善及病死率与非老年患者相似。

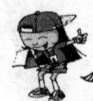

急性 PE 时溶栓药物应用受限的最重要因素是出血,与常规单用肝素治疗比较,其大出血的危险性增加 3 倍以上。大出血是指致命性出血,颅内出血,或需要输血或外科处理的出血,3 种溶栓药物有相似的发生率,约为 12%。出血常发生于进行过有创性操作的部位(如血管穿刺部位)。有 1%～2% 的患者发生颅内出血,即使临床上没有明显脑血管病的患者也可发生。根据心肌梗死患者接受溶栓治疗的资料,老年人的发生率也许还要高些。必须记住的是,治疗 PE 和急性心肌梗死,所用溶栓药物的剂量是不同的。监测实验室指标以确定溶栓治疗的程度尚未证明可减少出血并发症的发生率。

老年人发生大块肺栓塞后应用溶栓治疗是否增加大出血的危险性的研究结果相互矛盾。有一回顾性研究结果表明,随年龄每增加一岁,大出血的危险性增加 4%。然而,至少有另两个研究结果证明,老年人与年轻人群比较,大出血并发症的发生率没有显著差别。此外,老年(>70 岁)与非老年(<70 岁)PE 患者应用溶栓治疗后的住院时间(13 ± 5.7d 对 11.4 ± 4.5d)和病死率(2.7% 对 3.7%)也相似。然而,老年患者接受溶栓治疗的可能性一般比年轻患者低 6 倍,其原因是担心致命大出血的发生。目前认为不应单独将年龄作为大块 PE 进行溶栓治疗的禁忌证。对于急性 PE 伴右心功能不全而没有血流动力学不稳定的患者,尤其是原来存在心肺疾病者,是否应用溶栓治疗应慎重考虑。

3. 外科治疗 放置血管滤器是为了防止大血栓从血管脱落栓塞到肺。因为大多数肺栓塞的血栓来源于下肢,因此下腔静脉是放置血管滤器的最常用部位。放置下腔静脉滤器的适应证有:证明有下肢 DVT 而又有抗凝治疗禁忌证者,抗凝治疗出现大出血并发症者,或当实验室检查指标已显示抗凝治疗恰当,而又发生血栓栓塞者。推荐放置下腔静脉滤器的大多数文献均为病例报道,几乎没有对照性研究。然而,放置滤器的数量正在逐年增加,

第二章 呼吸系统疾病

其中大多数为老年患者。放置滤器后 PE 的发生率为 2.6%～5.6%，不同类型的滤器有相同的有效性。在放置滤器期间若继续发生 PE，其原因可能是滤器移动，滤器的位置不当，滤器近端的血栓形成，不恰当的滤过或滤器本身被血栓堵塞，如果没有禁忌证，抗凝治疗应与下腔静脉滤器联合应用。

尚不清楚放置滤器的长期效果，因为滤器既不能停止血栓的形成，也不能防止侧支血管的发生。最近的回顾性分析显示，下腔静脉滤器并不能明显减少 1 年后 PE 的重新发生率。与滤器相关的并发症有滤器的移动，下腔静脉穿孔等。虽然还需进一步研究下腔静脉滤器的安全性和有效性，尤其是对老年患者，但当标准的抗凝治疗不能应用时，放置下腔静脉滤器还是有正当理由的。

至今，PE 在老年人仍是经常误诊和误治的疾病。只有提高对老年人 PE 诊治知识的了解，保持高度警惕，并采取适当防治措施，才能降低 PE 的发生率和死亡率。

（俞森洋）

参考文献

1. 蔡柏蔷主编.当代呼吸病学进展.北京:中国协和医科大学出版社.[M]2008;175~181.

2. Rosendaal FR, VAN Hylckama Vieg A, et al. Venous thrombosis in the elderly. [J] J Thromb Haemost,2007;5(suppl 1):310.

3. 许俊堂,翁心植.急性肺栓塞的溶栓疗法.[J]中华内科杂志,1999;2:137-138.

4. Jodi BS, John E, Leonardo JT, et al. Review of the evidence on diagnosis of deep venous thrombosis and Pulmonary embolism.[J] Ann Fam Med,2007;5(1):63-73.

5. 吴清玉,吴永波,郭少光,等.慢性肺动脉栓塞的外科治疗.[J]中华心血管病杂志,1999;4:118-120.

6. 潘家绮,白春梅,杜斌,等.肺栓塞治疗的临床分析.[J]中华内科杂志,1999;5:354-356.

7. 张家岚,胡尚基,高明哲,等.肺血栓栓塞症42例临床分析.[J]中华内科杂志,1999;6:409-411.

8. Masotti L,Ceccarelli E,Cappelli R,et al.. Pulmonary embolism in the elderly:Clinical, instrumental and laboratory aspects.[J]Gerontology, 2000;46:205-211.

9. Elliot CG,Goldhaber S,Visani L,et al. Chest radiographs in acute pulmonary embolism:Results from the International Cooperative Pulmonary Embolism Registry. [J] Chest, 2000;118:33-38.

10. Berman AR. Pulmonary embolism in the elderly.[J]Clinics in Geriatric Medicine, 2001;17:107-130.

11. Merli GJ T. Treatment of deep venous thrombosis and pulmonary embolism with low molecular weight heparin in the

geriatric patient population. [J] Clinics in Geriatric Medicine, 2001,17:93-106.

12. 中华医学会呼吸病学分会.肺血栓栓塞症的诊断和治疗指南(草案).[J]中华结核和呼吸杂志,2001;24:259-264.

13. Sreiff M. Vena caval filters: A comprehensive review. [J] Blood,2000;95:3669-3677.

13. White R,Zhou H,Kim J,et al. A population-based study of the effectiveness of inferior vena cava filter use among patients with venous thromboembolism. [J]Arch Intern Med, 2000;160:2033-2041.

第七节 肺康复医疗的进展

肺的康复(Pulmonary rehabilitation,PR)医疗近十多年来发展很快,越来越受到人们的重视。这是由于医学科学的发展,人们对健康和疾病的发生、发展及转归等方面都有了更多的认识和更高的要求。另一方面,也是经济发展,人民生活水平提高和社会老龄化以后客观形势的需要。

在过去的较长一段时间里,较为普遍的看法是:呼吸器官具有很大的代偿功能,而一旦出现呼吸衰竭症状,就意味着代偿潜力的彻底枯竭,肺功能已无恢复或挽回的余地。这种无所作为的错误认识,使临床医师失去肺康复医疗的信心,导致肺的康复医疗较之其他专业如外科术后、心脏康复等处于被忽视和停滞不前的落后状态。一些COPD患者也对自己的疾病抱悲观失望的态度,随着疾病的发展而发生呼吸困难,呼吸困难限制了患者的活动,活动减少使疾病加重,疾病加重使活动进一步受限,导致恶性循环。在疾病发展过程中,低氧血症、红细胞增多症、肺心病、充血性心力衰竭等并发症相继发生。

在过去几年里,已有大量成功的报道,已有充分证据表明:通过对患者采取全面的肺康复医疗措施,患者的症状可明显改善,呼吸运动的耐力和效率增加,自信心和生活自理能力加强,生活质量提高,住院次数减少。并有迹象表明,有可能延长寿命和降低死亡率。事实说明,肺的康复医疗是十分有意义的,它比起断断续续的住院治疗和医生患者之间的短暂接触可能更容易成功。近年来日益增加的肺康复也包括肺移植,肺减容术和肺切除术后的辅助治疗措施。肺康复医疗并不需要高级的医院和复杂的设备,经济上的较少投入而能达到较满意效果,这对于COPD发病率很高而医疗费用十分昂贵的国家和地区,无疑也是一种节约措施。

第二章 呼吸系统疾病

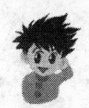

一、肺康复医疗的新定义

肺康复医疗不仅关系患者疾病的控制和症状的缓解,而且关系健康的恢复和良好功能的维持。肺康复是一个循序渐进的过程,在这个过程中医务人员和患者共同努力,促使患者向着健康的方向迈进和尽可能恢复正常的生活水平。

美国胸科学会(ATS)/欧洲呼吸学会(ERS)最近对肺康复所做的新定义如下:"肺康复是对有症状和日常活动能力降低的慢性肺疾病患者采用的有证据基础的、多学科和综合的干预。与患者的个体化治疗相结合,肺康复的目的是减轻症状,维持理想的功能状态,增加参与,通过使疾病稳定和逆转疾病的全身表现而减少医疗保健的费用。"综合性肺康复计划包括对患者的评估,运动锻炼,教育和心理支持。

上述定义可简单概括成一句话:就最广泛的意义上说,肺康复医疗意味着为肺疾病患者提供良好的,综合性的呼吸治疗。此定义集中关注成功康复的3个重要特征。

1. 多学科参与 肺康复方案的制订和实施需要医疗卫生部门多学科专家的参与,根据每位患者的需要,制订一个综合的,多方面有机结合的方案。

2. 个体化 需要对每位患者的肺疾病及其受损害的严重程度进行客观评价,以便制订一个适合患者情况的切实可行的康复方案。

3. 关注身体的生理功能和社会心理功能 为了使肺康复治疗取得成功,既要关心患者生理学功能,也要关心患者心理、情感和社会问题及身体的能力丧失。帮助优化医疗以改善肺功能和运动耐力。

康复医疗队伍的组成应该有多学科的人员,包括有经验的呼吸科医师、护师,呼吸治疗师、心肺功能测定技师、理疗师、运动体疗师、精神病医师、心理学家、社会工作者、职业病治疗师、营养师等，可根据患者的情况和需要提供必要的咨询和服务，其中至少有一位专职工作人员。多学科综合性队伍对于提高肺康复水平和开展科研，教学是特别适合的。

二、肺康复医疗的目标

肺康复医疗的主要目标：①缓解或控制呼吸疾病的急性症状及并发症；②消除疾病遗留的功能障碍和心理影响，开展积极的呼吸和运动锻炼，挖掘呼吸功能潜力；③教育患者如何争取日常生活中的最大活动量。并提高其对运动和活动的耐力，增加日常生活自理能力，减少对住院的需要。所以肺康复医疗可以认为是临床治疗的延续，是有效治疗慢性严重肺疾病不可缺少的一部分。同时，肺康复医疗又不仅是治疗，也是积极主动的对肺疾病的预防。

三、肺康复医疗的适应证和选择标准

肺康复医疗的对象主要是患慢性阻塞性肺病(COPD)多年并已伴有不同程度肺功能损害的患者，也可包括某些慢性支气管哮喘、肺囊性纤维化、限制性肺疾病和肺外科手术前后的患者（详见表41）。凡患有慢性症状性肺疾病的患者都可以是肺康复的对象（表42）。合适的肺康复治疗对象应知道由于自己的疾病而导致肠功能受损害，愿意积极参加肺康复治疗来改善自己的健康状况。病情轻的患者不体会他们的症状严重到足应参加康复治疗。另外，如果病情太重已卧床不起，又可能太受限而不能从康复治疗中获益。不应硬性规定肺功能指标或年龄界限作为能否参加康复治疗的标准。

第二章 呼吸系统疾病

表 41 肺康复医疗的适应证

慢性肺疾病，主要是 COPD 导致
活动时呼吸急促
社会活动受限
轻微的体力或非剧烈运动受限
室内或室外的一般活动受限
日常生活能力受限
因疾病导致的心理学障碍
独立性丧失
非慢性肺疾病
哮喘、胸壁疾病、囊性纤维化
间质性肺疾病，包括 ARDS 后肺纤维化
肺癌
选择性神经肌肉疾病
围术期患者（如胸部、上腹部手术）
脊髓灰质炎后综合征
肺移植手术前后、肺减容手术前后

表 42 肺康复患者的选择标准

1. 具有慢性肺疾病的症状
2. 具有疾病引起的功能受限
3. 有主动积极参加康复治疗的愿望和信心，没有其他妨碍或不稳定的情况
4. 病情已趋稳定，常规康复治疗不会引起加重
5. 具有原发病的医护记录和原医护人员的配合或参与

四、综合性肺康复治疗方案的内容和实施步骤

1. 综合性肺康复治疗方案 内容见表 43。

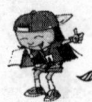

表43 综合性肺康复治疗方案的内容

1.教育,包括合作式自我处理策略
2.上肢和下肢运动锻炼,减轻或控制呼吸困难的呼吸锻炼,增加运动强度和耐力的锻炼,运动"处方"
3.精神和心理的康复,与其他综合性肺康复措施联用
4.呼吸治疗和胸部物理治疗,如胸部叩击和体位引流、有效咳嗽锻炼、气溶胶吸入、氧气疗法、家庭内通气或无创性通气等
5.门诊、住院或家中进行,鼓励家中进行康复和长期坚持
6.日常生活能力锻炼、职业康复,康复的基本目标是让COPD患者作为自立的和有用的一员返回社会
7.其他康复措施,如戒烟,适当的营养,控制体重;避免刺激性有害气体的吸入;避免感染,进行预防流感、肺炎疫苗注射,必要的药物治疗
8.定期检查,客观的证据和结果评估

2. 综合性肺康复的实施步骤

(1)患者的评价:面谈、医学评价(明确其肺疾病的病因、病变性质和评估疾病的严重程度。复习患者的各项实验室检查资料,包括肺功能测定、运动试验、静息和运动时的动脉血气测定、胸部X线检查、心电图、血常规检查、血电解质、血生化和肝肾功能等)。心理学评价(常见的有压抑、惊恐、焦虑、病后的心理和情绪改变。)确定康复目标:确定一个切实可行的康复治疗目标,包括近期和长期目标。

(2)肺康复方案的制订:制订康复医疗的具体步骤和方法,详细的康复内容和计划,必要的医疗和锻炼条件及器材均应提供。此外,还应有康复医疗的详尽时间表。一般每期的肺康复医疗安排6~12周。综合性肺康复治疗方案一般包括以下重要内容:教育;呼吸和胸部物理治疗的指导;心理学上的支持和运动锻炼。这些康复治疗项目常同时提供,如在运动锻炼停止以后,患者可学习和练习呼吸控制技术等。

(3)肺康复方案的实施:根据制订的肺康复方案落实内容、时间、地点、指导和监督人员。解决方案实施过程中的困难和实际问题。讲究质量和效果。

(4)其他:结果评估和长期随访。

五、美国胸科学会(ATS)和欧洲呼吸学会(ERS)2006年版《肺康复医疗述评》的解读

自ATS于1999年和ERS于1997年发表了《肺康复医疗述评》以来,已有大量的有关肺康复医疗的临床研究和实验报告,有许多设计科学、前瞻性多中心的实验研究证据来证明肺康复(Pulmonary Rehabilitation,PR)的疗效,证明PR在改善症状,增加运动功能,提高生活质量和降低医疗费用诸方面,确有药物治疗难以起到的作用。大量的研究证据主要集中于慢性肺疾病,尤其是COPD患者的PR。这导致了ATS和ERS联合更新《肺康复医疗述评》。该述评提出了PR的新定义,总结和评述了PR的研究成果和存在问题,并提出了实践指南(practice guideline),内容丰富,涉及面很广。

《肺康复医疗述评》分十节:前言和定义;运动功能,运动受限和干预;身体组成;异常和干预;自我处理(self-management)的教育;心理学和社会的考虑;以患者为中心的结果评估;康复方案的组织;医疗资源的利用;结论和今后的研究方向。并提出了实践指南。

六、美国胸科医师学会(ACCP)和美国心血管和肺康复学会(AACVPR)2007年版《肺康复医疗实践指南》的解读

1997年ACCP和AACVPR联合发表了以循证医学为指导的《肺康复临床实践指南》。2007年两学会的专家全面复习了10

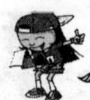

年来英文发表的有关 PR 的文献和总结了在肺康复治疗方面的临床研究结果。对《肺康复临床实践指南》进行了更新。重新提出了肺康复的 25 条推荐,并以循证医学的方法进行证据强度的分类,和以 ACCP 指南的分级系统来决定推荐等级。这 25 条推荐是:

1. 步行肌肉运动锻炼项目作为 COPD 患者肺康复的指令性组成部分来推荐(推荐等级 1A)。

2. 肺康复改善 COPD 患者的呼吸困难症状(推荐等级 1A)。

3. 肺康复改善 COPD 患者健康相关的生活质量(推荐等级 1A)。

4. 肺康复减少了 COPD 患者的住院天数和其他医疗保险资源的应用(推荐等级 2B)。

5. 肺康复对于 COPD 患者是有良好价-效比的(推荐等级 2C)。

6. 没有充分的证据来确定肺康复是否改善 COPD 患者的存活率(故不予推荐)。

7. COPD 患者可从综合性肺康复计划中获得心理上的有益治疗(推荐等级 2B)。

8. 6~12 周的肺康复在数个方面产生的益处,在经过 12~18 个月后逐渐减退(推荐等级 1A)。某些益处,例如健康相关的生活质量,保持 12~18 个月高于对照(推荐等级 1C)。

9. 较长的肺康复计划(12 周)比较短的肺康复计划可获得更大的持续益处(推荐等级 2C)。

10. 实施肺康复后的维持策略对长期结果有一定的作用(推荐等级 2C)。

11. 在 COPD 患者,实施高强度的下肢运动锻炼,比实施低强度锻炼,可获得更大的生理学好处(推荐等级 1B)。

12. 无论低强度或高强度运动锻炼,COPD 患者均可获得临床好处(推荐等级 1A)。

第二章　呼吸系统疾病

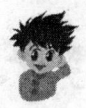

13. 在肺康复计划中添加强度锻炼的部分可增加肌肉的强度和肌肉的肌群(推荐等级1A)。

14. 在对COPD患者进行肺康复医疗时,当前的科学证据并不支持常规应用合成代谢药物(推荐等级2C)。

15. 不支持上肢的耐力锻炼对COPD患者是有益的,和应该包括在肺康复计划中(推荐等级1A)。

16. 科学证据并不支持常规应用吸气肌锻炼作为肺康复的基本组成部分(推荐等级1B)。

17. 对患者的教育应该是肺康复的不可缺少的部分。教育内容应包括有关合作性自我处理和急性加重时的防治知识(推荐等级1B)。

18. 有少量的证据支持心理干预作为单个治疗方式的益处(推荐等级2C)。

19. 因为缺乏科学证据,虽然不推荐,但目前的实践和专家意见支持心理干预作为COPD患者综合性肺康复计划的组成部分。

20. 在运动引起严重的低氧血症患者,在康复运动锻炼期间应给予补充氧(推荐等级1C)。

21. 实施高强度运动计划而没有因运动引起低氧血症的患者,给予补氧对运动耐力增加有益处(推荐等级2C)。

22. 在有选择的严重COPD患者,作为运动锻炼的辅助,无创通气可使运动功能产生一定的额外改善(推荐等级2B)。

23. 没有充分证据支持COPD患者进行肺康复医疗时常规应用营养补充,因此不予以推荐。

24. 对某些(COPD以外的)慢性呼吸疾病患者进行肺康复是有益的(推荐等级1B)。

25. 对患慢性呼吸疾病(非COPD)患者,因为缺乏科学证据,虽然不推荐,但当前的实践和专家的意见,肺康复应该改进,包括专门针对每个疾病和每例患者的治疗策略,除了对COPD和非

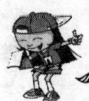

COPD 患者都适用的治疗策略以外。

ACCP 证据强度和推荐等级：

ACCP 系统进行分级推荐是基于证据强度和利益对风险和负担两者的关系（表 44），简单地说，将推荐按以下两个水平分组：强（1 级）和弱（2 级）。

表 44　支持证据的强度及权衡利益-风险、负担间的关系

证据的强度	利益与风险、负担的比较			
	利益超过风险/负担	风险/负担超过利益	两者对等	不确定
高	1A	1A	2A	
中	1B	1B	2B	
低或很低	1C	1C	2C	2C

注：1A、1B、1C 均为强烈推荐；2A、2B、2C 均为弱推荐

七、美国心肺血液研究所（NHLBI）和世界卫生组织（WHO）2007 年联合发表的"COPD 诊断、治疗和预防的全球创议"（即 GOLD）中有关"肺康复医疗"的推荐

在美国心肺血液研究所（NHLBI）和世界卫生组织（WHO）2007 年联合发表的"COPD 诊断、治疗和预防的全球创议"（即 GOLD）之中，已将肺康复治疗作为中-重度 COPD 推荐治疗方案的组成部分。在"创议"中将 COPD 稳定期的治疗分为药物治疗和非药物治疗，肺康复医疗是非药物治疗中推荐的惟一方法。GOLD 为 COPD 患者推荐的肺康复治疗益处及其证据等级见表 45。

第二章 呼吸系统疾病

表45　GOLD 为 COPD 患者推荐的肺康复治疗益处及其证据等级

肺康复治疗益处	证据等级
改善运动耐力	A
减轻可见的呼吸急促强度	A
改善与健康相关的生活质量	A
肺康复医疗减少住院的次数和住院的天数	A
减轻与 COPD 相关的焦虑和忧郁	A
上肢强度和耐力锻炼改善手臂功能	B
肺康复治疗的益处可延伸至锻炼后一段时间	B
肺康复医疗可提高生存率	B
呼吸肌锻炼是有好处的,尤其是和全身运动锻炼结合时	C
心理的干预是有帮助的	C

八、肺康复医疗的未来发展方向

在过去的20年里,已有很多有关 COPD 患者进行肺康复医疗的研究报告,表明肺康复医疗有种种好处,是一项成本低,收益高、对患者及其家庭、对社会都很有好处的一项综合治疗方法。有关康复医疗前后肺功能的变化,各研究结果不甚一致,大多数报告没有明显改善,但也没有恶化。肺康复医疗是否能延长寿命,降低死亡率,则尚缺乏确切的研究资料证明。这主要是由于相关研究资料太少。但大多数学者认为,如果能较早期地对 COPD 患者进行肺康复医疗,那么改善肺功能和延长存活时间都是有可能的。有关肺康复医疗的研究还表明,康复医疗方案必须是综合性多学科的,否则就不能帮助这些患者达到各项功能的最佳水平。

目前肺康复医疗研究中也存在一些问题:

1. COPD 是一种慢性进行性肺疾病,隐性发展经历很多年,就医时肺功能已常有中重度损害。常规的治疗是在 COPD 发生急性症状时给予控制,一旦病情稳定,在改善肺功能方面则难有太多作为。肺康复医疗是否能改善肺功能,或延缓肺功能的恶化,则需对 COPD 患者进行随机对照的研究,而目前的很多研究是没有设随机对照组的。

2. 研究的结果表明,肺康复医疗能显著改善患者的生命质量。但如何测定生命质量,测定生命质量的方法和指标即有待具体化和统一。

3. 测定康复医疗患者运动强度的各种运动试验有待统一和规范化;COPD 患者运动锻炼的最佳方式还没有建立。以上问题的解决有助于肺康复医疗研究的进一步深入。

肺康复医疗在西方发达国家已比较普及和取得明显成绩,已有不少肺康复专业医师,专业队伍和呼吸治疗师,每年在对大量的 COPD 患者进行肺康复治疗。在我国肺康复医疗才刚刚起步,在有些条件较好的城市医院已开始这方面的研究,但据了解,至今尚无肺康复专业医师和呼吸治疗师,尚未见有高水平的肺康复医疗研究报告。因此,应尽快健全组织,建立队伍。另外,我国有中医康复医学的传统和经验,肺康复医学应该走中西医结合的道路,以便尽快赶上或超过世界肺康复医学的发展水平。

(俞森洋)

第二章 呼吸系统疾病

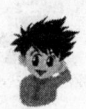

参考文献

1. Ciobanu L, Pesut D, Miloskovic V, et al. Medical progress: Current opinion on the importance of pulmonary rehabilitation in patients with chronic obstructive pulmonary disease. [J]Chinese Medical Journal 2007; 120(17):1539-1543.

2. Nici L, Donner C, Wouters E, et al. American Thoracic Society/European Respiratory Society Statement on pulmonary rehabilitation. [J] Am J Respir Crit Care Med 2006; 173: 1390-1413.

3. L. Nici*, R. ZuWallack#, E. Wouters, et al. EDITORIAL: On pulmonary rehabilitation and the flight of the bumblebee: the ATS/ERS Statement on Pulmonary Rehabilitation. [J] Eur Respir J 2006; 28: 461-462.

4. Ries AL, Bauldoff GS, Carlin BW, et al. Pulmonary Rehabilitation Executive Summary. Joint American College of Chest Physicians/American Association of Cardiovascular and Pulmonary Rehabilitation Evidence-Based Clinical Practice Guidelines. [J]Chest 2007; 131:S1-S3.

5. Ries AL, Bauldoff GS, Carlin BW, et al. Pulmonary Rehabilitation Joint ACCP/AACVPR Evidence-Based Clinical Practice Guidelines. [J] Chest 2007; 131:S4-S42.

第三章 消化系统疾病

第一节 幽门螺杆菌感染与上胃肠道疾病

自从澳大利亚的 Warren 和 Marshall[1]于 1982 年首先从慢性活动性胃炎病人的胃黏膜中分离出幽门螺杆菌（Helicobacter-pylori,Hp）之后，Hp 与上胃肠道疾病的研究一直是胃肠病工作者的热门课题。目前已经确认 Hp 与上胃肠道疾病中的 4 种疾病密切相关：①慢性胃炎；②消化性溃疡病；③胃癌；④胃黏膜相关性淋巴样组织（mucosa-associated lymphoid tissue, MALT）恶性淋巴瘤。

从 Hp 的发现至现在已超过 25 年的历史，有关 Hp 与上胃肠道疾病之间关系已受到胃肠病学、微生物学、病理学、免疫学及毒理学等领域的学者或专家的极大关注。Hp 的出现使慢性胃炎和消化性溃疡病面临着一场病因学和治疗学上的革命。世界卫生组织已将 Hp 列入Ⅰ类致癌因子[2]，因而关于 Hp 与胃癌的研究也备受人们关注，从基础到临床，从流行病学到致病机理，包括其分子机制的研究，都已在不断深入。然而，要真正揭示 Hp 的致癌机制为时尚早，许多问题有待进一步深入研究。

一、Hp 的致病因子及致病作用

Hp 是革兰阴性杆菌，呈"S"形或"L"形，长 $1.5\sim 5.0\mu m$，宽 $0.3\sim 1.0\mu m$，电镜下可见菌体表面光滑，一端有 2~6 条带鞘鞭

第三章 消化系统疾病

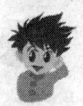

毛,鞭毛顶端膨大呈球形,Hp 依靠鞭毛运动。因其黏附特性而定植于胃黏膜小凹及其临近表面上皮而繁衍。

Hp 致病机理非常复杂,Hp 致病因子对胃黏膜的损伤及其对人体损伤机制至今尚未完全明了。目前认为 Hp 的致病机制包括:Hp 的定植、毒素引起的胃黏膜损害、宿主的免疫应答介导的胃黏膜损伤,以及 Hp 感染后胃泌素和生长抑素调节失衡所致的胃酸分泌异常等。参与 Hp 致病的因子分为定植因子和毒力因子等。其中定植因子是 Hp 感染的首要条件。Hp 本身的动力装置、黏附特性、有毒性作用的酶及多种毒素既有利于其定植,也有助于 Hp 在高酸环境下存活,最终是否致病,有赖于 Hp 菌株的不同及宿主的差异。

Hp 致病因子很多,按其致病机制及其特点,通常将 Hp 致病因子大致分成四大类:①与 Hp 定植有关的致病因子;②以损伤胃黏膜为主的致病因子;③与炎症和免疫损伤有关的致病因子;④其他致病因子。在诸多的 Hp 致病因子中,其中以 Hp 产生的尿素酶在 Hp 的致病机理中起十分重要的作用。Hp 能水解尿素放出氨(NH_3),直接对胃黏膜造成损伤,而 Hp 在其产生的"氨云"包绕之中而免受胃酸、胃蛋白酶的侵袭,使其在很低的 pH 环境中得以生存。Hp 产生的分子量为 87kD 的空泡细胞毒素(vaculating cytotoxin A,VacA)及分子量为 128kD 的细胞毒素相关蛋白(cytotoxin-associated protein,CagA)是 Hp 的重要致病因子。感染了 $Tox^+/CagA^+$ Hp 菌株病人的胃窦黏膜中有大量中性粒细胞浸润,其机理可能与通过增加胃黏膜上皮分泌白细胞介素-8(interleukin-8,IL-8)有关。Hp 毒素与 Hp 的其他致病因子如脂多糖、蛋白酶、脂酶、磷脂酶 A_2 等共同作用,对胃黏膜产生局部的炎症反应和免疫反应,使胃黏膜遭受炎症和免疫损伤,而损害的胃黏膜则更容易遭受胃酸、胃蛋白酶的侵袭。目前已经认可,Hp 可以引起三种不同类型的慢性胃炎:①浅表性胃炎(superfecial gastritis);②弥漫性胃窦炎(diffus eantral gastritis);③多灶性萎缩性胃炎(multifocal atrophic gastritis)。Hp持续感染,可以从浅表性胃炎发展成萎缩性胃炎,肠上皮化生和非典型增生,而萎缩性胃炎,肠上皮化生和非典型增生,都是属于癌前期病变。现已认为重度Hp相关性胃炎与非贲门部胃腺癌密切相关,世界卫生组织已将Hp定为Ⅰ号致癌因子。因此可以说Hp是胃癌的始动因子。

全球感染Hp的人超过50%,然而大多数人不发病,只有少数人发展为不同的临床疾病,这是什么原因?可能由以下因素决定:①个体差异;②菌群差异;③环境差异;④处在Hp感染过程中的不同阶段。

关于Hp感染与上胃肠道疾病的关系,以及可能发生的不同临床疾病可参考以下模式图(图9):

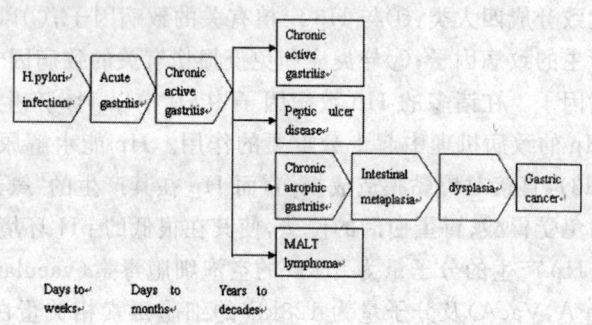

图9 Hp与上胃肠道疾病的关系及其感染的可能结局

二、Hp与上胃肠道疾病关系

(一)Hp感染与慢性胃炎

慢性胃炎病人中,Hp感染率超过95%,其感染率随着年龄增长而增加。Hp感染可以引起三种不同类型胃炎[3]:①浅表性胃

第三章 消化系统疾病

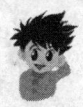

炎;②弥漫性胃窦炎;③多灶性萎缩性胃炎。Hp相关性胃炎的病理特点是:①黏膜上皮变性;②中性粒细胞和慢性炎症细胞浸润;③肠上皮化生;④非典型增生;⑤腺体萎缩。上皮退行性改变如黏液耗损,上皮细胞变性、渗出及脱落,均是慢性胃炎的显著特征。老年性慢性胃炎的特点是肠化生和腺体萎缩的发生率增高,随着腺体的消失也可出现糜烂或溃疡形成,腺体萎缩可能是细菌作用的结果,也可能是长期慢性炎症的反应。Hp感染引起的肠上皮化生是胃肠道黏膜对慢行持续性感染的一种适应现象。根据黏液含量和细胞形态可将肠上皮化生分为3种主要类型:①Ⅰ型[完全型]。化生上皮与正常的小肠型上皮相似;②Ⅱa型[不完全型]。③Ⅱb型或Ⅲ型[不完全型]。其柱状上皮与分泌硫酸黏液的结肠上皮相似,Ⅲ型肠化生是发展成胃腺癌的高危因素,随着肠化生的加重,不适合Hp的定居,因而细菌逐渐消失,Hp的消失则伴随着慢性胃炎的后期Hp检出率降低或消失,伴随着慢性炎症细胞的减少或消失。

(二)Hp感染与胃癌

关于Hp与慢性胃炎及消化性溃疡的关系及其致病机理已越来越明确,而Hp致胃癌的机理尚未明确,所以关于Hp与胃癌关系的研究则是热点中的热点。流行病学的研究认为,胃癌的发生与Hp的流行情况有许多相似之处:①Hp感染率与胃癌发生率呈明显正相关,Hp感染者的胃癌风险值增加;②Hp感染与胃癌的发生都随着年龄的增长而增加;③Hp感染与胃癌的发生都与人群的经济状况、社会地位及卫生条件有关;④二者在黑人中发病率均高;⑤从胃癌发生的部位来看,Hp主要定居于胃窦,这与胃癌的好发部位是一致的。

流行病学的调查只是反应Hp与胃癌发生的相关比,尚无证据证明Hp感染如何引起胃癌的发生。Hp本身并不分泌致癌物,它导致胃癌的发生是一种间接的形式,如 Hp 所含的空泡毒素、尿素酶等毒力因子可损伤胃黏膜细胞,造成黏液排空,上皮脱落,电镜下可见胃黏膜细胞肿胀,细胞内质网系统扩张。Hp 引起炎症反应并释放炎性介质,致使细胞增殖加快,增生活跃的细胞 DNA 合成旺盛,易受基因毒致癌物的损伤而发生细胞突变、缺失,而导致细胞癌变。Hp 感染首先引起胃黏膜的炎症改变,长期的慢性炎症将导致胃黏膜向胃癌方向演化。Correa 描述了胃癌发生的自然病史,由正常胃黏膜→浅表性胃炎→萎缩性胃炎→肠上皮化生→非典型增生→胃癌[4]。Hp 感染与肠型胃癌和弥漫性胃癌都有关,但一般认为与肠型胃癌关系更为密切。但这是一个漫长的过程,Hp 只是作为许多致癌因子之一而作用于这一过程的某一阶段。许多研究资料显示,在 Hp 高流行地区 Hp 感染者较未感染者肠化生率为高(43%与25%),与胃癌关系最密切的Ⅲ型肠化生发生率在 Hp 感染高流行区(28%)明显高于 Hp 感染低流行区(17%)。Hp 主要聚集在胃窦,也是肠化生和异型增生及胃癌发生率最高的部位。可以认为,Hp 感染是肠化生及异型增生的重要因素,早期感染 Hp 可以导致并加速肠化生及异型增生的发生,促使正常胃黏膜向胃癌方向演化。国内外都有研究报道,在 Hp 根除之后,部分肠化生和异型增生可以逆转。如果 Hp 感染持续存在,则 Hp 感染对胃黏膜造成的损伤可以改变 Hp 本身的生存环境,虽然在相当一部分胃黏膜肠化生的早期阶段可以检出 Hp,但随着病变的加重,Hp 不能适应环境的改变而最终消亡,这就是人们认为 Hp 不能定居在肠化生部位的原因。

现在国内外都有许多研究表明在 Hp 感染时可以引起胃癌相关基因的变异,包括原癌基因如 ras,c-met,c-myc,c-erbB-2 等原癌基因的激活;而抑癌基因 P^{53} 突变、失活。研究发现,在癌前期病变中 Hp 感染者 c-met 基因表达率(61.4%)明显高于未感染者(35.4%),在浅表性胃炎、萎缩性胃炎、肠化生及非典型增生病变中,c-met 的表达率和过表达率分别为 22.2%(5.5%);44.1%(26.4%);67.6%(37.8%);61.9%(38.1%);在胃癌组为69.2%,随着病变的加重,从浅表→萎缩→肠化生→非典型增生→胃癌,c-met 表达及过表达率逐渐增加[5]。在体外,利用 Hp 培养滤液与 GES-1 细胞一起培养,可以引起 GES-1 细胞 c-met、c-myc 原癌基因的 mRNA 的过表达,表明毒素对 GES-1 细胞的生长分化有一定的影响[6]。

Parsonnet 提出 Hp 导致胃癌的三种假说[7]:①细胞的代谢产物直接转化胃黏膜;②类似病毒的致病机制,Hp 的 DNA 整合到宿主胃黏膜细胞中,引起转化;③Hp 引起炎症反应,而炎症有基因毒作用。以上的研究大都支持第三种学说。其研究结果表明与 Hp 引起的炎症有关。最近报道[8],将 Hp 感染蒙古沙鼠于 1~1.5 年之后成功的诱发胃癌,而且是经过了炎症细胞浸润→萎缩性胃炎→肠上皮化生→非典型增生→胃癌的演化过程。目前也有人试图将 Hp-DNA 整合到胃黏膜细胞染色体中,以此来阐明 Hp 致胃癌的机制,但至今尚未见到成功的报道。关于 Hp 如何引起胃黏膜转化,包括对细胞膜、细胞质的传导,以及对 DNA 的合成转录等方面的直接或间接影响,都有待今后作更多更深入的研究。

(三)Hp 与消化性溃疡

1. Hp 的发现是消化性溃疡在发病机制及病因学上的革命

消化性溃疡的发病机理非常复杂,通常认为溃疡的发生是因为损害因素与防卫因素之间的失衡,损害因素是包括胃酸、胃蛋白酶、幽门螺杆菌、非甾体类消炎药、酒精、吸烟、胆汁反流及炎性递质等;防御因素包括胃黏膜-黏液屏障、重碳酸盐、磷脂、黏膜血流、细胞更新、前列腺素和表皮生长因子等。在攻击因子中胃酸起着主导作用。早在 1910 年 Schwartz 的名言"没有胃酸就没有溃疡",所以胃酸一直在消化性溃疡病的发病机制中占据统治地位。自从

1982年Warren和Marshall从慢性活动性胃炎病人的胃黏膜中分离出Hp之后,Hp在溃疡病发病机制中的作用对胃酸形成挑战,有些学者也提出"没有Hp就没有溃疡";"没有Hp就没有复发"。随着人们对溃疡病发病机理的新认识,自然对溃疡病的治疗策略亦有新的变更,Hp的发现使消化性溃疡在发病学和治疗学上面临着一场革命。Schwartz的名言"没有胃酸就没有溃疡"至今沿用不衰,所以针对抑制胃酸分泌的药物始终是治疗溃疡病的主要手段,但当今新观点还必须加上"没有Hp就没有溃疡溃疡复发"。关于Hp相关性溃疡如果不根除Hp则停用抑酸药后溃疡就会复发,必须根除Hp之后才能降低或预防溃疡复发这一事实已被大家普遍认可。消化性溃疡发病非常复杂,从整体上讲,有5%～10%的消化性溃疡并没有合并Hp感染,这些溃疡可能与长期服用阿司匹林/NSAIDs等药物而使胃黏膜屏障遭受破坏有关。所以,当今溃疡病的治疗原则是在传统的抑酸治疗的同时,必须根除Hp和保护胃黏膜。现在充分的理论依据证明了Hp的发现使溃疡病的发病机制和治疗策略发生了新的变更。

2. Hp在消化性溃疡形成中的致病作用及其致病机制

(1)Hp与消化性溃疡复发的关系:"愈合"与"治愈"是两个概念不相同的医学术语,在Hp未发现之前,消化性溃疡被认为是原因不明的复发性疾病,通常认为消化性溃疡只能"愈合",而不能"治愈",应用抑酸药或者维持治疗都只是使溃疡暂时愈合,一旦停止治疗则溃疡很快复发。因此,以往的观点认为消化性溃疡是一个不可治愈的疾病。自从1982年发现Hp后,对于消化性溃疡的自然病程有了新的认识,国内外大量临床研究证实在根除Hp后可以降低或防止胃及十二指肠溃疡的复发。Mohamed[9]集成分析700例十二指肠溃疡患者的复发情况,Hp未根除患者1年内溃疡的复发率为80%,而Hp根除患者复发率仅为4%,胃溃疡亦是如此。过去的一组研究亦证实,Hp根除者溃疡完全愈合,未根

第三章 消化系统疾病

除者其愈合率61.9%。随访6个月,Hp根除者6个月内无复发,1年内复发率4%,Hp未根除者6个月内复发率58%,1年内100%复发[10]。北京地区有一项对248例十二指肠溃疡患者作Hp根除治疗随访1年的多中心的临床研究,其研究结果表明,Hp根除组溃疡复发率仅2.3%,而在Hp未根除组,1年复发率58.9%[11]。

20多年来对Hp相关性溃疡的治疗研究证实,消化性溃疡是一个可以治愈的疾病。

(2) Hp在溃疡形成中的致病机制:幽门螺杆菌致胃十二指肠黏膜损伤的机制十分复杂,目前主要有以下4种学说:

①Goodwin[11]把发炎的胃黏膜比喻为漏雨的屋顶,无雨则暂时的干燥,意思是说无胃酸就无溃疡。在给予抗分泌药之后,胃酸抑制,溃疡愈合,但只能获得短期的疗效,因为终究没有把漏雨的屋顶修好,没有改变溃疡病的自然病程。消化性溃疡的自然病程中溃疡复发率>70%。如果针对与炎症及与溃疡有关的Hp治疗(根除Hp),则溃疡不易复发。所以只有通过黏膜修复即修好屋顶才能长期防雨,即达到溃疡病治愈的目的。

②另一种是Levi[12]提出的"胃泌素相关学说",即幽门螺杆菌周围的氨云可使胃窦部pH增高,胃窦部胃泌素反馈性释放增加,因而胃酸分泌增加,在十二指肠溃疡的形成中起重要作用。对于Hp相关性十二指肠溃疡,如果能够真正根除Hp,溃疡是不应该复发的,再感率的发生率很低,西方国家每年1%左右。

③胃上皮化生学说[13]。Hp通过定植于十二指肠内的胃化生上皮,引起黏膜损伤并导致十二指肠溃疡形成。Hp释放的毒素及其激发的免疫反应导致十二指肠炎症的产生。由于炎症黏膜对其他致溃疡因子的攻击耐受力下降,导致溃疡的发生,或者重度炎症本身导致溃疡产生。在十二指肠内,Hp仅在胃上皮化生部位附着定植,此为本学说的一个有力证据。

④递质冲洗学说已经证实 Hp 感染导致多种炎性递质的释放,这些炎性递质在胃排空时冲至十二指肠而导致十二指肠黏膜损伤。加上 Hp 可以定植于有胃上皮化生的十二指肠黏膜,这就解释了 Hp 主要存在于胃窦但可以导致十二指肠溃疡的发生。

3. Hp 与难治性溃疡的关系 应用 H_2RAs 治疗,十二指肠溃疡治疗 8 周;胃溃疡治疗 12 周,若溃疡仍未愈合,一般认为属于顽固性溃疡。Hp 感染与 NSAIDs 的应用可能为顽固性溃疡的重要潜在因素,大量吸烟、酗酒及胃酸分泌量过多(如胃泌素瘤)等因素均可使溃疡延迟不愈。

Hp 感染是顽固性溃疡的一个重要因素,许多研究资料表明根除 Hp 可以加速顽固性溃疡的愈合和降低高复发率。我们曾发现 6 例经 H_2RAS 持续治疗 6 个月而溃疡未愈合的十二指肠溃疡病人,经检查全部合并 Hp 感染,但经抗 Hp 感染治疗之后,其中 5 例溃疡愈合,另外 1 例溃疡明显缩小[14]。所以,对顽固性溃疡应仔细检查 Hp,对于合并 Hp 感染的顽固性溃疡应进行 Hp 根除治疗。对于 Hp 阴性的顽固性溃疡则应针对其他影响溃疡延迟愈合的因素进行处理。

4. Hp 阳性的消化性溃疡治疗新策略 现在有充分的理论依据证明了 Hp 的发现使得消化性溃疡的发病机制产生了重大变更,所以随着消化性溃疡发病机理的改变,其治疗策略亦发生了重大变更。当今消化性溃疡的治疗策略应该包括三个方面:①抑制胃酸;②根除 Hp;③保护胃黏膜。沿用这三条原则才能达到治愈溃疡的目的。

(四)Hp 与胃 MALT 淋巴瘤

早在 1983 年就有学者提出胃肠道淋巴组织学特点和临床生物学特点的建议,因为这个建议是针对胃黏膜相关淋巴样组织(MALT)淋巴瘤,而非结节样淋巴组织淋巴瘤而提出的[15],这类

第三章 消化系统疾病

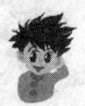

淋巴瘤起源于结外边缘带,黏膜相关淋巴组织,如胃、唾液腺等,胃MALT淋巴瘤由于通过胃镜检查而易于取材,成为目前研究热点。

正常胃黏膜是缺少淋巴组织的,感染Hp之后,胃黏膜组织中有淋巴滤泡形成,进而MALT型淋巴样组织在胃内聚积[16-17],所以这种淋巴瘤是"获得性MALT",本病无特异的临床症状,内镜下显示胃黏膜充血或糜烂,少见有肿瘤增生样改变。组织病理学特点为:在包绕反应性非肿瘤性淋巴滤泡的边缘带中存在淋巴样瘤样组织浸润,并侵入胃腺,形成特征性的淋巴上皮损伤[18]。

胃MALT淋巴瘤的治疗:早期根除Hp胃MALT淋巴瘤可以缩小或消失,Wotherspoon等[19]应用抗生素根除Hp后使胃MALT淋巴瘤消退,为胃MALT淋巴瘤的致病机制的探讨及治疗的研究提供了可靠的依据。胃MALT淋巴瘤的预后是比较好的,然而对抗生素治疗的反应因MALT浸润黏膜的层次不同,其肿瘤消退率截然不同。对于侵入黏膜下层、肌层、浆膜层或远隔脏器转移者,对抗生素无反应,对存在t(11∶18)易位的患者预后亦差。但从原则而言,凡是Hp阳性的MALT淋巴瘤一律应该做根除治疗。

三、Hp感染的治疗

Hp发现至今已有25年了,25年来Hp感染处理中的临床问题是目前Hp研究领域中的重点课题,Hp感染治疗的研究一直是Hp研究领域中的热点,同时也是临床医生最感兴趣和最关注的问题。尽管热心于Hp研究的学者和专家在不断地努力寻找和探索Hp感染治疗新方法,但Hp感染的治疗仍然是一道难题。目前还存在一些争议性问题而导致Hp感染治疗中的困惑[20],确切而言,Hp感染治疗中的重要问题是:①谁该治疗(治疗适应证问题)?②如何治疗(治疗方案问题)?③如何避免或克服Hp耐药性问题?

欧洲幽门螺杆菌研究组(EHSG)分别于1997年和2000年在欧洲的马斯特里赫特(Maastricht)召开了Hp处理若干问题讨论会议,并且分别提出了Masstricht-1和Masstricht-2共识报告[21]及2005年的Masstricht-3[22]。我国Hp学组于1999年的海南和2003年的安徽桐城,以及2007年的庐山会议也提出了关于Hp感染处理若干问题的共识意见,即1999年海南共识和2003年桐城共识[23],以及2007年庐山共识[24]。关于Hp感染处理中的临床问题成为了当前临床医师最关注的问题,下面将分别对这些共识意见进行讨论。

1. 谁应该治疗(Hp感染治疗适应证) 关于Hp感染治疗的适应证,国内外都有自己的制定标准。我国的Hp科研协作组于1999年海南会议"Hp若干问题的共识意见"中,关于Hp感染治疗的适应证,按4个等级处理。

(1)必须治疗:①消化性溃疡病;②低度恶性MALT淋巴瘤;③早期胃癌术后。

(2)支持治疗:①胃炎伴明显异常者;②计划长期使用或正使用NSAIDs;③有胃癌家族史。

(3)不支持治疗:①预防胃癌为目的者;②无危险因素的个人希望治疗者。

(4)不明确:①功能性消化不良;②胃肠道外疾病。在2003年10月于安徽桐城我国Hp研究专家及学者就Hp感染若干问题的处理已达成新的共识。

2000年欧洲Hp研究协作组的Maastricht-2共识报告,提出Hp感染的治疗关键在于:①什么人应该治疗(Whototreat)?②如何治疗(Howtotreat)?关于治疗适应证按3个不同层次处理:①必须治疗;②建议治疗;③不能明确。

在Maastricht-2共识中,专家们强调Hp感染治疗的适应证

第三章 消化系统疾病

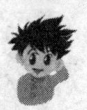

应该与推荐治疗的科学依据相结合,其科学依据分为5个等级,Ⅰ级科学依据充分,递增级别则表示依据减少。Maastricht-2共识强烈推荐以下Hp根除适应证:①消化性溃疡(Ⅰ级);②MALT淋巴瘤(Ⅱ级);③萎缩性胃炎(Ⅱ级);④胃癌术后(Ⅲ级);⑤胃癌患者一级亲属(Ⅲ级);⑥个人强烈希望治疗者(Ⅳ级)。在欧洲共识意见中还提出了相应的治疗指征:①功能性消化不良(FD);②胃食管反流病(GERD);③NSAID应用者。我国2003年安徽桐城召开的Hp感染处理若干问题的共识会议提出的Hp根除适应证与欧洲2000年Maastricht-2的共识意见基本相同。

欧洲Hp科研协作组于2005年3月17~18日在意大利佛罗伦萨举行了最新的共识会,制定了Maastricht-3(4),在这个共识会上对原来的适应证有了新的扩展,对不明原因的难治性缺铁性贫血及特发性血小板减少性紫癜作为推荐的适应证,并且对原来推荐的适应证GERD、FD、NSAIDs治疗者增加了推荐治疗的科学证据。

2007年庐山共识已将Hp阳性的不明原因缺铁性贫血、特发性血小板减少性紫癜(ITP)、其他Hp相关性胃病(如淋巴细胞性胃炎、胃增生性息肉、Ménétrier病)作为支持根除Hp的适应证。不明原因的缺铁性贫血、ITP已作为MasstrichtⅢ推荐的根除Hp适应证。随机对照研究证实根除Hp对淋巴细胞性胃炎、胃增生性息肉治疗有效,多项报道证实根除Hp对Ménétrier病治疗有效。鉴于这些疾病临床上少见,或缺乏其他有效的治疗方法,根除Hp治疗已显示有效,因此作为支持根除Hp的适应证。

2007年庐山共识将桐城共识中"部分功能性消化不良(FD)"修改为"慢性胃炎伴消化不良症状"。桐城共识推荐对部分FD根除Hp,但对"部分"未作界定。MaastrichtⅠⅡ已将MaastrichtⅡ中提出的FD作为Hp根除适应证修改为非溃疡性消化不良(non-ulcerdyspepsia,NUD),且后者证据级别为1a、推荐强度为A(均为最高级别)。由于 FD 诊断受病程限制(6 个月),而 NUD 则否,根除 Hp 对消化不良疗效的新荟萃分析中也用 NUD 替代 FD,在 H. pylori 阳性 FD 或 NUD 治疗策略中,根除 Hp 有相对高的费用-疗效比优势。鉴于国内对 NUD 的定义、慢性胃炎与 FD 的关系等问题存在一定争议,易造成误解,因此对"Hp 阳性的 NUD"(几乎均有慢性胃炎)用"慢性胃炎伴消化不良症状"来表述。

欧洲 Maastricht-3 共识意见对 GERD 患者作为 Hp 根除适应证增加了科学证据级别,对长期需要服 PPI 的 GERD 患者应该做 Hp 根除治疗。Maastricht-3 共识提出:①Hp 根除不会导致 GERD(A,1b);②Hp 根除在西方人群不会影响 PPI 治疗 GERD 的效果(A,1b);③在 GERD 患者中不推荐常规的 Hp 检测(B,2b);④对于长期应用 PPI 治疗的患者,应该考虑 Hp 检测(B,2b)。

庐山共识已将 GERD 从 Hp 根除适应证中删除,因为根除 Hp 并不是为了治疗 GERD,故将 GERD 列入根除 Hp 适应证中不符合逻辑。至于 Hp 感染与 GERD 之间的关系,在 MasstrichtIII 共识中提到 Hp 感染率与 GERD 之间存在某些负相关,其本质尚未明确,但根除 Hp 不会影响 GERD 患者应用质子泵抑制药(PPI)的治疗效果,对于需长期应用 PPI 维持治疗的 Hp 阳性 GERD 患者,应根除 Hp。

Hp 在 NSAID 相关性溃疡中的作用:协同菌、旁观者或是保护者? Hp 与 NSAID 在消化性溃疡病中是两个独立的危险因子,但对于它们之间的关系目前尚有争论。Hp 在 NSAID 相关性溃疡中到底起什么作用? 是协同作用还是保护作用,或是无关者。已有研究表明,NSAID 并不增加 Hp 感染对胃黏膜的损伤,反过来 Hp 感染也不增加 NSAID 对胃黏膜的损伤。而 Hp 有可能促进胃黏膜产生前列腺素,有助于胃溃疡的愈合。对非溃疡的 NSAID 服用者是否也要常规检测和根除 Hp 目前尚有争议。目

第三章 消化系统疾病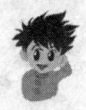

前基本认同的是 Hp 和 NSAID/阿司匹林是消化性溃疡发病的独立危险因子。

欧洲 Maastricht-3 对 NSAID 服用者的共识意见：①Hp 根除对长期服用 NSAID 患者预防溃疡有价值,但是不足以完全预防 NSAID 溃疡(A,1b);②首次使用 NSAID 的患者应当检测 Hp,Hp 根除可以预防消化性溃疡和/或消化道出血(B,1c);③长期服用阿司匹林的患者如果出血应该检测 Hp,如果阳性应当根除 Hp(A,1b)。

2. 如何治疗(Hp 治疗方案) 现在医学界认为一个理想的治疗方案应该包括:①Hp 根除率≥90%;②溃疡愈合迅速,症状消失快;③病人依从性好;④不产生耐药性;⑤疗程短,治疗简便;⑥价格便宜。实际上,任何一个治疗方案很难同时达到以上标准。现在几乎没有单一药物对根除 Hp 是有效的,也没有一个方案能使 Hp 的根除率达到 100%。

2003 年 10 月在安徽桐城召开的 Hp 感染处理中若干问题的共识意见中推荐的 Hp 根除的第一线方案是 PPI+两种抗生素及 RBC+两种抗生素,由于 H_2RA 三联的 Hp 根除率不如 PPI 三联,所以在新的共识意见中未推荐 H_2RA+两种抗生素。但可根据每个病人的具体情况不同而应用。而且 H_2RA 比 PPI 便宜。几年来的临床实践证明上述方案有效而且可行。然而,并不是不存在问题,我们研究发现,同样的治疗方案随着时间的推移,其 Hp 根除率越来越低,很难达到一个理想的 Hp 根除率。临床研究还表明初治者比复治者 Hp 根除率明显增高。这些说明了 Hp 治疗中最大的难题是 Hp 对抗生素的耐药性,因而导致的失败。近年来 Hp 对常用抗生素的耐药率逐年上升。

2007 年庐山共识[24]提出的 Hp 感染治疗原则是：

(1)PPI 三联 7d 疗法仍为首选(PPI+两种抗生素)。

(2)当甲硝唑耐药率≤40%时,首先考虑 PPI+M+C/A。

(3)当克拉霉素耐药率≤15%～20%时,首先考虑 PPI+C+A/M[2]。

(4)RBC 三联疗法(RBC+两种抗生素)仍可以作为一线治疗方案。

(5)为提高 Hp 根除率,避免继发耐药,可以将四联疗法作为一线治疗方案。

(6)由于 Hp 对甲硝唑和克拉霉素的耐药[24],而呋喃唑酮、四环素和喹诺酮类(如左氧氟沙星和莫西沙星)耐药率低、疗效相对较高,因而也可作为初次治疗方案的选择。

(7)在 Hp 根除治疗前至少 2 周,不得应用对 Hp 有抑制作用的药物 PPI、H_2 受体拮抗药(H_2RA)和铋剂,以免影响疗效。

(8)治疗方法和疗程:各方案均为 2 次/d,疗程 7d 或 10d(对于耐药严重的地区,可以考虑适当延长到 14d,但不要超过 14d)。服药方法:PPI 早晚饭前服用,抗生素饭后服用。

(9)在补救治疗中四联疗法(PPI+铋剂+两种抗生素)仍为首选。再次治疗应视初次治疗的情况而定,尽量避免重复初次治疗的抗生素。

3. 如何避免 Hp 耐药菌株的产生 如何避免耐药菌株的产生是今后治疗研究的重点之一。要避免 Hp 耐药株的产生,应注意以下几点:①选用正规、有效的治疗方案,严格掌握 Hp 根除适应证;②联合用药,避免使用单一抗生素根除 Hp,任何一种抗生素的单独应用都容易产生耐药性。抗生素与铋剂或 PPI 的联合应用不仅可以减少 Hp 耐药株的产生,而且可以提高 Hp 根除率;③首次治疗时,应给予一个有效的治疗方案,避免产生继发耐药;④胃肠病专家与基层医生密切合作,并加强基层医生对 Hp 治疗知识的普及与更新;⑤有条件的单位治疗前先做 MIC 试验,避免使用对 Hp 耐药的抗生素;⑥不断开发治疗 Hp 的新药,包括中西医的治疗;⑦对于连续治疗失败者建议间隔 3～6 个月之后再行 Hp 根

第三章 消化系统疾病

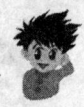

除治疗,因反复治疗后会使 Hp 球形变而对抗生素越来越不敏感;⑧甲硝唑与克拉霉素之间存在交叉耐药,如果 MIC 证实其中的一个耐药,则另一个可能产生交叉耐药,所以选择抗生素时应注意;⑨对多次治疗失败者,改用补救疗法或替代方案时,尽量避免使用咪唑类药物,可改用新的药物,如呋喃唑酮、左氧氟沙星等。总之对 Hp 感染的处理应该遵照 Hp 感染诊疗指南并结合病人具体情况进行治疗[25][注:PPI(质子泵抑制药);PBC(枸橼酸铋霉尼替丁);M(甲硝唑);C(克拉霉素);A(阿莫西林)]。

(胡伏莲)

参考文献

1. 胡伏莲. 重视幽门螺杆菌与上胃肠道疾病关系的研究. [J] 中华医学杂志 1998,78(7):483-484.

2. International agency for research on cancer. Schitosomes, live flukes and helicobacter pylori. IARC monographs on the evaluation on carcinogenic risks to humans. [J]Vol61, Lyon: IARC, 1994.

3. 沈祖尧,梁伟强. 幽门螺杆菌与胃炎 见胡伏莲,周殿元 主编《幽门螺杆菌感染的基础与临床》[M] 147-152,2002年1月,中国科学技术出版社.

4. Correa P. A human model of gastric carcinogenesis. [J] Cancer Res, 1988; 48:3554-3560

5. 郭飞,胡伏莲,贾博琦。幽门螺杆菌感染者胃黏膜癌前病变与c-met原癌基因蛋白表达的关系. [J]中华医学杂志 1998;78:488-9.

6. 郭飞,胡伏莲,贾博琦. 幽门螺杆菌毒素对胃黏膜细胞的c-met、c-myc基因表达的影响. [J]中华消化杂志,1999;19:137-138.

7. Parsonnet J. Helicobacter pylori and gastric ulcer. [J] Gastroenterol Clin North Am,1993;22:89.

8. Honda S,Fujioka T,Tokieda M,Satoh R, etal. Development of helicobacter pylori -inHpced gastric cancer in Mongolian gerbils. [J]Cancer Res 1998;58:4255-4259.

9. Mohammed AH, Wilkinson J, Hunt RH. Hpodenal ulcer recurrence after helicobacter pylori(Hp) eradication:a meta-analysis. [J]Gastroenterology 1994;106:A 142.

10. 胡伏莲,黄志烈,王菊梅,等。幽门螺杆菌的根除及其在十二指肠溃疡愈合和复发中的作用. [J]中华消化杂志 1996;16

(2):106-107.

11. Goodwin CS. Hpodenal ulcer, Campylobacter pylori, and the "leaking roof" concept. [J]Lancet, 1988, 2:1467-1469.

12. Levis S, Beardshall K, Haddad G, et al. Campylobacter pylori and odenal ulcers: the gastrin link. [J] Lancet, 1989, 1:1167-1168.

13. Wyatt JI, Rathbone BJ, Sobala GM, et al. Gastric epithelium in the Hpodenum: its association with Helicobacter pylori and inflammation. [J]J Clin Pathol, 1990,43:981-986.

14. 胡伏莲，贾博琦，谢鹏雁，等。用抗生素治疗合并幽门弯曲菌感染的难治性十二指肠溃疡病．[J]中华内科杂志 1988;27(4):205-207.

15. Isaacson P, Wright DH. Malignant lymphoma of mucosa-associated lymphoid tissue. A distinctive type of B-cell lymphoma. [J]Cancer 1983; 52:1410-1416.

16. Genta RM, Hamner HW, Graham DY. Gastric lymphoid ollicles in Helicobacter pylori infection: frequency, distribution and response to triple therapy. [J] Hum Pathol 1993,24:577-583.

17. Wotherspoon AC, Ortiz-Hidalgo C, Falzon MR, Isaacson PG. Helicobacter pylori-associated gastritis and primary B-cell gastric lymphoma. [J] Lancet 1991, 338:1175-1176.

18. Isaacson PG, Spencer J. Malignant lymphoma of mucosa associated lymphoid tissue. [J] Histopathology 1987, 11:445-462.

19. Wotherspoon AC, Doglioni C, Diss TC, Pan LX, Moschini A, de Boni M, Isaacson PG. Regression of primary low-grade B-cell gastric lymphoma of mucosa-associated lymphoid tis-

sue after eradication of Helicobacter pylori. [J] Lancet 1993, 342:575-577.

20. 胡伏莲. 幽门螺杆菌感染处理中的困惑与共识. [J]中国实用内科杂志. 2005;25(3):281-283.

21. Malfertheiner P, Megraud F, O'Morain C, Hungin AP, Jones R, Axon A, Graham DY, Tytgat G; European Helicobacter Pylori Study Group (EHPSG). Current co-ncepts in the management of Helicobacter pylori infection—the Maastricht 2-2000 Consensus Report. [J]Aliment Pharmacol Ther. 2002 Feb; 16(2):167-80.

22. Malfertheiner P, Megraud F, O'Morain C, Hungin AP. etal. Bazzoli F. El-omar E Graham DY, Rokks T Vakil N and Kuipers E. Current Concepts in the management of helicobacter pylori infection -The Maastricht 111 consensus Repot. [J]Gut Published online 14 Dec 2006; 101634.

23. 中华医学会消化病学分会. 对幽门螺杆菌若干问题的共识意见(2004，中国). [J]中华医学杂志. 2004,84(6):522-523.

24. 中华医学会消化病学分会幽门螺菌学组/幽门螺杆菌科研协作组. 第三次全国幽门螺杆菌若干问题共识报告(2007.10 庐山). [J]胃肠病学 2008;13(1):42-46.

25. 胡伏莲主编:《幽门螺杆菌感染诊疗指南》[M]2006 年 1 月. 人民卫生出版社.

第三章 消化系统疾病

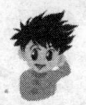

第二节 慢性便秘的诊断与治疗

普通人群的排便习性不一,虽然多数为 1~2 次/天或 1 次/1~2 天的成形便,但有时也可 3 次/d 或 1 次/3d,粪便稍干结或半成形。便秘通常是指粪便干结、排便用力、不尽感,以及便次减少等,由多种病因引起,包括消化系统本身的病因和累及消化系统的各系统疾病,还有一些药物的因素。

功能性便秘(FC)是一种功能性肠病,表现为特别困难的、不频繁或不完全的排便感,不符合 IBS(肠易激综合征)诊断标准。

罗马Ⅲ的功能性便秘诊断标准:(1)必须包括下列 2 个或 2 个以上症状:①至少有 25% 的排便感到费力;②至少 25% 的排便为块状便或硬便;③至少有 25% 的排便不尽感;④至少 25% 的排便有肛门直肠的阻塞感;⑤至少有 25% 的排便需要人工辅助(如指抠,盆底支持);⑥每周少于 3 次排便。(2)如果不使用泻药,松散便很少见到。(3)诊断 IBS 依据不充分。患者须在诊断前 6 个月出现症状,在最近的 3 个月满足诊断标准。

和胃肠动力障碍相关的便秘有 ogilvie 综合征(巨结肠病)、先天性巨结肠(HD)、慢传输型便秘(M/N 病变)、肛门括约肌失弛缓症(ANISMUS)等。慢性便秘的鉴别诊断中,应注意:①功能性便秘和盆底排便障碍;②功能性便秘和肠易激综合征;③先天性巨结肠和结肠假性梗阻。对便秘概念正确理解,有助于正确诊断和进一步合理处理。

随着饮食结构的改变、精神心理和社会因素的影响,流行病学的资料表明,我国对 60 岁以上老年人的调查显示,便秘发病率逐渐上升,慢性便秘高达 15%~20%。而北京地区慢性便秘的发病率为 6.07%,女性是男性的 4 倍以上,且精神因素是高危因子之

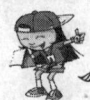

一。慢性便秘已经严重影响人们的生命质量。同时滥用泻药造成诸多的不良反应,增加和浪费医疗资源。

随着饮食结构的改变、精神心理和社会因素的影响,流行病学的资料表明,我国对60岁以上老年人的调查显示,便秘发病率逐渐上升,慢性便秘高达15%～20%。而北京地区慢性便秘的发病率为6.07%,女性是男性的4倍以上,且精神因素是高危因子之一。慢性便秘已经严重影响人们的生命质量。同时滥用泻药造成诸多的不良反应,增加和浪费医疗资源。

一、便秘的诊断

1. 便秘的严重程度 判断便秘的程度将决定处理的缓急和方法。通常,根据便秘症状的轻重及对生活的影响,分为轻、中、重三度。轻度指症状较轻,不影响生活,经一般处理能好转,无需用药或少用药。重度是指便秘症状持续,患者异常痛苦,严重影响生活,不能停药或治疗无效。中度则介于两者之间。所谓的难治性便秘常是重度便秘,可见于出口梗阻型便秘、结肠无力,以及重度便秘型肠易激综合征(IBS)等,患者常伴有焦虑甚至抑郁。

2. 便秘的类型 判断便秘的类型有助于合理的处理。根据不同的便秘病理生理基础,分为三型,即慢传输型便秘(low transit,STC)、出口梗阻型(outlet struetive Constipation,OOC),或称为排便障碍型,以及混合型。STC患者的排便次数减少,少出现便意感,粪质常坚硬,因而排便费力。OOC患者有三类表现:一是排便费力、费时、艰难;二是不易出现便意感,即便直肠内粪便不少;三是患者频有便意,但排便不尽感,常使患者感到不安。临床实践中,不少病例有重叠的情况或为混合型,因而临床征象常复杂,需仔细诊治。

3. 便秘的诊断方法 病史和查体可提供重要的信息,如便次、便意、排便困难或不畅,以及粪便性状、伴随的消化道症状、基

第三章 消化系统疾病

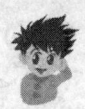

础疾病及药物因素等。慢性便秘常见的4种表现是：①便意少，便次也少；②排便艰难、费力；③排便不畅；④便秘伴有腹痛或腹部不适。以上几类既可见于STC，也可见于OOC，需仔细判别，可有助于指导治疗。应注意报警征象，如便血、腹块等，以及有无肿瘤家族史及社会心理因素。对怀疑有肛门直肠疾病的便秘患者，肛门直肠指检可帮助了解直肠内有无肿块、存粪、内痔，肛门括约肌的张力及提肛时的收缩和用力排便时有无矛盾性收缩。

(1)化验检查：强调粪检和隐血试验。必要时进行有关生化和代谢方面的检查。

(2)结肠镜或影像学检查：有助于确定有无器质性病因，如肿瘤、炎症和狭窄，包括直肠解剖形态学有无异常。对怀疑是先天性巨结肠(HD)的患者，全层病理的HE染色检查缺乏神经节细胞，胆碱酯酶活性增加。腹平片显示的肠腔扩张和气液平面，常提示肠道梗阻。

(3)特殊检查：常用的检查方法有：①胃肠传输试验。这是一种确定便秘类型的简易方法。要求患者停药2~3d后，服不透X线标志物20个，48h后拍摄腹片一张(正常时多数标志物已经抵达直肠或已经排出)，必要时72h再摄片一张。检查期间不宜用泻药。可测算腹片上标志物排出的情况，更重要的是未排出标志物的分布。这对判断有无STC很有帮助。有报道提出服用标志物5~6d后拍摄腹片，但实践表明，患者的依从性差，常自行服用泻药，因而难以评估检查结果。②肛门直肠压力和感觉检查。能帮助确定肛门直肠功能有无障碍及其在便秘中的作用，应对患者解释检查的过程，使其配合检查时的要领。直肠气囊注气后，出现直肠-肛门抑制反射，这对排除HD很重要。便意阈值和最大耐受量测定能帮助判断直肠感觉功能。③气囊排出试验。可反映肛门直肠对排出气囊的能力，是OOC的一种辅助诊断方法。但排出气囊和排出硬粪的意义尚不尽一致。

(4)难治性便秘的检查:可酌情选用:①用多种不透 X 线的标志物进行胃肠传输试验,进一步确定 STC,并作定位判断。②将带有微型传感器的导管插入右半结肠,进行压力监测。如缺乏特异的推进性收缩波(SPPW),结肠对睡醒和进餐缺乏反应,则有助于结肠无力的诊断。目前在美国一些中心已推用此项技术,帮助决定是否手术切除。③排粪造影能动态观察肛门和盆底在静息时、缩窄时、用力排便时的解剖和生物力学变化。④肛门超声内镜检查能显示肛门括约肌有无缺陷和解剖异常。⑤应用会阴神经潜伏期测定能显示有无神经传导异常。⑥肌电图检查能分辨有无盆底肌源性便秘的病因。⑦对伴有明显焦虑和抑郁的患者,应做心理测试。以上有关诊断检查能帮助确定便秘类型。

(5)三级诊断分流:对慢性便秘患者,需分析引起便秘的病因、诱因、便秘类型及严重程度,进行分层、分级的三级诊断分流。

①一级诊断分流。可适用于多数便秘患者,即根据病史、查体,必要时做肛门直肠指检,建议常规粪检和潜血试验,以决定采取经验性治疗或进一步检查,如患者有报警征象、怀疑有器质性病变,宜行进一步检查,如检查结果有器质性疾病,则行相应治疗。而经验性治疗的成功与否也进一步有助于判断便秘类型。

②二级诊断分流。对象主要是经以上检查未发现器质性疾病及接受经验治疗无效的患者,可安排胃肠传输试验,必要时肛门直肠测压,确定便秘类型后进一步治疗。

③三级诊断分流。对象是那些对二级诊断分流无效的患者,应作重新评估,注意有无特殊原因引起的便秘,尤其是和便秘密切相关的结肠或肛门直肠结构异常,有无精神心理问题,有无不合理的治疗,是否已经改变不合理的生活方式等,进一步的定性和定位诊断应酌情选择以上提到的难治性便秘的特殊检查。有时需要多学科的会诊。

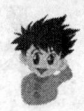

二、便秘的治疗

1. 治疗原则 一般治疗慢性便秘患者需接受综合治疗,帮助患者恢复排便生理。需动员患者的积极因素,重视一般治疗,加强对排便生理和肠道管理的教育,采取合理的饮食习惯,如增加膳食纤维含量,增加饮水量以加强对结肠的刺激,并养成良好的排便习惯,避免用力排便,应适当增加体力活动。以上措施对维持肠道正常的排便生理极为重要,不可忽视。以上对多数轻度或短时出现的便秘患者均行之有效。也是中、重度便秘患者治疗成功的前提。

2. 通便药的选用 选用通便药时,应注意药效、安全性及药物的依赖作用。主张选用膨松药和渗透性通便药。这些药物以不同的方式和机制,增加粪便容积,软化粪便,达到刺激肠道蠕动和促进排便的作用,对治疗慢传输型便秘,尤其是因为肠内容物刺激力度偏低引起的慢传输便秘患者疗效称佳,但实现疗效的前提是需增加水分摄取量。必要时可加用肠道促动力药,后者尤其对合并肠道动力减低的便秘患者有帮助。应避免长期应用或滥用刺激性泻药。一方面由于耐药性问题,另一方面还应慎重药物的毒不良反应。多种中成药具有通便作用,近来国内对服用六味安消 2 周治疗功能性便秘的多中心临床观察已显示了其疗效。需注意药物成分,以及长期用药可能带来的不良反应。通便药物的种类、举例和作用见表 46。

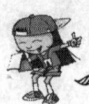

表46 治疗便秘的药物

药物分类	举例	作用
膨胀性泻药	欧车前、麦胶、魔芋	强吸水性,增强容积、松软粪便,加强刺激
渗透性泻药	聚乙二醇4000、乳果糖	增加容积,松软粪便,加强刺激
盐类泻药	硫酸镁	高渗盐吸收水分,增加容积,松软粪便
润滑药	液状石蜡、麻仁润肠丸	润滑和松软粪便
刺激性泻药	番泻叶、鼠李、酚酞、蓖麻油	刺激肠道动力和分泌
软化药	开塞露	松软粪便,刺激排便
肠促动力药	西沙必利	刺激肠神经丛的$5HT_4$受体,促进蠕动
肠动力感觉调节药	替加色罗	选择性$5HT_4$受体激动药促进蠕动和减缓疼痛
益生菌制剂	培菲康、乳酸菌素	纠正肠内异常菌群
中药	六味安消、芦荟	

3. 几种特殊便秘的治疗

(1)粪便嵌塞:需清洁灌肠甚至需要手法帮助抠出粪便,清理存粪。应用膨松药或渗透性药,或短期联合刺激性泻药。注意避免再次发生粪便嵌塞。

(2)与排便感觉功能相关的排便障碍:对排便阈值增高的便秘患者,肛门直肠局部用药,如开塞露有软化粪便和刺激排便的作用,但可能会出现对药物的依赖性。联合应用通便药可以加强对直肠壁的刺激,对治疗有用。同时,需加强对排便的教育,定期在晨起或餐后排便,使其符合结肠的排便动力生理,应重视对排便反射的重建和调整对便意感知的训练。而对排便阈值降低、频有便

第三章 消化系统疾病

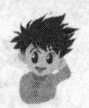

意感或伴有排便不畅的患者,建议患者逐渐"淡化"便意感,这些患者往往紧张、焦虑,必要时加用抗焦虑甚至抗抑郁药物,可达到减轻症状和提高生命质量的目的。

(3)与盆底肌矛盾性收缩有关的排便障碍:用力排便时出现肛门括约肌矛盾性收缩者,可采取生物反馈治疗,使排便时腹肌、盆底肌群活动协调。

(4)内痔合并的便秘:由于两者可能互为因果,因而治疗内痔对合并的便秘,以及治疗便秘对合并的内痔均有帮助。在选用复方角菜酯酸的纳肛治疗,已显示对内痔合并的便秘具有双重的作用。

(5)伴心理障碍的便秘:部分便秘患者伴有焦虑和抑郁,使便秘症状加重,少数患者甚至严重影响生命质量。对这些患者需考虑治疗便秘的各方面的环节,使其恢复和符合排便生理。同时配合认知疗法,必要时应用抗焦虑抑郁药物治疗。慢性便秘的手术治疗需严格考虑指征,经过强化的非手术治疗后仍无疗效的患者可考虑手术治疗,但需对手术疗效有所预测。

(柯美云 尚文璠)

第三节 急性化脓性胆管炎的内镜治疗现状

急性化脓性胆管炎(acute suppurative cholangitis, ASC)是指各种原因导致胆管急性梗阻后，胆管内压力升高和细菌感染引起的急性化脓性炎症。临床表现为右上腹部疼痛、发热、黄疸，严重者可以出现肝损害、感染性休克、败血症、肝肾综合征、呼吸衰竭等多器官系统衰竭等。本病起病急，发展快，病死率高。近年来，随着内镜技术的不断发展，该病的病死率明显下降。

一、原因及发病机制

1. 胆道梗阻 胆道梗阻导致胆汁排泄不畅是引起化脓性胆管炎的最根本原因。而引起胆道梗阻的原因有多种，其中胆系结石是最常见的原因。胆系结石包括肝内胆管结石、胆囊结石及肝外胆管结石，不论胆系结石的位置如何，都可能引起胆道梗阻。当胆总管内并无结石而仅为胆汁淤滞时，胆汁淤滞所引起的胆总管间歇性痉挛也可导致胆道梗阻。另外，胆系、肝脏、壶腹周围、胰头的恶性肿瘤压迫也是引起胆道梗阻的一个比较常见的原因。胆管手术后引起的良性狭窄、硬化性胆管炎、胆道蛔虫病引起胆道梗阻也并不少见。国外曾有报道，胰十二指肠动脉破入胆总管引起致命性，应属十分罕见。胆道梗阻后胆管扩张，胆管内压力增高，黏膜充血水肿，甚至形成溃疡。胆管内高压也可以造成肝内毛细胆管的肝细胞屏障破坏，胆管内的脓性物质直接进入肝血流，进一步引起高胆红素血症、内毒素血症、败血症及感染性休克。

2. 细菌感染 胆管梗阻后，细菌由胆道逆行感染。细菌的主要种类为革兰阴性细菌，其中以大肠埃希菌最常见，其他如变形杆菌、铜绿假单胞菌等。Chan等研究了1 045例患者的血培养或胆汁培养结果,其中 30 例(2.9%)患者发现了产气单胞菌属感染。另外,厌氧菌感染也较常见,当有厌氧菌与需氧菌混合感染时,可能会加重临床症状。

3. 胆管损伤及缺血 随着内镜下胆管手术的开展及外科手术在胆胰疾病中的应用,由手术造成的胆管损伤增加。损伤的胆管上皮降低了对胆管黏膜的抵抗力,容易出现细菌的感染。Chan 等对经血或胆汁培养阳性而确诊的 1045 例化脓性胆管炎进行了调查,发现这些患者 83% 有胆道探查史。另外,肝移植术后及肝动脉栓塞化疗术后容易并发化脓性胆管炎,可能与手术造成胆管、肝缺血有关。

4. 其他 如 HIV 患者因为免疫缺陷,容易出现胆管的感染,而且通常是混合的多种细菌的感染,预后不良。有报道胆管先天的发育异常、十二指肠乳头旁憩室可因为胆汁的排泄不畅,继而诱发化脓性胆管炎。

二、临床表现

化脓性胆管炎临床上主要表现为腹痛、寒战发热、皮肤及黏膜的黄染,严重者可出现腹膜炎、肝损害、感染性休克、败血症、肝肾综合征、呼吸衰竭等多器官系统衰竭等。疼痛多为突然发生的剑突下或右上腹剧烈疼痛,呈持续性,可阵发性加重,疼痛性质可为绞痛或胀痛。发热前常有寒战,继之体温升高,常超过 39℃,部分患者达到 40℃~41℃ 或体温不升。黄疸来源于胆管的梗阻及肝细胞的急性损害,随胆道梗阻部位及病程长短可不同,但黄疸的深浅与病情的严重性可不一致,肝外胆管的梗阻、病史长的患者,多有明显的黄疸;而肝内由一侧胆管阻塞引起的急性化脓性肝胆管炎,则可能不出现黄疸或黄疸较轻。重症患者可出现休克,意识障碍、昏睡乃至昏迷等中枢神经系统抑制表现,或继发多器官功能衰竭。

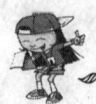

三、内镜治疗

化脓性胆管炎的治疗包括内科药物治疗、经皮经肝胆道引流(PTCD)、内镜治疗和外科治疗。内科治疗包括临床监护、营养支持、抗感染等治疗,是化脓性胆管炎治疗的基础措施。PTCD可在B超引导下行胆管穿刺置管引流,一项T管引流及PTCD对急性梗阻性化脓性胆管炎的疗效比较提示,T管引流明显好于PTCD。目前PTCD通常应用在患者不能接受手术和内镜治疗的患者。外科手术治疗曾经是解除胆道梗阻的首选方法,包括开腹手术、T管引流及腹腔镜手术等。但外科手术因创伤大、并发症较多等因素的影响,其应用目前受到了一定程度的限制。而且随着内镜下治疗技术的不断发展,在急性化脓性胆管炎早期的治疗中手术的应用逐渐减少。但在某些病例,如肿瘤引起的梗阻,待患者病情稳定后仍需外科手术进一步治疗。

以前化脓性胆管炎的内镜治疗被列为禁忌证,随着内镜治疗技术的进步和广大医务工作者的大量临床实践证明,内镜不仅是治疗化脓性胆管炎的有效措施,而且是重症化脓性胆管炎抢救措施之一。内镜下治疗具有了快速、可靠、创伤小等优点,可以有效地提高治愈率,降低病死率,因此已成为治疗化脓性胆管炎的首选方法。不仅如此,内镜也是诊断胆道疾病的有效方法。内镜操作对机体的影响较少,只要患者生命体征基本稳定,无严重的心肺功能不全,能够耐受内镜操作就可以进行。但对于有胃镜操作禁忌者、毕二式胃大部切除术后的患者不宜内镜治疗。内镜治疗化脓性胆管炎的方法包括内镜下乳头括约肌切开术、经内镜支架或鼻胆管引流术、内镜联合腹腔镜和/或胆道镜治疗。

1. 内镜下乳头括约肌切开术(EST) 胆总管结石并发化脓性胆管炎的患者,在患者条件允许的情况下,内镜下逆行造影明确结石梗阻部位后进行,如果是结石嵌顿在壶腹部可以用针式切开刀进行乳头切开排石、排脓。其他结石患者可以通过普通切开刀行快速、有效地解除梗阻，视患者全身情况和局部化脓情况，考虑同时进行取石或引流后择期取石治疗。

2. 胆道支架或鼻胆管引流 对急诊取石困难者或由肿瘤所致的胆管狭窄可以先放置支架或鼻胆管引流(ENBD)。关于放置支架引流或鼻胆管引流2种治疗方法的选择，Lee等将79例由胆管结石引起的患者随机分为2组，在成功胆管插管后，分别接受支架置入或鼻胆管引流，结论显示2种治疗方法在有效性方面差异无显著性。但支架置入术后患者不适症状较少，而且避免了患者不慎将鼻胆管拔出的问题。我们的经验是如果合并胆源性胰腺炎，因为患者肠麻痹，容易发生肠液逆流入胆管，建议行鼻胆管引流更安全。关于引流患者是否需要行乳头括约肌切开，Hui等研究发现行乳头括约肌切开术后进行支架或鼻胆管引流，治疗有效性无显著性增加，因此无须行乳头括约肌切开。但我们发现对于单孔型乳头开口(此种乳头开口小)，插入鼻胆管或内支架容易堵塞胰管开口，增加术后胰腺炎的发生率，所以建议在此情况下行EST后引流。

3. B超引导下经内镜鼻胆管引流或支架置放 通常内镜下鼻胆管引流或支架置放是在X线监视下进行操作，患者通常需要到介入室进行手术，常造成患者的困难，且重症患者运送途中可能出现病情变化，给治疗带来困难。目前有人提出B超引导下的经内镜鼻胆管引流或支架置放，初步的研究提示操作成功率高，基本可行，而且在床旁即可完成。减少了X线对患者及操作者的损伤。但胆道感染尤其合并胰腺炎时，肠道排空差，肠内积气多，B超显示有困难。因为此治疗方法刚刚起步，需要以后随即临床对照研究的综合评价。

4. 内镜联合PTC胆道引流 对于胆总管梗阻性疾病尤其是胆管癌者，如果内镜下置入导丝不能通过梗阻部位，可以联合

PTCD。即在 PTC 穿刺成功后,顺胆道置入导丝通过梗阻部位,导丝达乳头部后,用活检钳等将导丝从内镜活检孔拉出,再按内镜下操作置入支架或鼻胆管。这样增加了置管的成功率,尤其对胆道变性成角明显者。

5. 内镜联合腹腔镜和/或胆道镜治疗 化脓性胆管炎经内镜治疗,大约50%的患者通常可一次性清除胆道梗阻。50%的患者还需要进行后续的治疗。后续治疗通常是待全身情况缓解,胆管炎症状控制后进行。先经 ENBD 导管行胆道造影,明确胆道情况后根据造影结果选择以下治疗方法:

(1)胆总管内结石数量较少,体积较小者,首选经十二指肠镜取石,取石前常规行 EST 术,取石成功后若伴有胆囊结石且可耐受手术,则可行腹腔镜胆囊切除术(LC)。无法耐受 LC 者则暂时出院,依靠服药维持。

(2)胆管内结石较小、较多或解剖异常(憩室内憩室旁乳头)无法经十二指肠镜取石或取石失败,但 ENBD 成功,患者可耐受手术,则行三镜联合胆总管探查术。

(3)不能耐受手术且结石不易经内镜取出者,行经内镜胆肠内引流术(ERBD),解除胆道梗阻,缓解症状。

(4)对于引起胆道梗阻的疾病为肿瘤等需要手术者,如患者情况允许可行手术治疗,如病情不宜手术者,可置入支架引流。

(5)对于胆道结石大,患者情况许可,而内镜下碎石不成功者,可以使用胆道镜液电碎石后取石。如果碎石仍然困难,可行三镜联合或外科开腹治疗或置入内引流管。

(6)合并肝内胆管结石者,可在腹腔镜下切开胆总管,用胆道镜行胆道探查术及取石术[21]。结石局限而取石困难者,可考虑肝叶切除。

第三章 消化系统疾病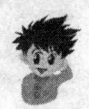

四、内镜治疗并发症

内镜治疗并发症发生率大约 5%，死亡率约 1%，主要并发症有出血、胃肠穿孔、胰腺炎、胆管炎及肝脓肿等。

乳头括约肌切开可能并发出血，出血与患者基础疾病尤其是肝功能状态、乳头切开的方向，以及采用的切开电流有关。术前使用维生素 K、顺乳头方向切开、使用混合电流可能减少出血的机会。如果出血，可以使用注射肾上腺素液、氩气、止血夹等措施行内镜下止血。

术后胰腺炎的并发症多由于导丝或导管反复进入胰管、造影剂注射压力过大、乳头切开时电凝过高致乳头水肿等有关。有报道术后使用生长抑素等有一定的预防作用。

术后胆道感染主要与无菌观念不强、造影时压力大及显影过度有关。胃肠穿孔多见于毕二式的患者，故毕二式胃术后是 ERCP 的相对禁忌。其他并发症如贲门黏膜撕裂、网蓝套石后结石嵌顿等相对较少，对机体的影响较小。

（吕农华）

参考文献

1. Pereira-Lima JC, Jakobs R, da Silva CP, Coral GP, Da Silveirea LL, Rynkowski CB, Riemann JF. Endoscopic removal of Ascaris lumbricoides from the biliary tract as emergency treatment for acute suppurative cholangitis. [J]Z Gastroenterol. 2001 Sep;39(9):793-796.

2. Kurisu A, Matsuki M, Kawachi Y, Taki K. Rupture of a pancreaticoduodenal artery aneurysm into the common bile duct resulting in fatal suppurative cholangitis: report of a case. [J] Surg Today. 2005;35(1):94-96.

3. Chan FK, Ching JY, Ling TK, Chung SC, Sung JJ. Aeromonas infection in acute suppurative cholangitis: review of 30 cases. [J] J Infect. 2000 Jan;40(1):69-73.

4. Vaishnavi C, Singh S, Kochhar R, Bhasin D, Singh G, Singh K. Prevalence of Salmonella enterica serovar typhi in bile and stool of patients with biliary diseases and those requiring biliary drainage for other purposes. [J] Jpn J Infect Dis. 2005 Dec;58(6):363-365.

5. Mencacci A, Cenci E, Mazzolla R, Farinelli S, D'Alo F, Vitali M, Bistoni F. Aeromonas veronii biovar veronii septicaemia and acute suppurative cholangitis in a patient with hepatitis. [J] B. J Med Microbiol. 2003 Aug;52(Pt 8):727-730.

6. Greiter-Wilke A, Scanziani E, Soldati S, McDonough SP, McDonough PL, Center SA, Rishniw M, Simpson KW. Association of Helicobacter with cholangiohepatitis in cats. [J] J Vet Intern Med. 2006 Jul-Aug;20(4):822-7.

7. 10: Gridelli B, Panarello G, Salvatore G, Marcos A, Grossi P. Infections after living-donor liver transplantation. [J]

Surg Infect (Larchmt). 2006;7 Suppl 2:S105-S108.

8. Hasegawa K, Kubota K, Aoki T, Hirai I, Miyazawa M, Ohtomo K, Makuuchi M. Ischemic cholangitis caused by transcatheter hepatic arterial chemoembolization 10 months after resection of the extrahepatic bile duct. [J]Cardiovasc Intervent Radiol. 2000 Jul-Aug;23(4):304-306.

9. Alvarez OA, Vanegas F, Maze GL, Gross GW, Lee M. Polymicrobial cholangitis and liver abscess in a patient with the acquired immunodeficiency syndrome. [J] South Med J. 2000 Feb;93(2):232-234.

10. Martins PN, Benckert C, Vetzke-Schlieker W, Pratschke J, Tullius SG, Neuhaus P. Intraduodenal diverticulum associated with a double common bile duct causing recurrent pancreatitis and cholangitis: report of a case. [J] Surg Today. 2007;37 (4):320-324.

11. Christoforidis E, Mantzoros I, Goulimaris I, Kanellos I, Tsorlini H, Vakalis I, Betsis D. Endoscopic management strategies in relation to the severity of acute cholangitis. [J]Surg Laparosc Endosc Percutan Tech. 2006 Oct;16(5):325-329.

12. 方驰华,曾会元. 急性梗阻性化脓性胆管炎 T 管和 PTCD 引流疗效研究. [J]当代医师杂志,1996;1(5):18-1912.

13. Lillemoe KD. Surgical treatment of biliary tract infections. Am Surg. [J] 2000 Feb;66(2):138-144.

14. Zargar SA, Javid G, Khan BA, Yattoo GN, Shah AH, Gulzar GM, Singh J, Rehman BU, ud-din Z. Endoscopic sphincterotomy in the management of bile duct stones in children. [J] Am J Gastroenterol. 2003 Mar;98(3):586-589.

15. Lee DW, Chan AC, Lam YH, Ng EK, Lau JY, Law

BK, Lai CW, Sung JJ, Chung SC. Biliary decompression by nasobiliary catheter or biliary stent in acute suppurative cholangitis: a prospective randomized trial. Gastrointest Endosc. [J]2002 Sep;56(3):361-365.

16. Hui CK, Lai KC, Yuen MF, Ng M, Chan CK, Hu W, Wong WM, Lai CL, Wong BC. Does the addition of endoscopic sphincterotomy to stent insertion improve drainage of the bile duct in acute suppurative cholangitis? [J] Gastrointest Endosc. 2003 Oct;58(4):500-504.

17. 杜国平,王鹏,肖丽达,吴清华,黄文昭,王敏. B超引导下急性化脓性胆管炎的内镜治疗. [J]中国内镜杂志,2005,11(9):956-959.

18. Cotton P, William C. Practical Gastrointestinal Endoscopy. Fourth Edition. [J] Blackwell Science, 1996,139-166.

19. Schwesinger WH, Sirinek KR, Strodel WE 3rd. Laparoscopic cholecystectomy for biliary tract emergencies: state of the art. [J]World J Surg. 1999 Apr;23(4):334-342.

20. Lo Menzo E, Schnall R, Von Rueden D. Lithotripsy in the laparoscopic era. [J] JSLS. 2005 Jul-Sep;9(3):358-361.

21. Chen C, Huang M, Yang J, Yang C, Yeh Y, Wu H, Chou D, Yueh S, Nien C. Reappraisal of percutaneous transhepatic cholangioscopic lithotomy for primary hepatolithiasis. [J] Surg Endosc. 2005 Apr;19(4):505-509.

22. Guitron-Cantu A, Adalid-Martinez R, Gutierrez-Bermudez JA. Endoscopic sphincterotomy as an out-patient procedure: is it safe? [J] Rev Gastroenterol Mex. 2003 Jul-Sep;68(3):178-184.

23. Elta GH, Barnett JL, Wille RT, Brown KA, Chey WD,

Scheiman JM. Pure cut electrocautery current for sphincterotomy causes less post-procedure pancreatitis than blended current. [J]Gastrointest Endosc. 1998 Feb;47(2):149-153.

24. Lella F, Bagnolo F, Rebuffat C, Scalambra M, Bonassi U, Colombo E. Use of the laparoscopic-endoscopic approach, the so-called "rendezvous" technique, in cholecystocholedocholithiasis: a valid method in cases with patient-related risk factors for post-ERCP pancreatitis. [J] Surg Endosc. 2006 Mar;20(3): 419-423.

25. Cheng CL, Sherman S, Watkins JL, Barnett J, Freeman M, Geenen J, Ryan M, Parker H, Frakes JT, Fogel EL, Silverman WB, Dua KS, Aliperti G, Yakshe P, Uzer M, Jones W, Goff J, Lazzell-Pannell L, Rashdan A, Temkit M, Lehman GA. Risk factors for post-ERCP pancreatitis: a prospective multicenter study. [J]Am J Gastroenterol. 2006 Jan;101(1):139-147.

26. Li ZS, Pan X, Zhang WJ, Gong B, Zhi FC, Guo XG, Li PM, Fan ZN, Sun WS, Shen YZ, Ma SR, Xie WF, Chen MH, Li YQ. Effect of octreotide administration in the prophylaxis of post-ERCP pancreatitis and hyperamylasemia: A multicenter, placebo-controlled, randomized clinical trial. [J]Am J Gastroenterol. 2007 Jan;102(1):46-51.

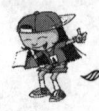

第四节 重症胰腺炎内科综合治疗

急性胰腺炎是指胰腺及其周围组织被胰腺分泌的消化酶自身消化的急性化学性炎症,伴或不伴有其他器官功能改变的疾病。根据急性胰腺炎的临床病情的严重程度,可分为轻型和重型。重症急性胰腺炎(SAP)占急性胰腺炎的20%~30%,病情凶险,发展迅速,并发症多,死亡率高,为5%~10%。

一、术语和定义

根据国际急性胰腺炎专题研讨会制定的急性胰腺炎分类系统(1992年,美国亚特兰大)和世界胃肠病大会颁布的急性胰腺炎处理指南(2002年,泰国曼谷),结合我国具体情况,2003年中华医学会消化分会(胰腺病学组)规定有关急性胰腺炎术语和定义(讨论稿)如下:

1. 临床术语

(1)急性胰腺炎(acute pancreatitis,AP):临床表现为急性、持续性腹痛(偶无腹痛),血清淀粉酶活性增高≥正常值上限3倍,影像学提示胰腺有/无形态改变,排除其他疾病者。可有(无)其他器官功能障碍。少数病例血清淀粉酶活性正常或轻度增高。

(2)轻症急性胰腺炎(mild acute pancreatitis,MAP):具备急性胰腺炎的临床表现和生化改变,而无器官功能障碍,或局部并发症,对液体补充治疗反应良好。Ranson评分<3,或APACHE-Ⅱ评分<8,或CT分级为A、B、C。

(3)重症急性胰腺炎(severe acute pancreatitis,SAP):具备急性胰腺炎的临床表现和生化改变,且具有下列之一者:局部并发症(胰腺坏死,假性囊肿,胰腺脓肿);器官衰竭;Ranson评分≥3;A-

PACHE-Ⅱ评分≥8;分级为D、E。

(4)其他

①对临床上SAP患者中极其凶险者冠名为:早发性重症急性胰腺炎(early severe acute pancreatitis,ESAP)。其定义为:SAP患者发病后72h内出现一个或多个脏器功能不全:肾衰竭(血清$Cr>2.0mg/dL$)、呼吸衰竭力($PaO_2≤60mmHg$)、休克(收缩压≤80mmHg,持续15min)、凝血功能障碍[$PT<70\%$、和/或$APTT>45s$、败血症($T>38.5℃$、$WBC>16.0×109/L$、$BE≤4mmol/L$,持续48h,血/或抽取物细菌培养阳性);全身炎症反应综合征(SIRS)($T>38.5℃$、$WBC>12.0×109/L$、$BE≤2.5mmol/L$,持续48h,血/或抽取物细菌培养阴性];ESAP胰腺坏死感染、念珠菌感染,胰腺坏死>50%及年龄>70岁是预后不良的指标。

②临床上不使用病理性诊断名词"急性水肿性胰腺炎"或"急性坏死性胰腺炎",除非有病理检查结果。临床上废弃"急性出血坏死性胰腺炎"、"急性出血性胰腺炎"、"急性胰腺蜂窝织炎"等名称。

③临床上急性胰腺炎诊断应包括病因诊断、分级诊断、并发症诊断,如急性胰腺炎(胆源性、重型、ARDS),急性胰腺炎(胆源性、轻型)。

④急性胰腺炎临床分级诊断:如仅临床用,可应用Ranson's标准或CT分级;临床科研用,须同时满足APACHE-Ⅱ积分和CT分级。

2. 其他术语

(1)急性液体积聚(acute fluid collection):发生于病程早期,胰腺内或胰腺远隔间隙液体积聚,并缺乏完整包膜。

(2)胰腺坏死(pancreatic necrosis):增强CT检查提示无生命力的胰腺组织或上皮性包膜包裹的液体积聚,内含胰腺分泌物、肉芽组织、纤维组织等,多发生于急性胰腺炎起病4周以后。

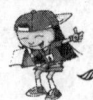

(3)胰腺脓肿(pancreatic abscess):胰腺内或胰内的脓液积聚,外周为纤维囊壁。

二、SAP内科综合治疗

国内外实验及临床研究资料表明,SAP的病理生理学变化一般均经历了早期的血管活性物质中毒期和后期的感染并发症期,这也是SAP的两个高峰死亡期。在SAP早期,各种病因引起的胰腺泡内多种酶原的被激活是启动因素,它会造成细胞自身溶解和消化,并使附近的胰小管遭到破坏,当这种侵害引起机体进一步炎症反应时,会刺激体内各种炎症细胞不断释放各种细胞因子,形成对体内的第二次打击,并使机体免疫应答失控,导致一系列连锁反应,产生了全身炎症反应综合征(systemic inflammative reactionsyndrome,SIRS),这不仅使胰腺进一步坏死和出血,还会导致休克、成人呼吸窘迫综合征(ARDS)和多器官功能障碍综合征(multiple organ dysfunction syndrome,MODS)等。此时应尽量采取非手术治疗,其措施包括加强监护、液体复苏、抑制胰腺分泌、营养支持、预防性抗生素和选择性肠道去污等。

Mier等进行了一项前瞻性随机对照试验研究发现,如果在SAP的早期(48~72h),行坏死胰腺组织切除术,其死亡率为56%;如先采用非手术治疗,后期(12d后)发现继发性感染后再手术切除感染的坏死组织,其死亡率下降至27%。他们在总结这一经验时指出,治疗SAP的现代合理方法是早期的强化非手术治疗和后期的手术切除感染坏死组织。国内有学者提出,保持完整的胰腺被膜在保守治疗早期SAP中可取得良好的疗效,认为SAP不宜早期手术,早期手术非但不能阻止病情恶化,还会因手术创伤而加重病情,使多数患者不能渡过休克期。

我科1999年6月至2001年3月抢救30例SAP患者,28例治愈,2例死亡,死亡率为6.7%。死亡原因主要为ARDS、急性肾衰、循环衰竭和胰腺脑病。我们强调 SAP 的内科综合治疗，严格把握外科手术适应证。降低 SAP 病死率的关键是减少并发症的发生率和提高并发症的治愈率，应高度重视发病 24～48h 重要脏器功能障碍的征兆，早期即予纠正。内科治疗着重以下几个方面：

1. 监护 严密监测患者的生命体征与尿量，认真检查腹部，了解有无肌紧张、压痛和反跳痛，肠鸣音变化，有无腹水及腹部肿块，每日查血、尿、便常规，血淀粉酶，肝肾功能，血清电解质及血气、血糖等，定时查腹部、胸部平片，B超及腹部CT。

2. 抗休克及纠正水电解质失衡 患者入院后立即行中心静脉压测定，积极补充液体及电解质，有休克者应给予白蛋白、新鲜血浆、鲜血，保证循环稳定。经补充容量若循环衰竭无好转或出现心力衰竭，可加用升压药或强心剂。

3. 在急性反应期 要早期足量使用抑制胰腺分泌的药物，让胰腺得到充分休息。常用的药物有生长抑素类药物，如奥曲肽（善宁）或生长抑素（思他宁）；质子泵抑制药（PPI），如奥美拉唑；H_2 受体拮抗药如法莫替丁、雷尼替丁。持续足量的善宁 25～50μg/h，思他宁 250μg/h。静脉滴注疗效优于皮下注射疗效，应持续维持 7～10 天。近有报道结肠灌洗联合善宁治疗 SAP 能降低血浆内毒素血症及肠道细菌易位，减少对肝损伤。

4. 成人呼吸窘迫综合征（ARDS）、急性肺损伤处理 早期及时足量使用激素。ARDS 是感染、损伤等引起的过度全身炎症反应综合征（SIRS）在肺部的表现。即通过炎症递质、细胞因子介导的全身炎症反应，由自身免疫导致肺血管床和肺泡损伤的结果，常为多器官功能障碍综合征（MODS）的组成部分。因此，ARDS 并非是一种孤立的疾病，常存在着 SIRS-MODS 的动态病理生理过程。SAP 患者呼吸并发症的发生率较高。我们的经验是，当患者呼吸困难，有明显的低氧血症，存在急性肺损伤时，要早期足量地使用激素。可用甲泼尼龙 160～320mg/天，重者连续 3～5 天，轻者1~2天,并用面罩高流量吸氧,取得了良好的疗效。

5. 预防性使用抗生素 早期使用有效的、能通过血-胰屏障的抗生素防止细菌感染。SAP发病后,肠道内或胆道系统的细菌因肠黏膜屏障损害而发生移位,通过淋巴管或直接扩散到胰腺,使已经坏死的组织发生继发性感染,包括坏死组织感染、胰腺脓肿和胰腺假性囊肿感染等。继发性感染在发病后1周左右就可发生,2~3周时达到高峰,可持续至4周左右。SAP有30%~40%发生继发性感染。发生感染后,其并发症和死亡率就会明显升高。近年国外文献报道,死亡的SAP患者中,80%以上归咎于感染。因此,预防性抗生素是肠道外给药,只有它穿透到胰腺组织内,才能发挥抑菌或杀菌作用。Bassi等研究了氨基糖苷类、倍氟沙星、亚胺培南、美洛西林和甲硝唑等药物的穿透胰腺的能力。在肠道外给药后,通过切除的坏死胰腺取样或CT引导下穿刺取样进行抗菌药物浓度测定,结果发现倍氟沙星和甲硝唑在胰腺内有较高浓度,而氨基糖苷类达不到此种要求。环丙沙星和氧氟沙星均可穿透胰腺组织,有较高的对抗革兰阴性细菌的效力,对革兰阳性细菌也有一定的效用,但对厌氧菌的效用还不明确。甲硝唑具有良好的穿透胰腺组织的能力。尽管有关预防性应用抗生素降低SAP感染率和死亡率有争论,大多数随机对照临床试验支持预防性应用降低胰腺坏死的感染率,抗生素多选择经静脉应用喹诺酮类联合甲硝唑或单用亚胺培南,治疗时间以7~10日为宜。若没有明确的细菌培养阳性结果,抗生素使用不应超过14d。一旦出现细菌培养阳性,需立即根据药敏结果换用敏感抗生素。

同时要注意早期预防、早期诊断和早期治疗并发的真菌感染,对使用广谱抗生素时间较长的患者予以氟康唑或伊曲康唑。

6. 胆源性胰腺炎 首先需监测有无胆道梗阻病变,明确有梗阻者,及时行逆行胰胆管造影术(ERCP)、内镜下乳头切开术(EST)和鼻胆管引流,解除梗阻,降低胆胰管内压,使病情迅速改

第三章 消化系统疾病

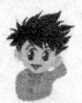

善。内镜下治疗具有创伤小,安全,简便,并发症少等优点。由于超声内镜、ERCP在临床的广泛应用,在SAP患者中,胆总管结石的发现率明显增加,并发现许多特发性急性胰腺炎与胆总管微小结石有关。凡无胆道梗阻者先行非手术保守治疗,待病情缓解后再行处理。

7. 营养支持 SAP时由于机体高分解状态,全胃肠外营养(TPN)应在循环稳定后开始,传统的观点认为SAP应予以TPN,目前趋向于早期肠内营养(EEN),提供某些营养底物和机械性刺激肠道,保证肠道血供,维持肠黏膜功能完整性,防治发生肠黏膜屏障功能障碍和细菌移位。一般SAP患者7~10d,等病情趋向缓解,则考虑实施肠内营养。将鼻饲管放置Treitz韧带以下,并给予半量要素饮食。能量密度为4.184J/ml,如能耐受,逐渐增量至全能营养配方。同时要注意患者腹痛、肠麻痹、腹部压痛等胰腺炎的症状和体征变化,要监测血气、电解质、血糖等变化。

8. 预防和治疗肠道衰竭 严密观察排便情况及腹部体征变化,及时给促肠蠕动药,如生大黄、硫酸镁、乳果糖,促进肠道蠕动,减轻肠壁水肿;调节肠道菌群可给微生态制剂;应用谷氨酰胺保护肠道黏膜屏障。SAP常规禁食,对严重腹胀、麻痹性梗阻者应行胃肠减压,在患者腹痛减轻消失,腹胀减轻消失,肠道动力恢复或部分恢复时可以考虑进食,不以血清淀粉酶高低作为开放饮食的必要条件,开始以碳水化合物为主,逐渐过渡至低脂饮食。在病情允许的条件下,尽可能恢复饮食或肠内营养,对预防肠道衰竭具有重要意义,但一定要根据病情逐渐过渡。作者曾见到2例SAP患者因进食过早,进油腻食物如鸡汤、饺子,引起病情第二次加重,再次出现呼吸衰竭、肾衰竭。

9. 保持血糖稳定,电解质平衡,及时纠正水、电解质紊乱 血糖稳定对血容量的维持极其重要。高血糖不仅导致高渗利尿,而且增加细菌感染的几率。

10. 中医中药 如生大黄、清胰汤、大承气汤加减,辅助治疗麻痹性肠梗阻有一定疗效,能通便,减轻肠胀气,缩短胃肠减压时间。丹参注射液配合低分子右旋糖酐可改善胰腺微循环。

11. 把握好手术适应证 坏死胰腺组织继发感染者在严密观察下考虑外科手术介入。对于重症的病例,主张在重症监护和强化保守治疗的基础上病情仍未稳定或进一步恶化,是进行手术治疗或腹腔冲洗的指征。

三、老年重症急性胰腺炎的特点

1. 老年患者生理功能减退,应激能力弱,对腹痛不敏感,白细胞不升高,腹部体征不明显。

2. 伴发疾病多,主要有高血压,冠心病,慢性支气管炎,肺心病,糖尿病等。

3. 老年急性胰腺炎原因胆源性比例增高。

4. 死亡率可高达15%,这与老年患者的器官功能老化,应激反应及耐受性差,在各种应激状态下易导致器官功能障碍及衰竭等因素有关。故对老年重症急性胰腺炎更应密切观察,早期诊断和治疗更为重要。

(程留芳)

第五节 非酒精性脂肪性肝病诊治进展

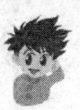

随着人们生活水平的提高和饮食结构的变化,脂肪肝在我国的发病率明显上升。据了解我国城镇居民中,每10个人就有1人患有脂肪肝,在30~40岁的中青年男性中,有1/4被确诊患有脂肪肝。脂肪肝在临床上分为酒精性脂肪肝(AFL)和非酒精性脂肪肝(NAFL)。本文主要介绍近年来非酒精性脂肪性肝病(NAFLD)的诊断与治疗进展。

非酒精性脂肪性肝病是指除外酒精和其他明确的损肝因素所致的,以弥漫性肝细胞大泡性脂肪变为主要特征的临床病理综合征,包括单纯性脂肪肝及由其演变的脂肪性肝炎(NASH)和肝硬化,胰岛素抵抗和遗传易感性与其发病关系密切。由于我国近年来膳食结构改变,某些人群缺乏运动等,肥胖和糖尿病的发病率不断升高,NAFLD现已成为我国常见的慢性肝病之一,严重危害着人民的身体健康。

NAFLD是在1980年由Ludwig等从病理学角度提出的。是指病理学上和酒精性肝炎相似,但无过量饮酒史的病理状态。因NASH最常见的相关因素肥胖、血脂异常、2型糖尿病,与高血压病、动脉粥样硬化、冠心病等均属于代谢综合征的范畴,故有人提出用"代谢性脂肪性肝炎"代替NASH。近二十余年来,由于对NASH研究的不断深入,越来越多的学者认为,NASH不再是良性肝脏病变,它可以发展为肝纤维化、肝硬化而导致一系列严重并发症,是隐源性肝硬化的重要病因之一。20世纪90年代开始,NASH成为西方国家最常见的肝脏疾病之一,其重要性得到重视。最新资料显示,在一般人群中NAFLD的发病率平均为20%,NASH的发病率为2%~3%。Wanless和Lentz发现,尸检资料中肥胖和瘦者脂肪肝检出率分别为70%和35%,NASH

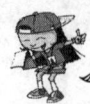

检出率分别是 18.5% 和 2.7%。肥胖病人中 60% 患单纯性脂肪肝，20%～25% 存在 NASH，2%～3% 出现肝硬化。

我国关于 NAFLD 的流行病学研究开始于 20 世纪 90 年代，B 超普查脂肪肝的检出率从 3.6%～12.9% 不等，国内关于 NASH 的大规模的流行病学资料较少。有关儿童 NAFLD 的报道不断增多。在肝源性转氨酶升高的青少年患者，60% 与肥胖和超重有关，据估计 1%～2% 以上的青少年存在 NAFLD。万燕等研究发现，在 40 例平均 9 岁的肥胖儿童中，脂肪肝患病率高达 38%。为进一步规范 NAFLD 的诊断、治疗和疗效评估，中华医学会肝病学分会脂肪肝和酒精性肝病学组组织国内有关专家，在参考国内外最新研究成果的基础上，按照循证医学的原则，制定了《非酒精性脂肪性肝病诊疗指南》。

一、非酒精性脂肪性肝病的诊断

1. 影像学诊断　腹痛、肝功能异常或疑似恶性肿瘤患者的影像学检查可能是发现脂肪肝的第一线索。超声诊断脂肪肝的敏感性高(85%～95%)，特别是存在弥漫性肝脂肪变时。NAFLD 的超声特征包括肝回声增强和血管模糊，但是这些发现也见于其他类型的慢性肝病，故其诊断脂肪肝的特异性仅为 62%。而且当肝脂肪变程度减少到 30% 以下时，超声检出脂肪肝的能力大大降低。CT 诊断肝脂肪变的特异性强于 B 超，并对肝脏硬化结节的发现有其优势，但 CT 诊断的敏感性低(<76%)，肝脂肪变程度较轻时尤其明显。此外，超声和 CT 都不能区分 NASH 和其他形式的 NAFLD，对肝硬化特征的阳性预测值均较低。因此，尽管影像学对诊断肝脂肪变十分有效，但不能替代肝活检来明确 NASH 及其纤维化程度。新的影像学技术(DEXA、MRI)对明确体脂分布非常有价值，总的体脂可以通过 DEXA 准确测量。考虑到 CT 和 MRI 等对于诊断的准确度提高有限，而且花费较大，目前超声仍

然是诊断脂肪肝的最常用方法。

2. 肝活检 到目前为止,最常用的方式肝活检仍然是诊断 NAFLD 的金标准,组织学评估可以区分单纯性脂肪肝与脂肪性肝炎,并可准确评价肝纤维化的程度和范围;但组织病理学研究忽略了这样一个事实,即并非所有肥胖和/或糖尿病个体发生转氨酶升高的患者均为脂肪性肝病所致。如糖尿病患者中存在的肝糖原累积病和肝血色病或存在其他已知的严重肝病;肝活检可以发现在一些不寻常的患者或体形消瘦,而转氨酶正常的个体中发现脂肪变或脂肪性肝炎,这些患者包括血清学可以诊断的肝病和儿童患者。肝活检研究显示 NASH 可进展到或者不进展到肝硬化阶段。之前肝活检存在 NASH 是目前许多发生隐源性肝硬化患者的一个重要的标记阶段,这提示隐源性肝硬化可能是从 NAFLD/NASH 进展而来。肝活检仍然是描绘 NAFLD 长期结局的一个重要指标。然而,这种侵入性检查可能会给患者造成不适,有时会导致严重的并发症,甚至死亡,并且花费昂贵,确诊后亦乏特效药物和有效干预措施。因此,目前就肝活检诊断 NAFLD,以及准确区分 NASH 和单纯性脂肪肝的必要性仍有争议。

临床医师应通过权衡做肝活检所得到的信息与这种信息将如何影响其预后,来考虑给哪些病人做活检,以及何时做活检。目前认为,存在进展性肝纤维化的危险因素(肥胖、糖尿病、年龄>45岁、AST/ALT>1)的患者多数需做肝活检,以观察肝纤维化的程度及有无肝硬化征象;通过生活方式改善胰岛素抵抗和减少腰围后肝功能仍持续异常者,特别是存在肝硬化的征象或病人强烈要求了解疾病的严重程度时,应该做肝活检。然而 NASH 患者肝功能改变与纤维化严重程度相关性差,一些已发生肝硬化的 NASH 患者 ALT 水平却正常。因此,在不行肝活检的情况下,一些进展性肝纤维化或肝硬化患者不能得到很好的监测。另外,肝活检有时候也能发现其他一些未曾预料的肝病,从而改变治疗方案。因仅70%～80%的ALT持续异常的血清嗜肝病毒阴性患者为NAFLD,在没有NAFLD危险因素的个体中更可能存在其他引起肝酶异常的原因,故最好做肝活检明确诊断。值得注意的是5.9%肝酶异常的患者肝活检组织病理学显示肝脏正常。

范建高等参考国外文献并结合自己的临床经验,提出NAFLD诊断的初步意见。凡具备下述第一、二项和第五项者即可确诊为NAFLD;具备第一、二项和第三或第四项中任一项者诊断为NAFLD可能;同时具备第六项和/或经改变生活方式等相应治疗后第三项和第四项改善者可基本明确NAFLD的诊断。①无饮酒史或每周饮酒折含乙醇量<140g;②除外药物、毒物、感染或其他可识别的外源性因素导致的脂肪性肝病;③肝脏影像学表现符合弥漫性脂肪肝的影像学诊断标准;④有代谢危险因素的患者存在难以解释的血清ALT和GGT持续轻至中度升高;⑤肝活检组织学改变符合脂肪性肝病的病理学诊断标准;⑥存在体重增长迅速、内脏性肥胖、空腹血糖增高、血脂异常、高血压等危险因素。

根据肝活检可将NAFLD分为单纯性脂肪肝和NASH,参照改良的Brunt标准可对NASH进行分期和分级。尽管代谢综合征的存在及无其他原因可解释的血清ALT持续升高更常见于NASH患者,但是如果没有肝活检资料支持,原则上不再区分单纯性脂肪肝和NASH。

二、非酒精性脂肪性肝病的治疗

目前NAFLD尚无有效理想的治疗药物,治疗主要是纠正潜在危险因素,针对性选择应用一些药物,阻止和(或)延缓病情进展。治疗的基本原则为纠正潜在的危险因素、NASH的合理药物治疗改善病情以及终末期肝病进行肝移植术。

1. 纠正潜在的危险因素 NAFLD治疗的根本目的是延长患者生命,避免发生与胰岛素抵抗和代谢综合征有关的终末器官病

第三章 消化系统疾病

变。大量文献表明，NAFLD 与代谢综合征密切相关。现已知肥胖、糖尿病、高脂血症和高血压均是 NAFLD 的危险因素，而这些危险因素的基础病理生理机制是胰岛素抵抗。约 98% 的 NAFLD 患者存在胰岛素抵抗，所以改善胰岛素抵抗是治疗 NAFLD 的关键。对有 NAFLD 和胰岛素抵抗的患者，有效地治疗代谢综合征是必需的，包括相关的高血压、糖尿病和血脂异常的治疗。

  NASH 最常见的危险因素是肥胖。机体热能的摄入超过利用及过度摄入高糖食物和饮料均可导致肥胖。减肥应采用多种干预措施和方法，包括饮食控制、行为纠正、运动、药物治疗和手术治疗等。特定干预措施的选择应采取个体化方案，可根据患者的体重指数(BMI)和并存的危险因素选择，减肥期间每个月应检查一次转氨酶水平。适度的、持续的、渐进的体重减轻可改善肝脏生化和组织学指标，每减轻 1% 的体重可使血清丙氨酸转氨酶下降 10%，而减重 10% 可改善脂肪肝组织学变化。目前尚无减肥的最佳速度和比率，通常以 6 个月减去体重的 10% 为宜。对于高度脂肪浸润的患者，体重骤减 >5kg/月会加重脂肪性肝炎和肝纤维化，甚至导致肝衰竭。这种矛盾现象的出现是由于脂肪酸动员增加，导致血循环中来自脂质代谢的游离脂肪酸水平升高，使肝脏代谢脂肪酸的负担增加。肝内脂肪酸水平升高可加重氧应激和脂质过氧化，诱导细胞因子合成，加重肝损伤。此外，减肥速度超过 1.5kg/周会导致胆结石的风险呈指数增加。

  适宜的饮食和运动方案可改善胰岛素抵抗，促进脂质代谢和转运，对脂肪肝的消退尤为重要，还可改善和防治并存的糖尿病和高血压病等。饮食纠正最重要的是减少果糖的摄取，因为果糖可优先转变为三酰甘油(TG)，与当今肥胖的流行密切相关。有数据表明减少食物中的糖可改善超重患者的脂质含量。同时增加 ω-3 多不饱和脂肪酸和单不饱和脂肪酸的摄取可改善胰岛素抵抗，预防 NAFLD 的发生。膳食纤维可纠正饱和脂肪酸所加重的胰岛素

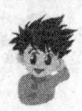

抵抗。有报道称限制饱和脂肪酸的摄取可预防糖尿病和冠心病的发生。运动是整个减轻体重方案的重要部分,没有饮食与运动计划的结合,很难达到长期减肥的目的。中等强度至高强度的有氧运动(30min/次,3～5次/周)对减少肥胖的并发症最为有效。

通过改变患者的不良生活习惯以达到防治疾病的目的。行为治疗是在行为主义理论和条件反射原理的基础上发展起来的处理和改变患者不良行为的一整套行为矫正治疗方法,使患者认识到NAFLD的发生、发展与不良生活习惯、饮食和嗜好等有关,如酒精对肝脏的损伤很大。虽然目前尚无明确数据证明可引起肝脏损伤的酒精摄入量,但从保护肝脏的观点出发,应尽量减少酒精的摄取。一般要求患者每周至少2天以上不喝酒,2周内不大量饮酒(>80g/d)。另外,药物对肝脏的损伤也应引起注意。能引起脂肪性肝炎药物,如地尔硫䓬、三苯氧胺、糖皮质激素等应根据患者的实际情况使用,采取个体化方案,避免滥用中西药物。晨起和睡前2小时不吸烟,纠正不良饮食行为,如贪食、偏食、间食、暴饮暴食、不吃早餐、晚餐过多和不合理膳食搭配等。纠正不良生活行为,如多坐少动、睡眠紊乱等偏差。

2. NASH的药物治疗　理想的NASH治疗药物应具有高效安全、服用方便、价廉的优点,但目前尚无此药。现常用的治疗药物为胰岛素增敏药、调血脂药、减肥药、肝细胞保护药和抗氧化药,以及其他药物。

(1)胰岛素增敏药:由于胰岛素抵抗与NASH关系密切,所以同时患有NASH和糖尿病者的药物治疗首选胰岛素增敏药。胰岛素抵抗表现为胰岛素分泌增加而敏感性下降,导致脂肪分解增加,游离脂肪酸生成增多,是NAFLD发生、发展的重要原因,故应用胰岛素增敏药对NAFLD有效。主要有两类:①噻唑烷酮类化合物。较早应用的是曲格列酮,研究发现它可使NAFLD的转氨酶下降,但有严重的肝毒性而渐被淘汰。第二代噻唑烷酮类有罗格列酮和吡格列酮,可有效地改善肝脏酶学和组织学。但该类药物有导致周围组织脂肪增加从而使体重增加的可能性。②二甲双胍。二甲双胍除改善高胰岛素血症和胰岛素敏感性外,还可抑制 TNF-α(可引起肝脏脂肪变性和坏死)及 TNF 诱导的反应,被证明对 NAFLD 有效。最近一项研究发现 17 例 NAFLD 患者口服二甲双胍明显改善了转氨酶和胰岛素抵抗性,但对改善肝脏组织学变化的作用不肯定。此外,二甲双胍无增加体重的风险。虽然尚需大规模的研究,但已可看出二甲双胍治疗 NAFLD 很有前景。

(2)调血脂药:NAFLD 往往伴有高脂血症,因此 NAFLD 的治疗应包括调血脂药物的应用。但调血脂药目前尚有不少争议,还未能证明长期应用调血脂药对 NAFLD 有利,应用不当反而可能会促进脂肪贮积损害肝功能,故对不伴高脂血症的不宜使用。

(3)减肥药:BMI$>$30kg/m^2 或 BMI$>$27kg/m^2 且伴有肥胖相关并发症的患者可用药物治疗。当前推荐两种药物用于肥胖的治疗,即西布曲明和奥利司他。西布曲明是 5-羟色胺重吸收拮抗药,通过促进 5-羟色胺释放或抑制 5-羟色胺重摄取而增加饱腹感,缩短进食时间,起到减肥作用。奥利司他作用于胃肠道,通过抑制胃肠脂肪酶和胰脂肪酶,减少膳食中脂肪的吸收,达到减肥目的。西布曲明不能用于中度至重度高血压和心脏病患者。最近一次非随机化研究表明,奥利司他和西布曲明能改善 NASH 患者的肝酶水平,减轻肝脏脂肪变性。而 BMI$>$40kg/m^2 或 BMI$>$35kg/m^2,且有肥胖相关并发症的患者(如睡眠呼吸暂停综合征)可考虑手术治疗。胃旁路手术由于更安全,已经代替经典的空回肠旁路手术。需注意术后体重快速减轻偶尔会导致严重的 NASH。

三、肝移植术

肝移植术发展为终末期肝病的 NAFLD 患者可考虑行肝移植

术尽管肝移植术是延长患者生命的治疗选择,但 NAFLD 在移植肝脏中仍会复发,且很快可从单纯脂肪变性进展为脂肪性肝炎。这种移植后复发的 NASH 表明,肝移植术不能治愈潜在的代谢紊乱。减轻体重、充分治疗高血糖症和高脂血症是肝移植前和移植后的主要治疗目标。

综上所述,NAFLD 治疗的首要目标为改善胰岛素抵抗、控制代谢紊乱的发生和发展;次要目标为逆转肝细胞脂肪变性;仅对 NASH 患者需考虑阻止慢性肝病进展,减少肝硬化的发生。具体对策包括:①健康宣教、提高认识,以改变不良生活方式;②阻止体重增长趋势,减少腰围,控制血糖,调整血脂,降低血压;③避免加重肝脏损伤的因素;④保肝药物防治 NASH 和肝纤维化;⑤肝移植救治终末期肝病。

(白文元)

第三章 消化系统疾病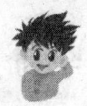

参考文献

1. 中华医学会,肝病学分会,脂肪肝和酒精性肝病学组.非酒精性脂肪性肝病诊疗指南.[J]中华肝脏病杂志,2006;14(3):161-162.

2. Brunt EM. Pathology of nonalcoholic steatohepatitis. Saint Louis University Liver Center, Saint Louis University School of Medicine,[M] 3635 Vista Avenue, St. Louis, MO 63110, USA. Hepatol Res. 2005 Oct 5.

3. 范建高,魏国华.非酒精性脂肪性肝病的诊断.[J]现代医药卫生杂志,2006;22:317-318.

4. 范建高,曾民德主编.脂肪性肝病.[M]北京:人民卫生出版社.2005.

5. 刘梅,陆伦根.非酒精性脂肪性肝病的治疗新进展.[J]胃肠病学.2006;11:59-61.

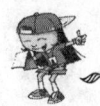

第六节 急性药物性肝损伤

药物性肝病(drug-induced liver disease)是指在使用某种或几种药物后,由药物本身或其代谢产物引起的肝脏损害。药物性肝病可表现为目前所知的任何类型急性或慢性肝脏疾病,但以急性肝损伤最常见,占报告病例数的90%以上,少数患者可发生威胁生命的暴发性或重症肝功能衰竭,是药物肝毒性临床监测和防治的重点。在已上市应用的化合性或生物性药物中,有1 100种以上的药物具有潜在的肝毒性,很多药物的赋形剂、中草药,以及保健药亦有导致肝损伤的可能[1]。如何更有效地诊断和监测日益增多的急性药物性肝损伤,需要在临床实践中了解以下主要问题:①药物肝毒性的病因和发病机制;②急性药物性肝损伤的临床表现及其肝脏生化异常的含义;③评价用药与肝损伤的因果关系;④制订合理的临床监测和防治方案。本文拟围绕这些问题,简要介绍有关临床研究现状及其存在的问题。

一、病因和发病机制

肝脏是药物在体内代谢的最主要场所,很多药物在体内发挥防治疾病作用的同时,不可避免地会影响肝脏的功能与结构,导致各种类型的药物性肝损伤。各种药物所致的急性肝损伤发病机制和个体易感因素差异很大,但发病类型可分为剂量依赖性肝毒性和特异质性肝脏药物反应两种。前者主要是药物的直接毒性所致,与药物过量或体内蓄积中毒有关,具有剂量依赖性、可预测性、潜伏期短的药物反应特点,如对乙酰氨基酚(扑热息痛)、环磷酰胺、白消安、四氯化碳等所致的中毒性肝损伤。特异质性肝脏药物反应的决定因素是机体对药物的反应,而不是给药剂量或药物及其代谢物的化学结构,具有非剂量依赖性、不可预测性等特异质性

第三章 消化系统疾病

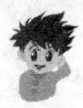

药物反应过程,很难在其他种属的动物中复制出来以进行实验研究,是当代药物性肝损伤临床研究的热点和难点问题。

特异性肝脏药物反应发生机制有两种类型,即特异质性药物代谢反应和免疫变态反应。前者与特异质个体对某种药物的代谢或分布途径异常有关,使之有利于某种药物在体内累积或形成毒性代谢产物。例如,当负责肝内药物代谢 1 相反应的细胞色素 P450(cytodromeP450,CYP450)酶系被抑制或诱导时,可使药物或其代谢产物在体内蓄积造成肝损伤;当负责肝内药物代谢 2 相反应的还原型谷胱甘肽、葡萄糖醛酸等绝对或相对不足时,亦会影响药物毒性产物的生物转化,产生肝毒性。与特异性代谢反应机制不同,免疫变态反应与药物的部分活性代谢产物作为半抗原或模拟分子触发多种炎症机制有关。例如,在少数特异体质个体中,小分子的生化药物可与肝内的某些特异性蛋白成分结合形成抗原,或在 CYP450 的作用下形成某些代谢产物再与蛋白成分结合形成抗原诱导免疫应答,导致肝脏的免疫病理损伤[2-3]。

造成特异质性肝脏药物反应的根本原因与肝内代谢酶基因或 HLA 的遗传多态性有关,患者对药物肝损伤的敏感性似乎取决于遗传因素。例如,活性代谢物综合征(reactive metabolite syndrome)是一种包括严重皮肤受累的多系统性疾病,也可有肝脏病变。如果某人的一级亲属中发生不良药物反应,其发生同样反应的概率为 1/4,如果同时存在其他危险因素,如 HIV/AIDS、系统性红斑狼疮、服用过 VPA 或糖皮质激素,发生概率将更高(见表 47)。进一步研究发现,除了决定药物氧化的 CYP450 途径、结合反应和抗氧化酶类的表达和可诱导性之外,遗传基因还编码参与由肝细胞经毛细胆管进入胆汁或通过肝细胞基底外侧膜进入肝血窦的药物排泄途径的 ATP 依赖酶。免疫反应的调节也受遗传因素控制,而其他关键基因编码细胞骨架蛋白、热休克蛋白及针对死亡途径激活的细胞抵抗成分,这些都是参与药物性肝病发病机制的变量。确定哪些基因参与药物性肝病的发生,是具有极大挑战性的研究课题,特别是当代药物基因组学研究领域中值得关注和研究的问题[4]。

表47 活性代谢物综合征和特异质肝脏药物反应

药物	危险因素	临床和实验室特征
磺胺类药	一级亲属对相同(1/4危险性)或代谢交叉反应药物产生严重反应	发病:1~6周(可延至12周)
氯氮平		前驱症状:发热、咽炎、不适、眼睑水肿、耳痛/头痛、口腔溃疡、流涕
抗惊厥药(苯妥英、拉莫三嗪、苯巴比妥、卡马西平)	HIV/AIDS(危险性增加100倍)	严重皮疹:红斑、Stevens-Johnson综合征、中毒性表皮松解、多形性红斑
部分NSAID	系统性红斑狼疮(危险性增加10倍)	淋巴结病(16%)
氨基青霉素	用药时已应用肾上腺皮质激素(危险性增加4.4倍)	肝脏反应(13%):胆汁郁积、肝炎、肉芽肿
中草药		应用新的抗惊厥药物时已用丙戊酸(危险性增加4~10倍)
喹啉		
·蛋白酶抑制药(奈伟拉平,abacavir)	·蛋白酶抑制药(奈韦拉平,abacavir)	肾炎(9%)
·别嘌呤醇	·米诺环素	·肺炎(6%)
		·血液系统反应(5%):中性粒细胞减少症、血小板减少症
		·肺炎(6%)
		·脑炎/脑膜炎(5%)
		·肌炎(4%)
		·结肠炎(2%)
		·关节炎
		·血液检查:中性粒细胞增多(核左移);不典型淋巴细胞、急性期反应物(早期);嗜酸性粒细胞增多(常较晚)

在药物性肝损伤发生机制中,目前认为能促进药物性肝损伤发生及其严重性的因素,还包括药物剂量、疗程、血药浓度、年龄、

第三章 消化系统疾病

性别、同时存在的代谢异常或特异体质（超敏反应的遗传易感体质）、其他药物的使用、环境因素及肝脏基础疾病（表48）。重视和识别这些危险因素，也将有助于药物的临床监测及其合理用药[4]。

表48 增加药物性肝病发生率及严重性的危险因素

危险因素	代表性药物	重要性
年龄	异烟肼、呋喃妥因、氟烷、曲格列酮	60岁以上人发病频率及严重性增加
	丙戊酸、水杨酸盐	儿童常见
性别	氟烷、双氯芬酸、呋喃妥因、右旋丙氧芬（dextropropoxyphene）	女性多见，特别是慢性肝炎患者
	阿莫西林-克拉维酸盐，咪唑硫嘌呤	男性多见
剂量	对乙酰氨基酚，中草药	肝脏毒性取决于血药浓度
	抗肿瘤药，哌克昔林、他克林、氧青霉素类、丹曲林	部分与剂量有关
	甲氨蝶呤，维生素A	总剂量、给药次数和用药时间影响肝纤维化
遗传因素	氟烷、苯妥英、磺胺类药	家庭性发病，体外试验结果
	阿莫西林-克拉维酸盐	与HLA关系密切
	丙戊酸	家庭性发病，与线粒体酶缺陷有关
其他药物反应	异氟烷、氟烷、恩氟烷	
	红霉素、其他大环内酯类抗生素	这些种类药物具有交叉敏感性
	双氯芬酸、布洛芬	
	磺胺类药，环氧合酶-2抑制药	
伴随药物	对乙酰氨基酚	异烟肼、齐多夫定和苯妥英降低肝脏毒性药物阈值，增加其严重性，抗惊厥药物增加危险性
	丙戊酸	

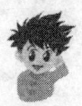

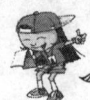

续表

危险因素	代表性药物	重要性
过量酒精	对乙酰氨基酚肝脏毒性	降低阈值,加重症状
	异烟肼、甲氨蝶呤	增加肝损伤和纤维化的危险性
营养状况		
肥胖	氟烷、曲格列酮、三苯氧胺,甲氨蝶呤	增加肝脏损伤、非酒精性脂肪性肝炎及肝纤维化的危险性
禁食	对乙酰氨基酚	增加肝脏毒性的危险性
肝脏疾病	海葸酮、匹莫林	增加肝损伤的危险性
	抗结核药,布洛芬	增加慢性乙型、丙型病毒性肝炎肝损伤的危险性
其他疾病		
糖尿病	甲氨蝶呤	增加肝纤维化的危险性
HIV/AIDS	磺胺类药(复方增效磺胺)	增加超敏性
肾衰竭	四环素、甲氨蝶呤	增加肝损伤、肝纤维化的危险性
器官移植	硫唑嘌呤、硫鸟嘌呤、白消安	增加血管毒性的危险性

二、临床表现和分型

在判定药物不良反应是否累及肝脏时,如能进行肝活检或尸体解剖病理检查,则可按照组织学发现定义肝脏病变性质。然而,在临床诊断急性药物性肝损伤时,大多缺乏肝脏组织学检查的证据。因此,1990 年发表的国际共识意见[5],提出可根据肝脏生化检测特点反映肝脏是否受到药物性损害。根据用药后临床表现及其血清 ALT 和 ALP 升高,以及它们之间的比值,可将急性药物肝损伤分为三种类型。

1. 肝细胞性损伤(hepatocellular injury) 其临床生化的诊断标准是血清 ALT 升高超过正常范围上限(upper limit of normal,

第三章 消化系统疾病

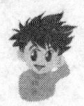

ULN)的2倍,同期检测的(ALT/ULN)/(ALP/ULN)比值≥5。肝细胞性损伤的临床表现和病情程度轻重不一,一般与急性病毒性肝炎症状相似,可有乏力、食欲减退等非特异性症状,黄疸可有可无。轻度肝细胞性损伤可无临床症状,仅表现为血清氨基转移酶水平轻微升高,一般不超过正常范围上限的3倍,称为亚临床性肝损伤。其中部分患者血清氨基转移酶水平升高时限短暂,即使继续用药,血清氨基转移酶水平也能降至正常,称为适应性耐受[2],可能与肝脏具有强大的修复损伤的能力有关。但少数病情严重尤其是未能确定病因而继续用药者可并发急性或亚急性肝功能衰竭,出现极度疲乏和明显的消化道症状,黄疸迅速加深和(或)肝性脑病,凝血酶原时间明显延长,凝血酶原活动度<40%,病死率极高。

目前认为,在药物诱导的肝细胞性损伤时,有明显临床意义的肝脏血清生化检测情况是:①ALT升高超过正常范围上限的8～10倍,可明确肝脏实质细胞受到损伤[6]。②药物诱发的肝细胞性黄疸预后较差,其血清生化检测征象是用药后血清ALT水平高于正常值上限3倍和总胆红素高于正常上限2倍,而血清碱性磷酸酶正常[6]。③在药物诱发的肝细胞性黄疸患者中,如果同时出现凝血酶原时间显著延长(或其国际标准化比值INR≥1.5),以及肝性脑病,则提示为重症肝细胞损伤;如果患者既往没有肝硬化,病程在26周以内,则定义为急性肝衰竭(acute liver failure)[7],有紧急肝移植的指征。

急性药物性肝损伤也可以同时伴有其他脏器的明显损害或肝外超敏反应症状,后者如磺胺类药物性肝损伤可伴有发热、皮疹、嗜酸细胞增多症等过敏反应;苯妥英可导致重症肝细胞性损伤,伴有发热、皮疹、淋巴结肿大和淋巴细胞增多,以及出现异型淋巴细胞,称之为"活性代谢物综合征"。如果在用药后发生肝损伤,同时发现上述过敏反应征象,则有助于早期识别急性药物性肝损伤[2~4]。

2. 胆汁淤积型肝损伤（cholestatic liver injury） 主要表现是黄疸和瘙痒。血清生化特征是 ALP 活性突出性升高，超过正常范围上限的 2 倍，同期检测的（ALT/ULN）/（ALP/ULN）比值≤2。病理特征是毛细胆管型胆汁淤积，可分为单纯性胆汁淤积和炎症性胆汁淤积性两种类型。后者临床表现类似急性胆道梗阻，出现上腹痛、发热、寒战。中止用药后症状迅速消失，病情可完全恢复，少数炎症性胆汁淤积者可慢性化，临床表现类似原发性胆汁淤积型肝硬化。引起急性胆汁淤积性损伤的常见药物有雌激素，氯丙嗪，红霉素及其衍生物。

3. 混合型肝损伤（mixed liver injury） 可同时存在急性肝炎样损伤和急性胆汁淤积型损伤的组织学改变和临床表现，血清生化的特征是 ALT 和 ALP 活性同时升高，其中 ALT 升高水平必须超过正常范围上限的 2 倍，（ALT/ULN）/（ALP/ULN）比值在 2~5 之间。引起此型的常见药物有三环类抗抑郁药，非甾体抗炎药，磺胺类，大环内酯类，以及丙氯芬等。

三、诊断和鉴别诊断

1. 临床诊断方法 急性药物性肝损伤没有特异的诊断标志，其临床表现和实验室检查无特异之处，与其他原因所致的肝病不易区别。因此，在诊断急性药物性肝损伤临床过程中，必须详细询问用药史，掌握发生肝损伤与用药关系的信息，仔细排除肝损伤的其他病因后，才能考虑是否发生药物相关性肝损伤。国际共识意见[5,8]沿用了药物不良反应的一般判断原则，列出了分析药物性肝损伤的下列诊断依据或调查线索：

（1）用药与肝损伤的出现有无合理的时间关系：认为首剂用药至发生肝损伤的时间一般在 1~12 周内；停药后肝脏生化的异常升高指标应迅速恢复；再次服用该药后又出现肝脏生化指标明显

异常。后者是评价药物性肝损伤关联性非常强的诊断依据,但应注意故意再用可疑肝毒性药物是有害的。

(2) 肝损伤是否可用患者原有病情进展或其他病因来解释:应追问患者既往有无肝脏或胆道疾病史,以及嗜酒史。排除现症肝损伤是否因为胆道感染、心肺功能衰竭、近期低血压、AIDS病并发症、肝豆状核变性,以及是否由于李斯特菌属、弯曲菌属、沙门菌属感染所致。特别着重排除职业或环境毒物密切接触史,以及肝炎病毒(包括 HAV、HBV、HCV、HDV、HEV、CMV、EBV、Herpes 病毒)感染所致。

(3) 肝损伤是否符合该药已知的不良反应类型及其临床和/或实验室依据:年龄>55岁,服用已知肝毒性药物或合并服用多种药物时易发生药物性肝损伤。如果血清自身抗体(抗 M6 抗体、抗 LKM2 抗体、抗 CYPIA2 抗体、抗 CYP2E1 抗体)呈阳性反应,则能提供诊断药物性肝损伤的实验室依据。如果对乙酰氨基酚、维生素 A 血清浓度明显升高,则能为这些药物的中毒性肝损伤诊断提供可靠依据。肝活检病理检查发现有肝小叶中央区坏死或毛细胆管型胆汁淤积,伴有汇管区大量嗜酸细胞浸润,则能为诊断急性药物性肝损伤提供有关的组织学证据。

2. 临床诊断标准 在综合分析上述诊断指标的基础上,可针对药物性肝损伤问题作出下列三种关联性评价,其诊断或排除的标准是[8]:

(1) 诊断标准:①有与药物治疗与症状出现的时间规律性。初次用药后出现肝损伤的潜伏期在 5~90d 内(提示),有特异质反应者潜伏期可<5d,慢代谢药物(如胺碘酮)导致肝损伤的潜伏期可>90d(可疑)。停药后出现肝细胞损伤的潜伏期≤15d,出现胆汁淤积型肝损伤的潜伏期≤30d(可疑)。②有停药后肝脏生化指标迅速改善的病程经过。肝细胞损伤型的血清 ALT 水平在 8d 内下降>50%(高度提示),或 30d 内下降≥50%(提示);胆汁淤积型的血清 ALP 或 TB 在 180d 内下降≥50%(提示)。③必须排除其他病因或疾病所致的肝损伤。④再次用药反应阳性。再次用药后,迅速激发肝损伤,肝酶活性水平升高至少＞正常范围上限 2 倍以上。

符合以上诊断标准的①＋②＋③,或前 3 项中有 2 项符合,加上第④项,均可确诊为药物性肝损伤。

(2)排除标准:①不符合药物治疗与症状出现时间相一致的规律性。即服药前已出现肝损伤,或停药＞15 天后发生的肝损伤,发生胆汁淤积型或混合性肝损伤＞30d(除慢代谢药物外)。②停药后肝脏生化异常升高的指标不能迅速恢复。在肝细胞损伤型中,血清 ALT 水平在 30d 内下降＜50%;在胆汁淤积型中,血清 ALP 或 TB 水平在 180d 内下降＜50%。③有导致肝损伤的其他病因或疾病的临床证据。

如果具备第③项,且具备①②两项中的任何 1 项,则认为药物与肝损伤无相关性,可临床排除药物性肝损伤。

(3)疑似病例:主要包括下列两种状况:①用药与肝损伤之间存在合理的时间关系,但同时存在可能导致肝损伤的其他病因或疾病状态;②用药与发生肝损伤的时间关系评价没有达到相关性评价的提示水平,但也没有导致肝损伤的其他病因或疾病的临床证据。

3. 急性药物性肝损伤的量化评分系统 上述药物性肝损伤的诊断标准,可为诊断药物性肝损伤提供一定的依据。然而,诊断药物性肝损伤是一个综合分析过程。界定药物引起肝损伤的可能性有多大,需要借助相对统一的评分系统。国际上采用的 RUCAM(Rousssel Uclaf Causatity Assessment Method)[9]或 CDS(clinicaldiagnostic scale)[10]评分系统都存在不足,仍需进一步完善以提高诊断率,但前者是目前较为通用的评分系统[11],见表 49。

表 49 RUCAM 简化评分系统

第三章 消化系统疾病

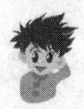

指标	评分	指标	评分
1. 药物治疗与症状出现的时间关系		5.除外其他非药物因素	
(1)初次治疗5～90天;后续治疗1～15天	+2	六个主要因素:甲型、乙型或丙型病毒性肝炎;胆道阻塞;酒精性肝病近期有高血压病或心脏病发作史。其他因素:潜在其他疾病;或感染	
(2)初次治疗<5天或>90天;后续治疗>15天	+1		
(3)停药时间≤15天	+1	(1)除外以上所有因素	+2
2. 病程特点		(2)可除外4～5个因素	+1
(1)停药后8天内ALT从峰值下降≥50%	+3	(3)可除外1～3个因素	-2
(2)停药后30天内ALT从峰值下降≥50%	+2	(4)高度可能为非药物因素	-3
(3)持续用药ALT下降水平不确定	0		
3. 危险因素		6、药物肝毒性的已知情况	
饮酒或妊娠	+1	(1)在说明书中已注明	+2
无饮酒或妊娠	0	(2)曾有报道但未在说明书中注明	+1
年龄≥55岁	+1	(3)无相关报告	0
年龄<55岁	0	7、再用药反应	
4. 伴随用药		(1)阳性(单纯用药后ALT升高>2倍正常值)	+2
伴随用药与发病时间符合	-1	(2)可疑阳性(ALT升高>2倍正常值,但同时伴有其他因素)	+1
已知伴随用药的肝毒性且与发病时间符合	-2	(3)阴性(ALT升高<2倍正常值)	-2
有伴随用药导致肝损伤的证据(如再用药反应等)	—	(4)未再用药	0

注:最后判断:>8,高度可能;6～8,可能性大;3～5,可能;1～2,不太可能;≤0,可除外

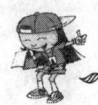

四、临床监测和防治策略

贯彻少而精的合理用药原则,慎重使用和及时停用可能具有肝毒性的药物,是防治急性药物性肝损伤的重要对策。如果在用药过程中,患者出现肝损伤症状和/或肝脏血清生化检测异常,继续用药有可能导致急性重症药物性肝损伤。早期发现疑似病例,及时停用疑似药物,可以阻断急性药物性肝损伤的进一步发展,将发生急性重症药物性肝损伤危险性降至最低限度[12-13]。

肝脏血清生化指标是临床监测药物肝毒性的重要方法,需要在用药过程酌情确定临床生化监测方案。对于未曾报道过有明显肝毒性的药物,一般不需要监测;对于有肝毒性可能的药物,需要在用药过程中密切监测。对于血清转氨酶升高达到正常值上限2~5倍的无症状者,建议每2~4周监测血清生化指标;如果血清转氨酶升高>正常值上限10倍,则肯定为急性肝损伤,需要立即停药观察[14-15]。如果用药后血清转氨酶>正常值上限3倍,血清胆红素随之增高至正常上限2倍以上,而血清碱性磷酸酶正常,提示有高危险的肝细胞性黄疸,需要立即停药,并密切监测病情变化[6,12]。

急性药物性肝损伤迄今仍缺乏特异的治疗,主要治疗原则是及时停用肝毒性药物、支持治疗、监测和防治急性肝衰竭。轻者在停药后或经一般对症处理后可很快好转,重者则需住院治疗。对于有明显临床表现或出现中毒症状的患者,宜严密监护病情的发展,并采取以下措施:

(1)治疗的关键是停用和防止再使用引起肝损伤的药物,而且也应尽可能避免使用生化结构和(或)药物作用属于同一类的药物(如具有肝毒性的抗结核药,与发生肝损伤属于同一类型的抗生素、非甾体抗炎药或抗肿瘤药等)[12]。

(2)误服大量肝毒性药物的患者宜早期洗胃、导泻,并加用吸

第三章 消化系统疾病

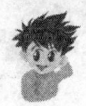

附剂,以清除胃内残留的药物,可用血液透析、利尿等措施,以促进其排泄和清除。

(3)加强支持疗法,维持内环境稳定,维护重要器官功能,促进肝细胞再生。

(4)应用特殊解毒药和/或防治肝损伤药物(如还原型谷胱甘肽,S-腺苷蛋氨酸,必需磷脂,甘草酸胺,双环醇等)。目前认为,早期应用N-乙酰半胱氨酸可有效治疗乙酰氨基酚中毒性肝损伤,静脉注射卡尼汀(肉毒碱)可有效治疗丙戊酸钠过量引起的中毒性肝损伤,对于明显淤胆或瘙痒的患者可应用熊去氧胆酸[3]。防治肝损伤药物种类繁多,但多数药物的治疗效果尚需进行循证医学研究评估。

(5)重症患者出现肝功能衰竭时,除积极监测和纠正其并发症外,可采用人工肝支持疗法,对于预期有可能发生死亡的高危患者,应考虑紧急肝移植治疗[7]。

(许建明)

参考文献

1. Larrey D. Epidemiology and individual susceptibility to adverse drug reactions affecting the liver[J]. Semi liver Dis, 2002;22:145-155.

2. Lee WM. Drug-induced Hepatotoxicity[J]. N Engl J Med, 2005;349:474-485.

3. Abboud G, Kaplowitz N. Drug-induced liver injury[J]. Drug Saf, 2007;30:277-294.

4. 黄志强主译. 希夫肝脏病学[M]. 第九版. 北京:化学工业出版社, 2006:937-998.

5. Benichou C. Criteria of drug-induced liver disorders. Reports of an international consensus meeting[J]. J Hepatol, 1990;11:272-276.

6. FDA Working Group. CDER-phRMA-AASLD Conference 2000: clinical white paper on drug-induced hepatotoxicity[C], November 2000. (Accessed October 20, 2006: at http://www.fda.gov/cder/livertox/clinical.pdf).

7. Polson J, Lee WM. AASLD position paper: the management of acute liver failure[J]. Hepatology, 2005;41:1179-1197.

8. Larrey D. Drug-induced liver diseases[J]. J Hepatol, 2000;32(1 Suppl):77-88.

9. Danan G, Benichou C. Causality assessment of adverse reactions to drugs-I. A novel method based on the conclusions of international consensus meetings: application to drug-induced liver injuries[J]. J Clin Epidemiol, 1993;46:1323-1330.

10. Maria VA, Victorino RM. Development and validation of a clinical scale for the diagnosis of drug-induced hepatitis[J]. Hepatology, 1997;26:664-669.

11. Lucena MI, Camargo R, Andrade RJ, et al. Comparison of two clinical scales for causality assessment in hepatotoxicity [J]. Hepatology, 2001;33:123-130.

12. Navarro VJ, Senior JR. Drug-related hepatotoxicity[J]. N Engl J Med, 2006;354:731-739.

13. Russo MW, Watkins PB. Are patients with elevated liver tests at increased risk of drug-induced liver injury? [J]. Gastroenterology,2004;126:1477-1480.

14. Sierra F, Torres D. A concise and structured review of drug-induced toxic hepatic disease[J]. Ann Hepatol,2004;3:18-25.

15. Agal S, Baijal R, Pramanik S, et al. Monitoring and management of antituberculosis drug induced hepatotoxicity[J]. J Gastroenterol Hepatol,2005;20:1745-1752.

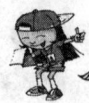

第七节 重视慢性乙肝肝硬化的抗病毒治疗

慢性乙肝是危害人类健康的一大问题。全球有3.5亿慢性乙肝携带患者,其中有75%的患者在亚太地区。同时慢性乙型肝炎也是我国肝硬化患者最主要的发病原因。慢乙肝引发肝硬化的根源是什么?慢乙肝肝硬化的治疗指征和药物选择是怎样的?本文拟从慢性乙肝肝硬化疾病的根源,抗病毒指征,现有抗病毒药物的评价和选择,以及抗病毒耐药的管理几个方面进行探讨。

一、乙肝病毒(HBV)与肝硬化疾病发生发展

慢性乙肝的通常转归过程为:出现急性乙肝感染后,有95%的围产期/婴幼儿期感染的患者与5%~10%成年期感染的患者转成慢性乙肝感染,进而有10%~30%的患者转成慢性肝炎,在随后的5年内,有12%~20%的慢性肝炎患者出现肝硬化,这部分肝硬化患者5年内有6%~15%的转成肝细胞癌,20%~23%转成失代偿性肝硬化。代偿性肝硬化患者中,每年有3%的患者出现失代偿性肝硬化,有2%~8%的患者出现肝细胞癌,同时5年病死率达14%~20%。代偿性肝硬化5年生存率为55%,而失代偿性肝硬化5年的存活率仅为14%。这些数据显示慢性乙肝患者进展为肝硬化、肝癌和肝功能失代偿的几率较高,在中国这样的乙肝大国,造成很大的疾病负担。

慢性乙型肝炎进展为肝硬化的高危因素包括:高病毒载量、HBeAg和HBsAg持续阳性、ALT持续升高或反复波动、嗜酒及合并HCV、HDV、HIV感染等。其中HBV DNA载量与肝硬化发生率高度相关。REVEAL研究显示,无论HBeAg和ALT状

态如何,基线 HBV 载量越高,肝硬化的发生率越高。而 HBV DNA 水平持续增高的病人与患乙肝相关疾病风险更高。另一项对肝硬化患者随访 7 年的研究显示,HBV DNA 水平是乙肝肝硬化患者发生肝癌重要预测因子。因此,血清 HBV DNA 水平可以作为发生肝硬化最重要的危险因素及和预测因子。

那么抑制 HBV 的干预性治疗是否可以阻止或逆转肝硬化的疾病进展? 2003 年 Mommeja-MarinH 发表的 26 项前瞻性临床研究的 Meta 分析显示,HBV 载量的降低水平与肝组织学的改善正相关。2005 年 LiawY-F 等发表的文献显示,拉米夫定治疗组的患者相对于安慰药组,肝硬化患者的 36 个月的疾病进展从 21% 下降至 5%。最新 2008AASLD 公布了恩替卡韦临床研究的一份亚组分析数据:长期抑制 HBV 可以带来坏死炎症的改善和患者 Ishak 纤维化分值的改善。

因此,中国乙肝防治指南指出乙型肝炎肝硬化的治疗目标为:延缓和降低代偿期肝硬化患者肝功能失代偿和肝癌的发生;通过抑制病毒复制,改善失代偿期肝硬化患者肝功能,延缓疾病进展,以延缓或减少肝移植的需求。美国消化协会关于乙肝治疗的首要目标是持续抑制 HBV DNA 复制,使组织学改善和 ALT 正常化,防止肝病进展为肝硬化、肝衰竭或肝癌。其最终的治疗目标是减少死亡率和降低肝移植率。乙肝肝硬化患者需要接受抗病毒治疗。

二、抗病毒治疗指征

根据 2005 年《中国慢性乙型肝炎防治指南》建议,对于代偿期乙型肝炎肝硬化 HBeAg(+)患者,当其 HBV DNA$\geqslant 10^5$ 拷贝/ml,ALT 正常或升高时,需要接受抗病毒治疗;而对于 HBeAg(-)的患者,当其 HBV DNA$\geqslant 10^4$ 拷贝/ml,ALT 正常或升高时,需要接受抗病毒治疗;对于失代偿期乙型肝炎肝硬化患者,当其 HBV DNA 检测为阳性,ALT 无论正常或升高时,均需要接受抗病毒治疗。

三、抗病毒治疗疗程

那么,肝硬化患者抗病毒治疗的疗程是多久呢?

对于代偿期肝硬化,由于肝硬化患者一旦出现因停药所致的病毒反弹,常常导致病情急剧恶化,发展为失代偿性肝硬化甚至肝衰竭而危及生命。因此尽管对代偿期肝硬化没有强调终身用药,但目前的国内外指南都强调"需长期治疗",不宜过早停药。目前尚需更广泛的循证医学证据明确其具体疗程。

最新 AASLD 指南建议对失代偿乙型肝炎肝硬化和肝移植后乙肝复发者进行"终身治疗"(life-long treatment)。由于失代偿性肝硬化患者停药有导致致命性病情恶化的风险很高,因此长期乃至终身治疗是必需的选择。

长期治疗过程中还应该密切监测耐药变异等相关问题。应至少每 3 个月监测一次 ALT、HBeAg 和 HBV DNA,应用 ADV 时要注意监测肾功能,应用 IFN 的全过程都要注意监测相应的不良反应。必要时还要监测磷酸肌酸激酶。

四、抗病毒治疗药物的选择

乙肝肝硬化患者需长期抗病毒治疗以延缓疾病进展,减少失代偿和肝癌发生,延长生存期,提高生活质量。目前 SFDA 批准用于治疗慢性乙肝的药物主要有两大类:干扰素与核苷类药物。其中干扰素包括重组干扰素 α-2b 与聚乙二醇化干扰素 α-2a,而核苷类药物包括拉米夫定、阿德福韦酯、恩替卡韦与替比夫定。2007 年 AASLD 指南建议代偿性和失代偿性肝硬化患者,推荐采用核苷类似物治疗,不建议使用干扰素类药物治疗。其主要原因是干扰素类药物有加速肝脏失代偿的风险。在选择核苷类药物进行长期的抗病毒治疗时,应考虑以下几方面因素。

第三章 消化系统疾病

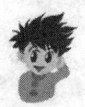

1. 疗效 肝硬化的风险随 HBV DNA 水平的升高而升高,所以应选用强效的核苷类药物进行有效的抗病毒抑制,使 HBV DNA 快速持续地降至不可测水平,目前核苷初治 HBeAg(+)患者接受持续抗病毒治疗非头对头数据显示各药物 HBV DNA 转阴率分别为:恩替卡韦 5 年 94%,替比夫定 2 年 56%,拉米夫定 2 年 39%,阿德福韦酯 3 年 48%。2008 年 APASL 指南对四种核苷类药物疗效强弱为:恩替卡韦>替比夫定>拉米夫定>阿德福韦酯。

2. 耐药因素 核苷类药物在抗病毒治疗中一个显著的问题就是会产生乙肝病毒的耐药突变,因此在选用强效核苷类药物的同时,还应该重点考虑药物的耐药发生率。一旦出现病毒耐药,就会使后续治疗的疗效降低、病毒反弹、血清转氨酶升高及 HBeAg 血清转换率降低。严重的会出现肝脏病理进展,肝功能失代偿,甚至死亡。此外,耐药还会导致肝移植后肝炎的复发率增高、耐药病毒株的传播及免疫逃逸等一系列的公共卫生问题。目前在核苷初治病人中各种核苷类药物的耐药率分别为:拉米夫定 HBeAg(+)患者 5 年基因型耐药为 65%,阿德福韦酯 HBeAg(-)患者 5 年基因型耐药为 29%,替比夫定 HBeAg(+)和 HBeAg(-)患者 2 年基因型耐药且伴病毒学突破分别为 22% 和 9%,恩替卡韦在四种核苷类药物中最低,5 年 HBeAg(+)和 HBeAg(-)患者累计基因型耐药为 1.2%。

3. 安全性 目前拉米夫定长期使用观察安全性和耐受性较好,恩替卡韦与拉米夫定相当。阿德福韦酯耐受性好,少数患者出现肾毒性,治疗中应每 12 周监测一次肾功能。替比夫定一般耐受性好,有报道显示约 9% 的患者存在肌酐酸激酶 3/4 级升高和神经病变。

综上所述,肝硬化病人抗病毒治疗宜选择核苷类药物,2007 年 AASLD 指南对于抗病毒药物选择的建议是:"在可能的情况下,应采用最强效且最低基因耐药发生率的抗病毒药物,并提高患者依从性。"

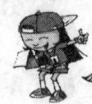

内科临床经验荟萃

五、抗病毒耐药的管理

由于 HBV 具有高复制率(10^{12-13}拷贝/天),同时 HBV 反转录酶缺乏纠错能力,因此 HBV 存在高突变率。在自然情况下,病人体内存在多个 HBV 准种群,以野生株为优势株。在药物压力下,HBV 耐药突变株逐渐取代野生株成为优势株,产生抗病毒耐药的问题。

影响耐药发生因素有:①患者因素。包括依从性、免疫状态、肝脏的复制空间和既往的抗病毒药物用药史等。②病毒因素。包括病毒复制的程度、肝脏内的 cccDNA 的状态和突变病毒的适应能力等。③药物因素。包括药物的抗病毒活性、药物产生耐药的基因屏障(耐药需要的病毒突变位点数目)和药代动力学。

那么,如何最大限度地避免核苷类药物治疗过程中产生的耐药?首先,必须避免不必要的治疗;其次要使用强效、低耐药的抗病毒药物,病毒耐药的产生依赖于病毒的不断复制,强效的药物可以快速持续地抑制病毒载量至不可测水平,使病毒复制水平降至最低,从而降低耐药的发生率。

同时,药物具备高基因屏障(需多个耐药位点突变才会导致耐药的抗病毒药物),可以降低耐药的发生。目前拉米夫定、替比夫定和阿德福韦酯产生耐药所需的突变位点为 1 个,恩替卡韦则需要多个位点同时变异才能产生耐药。病毒产生耐药所需突变的位点越多,耐药的发生率越低。

由于目前核苷类药物存在互相交叉耐药问题,所以药物治疗的先后次序至关重要。拉米夫定的耐药位点是 M204V/I,与替比夫定存在互相交叉耐药,同时拉米夫定耐药也降低了 HBV 对恩替卡韦的敏感度。例如,恩替卡韦在核苷初治患者中治疗 5 年的累计基因型耐药仅为 1.2%,而在拉米夫定失效患者则为 51%。所以,核苷初治患者需要在治疗的起始慎重地选择治疗药物,因为

第三章 消化系统疾病

一旦出现耐药,会限制后续治疗的药物选择,且会影响后续治疗的疗效。

对于目前已经存在耐药的患者,目前临床挽救治疗的建议为改用或者加用另一种抗病毒药物,在加用或改用药物前需了解是否有交叉耐药的存在。2007 年 AASLD 指南对于耐药之后建议的挽救治疗方案见表 50。但是,挽救治疗尚存在以下问题:①挽救治疗的加药方案后续耐药仍然较高。②单药序贯的挽救治疗方案容易产生多重耐药的患者群。

表 50 现有核苷类药物耐药后挽救治疗方案

药物耐药	挽救治疗方案
拉米夫定耐药	·加阿德福韦酯
	·换恩替卡韦(有恩替卡韦耐药风险)
	·加替诺福韦或换 Truvda(TDF+FRC)
阿德福韦酯耐药	·加拉米夫定(此换用优先推荐)
	·换/加用恩替卡韦(如果事先没有拉米夫定耐药)
	·潜在的未来治疗:换用 FTC/TDF
替比夫定耐药	·加阿德福韦酯或替诺福韦
	·换用恩替卡韦(有恩替卡韦耐药风险)
恩替卡韦耐药	·加/换用阿德福韦酯或替诺福韦
	·换用 Truvada

综上所述,慢性乙型肝炎肝硬化的抗病毒干预治疗可以显著阻止肝病进展为肝衰竭或 HCC,避免死亡或肝移植。目前根据临床和流行病学数据,治疗结果的主要决定因素是在能否持久抑制 HBV DNA 的同时避免产生耐药性。慎重地选择治疗时机和初治的方案将有助于治疗目标的实现。

(程留芳)

第八节 肝纤维化细胞分子机制及其干预措施

肝纤维化是各种病因所致的慢性肝病向肝硬化发展的中间环节,肝纤维化的实质是细胞外基质(extra cellular matrix,ECM)在肝脏的过度沉积,而肝星状细胞(hepatic stellate cells,HSC)是肝纤维化 ECM 的主要来源。HSC 要产生大量的 ECM,必须经历所谓的"活化"过程:即由原来的静止状态的表型转分化为肌成纤维样细胞表型。因此,HSC 的活化是肝纤维化的中心事件。尽管肝纤维化可以逆转已成为共识,但目前对其仍缺乏有效治疗手段。我们课题组多年来在国家自然基金资助下,在肝星状细胞靶向给药载体构建、抗肝纤维化靶点选择及中药甘草酸抗肝纤维化等方面开展了一系列肝纤维化干预措施研究。

1. 肝星状细胞靶向给药载体的构建 HSC 在肝纤维化发生机制中居于核心地位,但其数量少、位置特殊、缺乏特异性受体等特点极大制约了抗肝纤维化药物的靶向性和疗效。为此,我们选择了活化 HSC 表面表达的Ⅵ型胶原受体,通过设计合成与之相配的含有精氨酸-甘氨酸-天门冬氨酸(Arg-Gly-Asp,RGD)的环形多肽,作为外源性配基,并与长循环(PEG)脂质体偶联,构建了具有 HSC 高效靶向性的由 RGD 序列环肽介导的主动靶向长循环脂质体载药系统,通过携带干扰素进行体内外研究显示:主动靶向脂质体携带干扰素治疗组大鼠肝功能指标、血清肝纤维化指标、肝羟脯氨酸含量和肝脏组织学改变较常规单纯干扰素治疗组明显改善,表明主动靶向脂质体携带干扰素较常规单纯干扰素有更强靶向性和抗肝纤维化效果。新型 HSC 主动靶向脂质体载药系统的研制,可达到可携带药物高效靶向治疗肝纤维化的目的,为今后携带有效药物及基因片段治疗肝纤维化提供了强有力的工具。

2. 抗肝纤维化靶点的选择

(1) 肝细胞生长因子（HGF）：HGF 是肝细胞强有丝分裂原，具有促进肝组织再生等作用，临床主要用于肝功能衰竭的治疗，研究显示其具有潜在的抗肝纤维化作用，但具体机制仍不清楚。我们将 HGF 基因导入胆总管结扎（BDL）诱导的肝纤维化大鼠，显示 HGF 具有明显的抗纤维化作用，可抑制 BDL 肝纤维化大鼠 TGFβ1 的表达，并可阻止肌成纤维样细胞活化。通过细胞角蛋白-19 和热休克蛋白 47 免疫组化观察表明，胆管上皮细胞可产生间质基质，并能迁移至胆管旁区域，发生上皮细胞间质转化至肌成纤维样细胞的表型转化（EMT）；结合Ⅰ型胶原、层粘连蛋白和 α-SMA 免疫荧光染色，表明在病理条件下，胆管上皮细胞具有表型向 α-SMA 阳性的可产生基质的肌成纤维样细胞的转化；而 HGF 通过阻止胆管上皮细胞 EMT 发挥抗肝纤维化作用。这一发现不仅完善了胆汁性肝纤维化发生机制，而且有助于阐明 HGF 抗肝纤维化的细胞分子机制。

(2) 转化生长因子 β（TGFβ）：转化生长因子-$β_1$（$TGFβ_1$）是目前已知最强烈的纤维化促进因子，主要通过膜受体发挥作用，而Ⅰ型受体（TβRⅠ）、Ⅱ型受体（TβRⅡ）在传导 $TGF-β_1$ 作用的信号通道中起主要作用，两者缺一不可。我们运用重组 DNA 技术构建反义 TβRI、TβRⅡ真核细胞表达质粒，经与糖化多聚赖氨酸偶联后，采用尾静脉注射将其导入猪血清诱导的免疫性大鼠肝纤维化模型体内；通过 Northern blot、RT-PCR、Westernblot 检测显示反义 TβRI、TβRⅡ表达质粒可在肝组织中获得确切表达，其表达可抑制肝组织 $TGFβ_1$ 表达，降低羟脯氨酸含量，减少Ⅰ、Ⅲ型胶原的沉积，并促进肝脏病理形态一定程度的改善。而反义 TβRⅠ、TβRⅡ相比治疗效果差异无显著性差异。研究表明 TGFβ 是可选择的有效抗纤维化的靶点之一。

(3) 金属蛋白酶组织抑制因子-1（TIMP-1）/基质金属蛋白酶

(MMPs);纤维化进程中金属蛋白酶组织抑制因子(TIMPs)表达增高,抑制基质金属蛋白酶(MMPs)活性,从而造成 ECM 降解不足。我们首先通过外源基因的导入增加间质胶原酶的表达虽然对胶原的降解有所促进,但并未使得肝纤维化得以显著逆转,提示在体内胶原酶活性的变化而非数量上的变化是影响胶原降解的主要因素。为此,我们运用重组 DNA 技术构建反义 TIMP-1 真核细胞表达质粒,通过导入大鼠 HSC 及免疫性大鼠肝纤维化模型的体内外研究表明,反义 TIMP-1 表达质粒可显著抑制活化的 HSC 中及大鼠肝脏中 TIMP-1 表达,显著释放间质胶原酶活性,减少 HSC 中 Ⅰ、Ⅲ 型胶原含量;并释放肝组织间质胶原酶的活性,减少羟脯氨酸含量,促进 Ⅰ、Ⅲ 型胶原的降解,并促进肝脏病理形态的改善。表明 TIMP-1 是可选择的有效抗纤维化的靶点之一。

(4)抗血管生成治疗:我们也注意到了血管生成(angiogenesis)与肝纤维化形成密切相关。肝纤维化尤其以肝窦毛细血管化为特征的肝脏微循环血管的改变,实质就是肝脏血管生成的过程。为此,我们课题组应用选择性 COX-2 抑制药罗非昔布进行抗肝纤维化的实验研究,主要从肝纤维化形成过程中肝窦毛细血管化角度,阐明肝纤维化形成过程中的血管生成现象;证实了血管内皮生长因子(VEGF)和结缔组织生长因子(CTGF)是选择性 COX-2 抑制药延缓肝硬化形成和改善肝窦毛细血管化的关键分子。我们研究结果提示抗血管生成可能为肝纤维化防治提供了新的思路,值得进一步临床探索。

3. 中药甘草酸抗肝纤维化 甘草酸是传统中药甘草中最主要的活性成分,我们在国内最早开展甘草酸治疗慢性肝炎的随机对照研究,表明其具有抗炎、降酶、抗病毒等功能,但甘草酸是否具有抗肝纤维化作用尚不明确,对其抗纤维化机制研究尚属空白。为此我们以甘草酸为研究切入点,进行其抗肝纤维化作用研究,显示甘草酸能抑制大鼠 HSC 和四氯化碳(CCl_4)诱导肝纤维化大鼠肝脏的 I、III 型前胶原 mRNA 表达,上调间质胶原酶 mRNA 的表达,显著改善四氯化碳等肝毒性损伤后的肝脏病理。进一步研究表明,甘草酸可通过抑制慢性肝损伤大鼠肝脏内 NF-κB 结合活性发挥抗纤维化作用。我们还采用基因芯片技术分析甘草酸治疗前后基因差异表达,显示在 CCl4 诱导大鼠肝纤维化过程中,Smurf2、FGG、CYP2D6、PTAFR 等基因表达发生变化,而甘草酸治疗对这些异常表达基因产生影响;而体内外研究进一步发现通过调控 Smurf2 基因的转录来影响 TGF-β/Smad 信号传导,可能是甘草酸抗肝纤维化作用的分子机制之一。甘草酸抗肝纤维化机制的阐明,为甘草酸用于临床抗肝纤维化提供了依据,推动了甘草酸在临床抗肝纤维化的应用。

总之,我们以肝纤维化细胞分子机制为基础,为寻找有效的肝纤维化干预措施进行了有益的探索,研究表明 HSC 靶向给药是肝纤维化治疗成功的关键,TGFβ、HGF、TIMP-1,以及促血管生成分子等是可供选择的抗肝纤维化靶点,而甘草酸具有明确抗肝纤维化作用,是目前临床抗肝纤维化治疗中可选择的有效药物。

(王吉耀)

第九节 肝纤维化治疗策略

肝纤维化(hepatic fibrosis)是肝脏对慢性损伤的一种修复反应,是慢性肝病共有的病理改变,其特征是以胶原为主的细胞外基质(extracellular matrix, ECM)在肝内过多沉积。肝纤维化进一步发展可引起肝小叶改建、假小叶和结节形成,进入肝硬化。肝纤维化为一动态过程,属可逆性病变,而肝硬化则不可逆转。因此,阻断、抑制或逆转肝纤维化是治疗慢性肝病的一个十分重要的目标。由于肝纤维化是由多种原因引起,其发生、发展涉及多个环节,因此从肝纤维化发病机制的不同环节入手是抗肝纤维化治疗的主要策略。

1. 去除病因 肝损害最严重的部位最早发生纤维化,且炎症和损伤的程度通常与纤维化的进展速度成正比。因此,去除诱发因素或治疗原发性疾病是阻止肝纤维化发生和发展的最有效措施,如中止饮酒及毒物进入体内;清除慢性病毒性肝炎的病毒感染;去除血色病或 Wilson 病过多的铁或铜的沉积;根治血吸虫病;解除机械性胆道阻塞等。然而这些病因治疗在临床上常十分困难。随着对肝纤维化发病机制认识的不断深入,针对肝纤维化发生的其他环节进行抗肝纤维化治疗也取得很多进展。

2. 减少炎症或抑制宿主免疫反应 宿主免疫反应和炎症反应对肝纤维化的发生起重要作用。通过减轻炎症或抑制宿主免疫反应,可以避免刺激 HSC 的激活,阻止肝纤维化的发生,如 IL-18、IL-12、IL-13、IL-1 受体拮抗药、合成的精氨酸-甘氨酸-天冬氨酸(RGD)类似物等。IL-10 作为抗炎因子也具有抗肝纤维化作用,认为与其抑制核转录因子 NF-κB 的活性有关。

3. 抑制 HSC 增殖与活化 HSC 的激活是肝纤维化发生的中心环节,因此,抑制 HSC 活化和增殖是目前治疗肝纤维化的主要策略。PPARγ等转录因子随着HSC的激活而下降,提示通过刺激这些转录因子的表达有望成为治疗肝纤维化的新途径。最近,Kon等报道Pioglitazone(一种PPARγ配体)可抑制HSC激活,并可显著减轻CCl_4诱导的大鼠肝脏炎症、坏死和早期纤维化。

脂质过氧化对HSC激活起重要作用,抗氧化治疗有利于减轻肝损伤和纤维化。维生素E、磷脂酰胆碱、水飞蓟宾和S-腺苷甲硫氨酸(S-adenosylmethionine, SAMe)等抗氧化剂在动物实验中均显示出较好的抗肝纤维化作用。

转化生长因子-β1(transforming growth factor-β1, TGF-β1)是HSC活化和增殖过程中最具代表性的活性细胞因子,它既可促进ECM的合成又能抑制其降解,因此抑制TGF-β1的过量表达及其活性已成为抗肝纤维化治疗的重要靶点。目前,一系列研究主要在以下三个方面抑制TGF-β1功能活性:①利用外源缺失型II型TGF-β受体竞争结合TGF-β1下调其活性;②利用TGF-β1竞争结合蛋白(如核心蛋白多糖)及一些拮抗TGF-β1的细胞因子(如骨形态生成蛋白-7、肝细胞生长因子、IL-10等)抑制TGF-β1酶解活化;③调控TGF-β1在HSC内信号传导通路中相关基因(如Smad7)的表达,以阻断TGF-β1对HSC的活性作用。这些治疗策略均证实能抑制肝纤维化的发展,但长期抑制TGF-β活性在人类的安全性需予密切关注。

血小板衍生生长因子(platelet-derived growth factor, PDGF)是HSC最强的促增殖因子,阻断PDGF的生物学效应可抑制HSC增殖并起抗肝纤维化作用。此外,PDGF、FGF和TGF等增殖性细胞因子可激活酪氨酸激酶受体而促进HSC的增殖和移行。拮抗酪氨酸激酶受体或阻断其细胞内信号传导途径也可抑制HSC的增殖。

内皮素-1(endothelin-1, ET-1)是调节HSC收缩的主要因子,其受体有ET_A和ET_B两种,广泛存在于肝脏各种细胞,但以HSC

最为丰富。Bosentan 为 ETA/B 混合性拮抗药。在 CCl_4 和胆管结扎引起的肝纤维化模型中，Bosentan 可减少肝组织 I 型胶原和 FN mRNA 的表达，抑制 HSC 的激活。Yu 等研究发现，一氧化氮(NO)能有效缓解 ET-1 所引起的 HSC 的收缩，利用重组腺病毒构建一氧化氮合酶同工酶(nNOS)的表达载体，经股静脉注射至肝损伤大鼠，能明显地促进 NO 的合成，缓解 HSC 收缩，并能减轻肝内血流阻力和门脉高压。血管紧张素 II 是肾素-血管紧张素系统的主要活性物质，对 HSC 有收缩和促增殖作用。血管紧张素转换酶抑制药、血管紧张素 II 拮抗药(如氯沙坦)[17]及其 I 型受体拮抗药等均在动物实验中显示一定的抗肝纤维化作用。

4. 促进基质蛋白降解 肝纤维化的实质是慢性肝损伤的修复反应，导致以胶原为主的 ECM 各成分合成增多，降解相对不足，致使 ECM 在肝内过多沉积。因此促进 ECM 各成分的降解无疑是抗肝纤维化治疗的另一重要途径。基质金属蛋白酶(matrix metalloproteinases，MMPs)是肝脏 ECM 的主要降解酶，通过调节 MMPs 活性，有助于促进肝纤维化的逆转。在 CCl_4 诱导的大鼠肝纤维化自发性逆转过程中，组织金属蛋白酶抑制因子(tissue inhibitors of metallo proteinases，TIMPs)分泌明显下降，而 MMPs 活性维持在较高水平。Yoshiji 等制备过表达 TIMP-1 转基因小鼠，发现 TIMP-1 本身并不引起肝纤维化，但在致病因子作用下，可明显促进肝纤维化的发生；且过表达的 TIMP-1 可通过抑制 MMPs 活性和 HSC 凋亡而明显减缓大鼠肝纤维化的自发性逆转进程。因此，通过抑制 TIMPs 的表达，可提高 MMPs 活性，进而促进 ECM 的吸收。

纤溶酶原激活药(plasminogen activator, PA)包括组织型(tissue-type plasminogen activator, tPA)和尿激酶型(urokinase-type plasminogen activator, uPA)两种。纤溶酶由 uPA 所激活，但可被纤溶酶原激活剂抑制物 1(plasminogen activator inhibitor,

PAI-1 所抑制,当纤溶酶原被激活形成纤溶酶后,可将以酶原式分泌的 MMPs 裂解并激活;此外纤溶酶也可直接降解 ECM。Salgado 等以非分泌型 uPA 腺病毒重组质粒髂静脉注射治疗实验性肝损伤大鼠,发现 uPA 可提高肝组织 MMP-2 活性,治疗后 10 天大鼠肝纤维化程度降低 85%,纤维化肝脏 α-SMA 阳性细胞仅为对照组的 50%;另外,uPA 基因治疗可增加 HGF 及其受体 c-met 表达,促进肝细胞再生,改善肝功能。uPA 促进肝细胞再生的机制可能还与 ECM 降解导致肝组织结构改建和血管新生、使肝细胞增生空间扩大等有关。我们利用 AdEasy 系统在细菌内构建携带非分泌型 uPA cDNA 复制缺陷型重组腺病毒,转染 HSC 后可提高 MMPs 活性、减少 Ⅰ、Ⅲ 型胶原含量,在动物模型上也有较好的抗肝纤维化作用[21];联合 uPA 和肝细胞生长因子(HGF)基因治疗实验性大鼠肝纤维化,则可起到保护肝细胞和减少肝脏胶原沉积的作用。另外,通过抑制 PAI-1 的表达,也可增强纤溶酶活性、促进 ECM 降解。Rerolle 等报道,抑制 PAI-1 的表达可减轻肾小球纤维化的发生,是治疗纤维化的一个有效途径。利用 PAI-1 治疗肺纤维化也取得良好效果,但迄今为止尚未见有关 PAI-1 治疗肝纤维化的报道。我们的初步研究表明:PAI-1 表达与 HSC 生物学特性和肝纤维化进程密切相关,活化 HSC 是合成 PAI-1 的重要细胞,其活化程度与 PAI-1 表达成正相关。利用小干扰 RNA(siRNA)技术可下调活化 HSC PAI-1 表达,siRNA 干扰后,可明显降低 Ⅰ、Ⅲ 型胶原含量,并可提高 MMP-2 分泌水平,下调 TIMP-1 表达水平,抑制 HSC 活性和肝纤维化进程。

5. 促进肝细胞再生 在肝纤维化形成过程中,肝细胞的相对体积和绝对数量均明显减少,因此,促进肝细胞再生也是治疗肝纤维化的重要途径之一。HGF 最初作为肝细胞强效的促分裂剂而应用于肝功能衰竭的治疗。Matsuda 等以人重组肝细胞生长因子(hrHGF)治疗多种肝纤维化模型,发现 hrHGF 可抑制 ECM 合成、阻止肝纤维化的发生、促进肝功能恢复。

Ueki等构建hHGF重组载体,肌内注射DMN肝损伤大鼠,结果hHGF表达明显增加,肝脏hHGF受体酪氨酸激酶磷酸化程度明显高于对照组;利用抗增殖细胞特异性核抗原抗体检查发现,治疗组47%的肝细胞处于有丝分裂期,高于对照组约2倍。另外由DMN诱发的肝细胞凋亡明显减少,肝脏TGF-β1过量表达亦明显受抑。研究还发现,hHGF在大鼠中表达量增加了200%～300%,远低于5 000%的致癌表达量,实验中未发现肿瘤形成。

肝硬化患者肝细胞的端粒长度比正常肝细胞明显缩短。敲除端粒酶RNA(mTR)基因的小鼠(mTR-/-)其肝脏再生能力明显降低,且较易发生肝硬化。在CCl_4诱导的小鼠肝硬化模型中,经尾静脉注射携带mTR基因的腺病毒重组载体,可恢复肝细胞端粒酶活性和端粒长度,促进肝细胞再生,抑制TGF-β1表达,显著减轻纤维化肝脏的损害程度,表明端粒酶基因治疗有望成为肝硬化或其他终末期肝功能衰竭患者的有效疗法。其主要问题是端粒酶促进正常肝细胞再生的同时,可能诱发癌细胞生长。但该研究认为,短暂激活端粒酶活性可能不足以引起肿瘤形成。

6. 诱导HSC凋亡 诱导或促进激活的HSC凋亡可避免或减少HSC聚积,也是抗肝纤维化治疗的重要对策。HSC凋亡可减少活化HSC的绝对数量,不仅减少ECM合成,还可通过提高MMPs活性、降低TIMPs表达而促进胶原等ECM的降解。目前,有关促进HSC凋亡以治疗肝纤维化的研究尚少,有报道曲霉菌素在体内外均可诱导HSC凋亡;一次性给予曲霉菌素可使活化HSC数量减少50%,肝纤维化程度显著减轻。相信随着HSC凋亡机制研究的不断深入,将为抗肝纤维化治疗带来新的希望。

7. 细胞移植治疗肝纤维化

(1)肝细胞移植(hepatocyte transplantation,HCT):HCT技术是将分离出的供体正常肝细胞通过脾动脉、门静脉、脾脏,以及

第三章 消化系统疾病

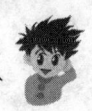

腹膜内注射移植于受体体内以部分替代病肝功能的方法,主要用于治疗慢性肝病、肝脏遗传代谢性疾病和急慢性肝功能衰竭等疾病。晚近,在移植肝细胞内导入调控、表达抗排斥反应和促进肝细胞增殖及逆转肝纤维化进程的外源基因,体外培养抗排斥能力强、存活时间长、功能作用全的"超级肝细胞"(Super Hepatocyte)成为 HCT 治疗慢性肝病和肝纤维化的热点。相关研究主要集中于:①基因修饰移植肝细胞促进其增殖和功能。将 SV40T 抗原基因、Bcl-2 基因以及 HGF 基因导入大鼠移植肝细胞后,移植肝细胞数量及功能均得到明显改善。②降低移植后排斥反应。已有研究显示,HCT 的排斥反应主要由 T 细胞介导。移植肝细胞自身的免疫原性诱导宿主体内 $CD4^+$ 和 $CD8^+$ T 细胞介导细胞免疫反应,还可通过 FasL 表达与移植肝细胞表面的 Fas 受体结合,诱发肝细胞凋亡。针对以上环节对移植肝细胞进行基因修饰降低免疫排斥反应是提高 HCT 治疗效果的另一重要措施。③逆转肝纤维化进程。宿主免疫反应对肝纤维化的发生起重要作用,通过减轻各种侵袭因素所引起的炎症反应或抑制宿主免疫反应,可阻止肝纤维化的发生和发展。将鼠 IL-18 基因导入移植肝细胞后将其移植于肝纤维化大鼠,受体肝脏和外周血中均有 IL-18 高效表达,同时 IL-2 和 γ-IFN 表达相应增高;研究认为通过移植肝细胞携带外源 IL-18 基因在受体内表达,可以调控肝纤维化形成过程中 Th 细胞分泌细胞因子的比例,降低肝脏自身免疫反应,逆转肝纤维化进程。进一步的研究通过构建表达 γ-IFN 的重组腺病毒,修饰小鼠移植肝细胞,脾脏移植治疗血吸虫性肝纤维化小鼠,外源表达的 γ-IFN 可抑制肝星形细胞活性,治疗 4 周后肝纤维化小鼠肝脏中 I 型和 III 型胶原表达明显下降;RNA 斑点杂交检测治疗组小鼠肝脏中 TGF-β1 和其受体的表达明显减少,肝纤维化发展得到有效控制。

(2)干细胞移植:成熟的供体肝细胞在应用于肝纤维化治疗时

受到组织来源的限制,并在体内难以长期增殖和维持生物学功能。近年来,具有增殖和分化潜能的干细胞(stem cell)成为细胞移植治疗肝纤维化另一重要的供体来源。已有临床研究表明,利用G-CSF注射治疗终末期肝硬化患者可动员骨髓来源干细胞向肝细胞分化,促进肝细胞再生并改善肝功能;其潜在的机制可能与干细胞的转分化作用、细胞融合、旁观者效应,以及细胞的去分化/再分化作用有关。动物实验也表明,将骨髓干细胞移植于实验性肝纤维化模型体内,MMP-9表达明显增强,肝脏羟脯氨酸含量明显减少,肝纤维化动物生存率和纤维化程度明显改善。晚近,利用基因调控手段上调干细胞分化基因表达,将可改善干细胞移植治疗水平,是该领域的研究热点。Ishizaka等将肝细胞核因子-3β(hepatocyte nuclearfactor-3β,HNF-3β)基因导入胚胎干细胞后,再将FGF-2、地塞米松及烟酰胺加入细胞培养液中,诱导胚胎干细胞向肝细胞分化,结果显示,与对照组相比,经HNF-3β基因修饰后的胚胎干细胞中白蛋白、补体C3、细胞色素P450、磷酸烯醇丙酮酸羧激酶等基因持续表达,细胞表面CK18阳性;透射电镜显示其具备大量线粒体、粗面内质网、糖原粒,以及微绒毛等分化肝细胞的形态学特点,此外基因调控诱导分化的肝细胞在一定条件下表现出合成尿素、三酰甘油等肝细胞特有生物学功能。Allain等利用反转录病毒载体将SV40大T抗原基因导入肝干细胞,发现这些永生化细胞中ALB、AFP、CK7、CK19及CK8/18均阳性;将基因修饰后的细胞经门静脉注射移植于无胸腺小鼠体内,约50%的移植细胞进入肝实质内;移植3周后,进入肝实质内的细胞开始表达ALB和AFP等肝细胞特有基因,表明基因调控肝干细胞可诱导其分化成有功能的肝细胞,并通过HCT技术发挥供体细胞的生物学功能。

总之,肝纤维化是一复杂的动态过程,有关肝纤维化治疗的研究虽然颇多,很多药物或制剂在动物实验中也已取得良好疗效,但应用于临床者尚少。肝纤维化的治疗仍然是目前临床工作的难点,迄今为止尚无治疗肝纤维化的理想药物。采用去除病因、抑制 ECM 生成、增加 ECM 降解、促进肝细胞再生和诱导 HSC 凋亡等综合措施,对肝纤维化治疗将更有价值,细胞移植治疗特别是干细胞移植治疗将为抗肝纤维化研究开辟新的领域。相信随着肝纤维化发病机制研究的不断深入,肝纤维化治疗将会取得新的突破,从而为最终延缓或逆转肝纤维化带来希望。

(谢渭芬　林勇)

参考文献

1. 谢渭芬. 肝纤维化治疗策略探讨. 中华消化杂志, 2004; 24: 577-578.

2. Bataller R, Brenner DA. Hepatic stellate cells as a target for the treatment of liver fibrosis. [J] Semin Liver Dis, 2001; 21: 437-451.

3. Breitkopf K, Haas S, Wiercinska E, et al. Anti-TGF-beta strategies for the treatment of chronic liver disease. [J] Alcohol Clin Exp Res, 2005; 29(11 Suppl): 121S-131S.

4. Lin Y, Xie WF, Chen YX, et al. Treatment of experimental hepatic fibrosis by combinational delivery of urokinase-type plasminogen activator and hepatocyte growth factor genes. [J] Liver Int, 2005; 25: 796-807.

5. Ozawa S, Uchiyama K, Nakamori M, et al. Combination gene therapy of HGF and truncated type II TGF-beta receptor for rat liver cirrhosis after partial hepatectomy. [J] Surgery, 2006; 139: 563-573.

6. Hung KS, Lee TH, Chou WY, et al. Interleukin-10 gene therapy reverses thioacetamide-induced liver fibrosis in mice. [J] Biochem Biophys Res Commun, 2005; 336: 324-331.

7. Roderfeld M, Weiskirchen R, Wagner S, et al. Inhibition of hepatic fibrogenesis by matrix metalloproteinase-9 mutants in mice. [J] FASEB J, 2006; 20: 444-454.

8. Xia JL, Dai C, Michalopoulos GK, et al. Hepatocyte growth factor attenuates liver fibrosis induced by bile duct ligation. [J] Am J Pathol, 2006; 168: 1500-1512.

9. Gaia S, Smedile A, Omede P, et al. Feasibility and safety of G-CSF administration to induce bone marrow-derived cells

mobilization in patients with end stage liver disease. [J] J Hepatol, 2006;6;[Epub ahead of print].

10. Allen KJ, Buck NE, Williamson R. Stem cells for the treatment of liver disease. [J] Transpl Immunol, 2005;15: 99-112.

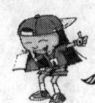

第十节 肝硬化腹水的诊断和治疗

腹水是肝硬化最常见的并发症,肝硬化患者初次诊断后10年内腹水发生率超过50%,腹水出现往往提示严重门脉高压和肝功能不全,其处理是肝硬化治疗的重要方面[1]。

一、肝硬化腹水形成机制

肝硬化腹水的形成是腹腔局部因素和全身因素综合作用的结果。肝硬化腹水形成的病理生理学机制仍未完全明确。回顾近50年的研究,主要形成以下几种学说:①充盈不足学说(underfill theory);②泛溢学说(overflow theory);③周围动脉扩张学说(peripher alarterial vasodilation theory);④腹水形成前相学说(Forward theory of ascites formation)是近年来在周围动脉扩张学说基础上,建立的腹水形成新学说。该学说认为肝硬化、门脉高压所引起的内脏动脉扩张是腹水形成的原因,内脏动脉扩张后,一方面直接影响内脏微循环,促进微循环毛细血管压和滤过系数增加,导致内脏淋巴液形成和回流增多;另一方面内脏动脉扩张、充盈不足则激活RAAS、交感神经系统及精氨酸血管加压素(arginine vasopressin,AVP)/抗利尿激素(antidiuretich ormone,ADH)等,通过神经、体液因素诱导体内钠水潴留,最终导致腹水形成。该学说较为完整和系统地解释了肝硬化腹水的形成机制,目前为大多数学者所认可[2]。

二、肝硬化腹水的诊断与鉴别诊断

腹水实验室检查是确定腹水性质的关键,原则上肝硬化患者首次出现腹水或腹水治疗效果不佳时,均应行诊断性腹水穿刺检查,以明确腹水性质,排除腹水感染或其他病因所致的腹水。肝硬

第三章 消化系统疾病

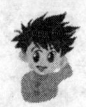

化腹水外观大多呈淡黄色透明样液体,浑浊提示腹水感染或其他并发症,有 0.5%~1.3%肝硬化腹水可呈乳糜性(三酰甘油>2.82mmol/L,苏丹Ⅲ试验阳性)。非肝硬化乳糜性腹水常见于肿瘤,尤其是淋巴瘤,也可见于结核等。

传统观点根据腹水白细胞计数和总蛋白浓度将腹水分为渗出性和漏出性,以鉴别腹水性质。大部分肝硬化腹水为漏出液(<2.5g/L)。但大宗病例研究发现,肝硬化腹水蛋白浓度差别很大(0.5~6g/L),且 10%~30%患者腹水蛋白浓度>3g/L。目前研究认为,血清-腹水白蛋白梯度(Serum-Ascites Albumin Gradient,SAAG)作为腹水分类指标优于总蛋白浓度等其他参数。SAAG≥11g/L 提示门脉高压性腹水,<11g/L 为非门脉高压性腹水,其诊断准确率达 97%。因此,推荐 SAAG 作为常规检查。为提高 SAAG 诊断准确性,血清与腹水标本应在同一小时或同日内抽取。需要指出的是,SAAG≥11g/L 不能排除门脉高压基础上并发的腹水感染或腹腔肿瘤转移,也无助于鉴别门脉高压的病因[3]。

肝硬化腹水患者白细胞总数一般<100/mm^3,最高可达 500/mm^3,单核细胞>75%。利尿治疗可使白细胞总数升高,有报道利尿 10kg 可使白细胞总数升高 3 倍,但利尿对多形核白细胞(PMN)影响不大。结核性或肿瘤性腹水白细胞总数增高,常以淋巴细胞增高为主。腹穿轻微损伤血液渗入腹腔可致腹水白细胞总数升高,可用每 250 个红细胞减去 1 个 PMN 的方法校正。腹水红细胞总数>10 000/mm^3 称为血性腹水,>20 000/mm^3 则为肉眼血性腹水,多为肿瘤或结核所致,但需除外穿刺导致的出血。后者常为不均匀血性,可有血凝块。

肝硬化腹水患者血清和腹水 CA-125 均可明显升高,其升高幅度与腹膜转移癌和结核性腹膜炎相似。无并发症的肝硬化腹水淀粉酶常为其血清值的一半,约 50U/L。胰源性腹水淀粉酶常

1000U/L。胆汁性腹水或胆汁性腹膜炎腹水胆红素>102μmol/L(6mg/dl),腹水/血清胆红素比值>1。腹水腺苷脱氨酶(ADA)对结核性腹膜炎的诊断有较高价值。以 ADA>30U/L 诊断结核性腹水的敏感性和特异性分别为94%和92%。

难治性腹水(refractory ascites)系指经限钠和利尿药治疗无效的腹水,或经大量腹穿放腹水(LVP)等治疗后利尿药未能防止复发,内腹水快速回聚者。包括两种亚型:①利尿药抵抗性腹水(diuretic-resistant ascites)。对限钠(<50mmol/d)和大剂量利尿药(螺内酯400mg/d和呋塞米160mg/d)治疗1w以上缺乏反应,最后4d平均体重减轻<200g/d,尿钠排泄<50mmol/d;②利尿药难治性腹水(diuretic-intractable ascites)。指因出现利尿药并发症,不能应用有效剂量的利尿药治疗。难治性腹水占肝硬化腹水的5%~10%。对难治性腹水须仔细询问其限钠程度和利尿药应用情况,同时排除腹水感染或其他并发症发生。

三、自发性细菌性腹膜炎

自发性细菌性腹膜炎(spontaneous bacterial peritonitis,SBP)指无腹腔脏器穿孔、炎症而发生的急性腹膜细菌性感染,是肝硬化腹水患者常见的并发症,15%~26%肝硬化腹水患者可发生 SBP。肝硬化腹水并发 SBP 大多缺乏典型症状和体征,且腹水蛋白、LDH 等指标常为正常。腹水 PMN 计数是诊断 SBP 的最重要指标,目前大多以腹水 PMN≥250/mm^3 为 SBP 诊断标准。以腹水 PMN≥250/mm^3 为阈,诊断 SBP 的敏感性、特异性和准确性分别为84%、93%和90%;腹水 PMN>500/mm^3 的诊断敏感性、特异性和准确性分别为80%、97%和92%。根据腹水 PMN 计数和细菌培养结果,可将 SBP 分为3个亚型:①细菌培养阳性腹水 PMN 增高,为经典 SBP;②细菌培养阴性白细胞性腹水(culture negativeneutrocytic ascites,CNNA),其临床重要性同培养阳性

SBP,均应予治疗;③细菌性腹水(bacterascites),指腹水有细菌定植而无炎症反应,腹水 PMN<250/mm³。有症状的细菌性腹水应予治疗,无症状者需重复检查腹水 PMN 和细菌培养,再次培养阳性或出现症状者给予治疗。SBP 患者腹水细菌浓度较低(1～10个/ml),传统腹水细菌培养方法,阳性率低于 40%。采用床边血培养瓶直接接种腹水(10ml/瓶),分别送需氧和厌氧培养,阳性率可提高至 90%[3]。

四、肝硬化腹水的治疗

肝硬化腹水治疗应采取综合措施,包括以卧床休息、限钠、利尿为主的一线治疗,治疗性穿刺放腹水等二线治疗,以及腹水回输、腹腔-颈静脉引流(peritoneovenous shunts)、经颈静脉肝内门体分流术(transjugular interhepatic portosystemic shunt,TIPS)和肝移植等三线治疗[4]。

1. 一线治疗

(1)卧床休息:直立体位能促进肝硬化腹水患者体内钠水潴留并损害肾脏的灌注和钠的排泄,因此卧床休息可能有利于腹水的治疗。有少数研究也表明,卧床休息亦可改善患者对利尿药的反应。

(2)限制钠摄入:大部分研究表明,适当限钠可缩短肝硬化腹水患者腹水控制时间、减轻肾脏损害[5,6]。但低钠饮食是否可改善肝硬化患者的生存率和生活质量,目前仍有争议[7,8]。有研究表明,过度限钠并不可取。当饮食盐限于 22mmol/d 时,尽管缩短了腹水控制的时间,但利尿药诱发的肾功能损害和低钠血症的发生率却明显增加。一项对照研究也表明,不同的限盐(120mmol/d 和 50mmol/d)方案对肝硬化腹水的疗效无统计学差异[9]。目前主张适当限钠(88mmol/d 或 2 000mg/d)并配合利尿药治疗。尿钠/尿钾比值、24h 尿钠测定,以及体重变化可以作为控制患者盐摄入及监测利尿药疗效的重要指标,特别是尿钠/尿钾比值,临床意义更为重要。近年来有学者提出根据血压、体重、电解质等指标组成的公式计算体内缺钠和水潴留量,酌情予补钠及利尿治疗,不失为一种较好的方法,但相关公式的准确性及治疗可行性尚待临床大规模研究验证[10]。除非患者出现严重的稀释性低钠血症或血清钠低于120mmol/L,否则无需限制水的摄入。

(3)利尿治疗:利尿药治疗是肝硬化腹水处理的重要方法。推荐的利尿方案是初始剂量为螺内酯100mg、呋塞米40mg联合使用,每天1次给药,根据尿量、尿钠和体重变化,可每隔3~5天按100:40调整药物剂量,最大剂量可调整至螺内酯400mg、呋塞米160mg。利尿治疗中,无水肿的患者每日体重减轻不应>0.5kg,同时监测电解质和肾功能的变化,如尿钠/尿钾比值<1且体重减轻不明显、血清肌酐>180μmol/L、血清钠<120mmol/L,以及出现肝性脑病则应暂停利尿药治疗,重新评估病情后考虑二线治疗。

近年来,有关选择性κ-阿片样受体类似物及AVPV2受体拮抗药等利水剂(aquaretics)治疗肝硬化腹水的研究甚为活跃。选择性κ-阿片样受体类似物可抑制垂体抗利尿激素(ADH)释放,AVPV2受体拮抗药可与肾脏远曲小管和集合管的AVP/ADHV2受体结合,竞争性抑制AVP/ADH诱导的腺苷酸环化酶和含水通道AQP-2活性,抑制AVP/ADH介导的集合管系统渗透压调节,从而促进水排泄。目前,AVPV2受体拮抗药在肝硬化腹水治疗中研究较多,观察到此类药物可明显增加实验动物和健康志愿者的尿量而不影响尿钠排泄[12]。有学者采用V2受体拮抗药VPA-985(lixivaptan,利希普坦)和YM-087(conivaptan,考尼伐坦)等治疗肝硬化腹水取得较好疗效[13]。Serradeil-Le Gal C等[14]给予伴有腹水和肾功能减退的肝硬化模型大鼠口服非肽类ADHV2受体拮抗药SR121463,吸收和耐受良好,10 d内大鼠低钠血症完全纠正,尿量恢复正常,腹水明显消退。Gerbes等[15]进

第三章 消化系统疾病

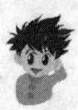

行的一项随机双盲研究表明,100mg/d 和 200mg/d 的 VPA-985 治疗,分别可使 27% 和 50% 的肝硬化低钠血症患者血钠恢复正常,同时伴有尿渗透压的显著降低和体重减轻。现认为此类药物的研制可能为肝硬化腹水治疗提供新的方法,但其长期应用的不良反应和合理剂量尚待进一步明确,部分学者认为大剂量使用可能诱发糖尿病。有关 ADHV2 受体拮抗药治疗肝硬化腹水的临床研究仍在进行中。

2. 二线治疗 治疗性穿刺放腹水是安全、有效的腹水治疗二线方法,对于药物治疗反应差及顽固性腹水,该方法可作为首选治疗方案。一次性穿刺放腹水 5L/d(同时辅以放 1L 腹水输注 8~10g 白蛋白)可有效控制腹水。根据 5 个随机对照研究表明,治疗性穿刺放腹水在消除腹水、减少并发症和缩短住院时间等方面明显优于单独使用利尿药治疗。有学者认为,治疗性穿刺放腹水治疗有必要和口服利尿药联合应用,对照研究表明,穿刺放腹水后即给予利尿药治疗,内腹水再发生率为 18%,对照组腹水的再发生率则为 93%。大量放腹水后是否需要补充蛋白仍有争论,有研究表明,腹水患者的并发症发生率、死亡率与是否补充蛋白并不相关。有鉴于此,有学者提出,大量放腹水超过 5L,补充白蛋白是合理的;对于可能发生循环障碍的患者,则有必要输注白蛋白或其他胶体。

3. 三线治疗

(1)腹水回输:腹水超滤或浓缩后回输也是肝硬化腹水治疗的一种方法。可减少大量放腹水后白蛋白的用量,减轻营养不良症状。但需要特殊的仪器设备,费用高,且易诱发出血、栓塞、感染甚至败血症,目前临床应用已减少。

(2)经颈静脉肝内门体分流术(TIPS):TIPS 可有效降低门静脉压力、促进尿钠排泄、改善肾功能、促进腹水回收,有效改善患者病情。研究还表明,TIPS 可增加心输出量、改善部分患者对利尿药治疗的敏感性,故 TIPS 术后可继续应用利尿药[16]。其主要缺陷在于支架技术的局限和中重度肝性脑病发生率的增加。很多学者比较了 TIPS 和大量放腹水对难治性腹水的疗效,结果差异较大。

(3)腹腔-颈静脉引流:腹腔-颈静脉引流可降低利尿药用量、减少住院次数、缩短住院时间。但易出现引流管阻塞、静脉血栓、感染,诱发出血、DIC、肺水肿等并发症。故目前仅适用于无法行反复治疗性穿刺放腹水、TIPS 及肝移植的患者。

(4)肝移植:所有肝硬化腹水患者均可考虑肝移植治疗,尤其出现难治性腹水、伴有低钠血症、肝脏明显缩小、SBP 的患者应优先考虑肝移植。

4. 难治性腹水及 SBP 的治疗　根据 2004 年美国肝病学会关于肝硬化腹水治疗的推荐意见,对顽固性腹水患者首先选择治疗性腹腔穿刺放腹水方案;当病人无法耐受腹腔穿刺时,则可选择 TIPS 和其他三线治疗方案。对于 SBP 的治疗,由于腹水 PMN 计数是诊断 SBP 的重要指标,因此当肝硬化患者腹水 PMN 计数≥250 个/mm^3 时,无论细菌培养是否阳性,都应接受经验性抗感染治疗,首选静脉滴注头孢噻肟或其类似物(头孢噻肟,2g/8h),其抗菌谱覆盖 95% 的细菌。如腹水 PMN 计数＜250 个/mm^3,但有感染症状或体征,也需接受抗感染治疗,并行细菌培养。有研究认为,SBP 患者如没有呕吐、休克、2 级或 2 级以上肝性脑病或血清肌酐＞265.2μmol/L,口服氧氟沙星(400mg,2 次/天)与静脉滴注头孢噻肟同样有效。对发生 SBP 的高危人群,如肝硬化患者腹水总蛋白≤10g/L 或血清胆红素＞42.8μmol/L(无消化道出血),给予诺氟沙星(400mg/d,静脉滴注或口服)有助于预防 SBP 的发生。

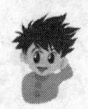

四、预 后

肝硬化腹水往往提示预后不良。肝硬化患者一旦出现腹水,其3年生存率不足50%,难治性腹水1年病死率超过50%。

总之,肝硬化腹水形成机制尚不完全明确,处理较为复杂,大部分患者预后不佳,需要对患者进行细致的诊断和鉴别诊断,同时对腹水的性状、生化指标、细胞学及细菌培养等及时进行检测后才能制订出完善的治疗方案。此外,肝硬化腹水治疗为一动态的过程,治疗方案和药物使用将随着患者不同指标的变化而改变。加快新药研制,进一步开展新技术和新疗法的研究,细化不同治疗方案的入选标准和治疗原则将有利于肝硬化腹水的治疗,提高患者的生存率和生活质量,减少并发症的发生。

(谢渭芬)

参考文献

1. Runyon BA. Management of adult patients with ascites due to cirrhosis. [J] Hepatology, 2004;39(3): 841-856.

2. Cardenas A, Arrovo V. Mechanisms of water and sodium retention in cirrhosis and the pathogenesis of ascites. [J] Best Pract Res Clin Endocrinal Metab, 2003;17(4): 607-622.

3. Moore KP, Wong F, Gines P, et al. The management of ascites in cirrhosis: report on the consensus conference of the International Ascites Club. [J] Hepatology, 2003;38: 258-266.

4. Gines P, Cardenas A, Arroyo V, et al. Management of cirrhosis and ascites. [J] N Engl J Med, 2004;350: 1646-1654.

5. Reynolds TB, Lieberman FL, Goodman AR. Advantages of treatment of ascites without sodium restriction and without complete removal of excess fluid. [J] Gut, 1978;19(6): 549-553.

6. Descos L, Gauthier A, Levy VG, et al. Comparison of six treatments of ascites in patients with liver cirrhosis: A clinical trial. [J] Hepatogastroenterology, 1983;30(1): 15-20.

7. Gauthier A, Levy VG, Quinton A, et al. Salt or no salt in the treatment of cirrhotic ascites: a randomisedstudy. [J] Gut 1986;27:705-709.

8. Desal HG. Salt Restriction in Ascites with Cirrhosis of Liver: Will Enhanced Salt RestrictionIncrease Longevity? [J] J Assoc Physicians India. 2006;54: 504.

9. Bernardi M, Laffi G, Salvagnini M, et al. Efficacy and safety of the stepped care medical treatment of ascites in liver cirrhosis: a randomized controlled clinical trial comparing two diets with different sodium content. [J] Liver, 1993;13(1): 156-162.

10. Castello L, Pirisi M, Sainaghi PP, et al. Quantitative treatment of the hyponatremia of cirrhosis. [J] Dig Liver Dis, 2005;37(3):176-180.

11. Gadano A, Moreau R, Vachiery F, et al. Natriuretic response to the combination of atrial natriuretic peptide and terlipressin in patients with cirrhosis and refractory ascites. [J] J Hepatol, 1997;26: 1229-1234.

12. Costello-Boerrigter LC, Boerrigter G, Burnett JC Jr. Revisiting salt and water retention: new diuretics, aquaretics, and natriuretics. [J] Med Clin North Am, 2003;87: 475-491.

13. Palm C, Pistrosch F, Herbrig K, et al. Vasopressin antagonists as aquaretic agents for the treatment of hyponatremia. [J] Am J Med, 2006;119(7 Suppl 1): S87-92.

14. Serradeil-Le Gal C. An overview of SR121463, a selective non-peptide vasopressin V(2) receptor antagonist. [J] Cardiovasc Drug Rev, 2001;19: 201-214.

15. Gerbes AL, Gulberg V, Gines P, et al. Therapy of hyponatremia in cirrhosis with a vasopressin receptor antagonist: a randomized double-blind multicenter trial. [J] Gastroenterology. 2003;124(4): 933-939.

16. Boyer TD. Transjugular intrahepatic portosystemic shunt: current status. [J] Gastroenterology, 2003;124: 1700-1710.

17. Salerno F, Merli M, Riggio O, et al. Randomized controlled study of TIPS versus paracentesis plus albumin in cirrhosis with severe ascites. [J] Hepatology, 2004;40: 629-635.

第十一节 食管静脉曲张硬化治疗现状

门静脉高压引起食管胃静脉曲张破裂出血是消化道出血死亡率最高的一种疾病。自1939年Crafoord和Frenekuer首先报道了经内镜注射硬化剂治疗食管静脉曲张(EV)后,随着内镜的发展和一些有效硬化剂的问世,至今已为众多国家的医生所采用。近几十年来对硬化治疗的许多方面进行了研究,肯定了硬化疗法是治疗食管静脉曲张的有效方法,急诊止血效果达81.6%～96.8%[1~3]。重复治疗病例,复发出血明显减少,硬化治疗后患者5年和10年的生存率明显提高[4]。可见尽管近年来治疗食管静脉曲张出血的新方法越来越多,如内镜下静脉套扎术(EVL),经颈静脉肝内门腔分流术(TIPSS)等,但硬化治疗仍为食管静脉曲张出血主要的治疗方法。为指导临床实践工作,我们将在以下几个方面对食管静脉曲张硬化治疗进行阐述。

一、EV的血供及回流通路

1. EV的血管供应 正常人食管下段黏膜下静脉的血液回流至贲门静脉与食管旁静脉,经胃冠状静脉(LGV)与胃右静脉(RGV)形成吻合支引流食管静脉和胃静脉之血液流入脾静脉(SPV)。LGV分布于贲门,血管较粗,离SPV近;RGV分布于胃窦部,血管较细,离SPV较远。当门静脉高压(PVH)时,LGV首先受压力冲击构成EV主要供应血管。胃短静脉(SGV)发自脾门,向胃体上部呈单支或多支分布。当PVH时,SGV成为EV的第二支供应血管,在胃静脉曲张(GV)＞EV及SPV血栓形成时可成为主要供应血管。正常人无胃后静脉(PGV),仅在PVH时形成新的短路。

2. EV回流入体循环通路 LGV分前后两支,前支抵胃贲门

第三章 消化系统疾病

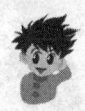

后在胃食管连接线上 2~3cm 处的黏膜固有层内形成细而并行的血管,即谓"并行束征",上行后汇合形成数条扩张的静脉即为 EV,其中有的 EV 直接回流入锁骨下静脉,不经奇静脉通路。LGV 后支供血可直接与奇静脉或半奇静脉交通,并可与其他侧支形成短路,如胃肾静脉短路。LGV 分支与侧支短路[5]。约 2/3 患者为前支供血,1/3 为后支供血。因此我们应充分了解门脉高压食管静脉回流形式以有利于硬化治疗。

二、PVH 病人食管下部静脉解剖

PVH 病人食管下部静脉解剖[6][7],可将其分为四层:①上皮微血管丛位于黏膜固有层之上皮下层;②表浅静脉丛位于黏膜固有层;③深层固有静脉位于黏膜下层,又称黏膜下静脉(SMV);④食管外膜层静脉。前三者称为食管内层静脉,食管内层与外层静脉间由穿通静脉互相交通。表浅静脉丛和深层固有静脉和胃相应静脉直接相通,这些静脉没有静脉瓣。PVH 后此四层静脉均扩张,为正常的 3~5 倍,尤其 SMV 扩张显著形成 EV,即在内镜下所见 3~5 条粗大的静脉形成 EV。治疗的目的是消除 SMV,留下其他静脉缓慢排除门静脉系统压力。由上述门脉高压症时食管静脉解剖可以认为:食管静脉曲张破裂大出血是黏膜下较大的曲张的深静脉破裂,或系与这些深静脉直接沟通的浅表静脉丛较大的交通支破裂所致。而可以自行止血的食管静脉曲张破裂出血则可能是扩张的内膜静脉破裂,或系远离较大曲张静脉的浅表静脉丛的分支破裂所致。穿通静脉(沟通深静脉与外膜静脉)的存在与所处的位置可能是顽固性食管静脉曲张难以治愈的原因。成功的硬化治疗,系栓塞与根除了主要的曲张静脉及其交通支的结果。硬化治疗后复发,是曲张静脉间交通支的存在与浅表静脉丛扩张所致,而并不是原有深静脉的再通。

三、食管静脉曲张硬化治疗的组织学改变

根据动物试验和硬化治疗后死亡病人的尸解,食管和近端胃组织病理改变的研究[8~11],硬化剂静脉注射主要是破坏血管内皮,迅速形成血栓伴静脉炎症,1周后组织坏死形成溃疡,10天后见肉芽组织形成,3~4周纤维化闭塞静脉腔。注射后即刻形成血栓,所以食管胃静脉曲张出血的病人急诊硬化治疗可达到止血的目的,7天后形成溃疡,如粗大静脉未闭塞,可致再发出血。1个月后纤维化形成,病人再发出血减少,但可出现食管狭窄,不同的硬化剂作用效果有所差异。静脉旁注射主要使黏膜水肿炎症,可见静脉周围大量成纤维细胞增生,曲张静脉内无血栓形成,在静脉表面、周围纤维化防止再出血。

四、硬化剂的种类和方法

1. 硬化剂的种类 目前硬化剂种类繁多,有5%油酸氨基乙醇、1%乙氧硬化醇(Aethoxyscklerol)、5%鱼肝油酸钠、无水酒精、1%~1.5%十四烷基磺酸钠(Sodium totradecyl sulfate)、3%水酚等。国内主要采用1%乙氧硬化醇和5%鱼肝油酸钠。乙氧硬化醇系局麻药Polidocanol与5%乙醇制造而成,静脉内注射形成血栓化作用弱,静脉旁注射能迅速引起水肿、炎症,大量成纤维细胞增生,是硬化剂中最早发生纤维变性的药物,而且含局麻剂,故注射时无明显胸痛,注射后2~3小时局麻剂作用消失,可出现胸痛,1~2天后缓解。5%鱼肝油酸钠含多种脂肪酸,以花生油酸为最多,有血栓素A_2的作用,可促进血栓形成[10],是国内目前最常用的硬化剂,价廉易得,我们用于静脉内注射,急诊止血及静脉曲张消失均十分满意,注射后胸痛明显,少数患者需用镇痛剂,1~2天后缓解。

2. 硬化治疗方法 硬化治疗方法有以下几种:镜前端套以气

囊、镜身附以外套管(Sliding tube)和自由手技法。前两种方法因应用气囊或套管烦琐,增加病人的痛苦已基本被淘汰,自由手技法操作快速而便捷得到广泛的应用。

五、硬化治疗的时机选择

1. 急诊硬化治疗　急诊硬化治疗应视患者的病情而定。如患者出血量大可先行双囊三腔管压迫,配合降低门脉压药物治疗,待病情稳定后,再行硬化治疗;如出血量不大,应适当补充血容量,血压稳定后即可进行硬化治疗。2005年全国多家医院调查食管静脉曲张出血急诊治疗,药物的止血率和 EVL、EVS 的止血率无统计学差异,因此对于食管静脉曲张出血患者可先行药物治疗,待条件允许后再行硬化或套扎治疗[24]。解放军总医院对230例283例次急诊硬化治疗进行分析,年龄最小者13岁,最大者80岁,术前只有34例曾用双囊三腔管压迫,其中14例压迫无效拔管,在双通道加压输血的情况下行急诊硬化治疗,均获止血成功[3]。根据我们胃镜下资料分析,出血部位主要位于食管下段右侧(镜下12点时位)和贲门区小弯侧,分别占38.0%和37.3%,胃底静脉出血少,因此在寻找出血点时,该部位应列为重点[3]。病人采取左侧卧位行硬化治疗时,积血掩盖胃底、胃体大弯侧和食管下段6点时位,而食管下段12点时位及贲门小弯侧仍暴露较好,一般积血不影响急诊硬化治疗。但急诊硬化治疗的时机和适应证难以统一,可根据本单位的设施和技术熟练程度掌握。

2. 择期硬化治疗(次级预防)　择期硬化治疗是指食管静脉曲张出血已停止,为预防再出血而进行的硬化治疗。

3. 预防性硬化治疗(初级预防)　患者食管胃静脉曲张,但从无出血史,为预防静脉曲张出血而行硬化治疗。关于预防性硬化治疗的价值存在较多的争议,有学者认为静脉曲张不一定都出血,且预防性硬化治疗不能明显减少首次出血的发生率和死亡率[12][13]。Paquet等研究发现预防性硬化治疗可显著降低出血的发生率和死亡率[14],Potzi等认为预防性硬化治疗对肝功能B级和C级病人有利[15]。ZargarSA等报道认为硬化治疗对食管静脉曲张出血是理想、安全有效的治疗措施,静脉曲张根除后,预防再出血有效率为88.1%,可以作为初级预防手段[16]。笔者认为对于硬化剂治疗时机的选择应进行大规模的临床研究。

六、硬化治疗方法

1. 胃镜检查 择期治疗时先做常规胃镜检查,了解食管静脉曲张情况及胃十二指肠有无其他疾病,再退镜到胃底食管与胃交界处,选择部位进行治疗。急诊治疗如发现食管腔、胃腔清洁,出血暂时停止,可做胃镜常规检查。但食管腔及胃底积大量鲜血,找不到出血点或出血处正在喷射出血,不做常规检查,应抓紧时机注射治疗。

2. 注射部位 内镜下见有出血点,可在其上下方进行注射,但以出血点下方注射效果为好。未见出血点时可在齿状线上侧2～3cm内行环形注射,首选治疗最易出血的12点时位之静脉,每次注射1～3条。

3. 注射方法及硬化剂用量 注射方法有静脉内注射法、静脉旁法、静脉内和静脉旁结合法和食管静脉曲张硬化治疗的改进法。笔者发现静脉旁注射法,食管静脉曲张不能消失,疗效差,食管狭窄发生率高,影响食管动力,且我国多数患者治疗时已为重度静脉曲张,静脉内和静脉旁结合法操作上有困难,因此我们多采用静脉曲张硬化治疗的改进法。根据食管静脉解剖学特点,并通过多年的经验认为,我们采用硬化剂行少点、较大剂量、快速静脉内注射,即每次在1～2条食管下段静脉内注射1～2个点,每点注射硬化剂一般6～15ml,总量最多者曾达40ml,首次平均剂量为25.3ml,在20～30秒内将药注完,造成局部硬化剂浓度高,凝血快,同时药液可迅速向上流入食管中上段静脉,向下流入 LGV 或 SGV,并通过交通支到邻近曲张静脉,使多条静脉同时闭塞,提高了急诊止血率,部分病人首次注射后全部曲张静脉闭塞消失。此法类似日本报道的内镜下食管静脉栓塞法。操作时一定要保证注射针刺入静脉,判定方法是先少量注药,无水肿丘状隆起,则肯定针在静脉内,再加速注药。关于用药剂量必须个体化,根据静脉曲张程度及范围、食管长度、交通支情况、急诊还是择期来决定。一般全程重度食管静脉曲张,用药量较大,尤为急诊时,在静脉内注射有部分硬化剂从出血部位喷出,所以注射量不等于有效剂量,小量硬化剂难以达到止血目的。但硬化剂用量与肺部并发症成正比,所以硬化剂量应掌握在 30ml 以内较为安全。

4. 注射间隔时间 两次硬化治疗间隔时间以 6~7 天为宜,进行 3~4 次,直至曲张静脉消失。因硬化治疗一周后易发生注射点糜烂或溃疡出血,如间隔时间过长,静脉未完全闭塞,可致再发出血。且静脉越粗大,再出血的可能性就越大,所以对此类患者间隔时间应适当缩短。再次硬化治疗发现注射点溃疡时,应在溃疡下方或邻近静脉注射治疗,预防再发出血。笔者初期开展硬化治疗时,每隔 10~14 天硬化治疗 1 次,近期再发出血达 20%,后改为间隔 6~7 天治疗 1 次,近期再发出血率为 9.2%。静脉曲张消失后,第一年每 3~4 个月检查 1 次胃镜,第二年每 6 个月检查 1 次胃镜。发现新的曲张静脉,应给予再次硬化治疗。有文献报道,用随机前瞻方法比较长期硬化治疗与按需硬化治疗(仅于静脉曲张出血后),长期硬化治疗的病人曲张静脉再出血次数较少,但未发现长期硬化治疗有益于提高生存率[17~18]。

5. 术前准备及术后处理

(1)术前准备:基本同胃镜检查,但硬化治疗是一项风险较大的技术工作,要求:①内镜医生胆大、心细,有良好的心理素质和熟练的内镜操作技术,必须对家属交代病情,并向患者讲清配合要点。②术前做好充分准备,尤以急诊治疗时,包括备血、建立双静脉通道、输血,加压输血的设施、抽好足够量的硬化剂、插镜前注射针应插入活检孔道等。③术前5分钟静脉注射丁溴东莨菪碱(解痉灵)20mg,可酌情给予镇痛药,或给予喉头麻醉。

(2)术后处理:术后6~8小时进食温流质,次日可进半流饮食。可给抗酸药或胃黏膜保护药物如硫糖铝悬液,促进溃疡愈合[19]。体温高者可给抗生素3~5天。

(3)内镜下疗效判断:首期硬化治疗后应进行内镜复查,内镜下疗效判断:①食管静脉曲张消失。上、中、下段静脉曲张消失,有时上中段可见蓝色血栓形成残留静脉,下段可见溃疡愈合瘢痕。②食管静脉曲张基本消失。上中段静脉曲张消失,下段近贲门区可见白色、壁厚静脉柱。③食管静脉曲张Ⅰ期。中下段留有直线扩张,白色静脉,壁厚。④食管静脉曲张Ⅱ期。中下段仍有串珠状静脉曲张,白色,无红色症。并注明贲门区和胃底静脉残留情况及门脉高压性胃炎的表现。

6. 注射反应和并发症及防治 注射后大部分病人感胸骨后不适,发堵或疼痛,术后发热,一般不超过38.5℃,2~3天内恢复正常。此外,可有菌血症;暂短的吞咽困难;一过性血红蛋白尿;胸腔积液;呼吸窘迫综合征;肠系膜静脉血栓;腹水增加等。注射局部溃疡多见,发生率20%~78%。有浅表溃疡和深溃疡2类,通常多无症状,可在2~4周内自愈。Sarin等认为硬化剂治疗后食管溃疡是一种必发的病变而非并发症[20],有时可发生食管溃疡引起再出血;溃疡穿孔引起纵隔炎、脓胸、食管静脉壁撕裂出血、食管壁坏死、食管狭窄;反流性食管炎;食管运动功能障碍等。我院统计并发症的发生率为8.98%,其中早期复发出血、食管狭窄、胸腔积液/肺部浸润、呼吸功能衰竭、误吸、镜下血尿、癫痫发作、食管穿孔。

EVS最常见的并发症是注射点糜烂或溃疡引起早期再发出

血,亦是难以避免的并发症,一般发生在注射后 5~14 天内,且越粗大的静脉越易发生出血,必须及时处理,否则导致 EVS 治疗的失败。最好的方法是行急诊硬化治疗,如病人情况不允许或无条件者,可先用双囊三腔管暂时压迫止血,待有条件时再行硬化治疗。最严重的并发症是食管穿孔,造成化脓性纵隔炎、脓胸,预后极差,死亡率高,故要防止发生。防治要点:硬化治疗时注射点视野一定要清楚;注射针呈 30°刺入,不要垂直进针,静脉旁黏膜下注射硬化剂更需注意。EVS 术后要严密观察病情,遇有高热、胸痛,必须马上禁食,用足量抗生素,预防发生穿孔。如发生穿孔已引起脓胸,需行闭式胸腔引流、胃肠减压、肠外高营养等治疗。

7. 硬化治疗的预后　硬化治疗不受肝功能、腹水等影响,只要能耐受胃镜者均可进行,但其预后与肝病的严重程度直接相关。Sauerbrech 报告 96 例硬化治疗患者前瞻性研究 1 年存活率 Child-A、B、C 三组分别为 100%、82%、38%($P<0.001$)[21]。日本学者 Tomikawa 报告了 2 105 例 EVS 治疗的患者,急诊止血率 98.9%,食管静脉曲张消失率为 83.5%,复发出血率为 37.8%,10 年生存率为 28.2%[22]。解放军总医院对 1 874 食管胃静脉曲张出血的患者进行了 6 195 例次的 EVS 治疗,急诊 840 例次。急诊止血率:96.7%,静脉根除率:84.5%。1、3、5、10 年生存率:95.9%,86.1%,74.5%,53.6%,远期再出血率为 23.7%,死亡率为 1.47%[23]。SzczepanikAB 等应用多普勒超声观察肝硬化食管静脉曲张患者内镜下硬化治疗对门脉系统的影响认为硬化治疗不会影响门脉的血流,亦不会形成门脉血栓,硬化治疗后通过黏膜下层血管和新的侧支循环的形成达到完全使静脉曲张闭塞的目的[24]。

七、结　语

硬化治疗是食管静脉静脉曲张有效的治疗手段,止血率高,并发症相对少。但在我国只有约 10%的食管静脉曲张的患者得到了内镜下治疗[25],主要因为此项技术开展不够普及和规范,需进一步加强规范化和基础培训,积极开展多中心合作,进行大规模的前瞻性的临床对照研究,得到更为可靠的结论。另要提高食管静脉曲张出血的疗效,应提倡多学科协作,对内镜下难治性的出血,TIPS和外科治疗是较为有效治疗。

(程留芳)

第十二节 胃静脉曲张的基础研究和临床治疗进展

几十年前,胃静脉曲张(Gastric varices,GV)作为上消化道出血的原因显得并不十分重要,因为无论食管还是 GV 破裂出血均采用门体分流术进行治疗。近十年来,由于组织胶、B-RTO、EVS、EVL 等的成功应用,已较少采用门体分流术,GV 逐渐被人们所重视。我们将从以下几部分进行论述。

一、GV 的定义、病因及回流

GV 是指胃底贲门区静脉曲张,主要是肝硬化门脉高压引起,多伴发食管静脉曲张。孤立性 GV 相对少见,国外研究认为孤立性 GV 主要由胰腺疾病引起,国内则仍主要为病毒性肝炎肝硬化所致。孤立性胃静脉曲张的血流主要通过胃肾分流道入体循环,还有经左下横膈静脉或心包横膈静脉入体循环。

二、GV 的内镜下表现

GV 主要分为弥漫型和局限型,另要观察有无红色征。目前 GV 记录方法多采用 2000 年在昆明举行的中华消化内镜学会通过的食管胃底静脉曲张内镜下诊断和治疗规范试行方案:胃底静脉曲张的部位(Lg)。胃贲门部的静脉曲张(Gastric cardia, Lg-C)。离开胃贲门部的孤立(或瘤样)的静脉曲张(Gastric fundus, Lg-f)。

(1)有糜烂 E(+),无糜烂 E(-)。
(2)RC:有 RC(+),无 RC(-)。
(3)Lg(+)→(-):指 GV 经内镜治疗后消失;Lg:E(+)→E

(一)表明有效;RC(+)→RC(-)表明有效。

(4)红色血栓有/无;白色血栓有/无。GV 的内镜下表现通常为贲门区或胃底结节样或肿瘤样黏膜隆起,由于其在黏膜下层或局限于浆膜下,被正常色泽的黏膜所覆盖,因此像食管静脉曲张时常见的红色征在 GV 时较少见。另较小或中等大小的 GV 与胃皱襞不易区别,尤其是仅有孤立性 GV 时,易误诊为黏膜下肿物,因活检而引起大出血的教训已有报道,应特别警惕。

三、GV 的治疗

1. 组织胶治疗 近年来,国内外许多临床研究已证实,经内镜注射组织黏合剂 N-丁基-2-氰丙烯酸盐方法是控制 GV 出血的有效治疗方法,尤其适用于胃底曲张静脉出血及食管下段粗大曲张静脉出血。目前,这种治疗方法在除美国以外的许多国家得到较广泛的应用。近来国外报道组织胶治疗 GV 急诊止血率为 89%~100%,远期再发出血为 9%~23%。但它在技术、安全性和远期疗效等方面还存在争议。而且关于其基础研究,如具体止血过程和机制、适用的血管直径和血流速度、血管形状、阻塞血管的时间等情况还缺乏;在临床研究方面,排胶规律如何,怎样减少并发症的产生,如何预防近期排胶再出血等尚缺乏系统的研究。我们从血管基础病理和临床治疗效果两个方面入手,对于组织胶治疗 GV 做了较为深入的研究。

(1)组织胶治疗后血流动力学改变:我们选择不同直径聚四氟乙烯管模拟静脉曲张,注入从志愿者采集的全血和抗凝药混合物,通过改变烯管的高度控制血流的速度。观察到当组织黏合剂与碘油 1∶1 配比混合物 1.0ml 快速注射至聚四氟乙烯管内可以完全阻塞血流迅速(速度为 15cm/s)、直径为 0.4cm 的以及血流缓慢(速度为 10cm/s)且直径为 0.6cm 的血流。当血管直径增加至 0.8cm 或血流速度加快为 20cm/s 时,结果为血流部分闭塞。改变组织黏合剂与碘油配比为 0.5∶0.8 和 0.5∶1.0,则注射后聚合体断裂成碎片状。可见组织黏合剂闭合血管的效应受血管直径、血流速度及配比浓度的影响,随着血管直径增加、血流速度加快及配比浓度降低,其聚合能力降低。

(2)组织病理学改变:成兔颈外静脉和股动脉内注射组织黏合剂可即刻有效闭塞血管,组织病理学主要表现3天至2周为急性炎症反应,3周逐渐发展为亚急性血管炎,4周为慢性肉芽肿异物反应,2~3个月胶块基本消失,取代为纤维组织,部分血管再通。3周时动脉管壁弹力纤维明显增生,管腔逐渐变小闭塞,而静脉管壁仍表现为炎症坏死,未发现弹力纤维明显增生。1~3个月时静脉与动脉均出现排胶现象,静脉排胶更明显。

(3)临床研究

①排胶规律。我们对148例患者进行了定期观察,组织黏合剂治疗后一周内行上腹部正位片或CT检查,示胃曲张静脉内充满组织黏合剂与碘油混合物,13例见食管下段亦有混合物。而且发现组织黏合剂团块形态多样,有球形、条索形、花形,与血管解剖结构相关,都未向远处扩散,表明组织胶堵塞在血管内。1个月后复查X片发现有132例患者组织胶团块有所减小。在1年内138例患者X线下组织胶团块消失。共有126例患者分别在1周、2周、1个月、3个月和6个月进行胃镜复查明确静脉消除时间,以及组织黏合剂完全排出的时间。结果发现:1周见注射点轻度糜烂,曲张静脉的黏膜呈充血水肿,胃液分泌增多。1周复查130例患者没有排胶,18例出现排胶(12.1%)。2周复查64例患者开始少量排胶(42.8%),1个月127例患者可观察到多种形态的排胶形式(127/148=86.1%),如球状、点状等,颜色为黑色、黄白色及褐色等。3个月复查41例(27.9%)仍有少量排胶。6个月时28例患者(18.9%)仍有组织黏合剂。排胶时间与组织黏合剂用量无关。

②临床疗效和并发症的观察。解放军总医院对613例内镜下组织胶注射治疗的患者进行了临床疗效的分析。最常注射部位是胃底和贲门。年龄从7岁到91岁,急诊治疗146例,择期治疗467例。急诊止血率95.2%,近期再发出血率为3.1%,远期再发出血率为7.2%。503人进行定期胃镜复查,萎缩伴排胶87例(17.3%),静脉曲张完全消失387例(76.9%),残留GV 29例(5.8%)。随访550例,随访时间为3~115个月,失访63例,死亡44例(出血12例,感染2例,肝衰竭13例,肾衰竭2例,肝癌10例,其他原因5例),再出血44例(8,0%)。最长存活期115个月,生存中位数25个月;1年、2年、3年、4年、5年的生存率分别为95%、92%、90%、83%、81%。组织胶治疗后对静脉曲张复发的保护率为:1年97%;2年95%;3年95%;4年93%;5年91%。并发症:排胶出血19人(3.08%),败血症6例,脾栓塞3例,短期偏瘫1例,左下肺小梗死1例,术中大出血1例,胃巨大溃疡1例,总发生人数为32例(5.2%)。注射后阵发性咳嗽、随后消失共21例。因此我们认为,临床上内镜下组织黏合剂注射方法是治疗GV出血的一种有效安全的治疗方法,其急性和远期并发症都较少见,适合作为GV出血的首选治疗方法。

2. 经股静脉逆行用球囊堵塞胃肾分流道达到闭塞GV(Ballon-Occluded Retro Grade Transvenous Obliteration for Gastric Varices,简称B-RTO): 本方法由日本金川博士发明,其原理是部分GV存在自发性胃肾分流道,血流经肾静脉、下腔静脉回流,因而经下腔静脉逆行插入导管,经胃肾分流道可以到达GV部位,用导管球囊堵塞胃肾分流道后,注入硬化剂,可以使GV硬化、萎缩甚至消失。

适应证大体分为两种,一种是食管贲门部静脉曲张,另一种是孤立性胃静脉和异位的静脉曲张,如十二指肠静脉曲张,其他的适应证还有脾、肾分流引起的肝性脑病。据日本B-RTO研究会调查结果表明,5年内有450例患者接受了此项治疗,到1998年共治疗1500例患者。如患者经内镜观察可见Lg-f,或Lg-cf即可行此方法治疗。另外我们应充分考虑到GV有无出血和治疗时机的选择。B-RTO主要适用于出血后的择期患者。对于急性GV破裂出血的患者应行内镜下注射硬化剂治疗。但是对于硬化剂不能充分止血或临时止血后再出血的紧急患者应行B-RTO治疗。对于有慢性肝病的病史,经过观察发现曲张的静脉直径增大,并且存在红色征;患者行ICG静脉注射后在红外线电子内镜下观察出现红色征者也适合行初级预防治疗。

禁忌证主要为无法行血管造影;TB>6mg/dl;门静脉肿瘤栓塞并发肝细胞癌的择期和预防病例;Child C级曾有肾功能低下的病例。但是也有慢性肾功能不全患者经血液透析和能实行血液透析的患者行B-RTO后,全身症状和肝储备功能发生明显改善。

B-RTO治疗后1周,内镜下观察黏膜出现发红,静脉曲张突出部位呈现凹凸变化,但很少出现平坦化。多数病例1个月后静脉曲张趋于平坦,一般在2个月内可基本消失。也可通过EUS和CTA进行疗效的判定。多项研究证实B-RTO治疗GV效果明确,其有效率在81.2%~100%之间。Miyamoto Y等通过内镜随访证实14例患者在施行B-RTO术6个月后胃底静脉曲张均完全消除,研究还发现肝性脑病症状在成功栓塞1周后即有显著改善;术后1个月,肝血流灌注得到显著改善,血浆白蛋白、血氨、凝血酶原时间及Child评分皆明显好转,提示肝功能得到了改善。Fukuda等用B-RTO术治疗2例肝硬化GV合并重度腹水的患者亦获得满意疗效。如患者其他侧支循环血管过于粗大,有必要于术前应用微金属圈等方法栓塞此侧支,也可于术中应用双球囊分别封堵相应旁路血管以防异位栓塞,GV消失率在78%~100%,好转率在81%~100%不等,显示出其治疗伴有胃肾分流道的GV病例的良好效果。但有部分病例即使有分流道,介入治疗也未能成功,最多的未成功率10%。目前解放军总医院报告了28例GV出血患者共31次行经脾肾分流及胃肾分流胃底静脉曲张栓塞术,其中成功25例27次,失败3例4次,技术操作成功率87.5%。最近一组78例的报道5年静脉曲张复发率2.7%,再出血1例(1.5%)。对于有胃肾分流道的GV,这一效果优于组织胶注射治疗。

B-RTO的并发症包括高血压、血尿、发热、穿刺部位渗血及硬化剂灌注过量引起脾静脉栓塞、肺栓塞,以及肝、肾衰竭等,但最值得注意的是破坏分流道后造成的门脉高压加重。半数以上的患者出现食管静脉曲张、腹水和门脉高压性胃病的加重。其中食管静脉曲张恶化的发生率在10%~63%不等,因此行B-RTO后应密切复查胃镜,及时给予相应治疗是非常必要的。

3. 其他治疗手段 其他的治疗手段还有硬化治疗,套扎治疗,介入治疗及原位肝移植等。我们将对此进行简要的概述。

(1)硬化治疗:GV无出血者一般不行预防性硬化治疗。由于食管下段静脉血流呈双向,静脉造影也证实硬化剂注入食管或胃静脉后,部分患者两部位静脉可同时硬化,故对于食管和贲门区同时存在静脉曲张者可先行食管静脉硬化治疗。在下列情况下可行GV硬化治疗:①急诊上消化道出血,胃镜检查见胃静脉喷射状出血者;②GV有血囊、纤维素样渗出,或其附近有糜烂或溃疡者;③食管静脉硬化治疗后仍反复出血者。本单位无组织胶治疗条件时可采用硬化治疗。贲门区小弯侧曲张静脉硬化治疗效果好。对胃底粗大结节状静脉,采用硬化治疗不能在短期内闭塞静脉,注射点易形成糜烂、溃疡,复发大出血难以控制,治疗效果差。Jutabha等用犬的模型,比较了内镜下EVS和氰基丙烯酸盐注射治疗GV疗效。发现组织黏合剂注射,即时止血率高、所需注射量少、起始止血所需时间短,胃底静脉曲张程度减轻等方面,均优于不同硬化剂的硬化疗法。Oho等在研究中也表明组织黏合剂注射与硬化治疗,再出血率无显著差异,但在首次止血率方面组织黏合剂注射显著高于硬化治疗组,特别是对胃底静脉曲张出血的病人,生存期也得到延长。

(2)套扎治疗:EVL 治疗 GV 的效果需进一步证实。对胃底静脉曲张者进行 EVL 有一定困难。Yoshida 等使用可拆开的圈套器进行改良静脉曲张套扎术,选择性地结扎 9 例 GV,1 例为急性活动性出血,短期随访未发现再出血。这种圈套可展开,使直径达到 4cm。作者采用此技术曾进行 3 例套扎,成功 1 例。这一技术只适用于静脉结节状曲张、基底较细长的患者,但因操作困难,不易推广。而且现有的资料在 EVL 治疗 GV 的结论并不一致,需要更进一步的研究来评价 EVL 的短期和长期疗效。

(3)介入治疗:经皮穿肝曲张血管栓塞术可以增加门静脉压力,因为曲张血管栓塞后,门静脉血流重新分布,导致入肝门静脉血流量增加,再出血的危险度增加,联合经颈静脉肝内门体分流术可以克服这一不利因素。德国 Heidelburg 大学报道了 59 例,成功 52 例(85%);30 天内的死亡率 2.7%。

(4)外科手术治疗:对无肝病的部分门静脉高压患者施行脾切除术可以治愈胃静脉曲张。外科手术治疗胃食管静脉曲张的文献很多,但几乎没有专门提及胃静脉曲张的文章。Hosking 和 Johnson 建议用静脉结扎并行胃断流术来控制 GV 急性出血,但若为小弯静脉曲张,应行分流术。急性 GV 出血行紧急分流术同样有效。至于未出血的 GV,多数作者不赞成行预防性脾切除术。

(5)原位肝移植:对 ChildC 级肝功能的患者的效果较好,1年、5年的生存率分别为 79% 和 71%,明显高于接受分流术患者,为大批 ChildC 级门脉高压患者带来了希望。

总之,胃静脉曲张破裂出血作为门脉高压的严重并发症,逐渐受到广泛的重视,但基础研究是其薄弱环节,另外对于胃静脉曲张尚无最佳的统一的治疗意见,鉴此,我们认为对于胃静脉曲张的基础和临床应进行广泛深入的研究,建议多学科广泛合作,开展多中心的前瞻性研究,探讨出适合不同胃静脉曲张情况的合理有效的治疗手段,从而指导临床治疗。

(程留芳)

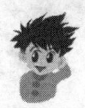

第十三节 食管静脉曲张破裂出血内镜下治疗的评价与争鸣

食管、胃静脉曲张破裂出血是威胁人们健康的急危重症,在我国尤其突出,既往报告首次出血死亡率高达48%~62%(平均50%),如一般内科止血治疗后不进行预防治疗,第2年的复发出血高达70%。近年开展的内镜下介入治疗使食管静脉曲张破裂出血救治成功率大大提高,延长了此类患者的5年和10年生存率。近期北京地区对1998年1月至2001年1月16家医院食管胃静脉曲张破裂出血的住院患者826例进行调查[1],826例患者中,出血停止751人,总止血成功率90.9%,死亡97人,死亡率11.74%,硬化治疗止血成功率为98.8%,单纯药物治疗234人,止血成功率为83.8%。全国16个地区19个医院回顾调查了2005年1月至2006年1月食管胃静脉曲张破裂出血的住院患者1079例,止血成功969例,总止血成功率89.8%,死亡109人,死亡率10.1%[2],说明食管胃静脉曲张破裂出血的止血治疗成功率明显提高,且止血以内科治疗为主。

食管静脉曲张内镜下介入治疗的主要方法有:内镜下硬化剂注射治疗(EVS)、套扎治疗(EVL)及内镜下组织黏合剂注射等。上述三种治疗方法各有其优缺点,如能根据病情将其有机结合,将起到更有效的作用。

一、对三种治疗方法的疗效评价

1. 硬化治疗 文献报告[3,4,5]EVS止血成功率为81.6%~98.9%,复发出血率达14%~49%,2002年日本Tomikaw[5]报告了2 105例EVS治疗的患者,由日本两所大学完成,急诊止血率

98.9%,食管静脉曲张消失率为83.5%,复发出血率为37.8%,10年生存率为28.2%。我们对1514例食管胃静脉曲张出血的患者进行了5002例次的EVS治疗,急诊740例,择期3462例,追加800例。急诊止血率:96.7%,静脉根除率:84.5%,并发症:8.98%。对579例患者随访1、3、5、10年生存:95.9%、86.1%、74.5%、53.6%,远期再出血率:23.7%,死亡率为1.47%,这足以说明硬化治疗在治疗食管胃静脉曲张中的地位[6]。

2. 套扎治疗 EVL在国外首先报告于1986年,20世纪90年代出现了多环套扎,更显示出它的优越性,方法简便,技术易于掌握,效果满意,能较有效地控制急诊出血,止血率达70%~96%,食管静脉曲张消失率为51.7%~93%[7]。与EVS相比,EVL所致的肺浸润和凝血功能及食管运动功能障碍都较EVS轻,食管浸润性病变通常较轻,溃疡较表浅。远期,EVL食管静脉曲张复发率高。

3. 组织胶注射治疗 组织黏合剂(cyanoacrylate,a-氰基丙烯酸正丁酯)是一类合成胶,一旦与弱碱性物质如水或者血液接触则迅速发生聚合反应,闭塞血管。N-butyl-2-cyanoacrylate(Histoacryl;B Braun,Melsungen,Germany)是最常被GI应用的氰丙烯酸盐黏合剂。另一种N-butyl-2-cyanoacrylate(Glubran;GEMS.r.l.,Viareggio,Italy)。近来在欧洲被批准认可内镜应用,但这两种都没有在美国商业上应用。静脉注射组织黏合剂后立即闭塞血管,主要表现为3天至2周出现急性炎症反应,3周逐渐发展为亚急性血管炎,4周为慢性肉芽肿异物反应,2~3个月胶块基本消失,取代为纤维组织。在静脉曲张使用时,组织黏合剂团块作为一种异物被自然排入胃腔,一般不会出血。我们观察86.1%患者在1个月内开始排胶,形式多样,无明显规律,6个月至1年基本排完,少数患者可持续多年。国外报告急诊止血率为89%~96.2%,远期再出血为9%~23%[8,9],最主要的并发症为异位栓塞,排胶近期出血及感染。解放军总医院[10]已进行了613例内镜下组织胶注射治疗,年龄从7岁到91岁,急诊治疗146例,择期治疗467例,急诊止血率95.2%,近期再发出血率为3.1%,远期再发出血率为7.2%,脾梗死3例,左下肺小面积梗死1例,败血症6例,早期排胶出血19例,短期偏瘫1例,胃巨大溃疡1例,发生率为5.2%。注射过程中发生咳嗽21例,随后消失。

二、目前对三种疗法的不同观点

1. 对硬化和套扎治疗食管静脉曲张破裂出血疗效的不同评价 通过MEDLINE、EMBASE和中国期刊全文数据库检索1985年1月到2005年11月发表的有关硬化疗法与套扎疗法治疗肝硬化食管静脉张出血相关文献,并采用RevMan4.2.8进行Meta分析[11],按照入选标准,有7项前瞻性、随机对照临床试验纳入本研究。Meta分析结果显示,硬化疗法治疗肝硬化食管静脉曲张中的再出血率高于套扎疗法[RR=1.32,95%CI(1.10,1.57),$P<0.05$];而在降低死亡率方面二者相似[RR=1.24,95%CI(0.99,1.55),$P>0.05$]。结论:套扎疗法较硬化疗法在治疗肝硬化食管静脉曲张中能更好地预防再出血,在降低死亡率方面无差异。本荟萃分析中的7篇文章均为2000年以前发表,无新近发表的文章,文中的病例数均少于100例,且主要病因是酒精性肝硬化,在病因学上,国人以病毒性肝炎肝硬化为主,荟萃分析中纳入文章仅有一篇为中文文献,因此只能从总体上反映两种疗法的治疗效果。由于两种疗法存在各自的优缺点,治疗的适应证也有区别,过于粗大的食管静脉曲张和以胃底为主的食管胃静脉曲张不适合EVL治疗,在临床研究中要进行随机对照有一定的难度,也不符合伦理,从临床总结中,在国内外硬化治疗有上千例的报告,而套扎治疗尚无如此大样本的报告,因此两种疗法在治疗肝硬化食管静脉曲张的疗效评估尚需要进一步研究。

2. 有关治疗时机问题 这两种方法作为次级预防治疗食管胃静脉曲张的疗效,共识意见一致,认为均是有效的治疗[12,13]。作为急诊治疗食管胃静脉曲张,观点不同。Yan BM[14]于 2006 年比较了套扎治疗和药物治疗的临床试验和荟萃分析,表明在开始的止血作用、死亡率和再出血率的有效性上是接近等价的,提出急性出血不一定进行夜间急诊内镜治疗,可以先药物治疗,选择最适合时机再进行内镜治疗。2005 年全国多家医院调查食管静脉曲张出血急诊治疗,药物的止血率和 EVL、EVS 的止血率无统计学差异,也支持上述观点,但是住院期间近期再发出血率、出血期间所花费的人力和经费未进行比较,有待进一步系统研究和评估。

3. 存在的不同观点 这两种方法作为初级预防治疗食管胃静脉曲张的疗效,观点不一致。目前认为不能耐受 β-受体阻断药时,套扎疗法作为初级预防手段,但 2005 年希腊 TriantosC[15]报道套扎治疗有 60% 医源性出血的可能,认为作为初级预防或许是有害的,目前尚未将硬化治疗作为初级预防手段,2004 年 Zargar SA,[16]报道认为硬化治疗对食管静脉曲张出血是理想、安全有效的治疗措施,静脉曲张根除后,预防再出血有效率为 88.1%,所以可以作为初级预防手段,我们对边远地区内镜下重度静脉曲张有明显出血倾向的 10 余例患者进行了硬化治疗作为初级预防,效果良好,认为有条件的医院可以采用,以上不同结果可能与操作的技术、规范及经验有关。

4. 硬化疗法、套扎疗法和药物联合治疗的必要性 Shah HA[17]报道硬化治疗联合应用善宁 48 小时治疗急诊静脉曲张出血比单独应用硬化治疗更有效,能改善肝硬化患者的早期再出血,可以缩短住院天数,减少输血量,但住院期间总死亡率两组患者无统计学差异。意大利作者 de Franchis R[18]报道内镜治疗和内镜联合生长抑素或善宁或后叶加压素的文献荟萃分析表明联合治疗提高了内镜治疗效果,可以使 5 天出血控制率提高 20%,死亡率无差别。药物与药物联合内镜硬化治疗分析表明,联合治疗在控制出血和防治再出血上优于单独药物治疗,但药物治疗并发症明显少。

三、展 望

虽然这三种内镜下治疗方法对食管静脉曲张出血都是有效的治疗,止血率高,并发症相对少,但在我国只有约10%的食管静脉曲张的患者得到了内镜下治疗,此项技术开展不够普及,需进一步加强基础培训,推广应用。今后应该加强协作,开展多中心大样本的前瞻性的临床研究,得出更可靠的结论。要提高食管静脉曲张出血的疗效,应提倡多学科协作,对内镜下难治性的出血,TIPS和外科治疗提供了有效治疗。此外,对再发出血原因应进行超声内镜下的血流动力学研究。

(程留芳)

参考文献

1. 程留芳. 北京地区门脉高压食管胃静脉曲张出血调查分析.[J] 中华消化杂志,2002;22(3):160-163.

2. 王志强,梅海信,程留芳. 全国多中心食管静脉曲张破裂出血治疗调查分析,中华医学会消化病学分会首届全国肝胆疾病大会论文汇编,2006;48-51.

3. Cheng-CY,Chen-GH,Chang-CS,et al. Sclerotherapy on liver cirrhosis with esophageal variceal bleeding:eight years of experience.[J] Chung-Hua-J-Hsueh-Tsa-Chin-Taipei,1994 Nov;54(5):321-328.

4. Hashizume M,Kitano S,Koyanagi N,et al. Endoscopic injection sclerotherapy for 1000 patients with esophageal varices:A nine years prospective study.[J]Hepatology,1992;15(1):69.

5. Tomikawa,M et al:Endoscopic injection sclerotherapy in the management of 2105 patients with esophageal varices.[J] Surgery,2002131(1 suppl):S171-S175.

6. Cheng Liufang, Wang Zhiqiang, Li changzheng, etal. Experience in sclerotherapy for esophageal varices. Chinese Medical Journal,2002;115(6):919-922.

7. Lo GH, Lai KH, Cheng JS,etal. Endoscopic variceal ligation plus nadolol and sucralfate compared with ligation alone for the prevention of variceal rebleeding:a prospective,randomized trial.[J] Hepatology. 2000 Sep;32(3):660-662.

8. 邝子良,尹合坤,毛永平,等. 食管胃静脉曲张经内镜注射组织黏合剂治疗.[J]河北医学,2002;8(1):11-13.

9. Akahoshi T,Hashizume M,Shimabukuro R. Long-term results of endoscopic Histoacryl injection sclerotherapy for gastric variceal bleeding:a 10-year experience.[J]Surgery 2002;131

(1 Suppl):S171-175.

10. 程留芳,王志强,梅海信. 内镜下注射组织黏合剂治疗食管胃静脉曲张出血疗效分析. 中华医学会消化病学分会首届全国肝胆疾病大会论文汇编,长春 2006,181-182.

11. 范铁艳,程留芳. 结扎和硬化疗法治疗肝硬化食管静脉曲张出血疗效比较的荟萃分析.[J]世界华人消化杂志,2006;14(17):1704-1709.

12. Reyes Dorantes AA. Endoscopic management of variceal bleeding . Rev Gastroenterol Mex. 2005 Jan-Mar;70(1):50-555.

13. Zaman A. Current Management of Esophageal Varices. [J] Curr Treat Options Gastroenterol 2003 Dec;6(6):499-507.

14. Yan BM, Lee SS. Emergency management of bleeding esophageal varices:drugs, bands or sleep? [J] Can J Gastroenterol,2006;20(3):165-170.

15. Triantos C, Vlachogiannakos J, Armonis A. Primary prophylaxis of variceal bleeding in cirrhotics unable to take beta-blockers:a randomized trial of ligation. [J]Aliment Pharmacol Ther,2005;21(12):1435-1443.

16. Zargar SA, Javid G, Khan BA . Endoscopic ligation vs. sclerotherapy in adults with extrahepatic portal venous obstruction: a prospective randomized study. [J] Gastrointest Endosc. 2005. Jan;61(1):58-66.

17. Shah HA, Mumtaz K, Jafri W. Sclerotherapy plus octreotide versus sclerotherapy alone in the management of gastro-oesophageal variceal hemorrhage. [J] J Ayub Med Coll Abbottabad, 2005;17(1):10-144.

18. Franchis R, Dell Era A, Fabris F. Medical treatment of portal hypertension. [J]Acta Gastroenterol Belg, 2004;67(4):334-343.

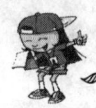

第十四节 如何提高消化道出血的诊断

消化道出血是临床常见病症,随着内镜技术(主要是电子胃镜和结肠镜)的普及,绝大部分病人的出血原因诊断明确,但是有10%~20%的患者通过胃镜及肠镜检查仍不能明确诊断,目前所谓不明原因的消化道出血(obscure gastrointestinal bleeding, OGIB),主要是小肠源性出血,但也有部分OGIB的病人出血部位是在胃镜和全结肠镜检查能够检查到的部位,由于检查时间滞后,操作技术不当或经验不足,微小病变常被遗漏。胶囊内镜及推进式双气囊小肠镜应用使消化内镜对消化道检查已拓展至深部小肠,小肠出血诊断率也有了明显提高。2004年山本搏德报告对于胃镜和肠镜不能明确病因的消化道出血应用胶囊内镜或双气囊小肠镜后诊断率可达76%。随着新技术的不断应用,不明原因的消化道出血的所占比例越来越小,但医生的经验对于消化道出血的诊断仍十分重要,本文主要介绍如何提高消化道出血病因诊断的经验和体会。

1. 重视病史和体检 病史和体检是诊断消化道出血的重要组成部分,虽然依靠病史和体检对消化道出血病因和出血部位进行判断有一定的困难,但它是重要的线索。上腹痛、呕血、解柏油样便,有典型的溃疡病史,有助于消化性溃疡的诊断;近期服用非甾体类固醇抗炎药或饮酒,提示急性胃黏膜病变;先有剧烈呕吐后再呕血,要考虑贲门黏膜撕裂症;下腹疼痛,大便习惯改变伴血便,提示结肠癌、肠道炎性疾病可能;慢性病容、蜘蛛痣、脾大提示食管静脉曲张破裂出血的依据;皮肤毛细血管扩张,提示有遗传性毛细血管扩张症;老年吸烟者,有高血压、冠心病病史,突然发生急性腹痛并消化道出血提示缺血性肠病;肝穿刺术后出现便血伴右上腹痛、黄疸要注意胆道出血。以上均为常见的、规律性的原因,临床

第三章 消化系统疾病

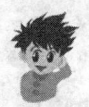

上要注意一些少见原因。笔者曾遇到肝硬化门脉高压患者空肠上段异位静脉曲张出血;空肠血管内皮肉瘤出血;另有一肝硬化患者大量呕血,便血伴休克,内镜检查提示食管静脉曲张重度,下段静脉表面有一米粒大小血栓,再次进镜检查见十二指肠降段静脉曲张喷射性出血,内镜下注射组织黏合剂止血及食管静脉曲张硬化治疗,痊愈出院。所以,要提高出血原因诊断水平除了解常见的出血原因外,要注意少见原因。

2. 正确把握内镜检查时机 检查时间滞后,检查不到位,对病变认识不够充分是误诊的重要原因。应用纤维或电子胃镜检查对消化道出血的诊断既安全,又可靠,能及时发现急性浅表性病变,诊断率可达 88.7%~98.2%。对于检查时机的选择,笔者认为只要病情允许,越早越好,内镜医师应在患者出血症状发生 6~12 小时内完成内镜检查(要求抵达十二指肠水平段),12~24 小时内完成全结肠镜检查(要求抵达回盲瓣以上 10~20cm 处末端),这对出血部位诊断是至关重要的,不但可以提高检出的阳性率,也有利于患者的治疗。

(1)例一:笔者在二十年前曾诊断一病例,反复解柏油样便伴间断上腹疼痛,院外及本院进行五次胃镜检均诊断慢性浅表性胃炎,考虑小肠病变而行小肠双重气钡造影仍无异常发现。故反复阅读胃镜报告及阅 X 光片,发现五次胃镜均未提及十二指肠降段,小肠造影时插管至屈氏韧带以下,未见十二指肠降段显影,所以十二指肠降段的病变不能除外,行胃镜检查发现十二指肠降段乳头下方有一 5cm×4cm 的肿块,中央有一溃疡,后手术证实为间质瘤引起出血。

(2)例二:女性患者因十二指肠球部溃疡出血,于当地医院行胃大部分切除、毕罗氏二式吻合术,术后仍反复呕血、便血伴休克转入我院,胃镜检查见胃腔大量积血,判断为吻合口出血给予 1∶1 万付肾盐水局部注射,24 小时后再次呕心便血,遂行第二次胃镜

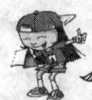

检查,通过吻合口进输入襻达十二指肠残端,见残端有一溃疡中央小动脉出血,再行1:1万付肾盐水注射出血停止,5天后再次出血,行血管造影见十二指肠小动脉出血,行钢丝圈栓塞出血停止痊愈出院。

(3)例三:笔者院外会诊,为一男性患者,胃镜检查发现胃窦充血,活检10块,贲门区有糜烂活检4块,4小时后出现呕血、便血,再次胃镜检查诊断为胃底静脉曲张出血,给予双囊三腔管压迫治疗止血及用降门脉压药,同时给予输血输液,血压仍不能维持,遂行手术探查,术中见贲门黏膜撕裂3cm、深达肌层,未见胃底静脉曲张,术后痊愈出院,此例误诊,双囊三腔管压迫加重贲门撕裂。

从以上三例可见明确诊断是正确治疗的前提。

3. 正确掌握活检适应证 不能肯定病变性质时,不能随意活检,因活检可能造成大出血,造成不堪设想的后果。

(1)例一:患者男性,28岁,突发呕血2000ml,为鲜红色,无血块,伴出血性休克。疑食管静脉曲张出血,行胃镜检查见食管下段近贲门有一窦口,直径约0.3cm,深,周边无充血、水肿,未发现食管静脉曲张,未进行黏膜活检。后经血管造影证实为食管动脉瘘。

(2)例二:患者女性,因上腹部不适行胃镜检查,发现胃底部有一半球形息肉样隆起,表面黏膜正常,隆起样病变两侧可见两条迂曲的皱襞,检查者认为息肉活检两块,术后便血3天,血红蛋白降为50g/L,重复观察图文不能除外小静脉,行手术探查证实为静脉曲张。

上述两个病例说明对未能明确病变的性质,活检应更为谨慎。另外对于胃底隆起样病变的活检也应足够小心,因为曲张的胃静脉在黏膜下层,表面色泽与正常胃黏膜不易区分,因此有条件的单位可行超声内镜协助诊断,另外贲门区血管丰富,不要在一处连续活检,使该处薄弱,恶心呕吐即有出现贲门撕裂的可能。

4. 仔细寻找出血部位 出血量较大时,由于血液淤积或血容

第三章 消化系统疾病

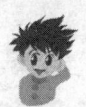

量不足,黏膜苍白亦给病变的识辨带来困难。对于上消化道出血的原因未明确的病例,应从食管上段至十二指肠降段进行全面细致内镜观察。根据积血的颜色,有助于出血部位的判断。活动性出血指病灶有新鲜渗血或滴血;近期出血时可见病灶的基底呈棕褐色,附着血块或血痂,黏膜上有出血斑点,或见到裸露血管。此外,出血性溃疡往往无苔,和苍白贫血的胃黏膜无明显对比性,所以要注意黏膜的完整性,观察寻找出血灶。

在我科曾遇到一例乙型病毒性肝炎肝硬化患者,食管静脉曲张硬化治疗 4 次,食管静脉曲张消失,2 年后又间断解柏油样便,量较大,血红蛋白降为 50~60g/L,于院外及本院进行 4 次胃镜检查,均未见食管及胃静脉曲张,后因呕血、便血死亡,行尸解时食管胃无静脉曲张,只见贲门区有一很小糜烂面,注射亚甲蓝立即见贲门区多条小静脉充盈,诊断为贲门区静脉曲张出血,分析认为每次胃镜检查时由于血容量不足,静脉充盈不充分,故胃镜检查无法发现。

笔者于 2006 年 9 月在济南一次内镜演示会上,遇一呕血病例,胃镜检查时未见食管胃静脉曲张,十二指肠也未发现溃疡,退镜时发现胃角有一 0.3cm×0.4cm 糜烂面,未见血管残端,为除外恶性病变取活检,取第二块黏膜时见糜烂面中央喷射出血、血柱高达 2~3cm,经用金属止血钳钳夹止血,诊断为杜氏病,考虑血容量低,血管挛缩未能明确诊断,在活检时牵拉黏膜引起再次出血。

由此可见,任何消化出道出血必有其原因,要明确消化道出血的原因,医生的检查技术和经验十分重要,因此在新技术的广泛推广下,我们要大力提高内镜医师的临床思维能力和实践操作水平,从而对消化道出血进行更好的临床诊治。

(程留芳)

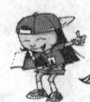

第十五节 肝性脑病的诊断与治疗进展

肝性脑病(hepaticenc ephalopathy,HE)是肝脏功能衰竭或门体分流引起的中枢神经系统神经精神综合征,主要临床表现可以从人格改变、智力障碍、行为失常、扑翼样震颤(flappingtremor)到出现意识障碍、昏迷和死亡。最常见于终末期肝硬化。如果肝脏功能衰竭和门体分流得以纠正,则肝性脑病可以逆转,但易于反复发作。第11届世界胃肠会议工作组根据原因不同建议将肝性脑病分为三种类型(表51)。根据意识障碍程度,神经系统表现和脑电图改变,将HE自轻微的精神改变到深昏迷分为0～4期(West Haven分期),其中0期即为轻微型肝性脑病(以前的亚临床型HE)。临床分期对治疗有一定的指导意义。

尽管近年对肝性脑病发病机制的认识取得了长足进展,但其发病机制迄今为止仍不清楚。目前认为HE不是单一学说基础上发生的,而是多种因素共同作用的结果。主要涉及三个环节:肝功能损伤和/或门体侧支分流病理生理基础存在;循环毒素的产生;突破血-脑屏障的循环毒素在不同水平上对脑功能的损害。目前比较流行的三个学说(氨中毒学说、GABA/苯二氮䓬学说及假神经递质学说)能从不同角度来解释HE的发生机制,同时这三个学说并不矛盾而存在内在联系。临床上对HE的治疗策略也是基于这三个学说上的。

肝硬化患者发生显性HE 30%～45%,TIPS术后患者发生率为10%～50%[1]。另外,HE的预后极差。目前还缺乏敏感性高、特异性好、广泛应用的早期诊断方法,也无理想的治疗手段。因此,如何做到对肝病患者进行HE及时的诊断和富有成效的治疗,是肝病工作者面临的重要挑战。

第三章 消化系统疾病

表51 肝性脑病系统命名法(第11届世界胃肠会议工作组推荐)

类型	系统命名	亚型	亚类
A (Acute liver failure)	肝性脑病伴急性肝衰竭		
B (Bypass)	肝性脑病伴门体旁路,无明确的肝细胞疾病		
C (Cirrhosis)	肝性脑病伴肝硬化和门脉高压和/或门体分流	发作性肝性脑病	有诱因
			自发性
			复发性
		持续性肝性脑病 轻微肝性脑病	轻度(1级肝性脑病)
			重度(2~4级肝性脑病)
			治疗依赖

一、肝性脑病的诊断

1. 对肝性脑病的筛查与早期发现的意义 基本理由:①肝硬化或TIPS术后患者HE发生率高,造成严重的社会经济负担;②HE患者日常功能受损和生活质量下降,及时发现可避免从事危险作业而出现意外,同时可避免MHE进展至显性HE发生;③HE患者的生存率下降,对111例首次发生急性HE的肝硬化患者随访12±17个月中,有82(74%)例患者死亡。显性HE患者的1年预计生存率为42%,3年为23%[1];对这类患者应推荐做肝移植的评估;④通常伴有可治疗的诱发因素。

2. 早期发现肝性脑病的诊断方法 尚无诊断HE的"金标准",根据临床特点及实验室检查,同时排除引起脑病的其他原因,便能确定HE的诊断。应正确评估实验室检查对HE的诊断价值

(1)血氨:一般认为测定动脉血氨比静脉血氨更有意义。血氨

水平与 HE 的存在及其严重程度相关性差,对 HE 的确诊意义不大。但动态随访血氨,对判断药物治疗反应性与预测病情进展有一定的价值。慢性 HE 尤其是门体分流性脑病患者多有血氨增高;急性 HE 血氨多正常。

(2)脑电图(Electroencephalography,EEG)和脑电地形图[2~5]:EEG 常用于肝硬化患者精神神经状态的诊断、评估和检测,EEG 的改变非常普遍且与 HE 的严重程度存在一定的相关性。不仅可作为临床 HE 诊断方法,还能有助于早期发现 MHE 患者,但特异性差。因为尚无诊断 HE 的"金标准",真正客观地评估 EEG 的诊断敏感性还是比较困难,8%~40%的 MHE 患者出现 EEG 异常。

通过对 EEG 的改变进行综合分析建立了相对优化的半定量系统来评估 HE,但对 EEG 解释时不可避免地存在观察者间偏差而影响评估真实性。为此又建立了计算机化的 EEG 分析系统(spectral EEG,sEEG)即所谓的脑电地形图,对 EEG 中的异常脑波进行量化分析。国内报道 EEG 和脑电地形图的联合异常率 75%。2005 年 Pellegrini 等建立了自动化的人工神经网络和专家系统(artificial neural network-expert system procedure,ANNES)对 HE 进行 EEG 分期评估。ANNES 方法能较可靠的区分发生显性 HE 和死亡的低危和高危人群,使 EEG 评估的重复性有所提高,但该系统要用于临床还有待进一步完善。建立在时空分解(spatio-temporal decomposition)技术上的 EEG 分析法——SEDACA(short epoch,dominant activity,clusteranalysis),较传统的 EEG 诊断 HE 的敏感性更高。

(3)心理智能测试[2,6]:心理智能测试对于诊断早期 HE 最有价值,不适用于 2 级以上的 HE。常规使用的是数字连接试验(number connectiontest,NCT)和符号数字试验(图 10),其结果容易计量,便于随访。NCT 具有简便易行、敏感性高的优点,在一定程度上反映了人的注意与精细运动技能等神经生理活动,但受到年龄、教育程度和学习记忆的影响。

现多采用联合应用数个心理智能测试来诊断与评估 HE。最近推出的肝性脑病心理测试积分(psychometric hepatic encephalopathy score,PHES)就是一个标准的联合测试组,包括 5 个试验(NCT-A、NCT-B、符号数字试验、线追踪试验和系列打点试验),这种组合检测简便易行,在 20 分钟内即可完成,对 HE 诊断的敏感性达 96%、特异性达 100%。鉴于 PHES 的正常参考值是以德国人为基础的,在其他种族人群还需进一步证实,必要时进行校正。国内报道肝硬化患者 NCT 异常率为 30%(12/40),低于 IQ 检测(韦氏成人智力量表)异常率,单独应用敏感性低。联用 IQ 三项(木块图、图片排列和图形拼凑)与全套 IQ 无差异,对诊断 MHE 的敏感性和特异性分别为 87%和 94%,可代替全套 IQ 用于 MHE 的诊断。

(4)脑电诱发电位[2]:是在体外可记录到的由各种外部刺激经感受器传入大脑神经元网络后产生的同步放电反应。根据刺激的感官不同分为视觉诱发电位(VEP)、脑干听觉诱发电位(BAEP)和躯体诱发电位(SEP)。VEP、BAEP 检查在不同人、不同时期变化较大,缺乏特异性和敏感性,不如简单的心理智能检测。SEP 对诊断轻微型肝性脑病价值较大。SEP 对诊断 MHE 价值较大,该检测不受年龄和教育程度的影响,最大的优点是在反复检测过程中,患者不存在"学习"效应。此外,P300 诱发电位是检测肝硬化轻微 HE 患者认知障碍的指标,且视觉 P300 优于听觉 P300。典型的变化为潜伏期(P3ERP)延长的无脑病的肝硬化患者中,64.2%发展为临床 HE。

(5)神经影像学检查:急性 HE 患者进行头部 CT 或 MRI 检查可发现脑水肿。慢性 HE 患者则可发现不同程度的脑萎缩。此外,影像学检查有利于排除其他脑病的可能。MRI 可发现基低节

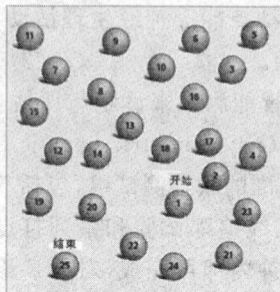 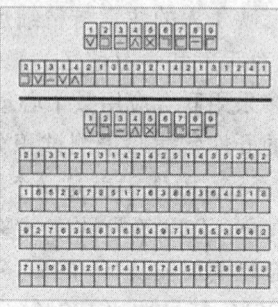

图10 数字连接试验(左图)和符号数字
试验即韦氏成人智力量表(右图)

区有T1加权信号增强现象,可能与锰在该处沉积有关。

近年来开展的磁共振波谱分析(MRS)是活体检测体内物质代谢及生化物质含量的一种无创伤检查技术,能用图像形式表达机体的代谢信息。用氢离子^{1}H-MRS检测慢性肝病患者大脑枕部灰质和顶部皮质可发现某些有机渗透剂如肌醇、胆碱、谷氨酰胺等含量的变化。HE(包括轻微HE)甚至一般肝硬化患者均有某些程度改变。

(6)临界视觉闪烁频率(critical flicker frequency,CFF)检测[2]:HE时大脑星形胶质细胞(Alzheimer Ⅱ型)发生肿胀影响大脑的神经传导,视网膜胶质细胞在HE时形态学变化与Alzheimer Ⅱ型星形细胞相似,故视网膜胶质细胞病变可作为HE时大脑胶质星形细胞病变标志,通过测定临界视觉闪烁频率可定量诊断HE。初步应用结果认为方法敏感,简单而可靠,与健康对照人群及肝硬化神经心理正常人群相比,MHE和显性HE患者的CFF阈值相应下调。由于CFF用于HE检测尚处于初始阶段,故尚须大量研究以对其作出客观评价。

3.重视轻微肝性脑病的诊断 目前尚无统一诊断标准,对各种检查的标准及评价尚不统一。最近,Ortiz等[7]从实用性出发推荐的MHE的诊断标准:①有导致MHE的基础疾病存在;②临床检查精神状态无异常;③通过特殊的检查发现神经损害;④排除引起神经损害的其他病因或紊乱。

4. 肝性脑病的诱因与病因诊断 HE 诊断确定后,还须确定导致 HE 的基础病因及诱发因素。尤其是诱发因素的识别对 HE 的治疗和预防复发至关重要,部分患者仅仅通过对诱发因素的处理,便可缓解或逆转 HE。

二、肝性脑病治疗的现代观点

治疗 HE 的目的是治疗基础肝病和促进意识恢复。早期治疗远比已进入昏迷期效果为好。由于其发病机制复杂,有多种因素参与,应针对不同病因和临床类型有重点地选择治疗方案。

1. 及早识别并纠正或去除诱因 是治疗肝性脑病的基础与前提。

2. 蛋白质的摄入最佳量及如何维持患者的正氮平衡 目前通常采取的方法是:Ⅲ～Ⅳ期患者应禁止从肠道补充蛋白质,Ⅰ～Ⅱ期患者开始数日应将蛋白质控制在 20g/d 之内,随着症状的改善,每 2～3 天可增加 10～20g 蛋白,但不发生 HE,就逐渐增加患者对蛋白质摄入的耐受性,直到 60～80g/d,维持基本的正氮平衡。植物蛋白优于动物蛋白,因植物蛋白产氨少;能增加非吸收性纤维含量从而增加粪便细菌对氮的结合和清除;植物蛋白被肠菌酵解产酸有利于氨的排除。需注意的是,对于慢性 HE 患者,鼓励少食多餐(5～6 次/天)掺入蛋白宜个体化,逐渐增加蛋白总量,不能用限制蛋白摄入的方法预防 HE 的发生,否则会使营养状况恶化。

基于理论推测与既往的非随机对照试验的临床观察,一直将限制蛋白质摄入作为治疗 HE 的基石。而事实上,大多数肝硬化患者存在营养不良,要维持正氮平衡,对蛋白质的需求又是增加的。肝硬化患者的营养不良与存活率降低有关,甚至营养不良造成的临床后果比 HE 本身更为严重。因此,临床医师自然会质疑:

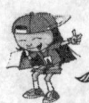

是否真的需要限制蛋白质的摄入及如何科学的限制蛋白质的量?这些问题的最终解决还须循证医学的证据。最近,Córdoba等[8]在对30例肝硬化并发HE患者进行的随机对照双盲临床试验显示:与限制蛋白摄入相比,正常蛋白摄入(1.2g/kg/d)是安全的,对血氨水平及HE的恢复时间并无影响,认为限制蛋白摄入对肝硬化并发HE并无益处。这一结论值得大规模、多中心临床试验进一步验证。

3. 口服不吸收双糖仍是治疗HE的一线药物 乳果糖(β-半乳糖果糖)和乳梨醇(β-半乳糖山梨醇)仍是目前治疗指南中推荐HE的一线药物。尽管只有为数不多的、设计精良的临床随机试验证实该类药物治疗的有效性。近期发表在BMJ上的一项系统综述提示乳果糖或乳梨醇能有效的改善HE症状($RR=0.62$,$95\%CI:0.46\sim0.84$),但对生存率并无明显改善,也不能降低临床症状无改善的HE人群的风险[9]。

临床试验及Meta分析表明乳梨醇对改善HE的效果与乳果糖相同,但乳梨醇甜度低、口感好,腹胀、腹痛等不良反应也比乳果糖少。与抗生素相比,口服不吸收双糖并不优于抗生素。总之,目前尚无足够的依据证实或否认口服不吸收双糖的有效性和有益性。

4. 口服肠道不易吸收的抗生素(如利福昔明) 口服肠道不易吸收的抗生素能有效抑制肠道产尿素酶的细菌,减少氨的生成和其他肠道毒素。常用新霉素、甲硝唑、万古霉素、利福昔明(rifaximin)等。尽管全身应用抗生素的有效性得以确定,但抗生素的不良反应和安全性问题限制了其广泛应用,如长期服用新霉素者可出现听力或肾功能损伤,甲硝唑或万古霉素也存在类似潜在的毒性和导致耐药菌株的产生危险。因此,目前这些药物多作为对口服不吸收双糖不能耐受或有抵抗的患者的替代治疗,不作为首选,更不主张长期应用。

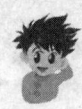

近期的 Meta 分析表明抗生素在改善 HE 症状方面优于口服不吸收双糖,使得人们对抗生素的应用产生了浓厚的兴趣并重新审视。目前利福昔明是关注的焦点,利福昔明是一种口服的、肠道吸收极少的($<0.4\%$)广谱抗生素。与安慰剂和口服不吸收双糖相比,利福昔明更能发挥治疗益处,同时其疗效也不亚于其他抗生素[10]。Mas 等[11]一项临床随机双盲对照试验结果提示:口服利福昔明(200mg,每 8h1 次)对 HE 的临床疗效与乳梨醇效果一致(分别为 81.6%,80.4%),两者对血氨的改善效果也类似,并且观察到利福昔明较上述新霉素等抗生素副作用明显降低,具有耐受性好、起效快等优点,认为利福昔明可作为口服不吸收双糖较好的替代治疗方法。在 2005 年美国 FDA 批准利福昔明可用作 HE 的治疗。推荐剂量一般为 1200mg/天。此外,近期一项研究显示:与乳果糖相比,利福昔明治疗降低治疗费用和住院率[12]。

然而,利福昔明治疗 HE 的很多问题仍需大规模的临床试验进一步证实,如能否与乳果糖一样迅速改善症状;低剂量的利福昔明(如 400mg,bid,PO)是否有效;对持续性 MHE 是否可间断性用药;是否存在耐药性等。

5. 应用支链氨基酸(BCAA)的目的是维持正氮平衡还是改善症状 基于 HE 发病机制的氨基酸代谢不平衡学说的认识,提出补充 BCAA 以纠正这种失衡进而改善 HE 的症状。然而,临床研究并未得到一致的结论。有研究表明补充 BCAA 在纠正患者的负氮平衡方面,与进食蛋白疗效一样。对 HE 临床症状的改善作用还有待于大规模、多中心 RCT 研究进一步证实[10]。

6. 微生态制剂对 HE 的治疗效果目前仍存在争议 服用不产生尿素酶的某些有益菌如乳酸杆菌、肠球菌、双歧杆菌、酪酸杆菌等,可抑制产生尿素酶细菌的生长,并酸化肠道,对防止氨和有毒物质的吸收有一定作用。一些临床试验提示微生态制剂具有改善 HE 的作用,由于这些试验均为小样本的、无安慰剂对照的且是针对显性 HE 患者人群的,使其对 HE 的治疗的真正益处受到质疑。

7. 阿卡波糖[13]　近期的一项随机对照交叉试验提示 α-糖苷酶抑制药阿卡波糖(Acarbose)能改善肝硬化合并 2 型糖尿病和 1～2 级 HE 患者的临床症状及生化指标,如降低患者的血氨水平、改善 NCT 结果和智力功能,且能安全有效的控制餐后高血糖。其作用机制在于:通过对肠道-糖苷酶的抑制,一方面使肠道多糖不易转化为单糖;另一方面改善肠道正常菌群,使分解糖类的细菌减少,进而减少硫醇、BE 样物质及氨的生成。

8. 鸟氨酸门冬氨酸　鸟氨酸门冬氨酸[14～15](L-ornithine-aspartate,LOA)是一种鸟氨酸和门冬氨酸的混合制剂,可通过刺激肝脏尿素合成和促进谷氨酰胺合成,这两种机制均有助于减低肝脏门静脉血流氨的水平。临床随机双盲对照试验研究发现,LOA 能有效的治疗 HE,降低患者血氨水平,改善精神状态,改善 NCT 结果。每日静脉滴注 20g～40g。最近,巴基斯坦的 Abid 等对 120 名肝硬化并发 HE 患者进行随机对照双盲临床试验,其中 60 名患者应用 LOA(每日 20g 加入 5％葡萄糖 100ml,持续静脉滴注 4h,连续用 4d),另 60 名患者用安慰剂,结果提示:LOA 治疗 HE 是安全有效的,静脉滴注 LOA 能改善 HE 并且缩短住院天数。

9. 暂时性肝脏支持与肝移植　常用于急性肝功能衰竭引起的 HE[16～17],作为等待肝移植时的暂时支持措施或为肝再生赢得时间。以前常用血浆置换,目前多用分子吸附再循环系统(molecular adsorbent recirrcularys ystem,MARS)清除血氨及白蛋白结合的毒素、胆红素等,此外 MARS 治疗还可纠正氨基酸代谢不平衡和改善脑水肿。对严重急性 HE 患者,在传统治疗方法无效时,MARS 可作为一种较好的选择。

　　肝移植是挽救患者生命的有效措施,如何选择手术适应证和把握手术时机对移植后的长期存活甚为重要。凡Ⅲ级以上 HE 但无脑水肿或暴发性肝功能衰竭(fulminant hepatic failure,FHF),

第三章 消化系统疾病

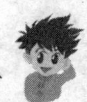

且符合下列5条中3条或3条以上者有急症移植指征：①动脉血pH值<7.3；②年龄<10岁或>40岁；③出现脑病前黄疸时间>7天；④凝血酶原时间>50秒；⑤胆红素>17.6mg/dl。肝移植后一年生存率为65%。此外，肝细胞和骨髓干细胞移植尚处于试验阶段，已显示对于FHF导致的肝坏死有替代作用，可改善生存率。

10. MHE的治疗观点与进展 MHE是否需要治疗及治疗后患者能否受益仍不清楚[2,7,9,10]。目前尚无临床资料表明治疗是否能提高健康相关的生活质量和降低显性HE形成的趋势。部分研究提示应用治疗HE的有效方法来治疗MHE能改善其神经精神异常，故促使部分学者主张对MHE患者进行治疗。然而，由于评估方法的差异，这一改善作用的临床相关性还存在质疑。因此，对于MHE的治疗适应证及治疗的有效性还有待于临床进一步研究观察。

治疗MHE的目的在于：改善患者认知功能和提高生命质量。目前临床治疗观察能改善神经精神损害的主要方法包括：口服不吸收双糖、植物蛋白饮食、补充支链氨基酸及应用氟马西尼等。尽管如此，目前尚无大规模RCT研究资料，上述治疗方法仍存在争议。国内外应用较多的乳果糖，大多数研究认为乳果糖能显著改善MHE的智能和脑诱发电位，改变自然病程，防止进一步发展为临床HE，因此可作为MHE治疗的基石。然而，近期的一项Meta分析表明在治疗临床HE方面，新霉素优于乳果糖，而利福昔明与新霉素作用相同，不良反应减少。支链氨基酸补充治疗虽可能具有延缓肝硬化进展，但基于患者耐受性和治疗经济效应比考虑，还不能作为常规手段。

三、肝性脑病诊断与治疗面临的挑战

肝性脑病的病理形成机制尽管取得进展，但知道甚少。其诊

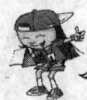

断与分级尚无非常有效的分级系统,并缺乏敏感性、特异性诊断的方法。最好能建立半定量的分级系统。在治疗方面,基于机制理解上的治疗经验 VS. 建立在循证医学的治疗观念。目前运用的治疗方法的有效性还缺乏依据。

(王吉耀)

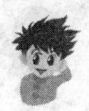

第四章 内分泌系统疾病

第一节 2型糖尿病及相关疾病治疗用药相互影响

已知糖尿病时的慢性高血糖,将导致各种组织,特别是眼、肾脏、神经、心血管及脑血管的长期损伤,以致功能缺陷和衰竭。在糖尿病总人群中占90%以上的2型糖尿病往往不是一个独立的疾病,与之相伴的其他代谢异常均成为2型糖尿病发生和加重其并发症的影响因素。2型糖尿病作为代谢综合征中的一个组成疾病,与其他疾病互相影响,构成对人体健康的威胁。

由此而言,在2型糖尿病的治疗中,往往涉及相关各脏器、保护血管等多种用药,总体控制目标也不仅限于血糖水平,必须关注血压、体重和脂肪、嘌呤代谢等其他指标,需要注意保护心、脑、肾脏等重要靶器官,故对各种药物相互影响的问题应该给以关注。本文述及几个常用治疗药相互影响的一些资料,供大家参考。

一、降 糖 药

2型糖尿病患者中80%以上需要降糖药辅助治疗,其中加用胰岛素治疗者约占20%,50%以上的患者合并其他用药,老年患者中比例更大。降糖药包括五种口服降糖药(磺酰脲类、格列奈类胰岛素促泌药,双胍类,格列酮类胰岛素增敏药及糖苷酶抑制药)和胰岛素,相关情况及代谢途径详见表52、表53。

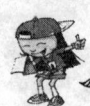

表52　口服降糖药一览表

类别	药品名称	包装剂量(mg/片)	最大浓度时间	作用持续时间	初用(mg/d)	全天用量(mg/d)	排出途径(%) 肠道	排出途径(%) 肾脏	代谢排出方式
磺酰脲类	格列吡嗪	5	1～3	12～24	2.5～10	2.5～30	10～15	65～80	肝脏代谢肾脏排出
	格列吡嗪控释片(瑞易宁)	5	6～20	6～24	5	5～20	大部分		
	格列本脲	2.5	2～4	16～24	1.25～5	1.25～20	50	50	
	格列苯脲	1	2～3	12～24	1～2	1～8	40	60	
	格列齐特	40,80	3～7	6～12	40～80	40～320	10～20	60～70	
	格列喹酮	60	2～3	5～8	30～60	30～180	95	5	
格列奈类	瑞格列奈(诺和龙)	0.5,1,2	1～2	4～6	1～2	1～12	90	8	肝脏代谢胆道排出
	那格列奈(唐力)	60,120	1～2	4～6	30～60	60～240	10	83	
双胍类	苯乙双胍(降糖灵)	25	2～3	6～7	12.5～50	50～150	极少	绝大部分	以原形从肾脏排出
	二甲双胍(降糖片)	250,500	2～3	5～6	250～500	500～2000	极少		
格列酮类	罗格列酮(文迪亚)	4	1～2	5～6	2～4	2～8	23	64	肝内代谢后,胆道排出
	吡格列酮(艾汀)	15	2～4	16～24	15～30	15～45	大部分	15～30	
糖苷酶抑制药	阿卡波糖(拜唐苹)	50	几乎不进入血循环	3～4	50～100	50～300	>95	极少	肠道降解或原形排出
	伏格列波糖(倍欣)	0.1,0.2			0.2～0.4	0.3～0.9	>95	极少	

第四章 内分泌系统疾病

表53 我国常用各种类型胰岛素及性征

类型	药品名称	性征					作用时间(小时)			产地
		分子结构	纯度	酸碱性	色泽	包装剂型	起效时间	高峰时间	持续时间	
速效胰岛素	优泌乐(lispro)	类似人	单组分	中性	清亮	①②	0.17	1~2	3.5~4	美国
	诺和锐(aspart)		单组分	中性	清亮	②	0.17	0.67	3~5	丹麦
短效胰岛素	普通胰岛素	猪	常规	酸性	清亮	①	0.25	1~3	5~7	上海,武汉
	单峰纯酸性胰岛素	猪	单峰	酸性	清亮	①	0.5	1~3	8	徐州
	单峰纯中性胰岛素	猪	单峰	中性	清亮	①	0.25	1~3	8	徐州
	诺和灵R	人	单组分	中性	清亮	①②	0.5	2.5~5	6~8	丹麦
	优泌林R	人	单组分	中性	清亮	①②	0.5	2~4	6~8	美国
中效胰岛素	诺和灵N	人	单组分	中性	混白	①②	2	7~15	16~22	丹麦
	优泌林N	人	单组分	中性	混白	①②	1	4~10	16~18	美国
长效胰岛素	鱼精蛋白锌胰岛素	猪	常规	酸性	混白	①	4~5	8~14	25~36	上海等地
	单峰鱼精蛋白锌胰岛素	猪	单峰	中性	混白	①	4			徐州
	甘精胰岛素	类似人	单组分	酸性	清亮	②	2	14~20	36	美国
	地特胰岛素	类似人	单组分			②				丹麦
预混胰岛素	诺和灵30R(短效30%)	人	单组分	中性	混白	①②	0.5	2~8	24	丹麦
	诺和灵50R(短效50%)	人	单组分	中性	混白	①②	0.5	1~6	24	丹麦
	优泌林70/30(短效30%)	人	单组分	中性	混白	①②	0.5	2~12	16~18	美国

注①:为400u/瓶(10ml)包装,每毫升含40u;②:为300u/瓶(3ml)包装笔芯,每毫升含100U

1. 对心、脑、血管的影响及注意点

(1)胰岛素和胰岛素促泌药用量过大均可导致低血糖,引起原已存在病变的血管(因低血糖反应过多出汗、失水致血容量减少)灌流不足或闭塞,诱发急性心肌梗死、脑梗死或一过性脑缺血(TIA),尤其是老年人;故对已有多血管病变患者和老年人用量不宜过大、调整剂量时不宜过快,应尽量避免低血糖发生。

(2)生理剂量的胰岛素有助于改善糖、脂代谢,有利于损伤血管内皮的修复;长期超大胰岛素用量(>50u/日)则促进血管内皮细胞增生、粥样硬化形成。对肥胖、胰岛素抵抗患者,如胰岛素用量已>50u/日,须先严格控制饮食、增加运动,合用降体重的二甲双胍,不宜把胰岛素用量无限制的增大。

(3)已知磺酰脲类降糖药是通过作用于胰岛 B 细胞膜上的 ATP 敏感性 K^+ 通道(由 4 个磺酰脲类药物受体蛋白及 4 个 Kir6.x 蛋白组成),激活一系列受体后反应促进胰岛素释放。ATP 敏感性 K^+ 通道也存在于心肌、血管平滑肌细胞膜上,参与缺血预适应的调解。目前研究显示,格列本脲不仅作用于胰岛 B 细胞膜上的 ATP 敏感性 K^+ 通道,也影响心肌、血管平滑肌细胞膜上的 ATP 敏感性 K^+ 通道的调解,不适用于存在潜在心脏、血管缺血病变的患者;其他磺酰脲类降糖药在治疗剂量内(格列喹酮尚未见到相关研究报告)无类似影响。

(4)无论是口服降糖药还是胰岛素,在有效降血糖的同时亦能改善高血糖引起的血管炎性改变、改善心脑血管损伤进程;除此之外,近来研究证实格列酮类药物有不依赖降血糖对血管病变的保护作用,包括抑制炎性趋化因子、抑制血管平滑肌细胞迁移、改善高凝状态等,可能与改善胰岛素抵抗、调节细胞核因子 PPAR 家族功能有关。另有研究显示较大剂量(>1 000mg/日)二甲双胍具有降血糖外,参与调脂、改善血管内皮细胞功能、抑制炎性反应、调控高凝状态的效应。

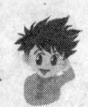

(5)格列酮类药物在改善胰岛素敏感性的同时,亦可增加胰岛素水钠潴留的作用,对存在潜在心功能不全的患者可诱发心力衰竭,须慎用于有或可能有心功能不全的患者,服药时亦须告诫患者应该低盐饮食。

2. 对血压的影响及注意点 降糖药对血压没有直接影响,但胰岛素或胰岛素促泌药的增体重作用、格列酮类药物的促水钠潴留作用均可加重2型糖尿病合并高血压患者降压治疗的难度,故在治疗方案调整时应全面考虑。

3. 对体重的影响及注意点

(1)对饮食量超过需要量的患者,胰岛素或胰岛素促泌药均有增体重作用,尤其是增加腹部脂肪的沉积,可增加胰岛素抵抗,增高血压,不利于糖尿病的总体控制。故在治疗中需监测体重及腰围,有增长趋势者首先减少饮食总热能或增加运动,亦可合用双胍类降糖药协同控制体重。

(2)格列酮类药物有促进活性小脂肪细胞增加、利于葡萄糖转为脂肪储存的作用,尽管能调节脂肪分布(减少中心型脂肪蓄积,增加外周皮下脂肪储存),总体脂肪还是增多,加之增加胰岛素的水钠潴留,体重增长很常见,少数患者伴存水肿。选择用药及治疗调整时应综合考虑。

(3)双胍类降糖药能在一定程度上(个体差异较大)抑制肠壁细胞摄取葡萄糖等营养物质,减少实际摄入食物的吸收,有利于降低体重,适用于肥胖和超重的糖尿病患者,也是有增加体重作用降糖药的最好配伍用药,不适用消瘦体形患者。

4. 对血脂的影响及注意点

(1)双胍类降糖药有抑制肠壁细胞摄取食物的作用,可协助降低三酰甘油。

(2)格列酮类药物除能影响细胞核受体 PPARγ 参加胰岛素介导的葡萄糖代谢,也对核受体 PPARα 有一定影响,可协助调脂

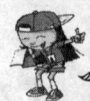

治疗,以吡格列酮降低三酰甘油更明显。

5. 对肾脏、肝脏的影响及注意点

(1)少数对磺酰脲类药物敏感者,可在服药初期出现肝酶升高,极个别报道格列吡嗪、格列喹酮和格列苯脲有引起肝酶升高、黄疸淤滞的现象,需停用且不得再服其他同类药品。格列酮类第一代曲格列酮因出现严重肝损害被禁用,第二代罗格列酮和吡格列酮经临床应用多年,尚未见因药物引起明显肝脏损害需停药者。对开始服用上述两种药物的患者需监测肝功能指标,发现异常及时调整治疗方案。

(2)除糖苷酶抑制药仅在肠道代谢、排出,二甲双胍以原形从肾脏排出外,其余各药多在肝脏代谢,以代谢产物和极少原形从肠道和肾脏排出。代谢产物或原形的排出比例,各药有所不同,一旦排出途径受损,影响药物的排出,其可在体内蓄积,引起药物过量、加重不良反应,故存在肝、肾功能异常者,口服降糖药需减量或酌情停用(表54)。尚未见到因长期服用降糖药引起肝、肾功能障碍的报告,社会上流传的"降糖西药伤肝、伤肾"的说法是没有客观依据的。

表54 各类口服降糖药物有关指标比较

项目		磺酰脲类	格列奈类	双胍类	格列酮类	糖苷酶抑制药
调整脂代谢紊乱		++	+	+++	+	+
对体重的影响		增加	增加	减少	增加	保持
改善胰岛素抵抗		++	+	+++	++++	+
保护B细胞功能		±	±	+++	+++	++
主要不良反应		低血糖、过敏	低血糖、过敏	胃肠道反应	水肿	腹胀、排气多
低血糖发生		++++	+++	—	—	—
继发性失效		+++	++	—	…	—
肾功能不全	轻	格列喹酮	瑞格列奈	慎用	吡格列酮	可用
	重	慎用	慎用	停用	停用	可用
肝功能不全	轻	慎用	慎用	可用	罗格列酮	可用
	重	忌用	忌用	停用	忌用	酌情
胃肠功能异常		可用	可用	慎用	酌情	忌用
价格		+	+++	+	++++	++

二、降压药

2型糖尿病约40%的患者合并高血压,老年糖尿病中的比例升至60%以上,合并降压药治疗非常常见。根据近年来诸多有关降压药的循证研究结果显示,积极降压治疗可使总死亡率、心血管病等事件的发生率明显减低;UKPDS研究结果也提示,对2型糖尿病患者来说,严格控制血压的益处不亚于控制血糖。有人提出,引起血压升高的原因30%~35%与盐摄入过多有关,50%~60%与肾素过多有关,故降压治疗中限制钠盐的摄入、注意调控肾素-血管紧张素-醛固酮(RAS)系统始终是关注的焦点。目前的降压药主要有8类:血管紧张素转换酶抑制药(ACEI)、血管紧张素Ⅱ受体阻断剂(ARB)、钙离子拮抗药(CCB)、利尿药、β受体阻滞药、α受体阻滞药、神经递质耗竭剂和复方制剂。前两类药研究报告较多,除降压外对血管和脏器的保护作用近年来颇受重视。也有不少学者认为,降压治疗的获益主要来自血压的降低,如果降压幅度相同,不同降压药获益相差不大。作为糖尿病等代谢异常患者,尚需注意降压药对各项代谢的影响。

1. 对血糖的影响及注意点

(1)利尿药主要作用于髓袢升支皮质段和远曲小管起始部,增加尿钠、钾、氯、镁、葡萄糖的排出,对血糖的影响,可能与体钠丢失引起细胞钠、钙交换减少,细胞内钙离子减少,影响胰岛B细胞胰岛素释放有关。利尿药不作为糖尿病患者降压治疗首选。

(2)CCB是通过阻止钙离子跨膜内流,使细胞内处于缺钙状态,妨碍钙与钙调素的结合,影响钙离子的正性肌力作用,使血管平滑肌松弛,降低外周阻力,从而降低血压。但因其可引起细胞内缺钙,少数对CCB敏感者,则会因此影响胰岛素的释放,致血糖升高,甚至发生临床糖尿病。故对首次应用者,需注意监测血糖变化,发现升高明显者,应该停药,改换其他降压药。

(3)β受体阻滞药,可竞争性对抗异丙肾上腺素和去甲肾上腺素的作用抑制交感活性,增强胰岛素降低血糖的作用,也可掩盖低血糖感知,易发生低血糖的脆性糖尿病患者,尤其是1型糖尿病患者,慎用β受体阻滞药。

(4)β受体阻滞药,布那唑嗪的一项研究中,对非糖尿病肥胖患者有增加葡萄糖代谢并降低血清胰岛素的作用,机理尚不清楚。

(5)ACEI的制剂种类较多,对血糖的影响不尽一致。有升高血糖作用的仅有贝那普利,有降低血糖甚至诱发低血糖报道的是:卡托普利、阿拉普利、依那普利和雷米普利,尤其是与口服降糖药或胰岛素合用时,机制尚不清楚。

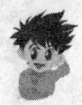

2. 对血脂、血尿酸的影响及注意点

(1)利尿药可减少尿钙、尿酸的排出,长期大剂量服用血三酰甘油和胆固醇可增高,并可引起或加重高尿酸血症,小剂量与其他降压药物联合服用可避免类似作用。

(2)选择性β受体阻滞药都能降低血总胆固醇和三酰甘油、升高血清高密度脂蛋白胆固醇水平,对血脂紊乱患者有协同调脂作用。

(3)β受体阻滞药对血脂的影响报道不一,初用者应监测血脂的变化,以便及时调整治疗。

(4)ACEI制剂中贝那普利和赖诺普利有升高血尿酸作用。

(5)血管紧张素Ⅱ受体阻滞药氯沙坦(Losartan)有促尿酸排泄、降低血尿酸的作用;适用于高尿酸血症患者。

三、调 脂 药

2型糖尿病合并血脂紊乱者十分常见,高三酰甘油、低高密度脂蛋白胆固醇是合并代谢综合征患者最常见的异常血脂,高胆固醇血症也很常见。调脂药主要包括他汀类、贝特类和胆酸螯合剂等。近来研究也证实了他汀类和贝特类药物有调脂外对血管、脏器的保护作用。贝特类对降血糖、降血尿酸有协同作用。

1. 对血糖的影响及注意点 贝特类药物可以置换与血浆蛋白结合的磺酰脲类降糖药,增加其降糖效用,合用时须注意监测血糖,及时调整药物剂量。

2. 对血尿酸的影响及注意点 非诺贝特与别嘌呤醇合用,有可逆性增加尿酸排出、降低血尿酸的作用,适用于高脂血症合并高尿酸血症的患者;有报道非诺贝特可增加尿酸排出、改善吲达帕胺增加血尿酸的作用。

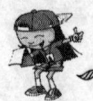

四、降尿酸药

2型糖尿病合并高尿酸血症者也逐年有增加，除原发高尿酸血症外，继发于肾功能异常更多见。已有研究显示，血尿酸升高1mg/dl，急性心肌梗死发生率升高1.48%；血尿酸每相差1mg/dl约相当于收缩压10mmHg或胆固醇20mg/dl对心梗发生率的影响。可见治疗高尿酸血症有益于保护心脏，应予以重视。常用降尿酸药物包括抑制尿酸合成（别嘌呤醇）及促进尿酸排出（丙磺舒、苯溴马龙）两类药。

丙磺舒、别嘌呤醇能与磺脲类降糖药从肾脏竞争排出，从而增加其降糖效应；合用时须注意监测血糖，及时调整剂量。

五、血管活性药物

由于存在多重血管损伤因素，防止血栓形成、加用抗血小板凝聚药物，在2型糖尿病患者中很常见。

1. 对血糖的影响及注意点

（1）小剂量阿司匹林可升高血浆胰岛素浓度，中至大剂量可降低糖尿病患者的血糖；与胰岛素或口服降糖药合用，可加速其降血糖的作用。

（2）有报道，前列环素可加重糖尿病患者的高血糖。

2. 对血尿酸的影响及注意点　单用阿司匹林可影响尿酸排出；与丙磺舒合用，可减少丙磺舒促尿酸排出的作用。

（田　慧）

第四章 内分泌系统疾病

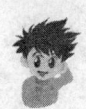

参考文献:

1. International Diabetes Federation. The IDF consensus worldwide definition of the metabolic syndrome. [J] Berlin, 2005. 14.

2. Fonseca VA, Kulkarni KD. Management of type 2 diabetes: oral agents, insulin, and injectables. [J] J Am Diet Assoc. 2008; 108(4 Suppl 1):S29-33.

3. Kahn SE, Haffner SM, Heise MA, et al. Glycemic durability of rosiglitazone, metformin, or glyburide monotherapy. [J] N Engl J Med. 2006 Dec 7;355(23):2427-43.

4. Eguchi K, Boden—Albala B, Jin Z, et al. Usefulness of fasting blood glucose to predict vascular outcomes among individuals without diabetes mellitus (from the Northern Manhattan Study). [J] Am J Cardiol. 2007; 100(9):1404-9.

5. 徐焱成. 糖尿病患者合并高血压对降压药物的选择和应用. [J] 中国糖尿病杂志 2006; 14(6):405-7.

6、Takahashi S, Tanaka T, Kodama T, et al. Peroxisome proliferator—activated receptor delta (PPARdelta), a novel target site for drug discovery in metabolic syndrome. [J] Pharmacol Res. 2006 Jun;53(6):501-7.

7. Weissman P, Goldstein BJ, Rosenstock J, et al. Effects of rosiglitazone added to submaximal doses of metformin compared with dose escalation of metformin in type 2 diabetes: the EMPIRE Study. [J] Curr Med Res Opin. 2005; 21(12):2029-35.

8. Svetlana T, Sunil S, Amrit B, et al. Positive effects of metformin in childhood insulin resistance syndrome. [J] Diabetes, 2004, 53 : 162-167.

9. Kitabchi AE, Temprosa M, Knowler WC, et al. Role of insulin secretion and sensitivity in the evolution of type 2 diabetes in the diabetes prevention program: effects of lifestyle intervention and metformin. [J] Diabetes. 2005; 54(8):2404-14.

10. Dang A, Zhang Y, Liu G, et al. Effects of losartan and irbesartan on serum uric acid in hypertensive patients with hyperuricaemia in Chinese population. [J] J Hum Hypertens. 2006; 20(1):45-50.

第四章　内分泌系统疾病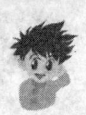

第二节　代谢综合征的防治

代谢综合征(MS)是集肥胖、糖代谢异常(包括糖调节受损和2型糖尿病)、血脂紊乱和高血压等多种代谢危险因子于一身的症候群,其核心是胰岛素抵抗(IR),亦称 IR 综合征。由于它的发病率高,是糖尿病和心血管病发病的源头,严重危害人类的健康,近几年来已引起全球医学界的高度重视。本病已被列入国际疾病分类(ICD-9),编码 277.7。

一、代谢综合征的诊断标准

自 1999 年 WHO 制订了 MS 工作定义后,一些国家和地区也提出各自的诊断标准,由于地区差异和出发角度不同,提出标准不尽相同,其中有代表性诊断标准归纳于表 55。

表 55　MS/IR 综合征诊断标准比较

	WHO(1999)	NCEP-ATPIII (2001)	EGIR(1999)
初选人群	高血糖及 IR 人群	全人群	非糖尿病人群
组成成分数	初选项人群中至少 2 项	至少 3 项	初选人群中至少 3 项
肥胖			
BMI(体质指数)	>30 及(或)	—	
WC(腰围)	—	>102(男),>88(女)	≥94(男),≥80(女)
WHR(腰臀比)	>0.90(男),>0.85(女)	—	—
血脂紊乱			
TG(mmol/L)	≥1.7 及(或)	≥1.7	>2.0(或已治)及/或<1.0(或已治)

续表

	WHO(1999)	NCEP-ATPIII (2001)	EGIR(1999)
血脂紊乱 HDL-C(mmol/L)	<0.9(男),<1.0(女)	<1.04(男),<1.30(女)	
高血压(mmHg)			
SBP/DBP	≥140/90	≥130/85	140/90(或已治)
高血糖(mmol/L)			
FPG	≥6.1	≥6.1	≥6.1~<7.0
2hPG	≥7.8	—	—
胰岛素抵抗	高胰岛素正糖钳夹试验 M 值上四分位数	—	上四分位数
微量白蛋白尿			
白蛋白(g/min)	≥20	—	—
白蛋白/肌酐(mg/g)	≥30	—	—

注:摘引自《中华糖尿病杂志》2004,12(3):158;WHO 世界卫生组织;NCEP-ATPⅢ美国国家胆固醇教育计划成人治疗组第Ⅲ次指南;EGIR 欧洲 IR 研究组

中华医学会糖尿病分会(CDS)在 2004 年 4 月召开的"认识中国人 MS 和 IR 特征"的专题研讨会上,根据我国具体情况也提出了 MS 诊断标准建议,见表 56。

表56 中华医学会糖尿病分会MS诊断标准(2004年)

具备下列4项组成成分中3项或全部者	
一、超重或肥胖	BMI≥25.0(kg/m^2)
二、高血糖	FPG≥6.1mmol/L(110mg/dl)和(或)2hPG≥7.8mmol/L(140mg/dl)及(或)已确诊为糖尿病并治疗者
三、高血压	SBP/DBP≥140/90mmHg及(或)已确认高血压并治疗者
四、血脂紊乱	空腹血TG≥1.7mmol/L(150mg/dl),及(或)空腹血HDL-C＜0.9mmol/L(35mg/dl)(男),＜1.0mmol/L(39mg/dl)(女)

引自:《中华糖尿病杂志》2004,12;(3)158

由于诊断标准差异,反映了对MS认识的不一致,也给大规模流行病学调查和国际合作研究造成困难,阻碍了进一步深入研究MS的病因和发病机制。为此,国际糖尿病联盟(IDF)在2005年4月在柏林召开的第一届国际糖尿病前期暨代谢综合征大会上由国际上20多位专家组成的IDF共识委员会经过充分的证据回顾和讨论后提出了IDF代谢综合征全球共识定义,内容包括临床和科研两部分:

1. 用于临床工作的代谢综合征全球性定义

(1)必具条件:中心性(腹型)肥胖,以腰围为标准,中国人:男性≥90cm,女性≥80cm。各人种腰围标准参见表57。

(2)另加下列4因素中任意2项:①三酰甘油(TG)水平升高,＞1.7mmol/L(150mg/dl),或已接受针对此脂质异常的特殊治疗;②高密度脂蛋白胆固醇(HDL-C)水平降低,男性＜1.03mmol/L(40mg/dl),女性＜1.29mmol/L(50mg/dl),或已接受针对此脂质异常的特殊治疗;③血压升高,收缩压≥130mmHg或舒张压≥85mmHg,或已被诊断高血压而接受治疗;④空腹血糖升高,FPG≥5.6mmol/L(100mg/dl),或已被诊断为2型糖尿病。如果FPG≥5.6mmol/L,强烈推荐行葡萄糖耐量试验(OGTT),

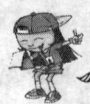

但 OGTT 在诊断代谢综合征时并非必需。

代谢综合征及其各组分的发病机制很复杂,目前尚不清楚,但中心性(腹型)和胰岛素抵抗是被公认的最重要致病因素。中心性肥胖很容易以腰围来评定,而且与代谢综合征其他组分包括胰岛素抵抗独立相关。日常临床工作中很难测量的胰岛素抵抗,因此未将胰岛素抵抗列入临床诊断的必要条件。

表57 不同国家或人种腰围标准

国家或人种	性别及腰围切点(cm)
欧洲裔人#	男≥94 女≥80
南亚洲人△	男≥90 女≥80
中国人	男≥90 女≥80
日本人☆	男≥85 女≥90
南美和中美裔人	应用南亚洲人的标准直到有更特异的数据
撒哈拉以南非洲人	应用欧洲裔人标准直到有更特异的数据
地中海及中东(阿拉伯)人	应用欧洲裔人标准直到有更特异的数据

注:#在美国,ATPIII 中的切点(男性 102cm,女性 88cm)很可能在临床上被继续使用;#基于中国、马来西亚及亚洲-印度人群研究;☆原文如此

2."白金标准"定义 用于代谢综合征研究的更多的代谢指标,且这些研究比较昂贵。用这些可能与代谢综合征相关的指标,

第四章 内分泌系统疾病

帮助决定它们对 CVD 和/糖尿病的预测价值,也有助于将来对代谢综合征定义的修正和对不同人种的代谢综合征临床诊断标准进行验证。

(1)体脂的异常分布:全身性脂肪分布(双能 X 线方法);中心性脂肪分布(CT/MRI 方法);脂肪组织的生物标记:瘦素、脂联素;肝脏脂肪含量(氢质子磁共振波谱方法)。

(2)致动脉硬化性和血脂异常(高 TG、低 HDL 之外的指标):APO-B(或非 HDL-C),小的 LDL 颗粒。

(3)血糖异常:OGTT 检测。

(4)胰岛素抵抗(空腹血糖增高之外的指标):空腹胰岛素/胰岛素原;HOMA-IR;微小模型法测定胰岛素抵抗;游离脂肪酸增高(空腹或 OGTT 过程中);钳夹法中的 M 值。

(5)血管调节异常(除了高血压):血管内皮功能异常的测定,微量白蛋白尿。

(6)促炎症状态:增高的高敏 C 反应蛋白和血清淀粉样蛋白(SAA);增高的炎症细胞因子(TNF-α、IL-6);因浆脂联素水平下降。

(7)促凝状态:纤溶性因子(PAI-1 等);凝血性因子(纤维蛋白原等)。

(8)激素:垂体肾上腺轴。

IDF 标准突出了腹型肥胖是 MS 的核心,反映了对 MS 认识的不断深化,并为临床和科研分别提出了不同标准。这不但为临床医生提出了便于大规模调查、一个有利于识别具有发生 2 型糖尿病和心血管疾病高危人群,进而采取预防措施的工具(临床标准),而且也为今后进一步深入研究 MS 提供了研究的框架(白金标准),为今后进一步修改标准创造条件。

尽管目前对该定义还有争论,但毕竟这是首次提出的比较有广泛共识的全球性新定义。

二、MS 临床特征

MS 的各组分临床特征综合如下：

1. 肥胖 尤其是腹型（内脏型）肥胖是 MS 的源头，研究证明与 MS 关系密切的是内脏或腹腔内脂肪积聚，而不是总体脂或皮下脂肪。WHO 诊断肥胖标准的体质指数（BMI）为 $\geqslant 30 kg/m^2$，亚洲和中国人的肥胖标准是 $25 kg/m^2$。按 CT 或 MRI 测量内脏脂肪，一般内脏脂肪面积 $100 cm^2$，是内脏型肥胖的诊断标准。以此为切割点，中国人 BMI 在 $25\sim 30 kg/m^2$ 时已有 53% 的人属内脏型肥胖；即使 BMI 正常范围（$18\sim 25 kg/m^2$）的中国人中，也有 14% 存在内脏型肥胖。中国人内脏脂肪面积在 $80\sim 100 cm^2$ 范围内，内脏脂肪 $100 cm^2$ 者与 MS 的患病率相似。腰围或腰臀围比值（WHR）比 BMI 更能反映内脏性肥胖。

2. 胰岛素抵抗 由于内脏脂肪细胞比皮下脂肪细胞的代谢活跃，内脏型肥胖者游离脂肪酸（FFA）产生更多，FFA 释放到血循环中形成高 FFA 血症，导致许多非脂肪组织（肝脏、肌肉等）脂肪沉积，使这些组织对胰岛素的敏感性降低，即胰岛素抵抗（IR）。内脏性肥胖是 IR 的标志。在胰岛功能尚好或 IGR 阶段，IR 导致胰岛细胞代偿性的分泌胰岛素增加，表现为高胰岛素血症。一旦发展到胰岛代偿功能受损，血糖便升高。确定 IR 的金标准方法是正糖钳夹试验中的 M 值，但其方法复杂、费用昂贵，只适合于小样本的科研中采用。评估较大人群的调查资料是否有 IR 可根据空腹血糖（FPGmmol/L）和空腹胰岛素（FINSmU/L）的关系而设计的简易演算公式来评估，目前最常用是稳态模式评估公式（HOMA-IR 指数），即 $FPG \times FINS / 22.5$。可以将高于糖耐量正常（NGT）人群上 1/4 位点值（>75% 百分位）作为 IR 的切割点。HOMA-IR 的倒数为胰岛素敏感性指标：$HOMA-ISI = 22.5 / (FPG \times FINS)$。通过 FPG 和 FINS 的关系，也可计算出胰岛素分

第四章 内分泌系统疾病

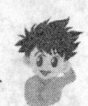

泌功能指数:HOMA-β＝20×FINS/(FPG-3.5)。随着生理学和计算机技术进步和真胰岛素测定方法的推广,考虑到血糖和胰岛素对肝糖输出或葡萄糖吸收速度的影响,以及尿糖排出对血糖浓度的影响,对经典的 HOMA 公式进行了改进,使与正糖钳夹 M 值相关性更佳。改正的新公式 HOMA2 有 3 个胰岛素敏感性指数,包括:HOMA2-%S-INS、HOMA2-%STI 和 HOMA2-%S-C,其中 INS 为免疫反应性胰岛素,TI 为真胰岛素,C 代表 C 肽;也有 3 个胰岛素分泌功能指数:HOMA2-%B-INS、HOMA2-%B-TI 和 HOMA2-%B-C。公式的计算需应用 HOMA2 计算程序软件(可从 www.OCDEM.ox.ac.uk 下载,参见中国糖尿病代谢杂志,2008,16:128)。由于胰岛素在血液中半衰期较短(4～5min),测定的浓度只代表部分分泌量,而 C 肽的半衰期相对较长(10～11min),且不受外源性胰岛素及抗体影响,所以利用血清 C 肽水平能更好地评估胰岛 B 细胞的分泌功能。

3. 高血糖 糖代谢异常是 MS 的重要组分,包括糖尿病(DM)及糖调节受损(IGR),IGR 又可分空腹糖受损(IFG)及糖耐量低减(IGT)。MS 可有 IGR 也可有糖尿病。两者代表了糖代谢紊乱的不同阶段,前者称糖尿病前期,胰岛素分泌还有一定代偿能力;后者表明胰岛代偿功能已明显受损,分泌的胰岛素量已不足有效控制血糖,使血糖上升到糖尿病的诊断水平。

4. 血脂紊乱 是 MS 的主要组分。MS 特征性的血脂紊乱是突出的高三酰甘油(TG)血症、低 HDL-C 血症,高 TG 血症对心血管的危害性虽不如高 LDL-C 明确,但目前已比较清楚高 TG 血症情况下,小而密的 LDL 和氧化型的 LDL 形成增加,加之 HDL-C 水平降低,影响将胆固醇从外周组织向肝脏运送(逆向运转),促进胆固醇在血管内皮细胞沉积,激发一系列的动脉粥样硬化病理生理改变。由于高 TG 血症患者体内游离脂肪酸(FFA)升高,抑制受体和受体后底物-1 的磷酸化,影响胰岛素多个位点的信号传递,导致胰岛素抵抗,从而影响胰岛素靶器官葡萄糖的摄取和利用,造成血糖升高。在 MS 患者中高 TG 血症常伴有高 LDL-C 血症,表现为混合性的血脂紊乱。高胆固醇/低密度脂蛋白胆固醇(TC/LDL-C)因子与 MS 其他因子间无内在联系,可能是独立于 MS 以外的心血管事件的危险因素,因此目前未将 TC/LDL-C 列为 MS 的组分。

5. 高血压 是 MS 的重要组成成分之一,与肥胖、IR、糖代谢异常和血脂紊乱密切相连,但与 MS 形成集结的机理尚需进一步研究。

6. 参与 MS 的其他改变 高尿酸血症、血管内皮功能缺陷、低度炎症状态及凝溶异常(微量尿白蛋白排泄率增高、CRP 及 PAI-1 增高)等,这些都是心血管病的危险因子,与早期动脉粥样硬化的密切相关。

其他可伴 MS 的疾病还有非酒精性脂肪肝、多囊卵巢、遗传性或获得性脂肪萎缩症,这些疾病都是以 IR 为特征。

MS 的病理生理机理复杂,目前仍是学术界研究的热门课题。从代谢综合征组分的因子贡献分析,MS 各危险因素的聚集具有不止一个的病理生理过程,其中腹型肥胖是 MS 最重要的因子,其他依次是 IR、血糖、血脂和血压。这 5 个因子累计贡献率达 72.24%,其中肥胖占近 30%。各因子间关系复杂,肥胖通过 CRP(炎症因子)与血脂异常联结,而血脂异常又与胰岛素抵抗联结;高血压是一项独立的因子,不能以胰岛素抵抗等单一的病理生理机制解释。所以目前尚难以用一种病理生理机制来解释 MS 的发病机制(中华糖尿病杂志,2005;13(6):434)。

三、对 MS 防治的重要性

虽然上述诊断标准还需逐步完善,但是已看出近几年来全球对 MS 研究的重视,这也从一个侧面反映了 MS 对人类健康影响

第四章 内分泌系统疾病

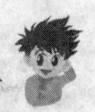

的严重性。

1. 流行病学资料 从上海市、北京市和青岛市社区调查的有限资料看,我国的 MS 患病率已相当高,根据 CDS 诊断标准,目前我国城市社区 20 岁以上成年人中 MS 的患病率为 14%～16%。MS 及各组成成分的患病率随年龄增长而升高,65 岁以上的老年人 MS 患病率约为 25%,在 55 岁以前男性患病率高于女性,但 55 岁后女性患病率迅速升高,甚至高于男性(中华糖尿病杂志,2004,12:180)。本病已是一个值得高度关注的非传染性的流行病。

2. MS 患者是心血管病发病的高危人群 已明确 MS 组成成分中腹型肥胖、高血糖、血脂紊乱、高血压都分别是心血管病独立的高危因素。这些高危因素的聚集是否会进一步加重心血管病的风险,尽管目前尚无一致结论,但近来国内报告表明:MS 组分的聚集加重了冠状动脉狭窄程度和左心室肥厚(中国糖尿病杂志,2008;16:211)。MS 患者患心血管疾病和糖尿病的发病率是正常人的数倍,因此被称为"死亡四重奏"。现已明确糖尿病为冠心病的等位症,其在 10 年内发生新的冠心病事件的危险度与冠心病患者相等。不少患者在糖尿病诊断前已患有心血管疾病,因此防治心血管病应从糖尿病出现之前,即从糖尿病和心血管病的源头——MS 的防治抓起。从上海市社区调查资料中可以证明按 CDS 诊断标准的 MS 患者队列随访 5 年,发生心血管事件风险增加 5.54 倍(表 58)。

表58 上海市华阳社区40岁以上MS人群发生心脑血管事件风险比较

事件	非MS组中发病例数、% N=726	%	MS组中的发病例数、% N=245	%	RR(95%CI)	P值
心脑血管事件	23	3.17	43	17.55	5.54(3.41~9.00)	<0.0001
心血管事件	9	1.24	20	8.16	6.59(3.04~14.27)	<0.0001
脑血管事件	17	2.34	15	6.12	2.61(1.33~5.16)	0.0042

注：资料来源:《中华糖尿病杂志》2004,12(3)：165

四、MS的防治

到目前为止尚无综合性治疗MS对心血管事件发病率、再发率或病死率干预效果的大规模、多中心的临床试验报告。但在糖尿病及IGR患者中干预心血管事件发生，以及在IGR患者中干预2型糖尿病发病已有相当多的研究报告。由于糖尿病和IGR患者中约60%以上伴有MS，因此这些报告的研究结果可作MS的防治借鉴。

1. 防治MS的主要目标 预防临床心血管病和IGR向2型糖尿病发展，对已有糖尿病或心血管病者预防心血管事件发生和再发、病残及死亡。

2. 防治主要对象 是发生MS的高危人群和已诊断为MS的人群。

（1）对有发生MS的高危人群(表59)主要进行生活方式的重塑和对现有的MS组成成分(如多囊卵巢、痛风等)的治疗。

第四章 内分泌系统疾病

表59　代谢综合征发病高危人群

1.≥50岁
2.有1项或2项MS组成成分，但尚不符合诊断标准者
3.有心血管病、非酒精性脂肪肝、痛风、多囊卵巢综合征及各种类型脂肪萎缩症者
4.有肥胖、2型糖尿病、高血压、血脂异常，尤其是多项组合或MS的家族史者
5.有心血管病家族史者

（2）对已诊断为MS人群的治疗，原则上应个体化，针对每个人的MS组成成分进行多环节联合治疗。中华医学会糖尿病学分会建议MS各组成成分理想的治疗目标是：①体重降低5%以上；②收缩压<125/75mmHg；③LDL-C<2.6mmol/L(100mg/dl)、TG<1.7mmol/L(150mg/dl)、HDL-C>1.04mmol/L(40mg/dl)(男)或>1.3mmol/L(50mg/dl)(女)；④空腹血糖<6.1mmol/L(110mg/dl)、负荷后2h血糖<7.8mmol/L(140mg/dl)及HbA1c<6.5%。

3. 对MS组成成分治疗原则　生活干预（合理饮食控制和运动）保持合理体重是MS治疗的基础，对MS各组分的治疗都是有效的。目前尚无对MS各组分治疗都同时有效的药物，药物治疗主要针对各组分进行。

（1）肥胖症治疗：肥胖症是MS的源头，减少体脂治疗无疑是治疗MS的重点。生活方式的重塑是基本治疗方法，包括饮食控制和运动治疗。饮食，首先要限制每日总热能摄入，要多食全谷类及富含纤维素食品，以不饱和脂肪酸代替饱和脂肪酸或反式脂肪酸（如氢化植物油），不应采用低脂高糖饮食。运动，每天做中等量以上运动30分钟，每周至少坚持5天以上。若生活重塑未达到减体脂目的，可慎重考虑加用减体脂药物，如肠道脂肪酶抑制药（赛尼可等）或5-羟色胺-去甲基肾上腺素再摄取抑制药（西布曲明等),但减体脂药只能暂时和辅助性的应用,主要还是要靠饮食控制和运动治疗。减体脂药物都有一定副作用。

(2)IR治疗:IR是MS的重要发病机理,其与肥胖密切相关,因此减体脂治疗也是治疗IR的重要手段。目前公认提高胰岛素敏感性的药物是双胍类(二甲双胍)和格列酮类(罗格列酮和吡格列酮)。其中格列酮类从药理机理上讲是针对IR的治疗药物,可通过促进脂肪细胞分化减少脂肪外溢到非脂肪组织,降低FFA及TG,提高HDL-C水平,是目前治疗IR比较理想的药物,主要不良反应是可引起水潴留,导致轻中度下肢水肿,有可能加重心功能负荷,有心力衰竭的患者应慎用。近来罗格列酮对心血管安全性引发争议,欧盟已要求退出临床使用。

(3)血脂紊乱治疗:饮食控制和运动是纠正血脂紊乱的基础治疗,对高TG和低HDL-C血症患者应严格控制脂肪摄入,脂肪摄入占每天总热能应<30%。在合理的生活方式基础上,若血脂紊乱控制未达标,应予以降脂药物治疗。对高TG、低HDL-C血症首选贝特类药物,如微粒化的非诺贝特(力平之)。对TG和LDL-C都升高的混合性高脂血症,首选他汀类药物,使LDL-C达标,阿伐他汀(立普妥)除降低LDL-C外还有一定的降低TG作用,可优先选用。若LDL-C达标后TG水平仍未达标,可考虑他汀类和贝特类联合应用,但单药剂量应适当减少,两药服用时间应错开,采用早服贝特类,晚服他汀类。对肾功能不全患者不宜两药联合应用,并应尽量避免与环孢霉素、伊曲康唑类抗真菌药、红霉素等大环内酯类抗生素、胺碘酮、维拉帕米等药合用。用药期间密切观察肌痛、肌无力等症状,初始用药4周需复查血脂和安全性指标,如肝功能(ALT/AST)和肌酸激酶(CK),以后定期观察。若ALT/AST超过正常上限3倍/或血CK升高超过正常上限5倍应停药。贝特类药物中非诺贝特对他汀类代谢影响较小,与他汀类合用引起肌病和横纹肌溶解症的危险明显低于吉非贝齐,所以联合

第四章 内分泌系统疾病

时应首选非诺贝特,如微粒化非诺贝特。

(4)严格控制血压:生活方式调整包括减肥、适当体力活动、多进钾和钙饮食、限钠及戒烟限酒等,可有效降低血压、提高药物疗效和降低心血管危险。目前公认治疗高血压有效药物主要包括 ACEI、ARB、钙拮抗药、β受体阻滞药和利尿药,其中 ACEI 和 ARB 有利于肾功能和心血管的保护,并有利于降血糖,最适合伴糖代谢异常的 MS 患者应用,但血清肌酐升高病人应慎重使用 ACEI 和 ARB。

(5)严格控制血糖:饮食控制原则与肥胖症治疗一致,降糖药首选增强胰岛素敏感性药物,二甲双胍有利于降低体重(体脂)、增强胰岛素敏感性,是最常用药物;吡格列酮和罗格列酮可有效纠正 MS 患者胰岛素抵抗和高血糖。

(6)其他治疗:治疗低度炎症及凝溶异常的药物,也可适当应用。目前这方面的资料较少,最常用的是小剂量阿司匹林,其对心血管病的预防作用是公认有效,可作为一级预防药。

对 MS 的研究目前正在深入,尤其是对发病机制的研究,以及综合干预的方法及其对防治心血管病及心血管事件的发生率、再发率和病死率的效果研究,是深受大家关注的课题,有待于从事内分泌、心血管病的广大医护工作者,特别是从事医疗保健的工作者积极参与和关注。

(汪寅章)

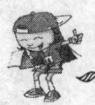

第五章 神经系统疾病

第一节 原发性帕金森病药物治疗的探讨

帕金森病(PD)为中老年神经系统常见病,据流行病学调查我国50岁以上人群中的患病率为1%,与国外统计结果相似。伴随老年人口比例增高,发病率有增加的趋势,据估计到2040年PD的发病率将增加4倍。

原发性PD与中脑黑质致密部的多巴胺能神经元进行性变性有关。从这种神经元核团发出的多巴胺能纤维投射到基底节和大脑皮层,有调整、控制运动功能的作用。多巴胺能神经纤维变性则引起运动控制功能障碍,产生PD的症状,主要有静止性震颤、肌强直、运动缓慢(动作减少)和姿势不稳等。临床症状出现时,中脑黑质致密部的多巴胺能神经元已有60%~80%发生变性,到死亡时神经元变性将超过90%~95%。从临床出现症状到死亡的病程为5~40年,一般15年左右。PD残障的严重程度与多巴胺能神经元减少的程度成正比。疾病初期,PD的主要症状多表现在一侧肢体,随病程进展波及双侧肢体及中线。疾病的后期,常出现神经心理障碍,表现为抑郁、焦虑、记忆力下降、意识混乱或痴呆。晚期残障严重,生活不能自理,给经济、社会和家庭带来沉重负担。

PD的治疗虽然迄今尚缺乏根治的药物和手段,但从20世纪60年代推出左旋多巴(L-D)治疗PD获得明显效果后,治疗PD的药物有长足的进展:多种多巴胺受体激动药、各种酶抑制药等对改善PD的症状、延长生存时间起着重要作用,然而最有效、最基本、最重要的药物还是 L-D(现为左旋多巴/脱羧酶抑制药复合片)。

怎样应用这些药物使其发挥更好的治疗效果是一个复杂、细致、个体化很强并且十分棘手的问题,因为用药的恰当与否直接影响患者的疗效与预后。特别是 L-D 的用法非常关键,但从本药开始用于临床就不断的存在争议,何去何从,怎样用好 L-D 是临床面临的难题。

一、L-D 是治疗 PD 的"金标准"

(一)了解 L-D 的主要特点

L-D 用于 PD 的临床治疗是 PD 药物治疗史上的里程碑。Sano 等(1959)发现 PD 患者脑内多巴胺含量明显低于对照组,并试用 L-D 治疗有效。Ehringer 和 Hornykiewicz(1960)发现 PD 患者的尾状核、壳核及苍白球的多巴胺含量明显减少,去甲肾上腺素轻度减少,表明 PD 与纹状体的多巴胺减少密切相关。Cotzias(1969)确认了口服大量 L-D 的临床效果。从此在全世界范围内广泛应用,取得明显的临床改善,增加患者工作或独立生活的时间,乃至延长生命,而被称为"金标准"。

外源性多巴胺不能通过血脑屏障,须服多巴胺的前体——L-D,在体内脱羧成为多巴胺。但口服 L-D 的 95% 在胃肠壁、肝、血管内皮脱羧成为多巴胺,被周围利用,产生胃肠道、心血管等系统的不良反应;而进入脑内的 L-D 仅为口服量的 0.05%~0.1%,疗效不满意,现已很少应用,而为复方 L-D(左旋多巴+脱羧酶抑制药)所取代。其优点是:阻断 L-D 在周围脱羧,减少胃肠、心血管等不良反应;增加进入脑内的 L-D 数量,提高疗效;使 L-D 的用量减少 4/5;出现疗效快,特别是治疗的初期疗效显著,常有惊人的效果,是目前最有效的抗 PD 药物。

但是,随着治疗时间的延长,单次给药的症状缓解效果逐渐减弱和疗效持续时间缩短;从开始服药后3～5年,很多患者出现"长期左旋多巴综合征",表现不自主的异动症,不能预知的"开"、"关"等运动波动,使患者生活、行动处于严重运动障碍之中,而且临床处理非常棘手。

(二)正确对待L-D临床应用中的问题和争论

1. 开始L-D治疗的时机和用量　在L-D用于临床后,由于初期的治疗效果令人鼓舞,引导人们追求疗效,不断加大剂量,20世纪60～70年代在国外常有每日用量(单纯左旋多巴、不计脱羧酶抑制药)达1600～1800mg者,导致异动症等不良反应早期出现。现在的常用剂量多为600～1000mg/天。国内用量较低多为400～800mg/天。

由于L-D治疗3～5年常发生疗效减退,异动症,运动波动等并发症,这些负面影响和不良反应不仅使患者和家属产生畏惧,也令医生感到为难,以致对使用L-D治疗形成一种观念:不敢用,能不用就不用,能推迟用就推迟用,能小量就别大量。以致有些患者直到不能活动才开始治疗,为时已晚、疗效不佳。22年长期随访的934例PD患者研究结果显示早期应用L-D者疗效明显,直到出现姿势不稳才L-D治疗者存活率降低。有的长期只服美多巴1/4片,每日2～3次(含L-D100～150mg),用量太小,达不到最佳有效剂量。这样都会使患者失去几年有效改善症状、提高工作或生活质量的宝贵时间。

2. L-D是的毒性　为什么长期服用L-D会产生疗效减退?为什么长期服用L-D会出现异动症、"开""关"等运动波动?是否由于L-D对神经元有毒性所致?这是从L-D开始用于临床就一直有争论,不断研究和探讨的问题。

(1)L-D对多巴胺能神经元有毒性:L-D对多巴胺能神经元有毒的论据主要来自早期(20世纪70～80年代)的体外实验结果,

第五章 神经系统疾病

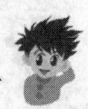

认为 L-D 对多巴胺能神经元有毒性：①L-D 的自身氧化作用；②L-D 对培养组织的毒性源于氧化应激和自由基的产生；③系列细胞培养显示 L-D 使多巴胺能神经元减少，提示有毒性；④L-D 浓度＞50mmol/L 时，对纯神经元培养有毒性；⑤L-D 通过凋亡、坏死的途径使多巴胺能神经元死亡；⑥用多巴胺能神经元的标记物——酪氨酸羟化酶（TH）证明培养的细胞中 TH 阳性的神经元（多巴胺能神经元）数量减少。

据此推断 L-D 对培养的黑质致密部多巴胺能神经元具有毒性，可加速黑质神经元的变性。但这些研究未能证明在体的 L-D 治疗实验中是否有损伤黑质神经元的毒性。所以组织细胞培养发现的结果，可能并不反映在体和临床的实际情况。

（2）L-D 对多巴胺能神经元无毒性：近年来经过科学家们不断地探索和研究，越来越多的证据表明在体和动物实验时，L-D 是无毒的，且对神经有一定的保护作用：①中枢神经系统内的胶质细胞对神经元起营养和保护作用。而体外研究培养系统中没有胶质细胞，故显示 L-D 有毒性，使 TH 阳性神经元（多巴胺能神经元）和轴突减少。如果培养系统中加入胶质细胞，能使黑质多巴胺能神经元免受 L-D 的毒性损伤，TH 阳性细胞受到保护，细胞突起的生长、伸延明显。这项研究提示在特殊的细胞培养条件下，L-D 并没有毒性，而具有神经营养作用。②体外培养时可见 L-D 损伤黑质多巴胺能神经元，表明其有毒性。这种毒性可被抗氧化剂——抗坏血酸防止。人体脑脊液中抗坏血酸的浓度较高（130mmol/L），在脑内更高，但在原代培养中几乎测不出抗坏血酸。如果在培养液中，加入抗氧化剂抗坏血酸 200mmol/L 模拟体内环境，能抵抗 L-D 的毒性作用。③体外培养中 L-D 的浓度多数超过 50mmol/L，所以有毒性。但 PD 患者的血浆峰浓度只在 10～20mmol/L 之间，而进入脑脊液中的药物只有 12%，所以脑脊液浓度低于 2mmol/L，对多巴胺能神经元没有毒性。④L-D 增加自由基清除剂——谷胱甘肽(GSH)的水平,保护细胞免受氧化应激的影响。L-D增加抗凋亡蛋白的表达,保护细胞不发生凋亡。⑤离体情况下,L-D和谷胱甘肽耗损剂同用时,GSH耗竭、自由基不能被清除,引起细胞死亡增加。在体情况下,即使GSH被消耗多达80%(超过PD的耗竭程度),L-D对黑质神经元也无毒性,进一步说明离体实验并不能代表在体实验的情况。⑥观察在单侧黑质-纹状体区按每天170mg/kg注射6-OHDA,同时给予L-D或安慰剂处理的大鼠纹状体冠状切片,左侧为注射侧,右侧为对照侧。比较两侧多巴胺释放蛋白(DARP-32)、多巴胺转运体(DAT)、TH的变化。6-OHDA侧多巴胺能神经元减少,经L-D或安慰剂处理的对照侧多巴胺能神经元的存活率无明显差别,表明L-D对在体动物无毒性。⑦流行病学研究显示长期L-D治疗的PD患者寿命期望值显著延长,增加了1倍,从以前的<10年到平均20年。⑧应用L-D前,PD患者的病死率3倍于年龄相匹配的人群,而用L-D治疗者病死率降低了50%。应用L-D治疗的PD患者的存活率增加,也不支持L-D有毒性。

3. L-D治疗中产生运动波动的因素

(1)病程进展的结果:PD是进展性疾病,药物治疗只能减轻一些症状、延缓病程,并不能控制病理的发展。随着病程的加长,黑质多巴胺能神经元变性和多巴胺受体改变越来越严重,而产生运动障碍加重。但这不能解释运动波动的临床表现。

(2)L-D在血浆中的半衰期较短所造成:尽管L-D的临床效果可持续数小时,但L-D在血浆中的半衰期较短,为1~1.5h。随病程进展可越来越短,疗效越来越弱,出现疗效减退或剂末现象(两次服药之间药效接不上)。这已由并用儿茶酚氧位甲基转移酶抑制药(COMT-I)延长其半衰期、增加其曲线下面积而提高疗效所证实。多巴胺受体激动药也能延长其半衰期而缓解运动波动。

(3)间断给药的方式是发生运动波动的重要因素之一:人们用

药方式习惯于每天2~3次服用,一剂和下一剂的间隔很长,而且L-D的半衰期很短。PD患者若欲获得良好治疗效果,重要的是使血浆内多巴胺水平稳定的保持在治疗窗内。L-D吸收后形成的峰值若高于治疗窗可出现异动症,低于治疗窗则PD症状加重,形成运动波动。采用小量、多次服药方法有一定效果但不总是成功的。L-D并用L-D的控释型片剂理论上有效,但控释型片剂常吸收不完全而影响疗效。目前已证实持续性给药的方式是治疗运动波动很有前景的办法。临床已开展了Duodopa(L-D/卡比多巴的胶质混悬液)十二指肠输注法,阿朴吗啡皮下输注法,获得良好效果,提示间断给药是易于形成运动波动的因素之一。①将Duodopa(5/20mg/ml)装入导管,与流动的泵相连,这个泵持续向造口术后的十二指肠内输注导管内混悬液,输注速度能调整到非常小量(步进0.1ml/h=L-D2mg/h)。白天持续输注大约16h。用Duodopa输注治疗的最大好处之一是个体化,即根据经验剂量和患者的实际情况调整剂量。例如,当患者感到"关期"临近时,可额外增加10~20mg的剂量,迅速出现效果,避免"关"的发生,取得疗效持续稳定。Duodopa治疗的患者比口服L-D者表现运动波动和异动症者少,超量的危险很小。这些研究提示持续给药是解决"开-关"等运动波动的重要手段。缺点是需要外科创伤性手术,临床应用受限。②阿朴吗啡是多巴胺受体D1及D2的强力激动药。为脂溶性,可以直接通过血脑屏障,在7.3~14min内就看到效果。口服需较大剂量,有催吐作用且造成可逆性的血中尿素和肌酐浓度上升,因此使口服治疗受到限制。注射型的阿朴吗啡可以迅速、明显的缓解"关"期的症状,为患者提供所需的连续多巴胺刺激。将阿朴吗啡作为临时救急用药时,可以减少1d中"关"期的时间达50%;将阿朴吗啡连续皮下注射12h,可降低1d中"关"期的时间达60%以上,异动症的发生也可减少64%,而且能减少L-D用量约20%。即连续皮下注射阿朴吗啡所需剂量4mg/h(96mg/d)可减少600mg的L-D用量。提示持续给药的优越性。遗憾的是药物来源不易,经费昂贵,不易推广。

4. L-D治疗PD的个体化 用好L-D治疗PD的关键是贯穿个体化原则,几乎没有多少患者用LD的方法和过程会是完全一样的。主要应根据每个患者的具体情况,因人而异来制订和调整用药。建议考虑以下情况选择如何掌握好L-D的使用。

(1)病情轻重:单肢或单侧受损,以震颤为主且为间断性者可缓用;双侧受损且症状近于持续者宜早用;早期应用L-D者疗效明显,直到出现姿势不稳才用L-D治疗者存活率降低。

(2)年龄关系:60岁以下、病情不严重者缓用;可用苯海索,金刚烷胺,多巴胺受体激动药,酶抑制药等非L-D的辅助药物。

(3)已服多巴胺受体激动药、苯海索、金刚烷胺有效者可缓用,但若出现疗效不佳或疗效减退者应适时启用L-D。

(4)病程进展快慢:用L-D前,病程2~3年内进展缓慢、症状不严重者缓用;否则宜早不宜晚。

(5)剂量滴定:为避免药物不良反应需从小量开始逐渐增量。开始剂量(以所含的L-D量计算,不包括脱羧酶抑制药)年龄较轻者每次100mg、年老者50mg,2~3次/d,每隔3~5d分别增加100mg或50mg,3~4次/d。需向患者说明在每天总剂量达到300mg或400mg以前,可能效果不显著,取得患者合作,坚持服药。达到以较小的剂量获得明显或满意疗效时,即以此剂量维持。

(6)有疗效减退或剂末现象时,适时或尽早加用多巴胺受体激动药或酶抑制药等L-D辅助药物。

(7)"长期L-D综合征"的应对:①加用延长LD的短半衰期、清除半衰期,增加曲线下面积的药物,如多巴胺受体激动药,酶抑制药等辅助药物;②改变L-D的给药方式,用"少量多次法",即在每天总剂量不变(或稍增)情况下分为多次(1d内4~5次或更多次)服用;"快-慢结合法",即普通型L-D片与控释剂型L-D片交叉服用;③持续性给药,用 Duodopa 十二指肠内持续输注或阿朴吗啡皮下持续输注。

(三)适时选择治疗 PD 的辅助药物

1. 多巴胺受体激动药 多巴胺受体激动药是指能直接兴奋中枢神经系统的多巴胺能受体的一些药物。能缓解、改善 PD 的症状,可单药治疗推迟 L-D 的使用,也可与 L-D 合用,能减少 L-D 的用量。常用的多巴胺受体激动药如下。

(1)溴隐亭(溴麦角环肽,bromocriptine,parlodel):溴隐亭是一种麦角多肽,能选择性的直接兴奋 D2 受体,增加黑质纹状体区多巴胺,提高疗效。能缓解或减轻 L-D 的晚期不良反应。溴隐亭吸收迅速,血中半衰期(6～8h)长于 L-D。剂量平均每天 10～20mg。需小量开始,逐渐增量,达有效剂量维持。

(2)硫丙麦角林(协良行,celance,培高利特,pergolide):硫丙麦角林与溴隐亭均为四环麦角衍生物,是 1979 年半合成的新药。对 D2 与 D1 两种主要受体具有激动作用。其半衰期长于 L-D 或溴隐亭,而认为是一种长效多巴胺激动药。国外用量为 3～4mg/天,我们的体会以 500～750μg/天,与 L-D 并用为宜。硫丙麦角林对 PD 动物模型的治疗效果比溴隐亭强 10 倍、作用时间长 4 倍。三种多巴胺激动药与 L-D 剂量比较:硫丙麦角林 0.5～1mg、溴隐亭 5～10mg、麦角乙脲 0.5～1mg,其作用相当于 LD100mg/甲基多巴肼(或苄丝肼)25mg。

(3)麦角乙脲(里舒麦角碱,lisuride):麦角乙脲是一种新的半合成麦角碱,能选择性兴奋多巴胺 D2 受体。用以治疗因左旋多巴治疗后,出现疗效减退、运动波动的患者有一定疗效。剂量应从 0.1mg 开始,逐渐增量,可达 3～5mg。

(4)泰舒达(trastal,pribedil):泰舒达直接兴奋黑质-纹状体神经元的多巴胺能 D2 受体和中脑-皮质、中脑-边缘系统的 D3 受体,为50mg/片的缓释剂型,半衰期1.7～6.9h,作用持续24h。每日用量平均150～250mg,能提高L-D的疗效,改善震颤、强直、运动不能,减轻"长期L-D综合征"的症状。不良反应有胃肠不适、恶心、体位性低血压、嗜睡等。

(5)普拉克索(pramipexole,米拉帕,mirapex):普拉克索是近年来开发出的非麦角类、新的多巴胺受体激动药,其化学名为2-氨基-4,5,6,7-四氢-6-丙基氨苯噻唑二盐酸盐。它对多巴胺D2受体家族均具直接作用,其亲和力的强度依次为D3>D2>D4,对D3受体的亲和力是对D2受体的7倍。由于普拉克索对边缘系统D3受体的活性作用,有调节精神、情绪,抗抑郁的效应。单一使用普拉克索治疗早期PD有效,可以推迟L-D的使用,并可延缓长期应用L-D引起的异动症等不良反应的发生。与L-D并用可缩短"关"期的时间、减轻"关"期的症状;增加"开"期的时间(2.5h);减少L-D用量27%～30%。片剂有0.125mg、0.25mg、1.0mg、1.5mg不同规格。口服初始剂量为0.375mg/d,逐渐加量至1.5～4.5mg/d,分3次服。吸收迅速,生物利用度高(约90%)。剂量>6.0mg/d者,耐受性不佳。常见的不良反应:包括嗜睡、头晕、恶心、呕吐、体位性低血压、异动症等。

2. 酶抑制药

(1)司来吉兰(思吉宁,咪多吡,deprenyl,jumex,selegiline,eldepryl):是B-单胺氧化酶(MAOB)抑制药,20世纪60年代初首先在匈牙利布达佩斯合成,1975年Birkmayer等报道思吉宁能抑制单胺氧化酶(MAO)对多巴胺的降解而对PD起治疗作用;其后有人报道本药能延缓PD患者的病程而受到重视。MAO-B对神经细胞有保护作用:1985年首先在芬兰开展DATATOP(Deprenyland Tocopherol Antioxidative Therapy of Parkinsonism)研究,证明能明显的延迟PD的病程而提示有神经保护作用。研究证明甲基-苯基四氢吡啶(MPTP)经MAO-B氧化后生成的甲基苯基吡啶(MPP+),具有神经毒作用,进入神经细胞后,直接或与神经黑色素结合,抑制线粒体的呼吸链使神经细胞坏死。用 MAO 抑制药阻断 MPTP 的氧化,有预防作用。思吉宁能抑制自由基的生成,从而保护神经细胞。MAO-B 对 PD 的治疗有效:研究发现服用 L-D 加思吉宁者较单用 L-D 者运动波动的发生频率低,LD 的用量少。但也有人认为思吉宁只有很小的神益。美国帕金森研究组(1995)认为思吉宁或维生素 E,未能推迟 L-D 的使用,未能减少致残率。本药耐受性良好,几乎无不良反应。与 L-D 合用可有体位性低血压、恶心、头晕、失眠、精神错乱等。减少药量或减少 L-D 的药量可减轻或消失。

(2)儿茶酚氧位甲基转移酶抑制药儿茶酚-氧位-甲基转移:(catechol-O-methyl transferase,COMT)是体内广泛存在的细胞内酶。其主要功能是清除具有生物活性、细胞毒性的儿茶酚类产物。COMT 使 L-D 降解,成为 3-氧甲基多巴(3-OMD)。3-OMD 是具毒性的、无活性物质,据研究认为它可能与"长期左旋多巴综合征"的运动波动和异动症的发生有关。

从 20 世纪 70 年代始,有些学者致力于 COMT 抑制药的研究,至 80 年代后期推出托卡朋(tolcapone),恩他卡朋(entacapone),尼特卡朋(nitecapone)等几种很有前景的 COMT 抑制药,90 年代初已应用于临床治疗,获得较好的疗效。我国对托卡朋、恩他卡朋已进行临床试验观察,结果与国外一致,现恩他卡朋已上市。

托卡朋口服后迅速吸收,约 2h 达血浆峰浓度,吸收率 60%~80%。生物利用度约 60%,半衰期为 0.8~2.0h。

恩他卡朋口服后,1.5~3.5h 达到最大血浆峰浓度。生物利用度 29%~46%,长期使用治疗剂量的恩他卡朋和托卡朋并不产生血浆蓄积作用。

①托卡朋(tolcapone)又称答是美(tasmar):它除抑制周围的 COMT 活性外,还可以通过血脑屏障抑制脑内 COMT,阻止 L-D

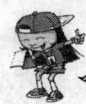

转化为3-OMD,具有周围、中枢双重抑制作用,故临床效果优于恩他卡朋。托卡朋能增加血浆浓度-时间曲线下面积,提高L-D生物利用度,延长L-D清除率。与含脱羧酶抑制药的L-D合用时,能提高疗效、减少L-D用量从而降低"长期L-D综合征"的发生率,延长"开"期、缩短"关"期(关的时间较基线值减少3.2h)。托卡朋200mg可抑制COMT活性达80%。国外认为200mg,3次/天为最适宜剂量。国内临床试验认为100～200mg,3次/天,效果相似。主要的不良反应是异动症,恶心,体位性低血压,这是COMT阻抑L-D向3-OMD转化,使多巴胺增多所致,减少L-D剂量即可消除。部分人出现头晕,尿色改变,可有腹泻,能自行停止。老年人、晚期PD患者,使用托卡朋治疗可产生急性精神错乱。托卡朋治疗过程中,有些患者出现转氨酶升高(可高于正常值的3倍以上)。停止治疗2～4周趋于正常。曾报道,在托卡朋临床试验中,有4例患者因暴发性肝坏死而死亡,在用药期中应严密监测肝功能。

②恩他卡朋(entacapone)。恩他卡朋不能通过血脑屏障主要是抑制周围(十二指肠、肝,以及红细胞)的COMT,阻抑L-D向3-OMD转化,可使血浆3-OMD浓度下降60%。增加L-D的生物利用度,使单剂量L-D作用时间增加50%,日需要剂量减少27%。使"开"期延长、"关"期缩短,每日"开"时间的比例占77%,耐受性好、适于长期服用。恩他卡朋的临床治疗方法一般为每次200mg,每天服用次数,依所服用的L-D而定,即每服一剂L-D同时服用恩他卡朋200mg。每日最大剂量2 000～2 400mg。有时发生恶心,头晕,异动症等不良反应,是COMT阻抑L-D向3-OMD转化,使多巴胺增加所致,减少L-D剂量即可消除。由于恩他卡朋及其代谢产物呈较强的黄色,尿色改变的频率较高,一般无须特殊处理。可有腹泻或便秘,偶见幻觉。

(罗 毅)

第二节 关注老年痴呆高危人群——轻度认知损伤

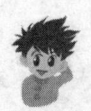

轻度认知损伤(Mild cognitive impairment,MCI)患者是老年痴呆症的高危人群,近年受到认知研究领域的高度重视,也是目前在痴呆领域里研究的热点。轻度认知损伤定义了一种正常老化与痴呆的交替阶段,反映一种有记忆主诉和客观认知损伤证据但又不能诊断为痴呆的临床状况。轻度认知损伤这一概念在识别老年人的认知功能减退和高痴呆风险的个体,以及对其积极实施干预起重要作用。

一、MCI概念的历史沿革

广义的MCI代表了痴呆流行病学调查中除认知正常和痴呆之外的一个认知状态群体。患者有记忆力减退或其他认知功能减退的主诉,但通过认知功能评估尚不足以诊断为痴呆。过去20年,不同的研究者提出多种术语和概念用以描述MCI所代表的认知阶段的特点,这些概念有良性衰老性健忘(benigh senescent forgetfulness,BSF)是最早用来描述并区分良性记忆力下降和与痴呆有关的临床前期的概念,其次还有年龄相关性记忆障碍(AA-MI),是指精神心理评定在年轻人一个标准差以下的患者群体,另外还有年龄相关性认知减退(AACD)、轻度认知衰退、非痴呆的认知障碍(CIND)、可疑痴呆等。上述命名在概念上相互重叠,缺乏可操作性,有一定局限性,而MCI这个概念是近年经历这些演变而来。

二、流行病学资料

　　MCI 的患病率因诊断标准不同而差异较大。许多研究者认为轻度认知障碍患病率 17%~34% 不等,Ritchie[1] 等进行的有代表性的同一组人群流行病学调查,根据 Petersen[2] 的诊断标准得出的患病率仅为 3.2%,而采用 AACD 得出的患病率为报道 MCI 患病率却高达 19.3%,加拿大著名的健康与老化大样本研究中应用 CIND 诊断标准得到的患病率为 16.8%[3],但一般认为 65 岁以上时约为 15%,是痴呆的 3 倍。Busse[4] 等进行的 1045 例 75 岁以上正常老年人 3 年随访发现患病率达 20% 以上。大多数临床 3 年随访研究发现,每年有 10%~15%[5] 的 MCI 病人会发展为痴呆,而且阿尔茨海默病(Alzheimer'sdisease,AD)中有 2/3 的病人是由 MCI 转变而来。

　　另外,引起研究者关注的问题是 MCI 患者痴呆的高转化率问题,特别是转变为 AD 的可能。大多数 MCI 的临床研究表明符合 MCI 诊断标准的 44% 患者在 3 年的随访研究中转变为 AD,平均每年的转化率为 15%[6]。引起争议的焦点是 MCI 进展为 AD 的时间问题,Ritchie[7] 等 8 年随访研究发现仅 22% 进展为变性性痴呆,而 Morris[8] 等认为经过足够长的时间大多数或者所有患者均会变为痴呆。

三、诊断标准

　　MCI 研究领域的重点问题之一是诊断标准。曾有至少 7 个关于 MCI 的诊断定义。如加拿大 CSHA 研究使用标准为"有认知损伤而无痴呆",这种定义使 MCI 入组人群包括了精神科疾病患者、脑卒中患者等。也有研究者用 CDR(clinical dementia ratingscale)=0.5 作为标准。目前认为 MCI 是介于正常老化和痴呆之间的临床状态,其特点是病人出现与其年龄不相称的记忆力损害。MCI 具有与痴呆相似的记忆障碍症状,但没有其他认知功能的损害。Peterson[2]等提出了一整套操作性强的诊断标准已得到大多数研究者的公认:①排除痴呆和其他可引起脑功能障碍的内科或精神心理状态;②有记忆力下降主诉;③量表评价:总体衰退量表(GDS)=2 或 3;临床痴呆量表(CDR)=0.5,记忆测查分值在年龄和教育匹配对照组 1.5SD 以下,且 MMSE 至少 24 分或 Mattis 痴呆评价表(DRS)至少 123 分。

另一问题围绕着客观记忆力下降的诊断标准问题。记忆力下降是 MCI 的主要特点,什么样的记忆检测可用来判断正常与异常?记忆检测对于文化和教育非均一的检测人群是否足够?严格应用神经心理学实验虽然为随机临床实验提供了条件,但却使本应有简易的方法进行 MCI 的诊断而局限于神经心理学评估。

Petersen[9,10]等提出 MCI 患者非记忆功能区是完好的,这些非记忆区也应有相对严格的标准。Ritchie[11,12]等建议 MCI 诊断其他功能区应在正常人群的 1.5 标准差以内,如果所有这些限制被采纳,将会带来一些问题,其一,是否会漏掉一部分 MCI 病人?其二由于诊断标准依赖于更精确的神经心理学标准,而难被一般医生掌握,使下一步的 MCI 干预更为困难。

四、MCI 的异质性及分类

轻度认知损伤为一临床症状,其原因各异,临床转归亦大相径庭。轻度认知损伤的不同转归称为"异质性"。

MCI 的异质性是由于其描述的是介于正常老化和痴呆之间的一种过渡阶段的认知状态,而不是一个疾病实体,因此随着潜在的生理和病理过程的不同可能存在显著的异质性。Petersen 等[2]认为 MCI 主要存在三种类型:①遗忘型 MCI 以记忆损害为主,其他认知领域相对保持完整,即上述 Petersen 等的诊断标准所描述的情况,这种形式的 MCI 的主要结局是发展成 AD。②多个认知领域的轻度损害(不一定包括记忆),但其严重程度达不到痴呆标准,这种类型的 MCI 可能进展成 AD,也可能进展成血管性或其他痴呆以及其他非痴呆疾病。③单个非记忆认知领域的损害,称为非遗忘型 MCI。如单纯语言障碍、视空间功能障碍、单纯注意力或动作和执行功能障碍,语言型可以进展成原发性进行性失语,其他可以进展成额颞痴呆。

另有学者[13]根据是否转化为 AD 将 MCI 分为进展型 MCI(PMCI)、稳定型 MCI(SMCI)。

五、MCI 的神经病理改变

研究表明 MCI 患者的神经病理改变为 AD 的极早期阶段,表现内嗅区皮质、海马等部位出现老年斑,神经原纤维缠结及神经元脱失,但上述改变亦可见于正常老龄脑。近来研究表明,正常老年人和 AD 患者相比,海马及海马旁区域的神经元缺失部位不同。在非痴呆老龄脑下脚出现神经元脱失,而海马其他部位很少受累,内嗅区皮质不受累;在 AD 患者中,海马 CA1 区,内嗅区皮质的 1、2 层可见严重神经元脱失,即使轻症 AD 患者,3 层神经元亦可丧失 50%。1 层及 2 层神经元对变性损伤十分敏感,1 层是最早出现神经元纤维缠结,并有神经细胞脱失,在重度痴呆患者 1 层神经细胞总数可减少 90%,2 层减少 70%,但无痴呆老年人该区域不受累。在 MCI 患者中,其内嗅区皮质较对照者内嗅区皮质神经细胞少 32%,而 1 层神经细胞丢失可达 60%。Meynert 核团为重要的胆碱能神经元核团,常常在 AD 患者中受损,最近研究表明,MCI 病人的 Meynert 核团亦可出现神经元减少,故 MCI 患者的神经病理改变介于正常老龄与 AD 之间。最近 Guillozet[31]等对生前通过神经心理学方法诊断为 MCI 的患者死后尸检发现神经纤维缠结(NFT)分布呈分级式构型,而老年斑的分布在 MCI 个体差异很大。MCI 患者与正常老龄脑相比表现 NFT 密度增高,而且颞叶的神经纤维缠结与记忆分值呈正相关,并由此推论NFTS是记忆缺失的病理基础。

而最近一项关于 MCI 尸检结果研究显示在皮层胆碱能标记物无真正改变[17],另一项研究显示海马乙酰胆碱转移酶活性在 MCI 患者增强[16],也由此推论 MCI 早期的记忆障碍与胆碱能缺乏无关,可能与海马与内嗅区失联络有关。

六、诊断策略

1. 认知心理学评估检查是目前有力的筛查工具 情节记忆是最突出的认知损害领域,最早损害的是言语性情节记忆,然后是视觉性情节记忆[8,14,15],而语义记忆(包括词语流畅性、命名)和其他认知领域在最初是不受累的,当病程进展到临床发病前后,才出现其他认知领域和总体认知功能的下降。情节记忆尤其是言语性情节记忆受损的严重程度是预测 MCI 是否进展成 AD 的重要指标。所以听觉词汇学习、词汇流畅性、分类、小标记、视觉推理、连线和空间结构测验可能对认知功能改变具有早期诊断价值。另有研究发现时间定向力减退或轻微的画钟表实验问题都预示着转变为 AD 概率增高,事实上超出记忆损害的异常均预示着 AD 的风险。美国正在进行大型的 PRAISE 研究(prevention of Alzheimer's in society's elderly)中的一部分,应用 TICS-m 实验(modified telephone interview for cognitive status)在大规模人群中筛选 MCI 患者也非常有意义。

2. 生物学标记物 一些关于 ApoE 基因型对 MCI 进展为 AD 风险的影响研究中,结果比较复杂。加拿大多中心实验中表明 APOE4 是认知功能损伤的重要风险因子。Petersen 等对 66 例 MCI 患者进行 APOE-4 状态的前瞻性随访研究,全部病例完成了一次临床再评价(平均 18 个月);36 例完成了二次临床再评价(平均 36 个月);22 例完成了三次再评价(平均 54 个月)。结果

AD 的发生率分别为 24%,44% 和 55%,故目前认为 APOE-4 基因是 MCI 进展为 AD 的重要预测因子。而另一些研究却说明 ApoE4 与认知下降无关。McGill 大学研究人员对 99 例遗忘型 MCI 患者 3～5 年的随访研究发现 ApoE4 不能作为有效的预报因子,那些缺乏 ApoE4 的患者有同样发展为 AD 的风险。最近有一项关于 APOE 启动子基因多态性的研究结果显示启动子多态性影响 apoE 表达的水平,ApoE 基因表达是 AD 病理的重要决定因素[23]。

近年脑脊液中 Tau 蛋白及 Aβ1-42 二项指标受到重视。MCI 脑脊液中 Tau 蛋白和 β-淀粉蛋白的变化与 AD 类似。Andreasen[24]等对 44 例 MCI 患者脑脊液 Tau 及磷酸化 Tau、Aβ1-42 进行检测,其中 31 例高 Tau、34 例 Aβ1-42 下降,三年随访研究发现 32 例发展成 AD 的 MCI 患者脑脊液均有 Tau 蛋白水平增高或 Aβ1-42 下降。Arai[32]等做了 623 例 MCI 患者脑脊液中 Tau 蛋白及 Aβ1-42 检测得出两项指标的敏感性为 85.2%,特异性为 85%,而且发现 Aβ1-42 与患者的 MMSE 得分及 PET 检测糖代谢结果呈正相关。

还有其他生物学标记物的报道,如高半胱氨酸(homocystein)、血红素氧合酶 1(hemeoxygenase1)[25]、低密度脂蛋白水平增高、低密度脂蛋白/高密度脂蛋白比率增高都预示着 MCI 转变为 AD 风险增高。另外,一些炎性因子如白介素-6 也发现与认知下降有关。但这些生物学标记物是一起还是单独,以及起什么样的作用还需要明确。

3. 神经影像学检查 神经影像学检查是 MCI 诊断的有力武器,特别是核磁共振技术可以清楚显示海马萎缩。据研究发现 75% 的 MCI 患者有海马萎缩,且萎缩越明显的 MCI 患者,向 AD 的转化率越高,并且这种预测价值不受其他因素,如神经心理测试成绩等的影响。研究者普遍认为,海马体积测量和 N-acetyaspartate/creatine 波谱是区分老化、MCI 与 AD 患者的最敏感的工具。Petersen[18]等应用氢质子磁共振波谱技术对 20 例 MCI、20 例 AD 患者、40 例认知正常老年人进行配对研究。通过测试颞上回、后扣带回、枕内叶几个敏感区发现在 MCI 组中胆碱/肌酐（Choline/Creatine）和肌醇/肌酐（Myoinositol/Creatine）比率比正常组高，而乙酰天冬氨酸/肌酐（NAA/Cr 和 NAA/MI 比率比正常组低，并发现对 MCI 病人 NAA/MI 比率下降是发展为 AD 的预报因子。MRS 在预测 AD 的发展阶段和检测药理学效果，以及评估皮质、皮质下神经化学改变有非常重要的意义[21]。

PET 是研究脑代谢的重要工具。氟脱氧葡萄糖-PET（FDG-PET）检查则可以通过人体代谢情况来反映 AD 早期病人大脑额叶、颞旁叶及海马区域的代谢减退的变化情况。实际上，大量使用胆碱能治疗 AD 病人的对照研究都需要确切评估治疗对 AD 的实际效果，而精神量表因为受到检查方法、护理人员及检查者的变化因素影响而使其的可靠性变得十分复杂。有研究表明 PET 可检测 MCI 患者早期内嗅区皮质改变。Chetelat[19]等应用 PDG-PET 技术，设立严格的入组及排除标准，并与年龄、所教育程度相同的老年正常人匹配，对 17 例 MCI 患者、17 例正常人 18 个月随访发现转变为 AD 的 10 例均有在颞顶叶皮质氟脱氧葡萄糖吸收减低的情况，这说明 FDG-PET 可以说是 AD 的预示手段。也有研究者应用 PET 激活技术和功能核磁技术在记忆任务时对 MCI 患者进行检测，可用它来进行 MCI 的诊断。

另外，Julin[13]等应用 Spect 观察 54 例 MCI 患者，每位患者均做 28 个脑区脑血流灌注测定，其中 17 例在 2 年后发展为 AD，而这 17 例患者均有后扣带回低灌注，提示对 MCI 患者而言后扣带回低灌注可作为预示 AD 发生的标记。

七、干预治疗

轻度认知损伤的治疗目前尚无统一的措施,一些临床治疗方法的目的主要是改善症状,希望延缓 MCI 病人发展为痴呆,或为了延缓 MCI 病人认知功能减退。目前的干预方法主要包括药物治疗和非药物治疗。首先,非药物治疗不容忽视,有许多证据表明体育锻炼和有目的的大脑刺激活动对抑制认知下降和 AD 风险有重要作用。药物治疗有以下几个方面[29]:

1. 针对神经递质的治疗 病人有神经递质,尤其是胆碱能神经功能降低的表现。目前的治疗研究是针对纠正乙酰胆碱,增强剩余胆碱能神经元的功能代谢。为提高病人胆碱能活性可采取下列几种途径。其一,应用前体(Precursor loading)以增加乙酰胆碱合成。增加脑内胆碱和卵磷脂以增加乙酰胆碱的合成。吡拉西坦(Nootrop,UCChemie-NTP)和乙酰胆碱前体物合用可以改善记忆。其二,增加乙酰胆碱含量胆碱酯酶抑制药(cholinesterase inhibitors,ChEI)、安理申(Donepezil aricept)、艾斯能(rivastigmine)、加兰他敏(galatamine)、石杉碱甲等。上述药物的适应证为 AD,是否可长期应用于 MCI 患者尚无定论。

2. 推测性的治疗 如抗感染治疗(anti-inflammatory treatment),后者治疗(anti-oxidants)抗氧化剂包括维生素 E、银杏叶制剂(EGb)、司来吉林(selegiline)。

3. 针对病理性沉积物的治疗 用抗淀粉样物质(Anti-amyloid substances)的目的是减少 βA 的产生和沉积。β 或 γ 分泌酶(secretase)使 APP 断裂成 βA 沉积于 AD 病人脑内老年斑。在转基因小鼠脑部发生病理改变前用 Aβ42 免疫,可预防 β 淀粉样斑的产生(development of b amyloid plaques),若在病理改变发生后免疫,则可使病理改变减轻。这可能开辟了一条用免疫疫苗的新路。

总之,轻度认知损伤是一个进化中的概念,虽然还在寻找着更

第五章 神经系统疾病

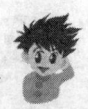

简洁定义,但它反映了一个重要的临床群体。MCI 概念已经在流行病学、神经病理学、生物标记有了一些界定。特别是遗忘型 MCI 与不同于正常老化的病理状况相关联,它有客观的记忆损伤证据,遗忘型 MCI 患者更有可能发展为 AD。但目前 MCI 研究中存在的最大问题是概念和标准的不统一,由于 MCI 的含义比较宽泛,因此有的研究可能包含了正常的年龄相关性认知减退,而另一些研究中的 MCI 可能包含了相当一部分的早期痴呆患者。此外,一些研究缺乏排除标准,MCI 群体中包含了以记忆障碍为主的抑郁状态、药物不良反应或睡眠障碍所致的认知障碍。另外,不同的诊断标准中所定义的认知损害范围和严重程度,以及采用的评价工具存在很大差异,多数研究没有对所有认知领域进行全面评估。因此,确实需要有一个一致的既严格又涵盖面广的标准,不仅包括记忆损害,而且包括其他认知损害情况。

某些 MCI 患者就代表 AD 的早期阶段,MCI 阶段可能是最适宜进行预防性干预的阶段。但直到现在为止,还缺乏有力证据证明哪一个药物确实有效。

应该认识到,轻度认知损伤研究在流行病学、神经病理学、临床诊断和治疗方面都取得了一定的进展,但仍有深入研究的广阔空间。

(王鲁宁)

参考文献

1. Ritchie K, Atero S, Touchon J. Classification criteria for mild cognitive impairment: a population based validation study. [J]Nearology 2001;56:27-42.

2. Petersen RC, Doody R, Kurz A, et al. Current concepts in mild cognitive impairment. [J] Arch Neurol, 2001;58:1985-1992.

3. Edly EM, Hogan DB, Pahad IM. cognitive imjpairment in the nondemented eldly: results from the Canadian Study of Health and Aging. [J] Arch Neurol 1995;52:612-619.

4. Busse A, Bischkopf J, Riedel-heller SG. Mild cognitive impairment: prevalence and incidence according to different diagnostic criteria: Results Leipazig Longitudinal Study of the Aged. [J] Br J Psychiatry 2003 May;182(5):449-454

5. ZaudigM. Mild cognitive impairment in the eldly. [J] Curr Opin Psychiatry 2002;15:387-393.

6. Grudman M, PetersenRC, Morris JC, et al. ADSC Cooperative Study. Rate of dementia of the Alzheimer type in subjects with mild cognitive impairment. [J]Neurology 1996;46:A403.

7. Ritchie K , Leibovici D, Ledesert B, et al. A typology of sub-clinical senescent cognitive disorder. [J] Br J Psychiatry 1996;168:470-476.

8. Morris JC , Storandt M, Miller JP, et al. Mild cognitive impairment reprensents early-stage Alzheimer's disease. [J]Arch Neurol 2001;58:397-405.

9. Petersen RC, Smith Galenn E, Waring Stephen C, et al. Mild cognitive impairment: clinical characterization and outcome: correction. [J]Arch Neurol 1999;56:303-308.

10. Petersen RC, Stevens JC, Ganguli M, et al. Practice pa-

rameter:early detection of dementia:mild cognitive impairment (an evidenced-based review). Report of the Qulity Standards Subcommiittee of the American Academy of Neurology. [J]Neurology 2001;56:1133-1142.

11. Ritchie K,Touchon J. Mild cognitive impairment:conceptual basis and current nosological status. [J]Lancet2000;355:225-228

12. Ritchie K,Artero S,Touchon J. Classification criteria for mild cognitive impairment:a population-based validation study. [J]Neurology 2001;56:37-42.

13. Per Julin,ChangruiH,Lars-Olof W. Cingulate cortex hypoperfusion predictd Alzheimer's disease In mild cognitive impairment. [J]BMC Neurol. 2002;2(1):9-19.

14. Bozoki A,GiordaniB,Heidbrink JL,et al. Mild cognitive impairment predict dementia in nondemened elderly patients with memory loss. [J]Arch Neurol. 2001;58:411-416.

15. Chen P,Ratcliff G,Bell SH,et al. Cognitive tests that best discriminate between presymptomatic AD and those who remain nondemented. [J]Neurology,2000;55:1847-1853.

16. Dekosky ST,Lkonomovic M,CochraneE,et al. cholinergic upreglation in hippocampus in mild cognitive impairment:relation to Alzheimer neuropathology. [J]Neurology 2002;58:239.

17. Bouras C. Evolution of AD pathology in the aging brain. [J]Geneva,Switzerland:American Academy of Neurology;2002.

18. Kantadi K,Reynold G,Petersen RC et al. Proton MR Spetrosopy in Mild cognitive impairment and Alzheimer's disease :Comparison of 1.5 and 3 T. [J]Am J Neuroradiol. 2003May;24(5):843-849.

19. ChetelatG, DesgrangesB. Mild cognitive impairment can PDG-PET predict who is to rapidlyconvert to Alzheimer's disease. [J]Neurology 2003;60;1374-1377.

20. Zubenko GS, Zubenko WN, McphersonE, et al. A collaborative study of the emergence and clinical feature the major depressive syndrome of Alzheimer's disease. [J]Am J Psychiatry. 2003 May;160(5);857-866.

21. Boeve B, Mccormick J, Smith G et al. MRS in relation to hippocampal volume in the oldest old [J]Neurology, April 8, 2003;60(7);1194-1196.

22. Jessen F, Block W, Traber F, et al. Proton MR spectroscopy detects a relative decrease of N-acetylaspartate in the medial temporal lobe of patients with AD. [J]Neurology 2000; 55; 684-688.

23. LambertJC, ArareaL, MyllykangasL et al. Contribution of APOE promoter polymorphisms to Alzheimer's disease risk. [J]Neurology2002;59;59-66.

24. AndreasenN, VanmechelenE, VandersticheleH et al. Cerebralspinal fluid levels of tatal-tau, phospho-tau and Abeta42 predicts development of Alzheimer's disease in patients with mild cognitive impairment. [J] Acta Neurol Scand Suppl 2003Feb; 179;47-51.

25. Religa D, Styczynska M, Peplonska B et al. Homocysteine, apoliproteine and methylenetetrahydrofolate reductase in Alzheimer's disease and mild cognitive impairment. Dement Geriatr Cogn [J] Discord. 2003;16(2);64-70.

26. Kantarc K, Smith GE, Petersen RC et al. 1H magnetic resonance spectroscopy, cognitive function, and apolipoprotein E

genotype in normal aging, mild cognitive impairment and Alzheimer's disease. [J] J Int Neuropsychol Soc. 2002 Nov;8(7):934-42.

27. Fox NC, Scahill RI, Crum WR, Rossor MN. Correlation between rates of brain atrophy and cognitive decline in AD. [J] Neurology. 1999; 52: 1687-1689.

28. Fox NC, Cousens S, Scahill R, et al. Using serial registered brain magnetic resonance imaging to measure disease progression in Alzheimer disease. [J] Arch Neurol. 2000; 57: 339-443.

29. Jelic V, Winbland B. Treatment of mild cognitive impairment: rational present and future strategies. [J] Acta Neurol Scand Suppl 2003Feb;179:83-93.

30. Arnarz E, Almkvist O. Neuropsychological features of mild cognitive impairment and preclinical Alzheimer's disease. [J] Acta Neurol Scand Suppl 2003Feb;179:34-41.

31. Guillozet AL, Weintraub S, Mash DC, Mesulam MM Neurofibrillary tangles, amyloid, and memory in aging and mild cognitive impairment. [J] Arch Neurol. 2003 May;60(5):729-36.

32. AraiHBiomarkers, mild cognitive impairment and early diagnosis of Alzheimer's disease. [J] Nippon Ronen Igakkai Zasshi. 2003 Jan;40(1):22-6.

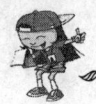

第三节 脑血管病的康复研究

脑血管病(CVD)为地域性较强的疾病,如亚洲的日本、中国,北美的美国,欧洲的芬兰、苏格兰等为高发地区。据我国流行病学调查,脑卒中年发病率为 200/10 万人,平均死亡率为 130/10 万人。随着临床医学与急救医学的发展,其死亡率有所下降。脑卒中的 70%~80%患者可以致残,不同程度地丧失独立生活的能力及工作能力,其中 10%患者为重残,生活上需要完全依赖他人辅助。

大力开展 CVD 的三级防治,对降低其发病率、死亡率及致残率有十分重要的现实意义。一级防治针对 CVD 的危险因素进行干预,如高血压、糖尿病、心脏病、高血脂及不良饮食习惯等,还要对社区人群进行干预及卫生健康教育,可以收到事半功倍的功效。二级防治针对短暂性脑缺血发作及可逆性缺血神经功能障碍积极治疗,可以预防 CVD 的发病。三级防治对 CVD 的早期诊断、早期治疗,积极改善缺血区周围半暗带的低灌流状态,减少神经细胞的死亡,对降低 CVD 残疾率有重要价值。

一、CVD 康复的基本概念

康复是指采取一切措施预防残疾的发生和减轻残疾的影响,使残疾人重返社会。在拟定有关康复治疗的实施计划时,应有残疾人本人、他的家属及他们所在的社区参与。对 CVD 康复的描述应当从残损(impairment)、残疾(disability)和残障(handicap)三个水平来进行。

残损是指生物水平的障碍,即指器官和脏器水平的形态或功能的异常,如肢体的偏瘫和失语。残疾是指个体水平的障碍,即指

第五章 神经系统疾病

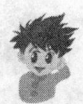

作为整体的一个人进行正常生活时的异常,如日常生活能力(饮食、个人卫生及大小便的自理,行走和活动,人际间的思想交流等)的异常。残障是指社会水平的障碍,即指由于年龄、性别、职业和环境的不同,个体恢复社会生活(如工作年龄,患者的职业恢复,经济的独立,生活的质量等)时的异常。

在 CVD 后的几天或几个月里,许多患者的神经系统症状会有部分或完全的恢复。但是,大约 75% 的 CVD 患者会后遗有神经病学上的、认知和行为上的异常(残损),患者常常需要他人的帮助才能完成其日常生活活动(残疾),这给患者恢复正常的社会生活造成了极大的障碍(残障)。康复医疗能够在一定程度上预防残疾的发生,并帮助和加快受损功能的恢复;康复能使患者最大限度地恢复社会生活和提高其生活质量。所以,康复目的是:预防残疾的发生,改善运动、言语交流、认知和其他受损的功能,尽可能地恢复其日常生活活动能力,使患者在精神心理和社会上再适应,以恢复其自立的能力、社会的活动和人际间的关系,提高患者的生活质量。

二、CVD 的早期康复认识

过去认为康复是针对原发疾病经过临床治疗后遗留的障碍,但经过康复工作者的不断实践,逐步认识到康复是从疾患发生之时就开始了,康复必须与治疗同时进行。早期康复可以增加感觉信息的传入,促进潜伏通路及休眠突触的活化,由于缺血半暗带的再灌注及脑血流的改善,可降低神经功能的残疾程度。此外,早期康复可杜绝或减轻废用综合征的发生,如压疮、肌肉萎缩、关节疼痛、关节挛缩等,并可缩短康复疗程,减少经济上的开支。早期康复为恢复期及后期康复做好了心理与身体上的准备。

康复医师的职责是使患者残存的功能极大地恢复,减轻功能障碍,以最佳状态重返社会与家庭,做好早期康复是完成这一目标的基础和前提。

三、CVD康复治疗时间窗

目前世界普遍认为康复治疗应尽早开始。有人主张CVD患者只要神志清楚,生命体征稳定与神经体征不再发展,48h就可开始康复。丹麦Jergensen报道,他们接收的1 197例病人,在临床治疗几乎同时以Bobath康复,每日一次,有康复小组固定成员评分,直至完全康复不再进步为止。6个月后复查对比,除死亡者外,95%的病人功能恢复从CVD开始后12.6周内完成。80%的病人从CVD开始,6周内达到最好程度。功能恢复所需时间与CVD严重程度密切相关。轻度、中度、重度、极重度脑卒中,其达最好日常生活活动(ADL)时间分别为8.5、13、17与20周。在这些时间后不再进步。他们的治疗与早期康复,说明效果是满意的。

四、CVD康复治疗的主要原则

1. 掌握好适应证和禁忌证 病情严重,如进展性CVD、长期昏迷、伴有严重的并发症和合并症,不宜做急性期康复。以后是否需要康复治疗根据具体情况而定。因此,需要恰当地选择病例。

2. 尽可能早开始康复 国内外大量实践证明,只要生命体征稳定,早期谨慎开始康复治疗是十分安全的,可以极大地减少废用状态的出现,这对于尽快地恢复肢体的运动功能和预防残疾的发生起着重要的作用。因此,目前大多数学者主张在发病后1周以内开始康复治疗,如在病情稳定后48~72d。

3. 应当按一定程序进行 偏瘫患者运动功能的恢复是按照由简单到复杂、由低级到高级、由基本的粗大及协同运动到精细的协调及随意的快速分离运动。许多学者在这方面做过研究,建立了所谓的直列式程序、并列式程序等。

4. 应当分阶段进行 偏瘫患者康复程序中分为许多阶段,每

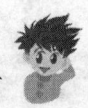

一个阶段都是在上一个阶段的基础上开始的。在急性期、亚急性期、恢复期、后遗症期都有不同的训练方法,因此不要期望在上一个阶段没进行或没有很好完成的基础上就进行下一个阶段的康复训练,否则会产生误用综合征。所以,每一个临床康复医生都必须很好地了解每个偏瘫康复阶段的评估标准和处理方法,以防产生误用状态后再去纠正它。

5. 必须全面考虑,实施综合性康复 偏瘫患者功能的恢复受许多因素的共同影响,单纯运动功能障碍与合并感觉或视野损害者,在恢复所需的时间及恢复程度上有很大不同。另外,言语和认知功能障碍也会严重地影响偏瘫的恢复。可见只有全面考虑,实施综合性康复,才有可能取得较好的功能效果。

五、CVD急性期康复治疗的适应证与禁忌证

1. CVD急性期康复治疗的适应证

(1)2周内患者缺损的神经功能仍没有完全恢复。

(2)意识清醒(包括没有严重的精神、言语、认知、情感和行为异常)。

(3)生命体征稳定(指体温、脉搏、呼吸和血压在临床允许的正常范围内,即没有严重的并发症和合并症)。

2. CVD急性期康复治疗的禁忌证

(1)病情过于严重,如深昏迷、颅内压过高、严重的精神障碍、血压过高等。

(2)伴有严重的合并症,如严重的感染(肺炎、尿路感染等)、糖尿病酮症酸中毒、急性心肌梗死等。

(3)有严重的系统性并发症,如失代偿性心功能不全、心绞痛、急性肾功能不全、风湿活动等。

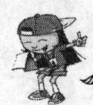

六、CVD后遗症的康复内容

1. 身体康复

(1) 残疾预防：进行有关残疾的流行病学研究，残疾原因的调查分析，找出预防对策和措施。

(2) 残疾诊断：即残疾检查和功能评定。主要有电生理学检查、运动功能测定、肺功能测定、心理测试、言语能力测定和职业能力测定等。重点是生活自理、学习劳动功能的评估。

(3) 残疾分类：①骨关节伤病肢体残疾；②肌肉韧带伤病肢体残疾；③神经系统伤病肢体残疾。从康复角度来看，作为一个特殊的群体或个体残疾者一般都具有不同程度的生活及工作的潜力，经过专业的康复训练或提供康复服务，这些潜力就可以得到充分发挥，使患者的生活和工作能力得到最大程度的改善。

(4) 功能测定：主要有肌电检查、神经传导速度测定，时值及强度-时间曲线诊断心肺功能检查如心电图、运动试验、肺功能测定、能量代谢、最大吸氧能力测定等；运动学测定，如关节运动范围、肌力、柔韧性、前态分析等；还有医学心理学测定和就业能力鉴定等，然后进行针对性的康复治疗。

(5) 神经功能障碍康复

① 重视早期康复。早期康复对于预防并发症、改善功能非常重要，特别是早期床旁的康复，如患肢的保护及被动活动等。这些方法简单实用，很容易掌握，也非常有效，应该充分重视。

② 加强持续康复。应该指出的是，有些功能障碍是要遗留很长时间，甚至终身遗留。因此，建议能建立起由综合医院急性期到社区医疗的持续康复体系，与国际上目前CVD康复方案相似，使患者享受到完整的康复。

③ 强调心理康复。CVD患者的心理疾患非常突出，但往往会被忽略，心理疾患对患者的功能恢复非常不利，一定要高度重视，

第五章 神经系统疾病

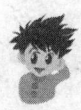

积极治疗。

④重视家庭康复。患者最终要回归家庭,因此家庭成员对患者恢复起非常重要的作用,应该让家庭成员充分了解患者的情况,包括功能障碍和心理问题,以便能相互适应,还应掌握一定的康复手段,为患者进行必要的康复训练。

⑤利用资源康复:社区康复是指以社区为基础的康复服务,具有覆盖面广、应用方便、花钱不多、效果确实等优点,尤其在促进CVD患者融入社区生活,改善生活质量方面社区康复有其优势。康复服务条件:康复机构、设施技术;康复服务的提供和享用;康复资源信息的利用;经济方面的因素。提供服务是全科医师、社区护士、基层康复员的职责,他们的工作由康复机构作为资源中心予以培训,技术上的支持和指导。康复服务内容包括在社区范围内提供:功能障碍初步评估;康复治疗(以家庭病床或家庭自我康复形式,或在社区康复站进行治疗和功能训练);康复咨询、教育、辅导;转诊做进一步诊治;社会康复活动(如社区文化活动、文娱活动)。

2. 精神康复 精神康复方式建立的第一步就是获得精神康复方面的知识;第二步才能够提高认识转变态度;第三步是行为的变化,逐步建立起包括自信、自立、自强在内的合理心态;对自己精神康复要求高起点、高标准、高水平;向成功康复者看齐,注意不断地纠正自己的心理、心态、心情;保持心理动态平衡等健康的康复方式和康复目标。长此以往,可使CVD再发率减少,康复成功率提高,精神康复健康方式的经费支出仅占医疗费用的1/10,适合于国情,利国益民,要常抓不懈。

(1)精神康复教育内容:①让人们了解CVD的严重危害,引起足够的重视,主动预防;②告诉人们CVD发病的主要危险因素和诱发因素并知道如何预防;③发生了CVD后应该如何应对。

(2)精神康复教育方法:包括医院康复教育、社区康复教育,利用大众媒体开展广泛性的康复教育。

(3) 精神康复教育影响：世界卫生组织专家将 CVD 确定为生活方式类疾病，也就是说，多数患者是由于长期某些不健康的生活方式所形成。因此，在广大的社区人群中，积极地传播预防疾病的知识，提高人们对慢性疾病的认识水平，逐步改变自己的不良生活习惯，是可以降低 CVD 的发生和推迟患病者的发病年龄。

3. 职业康复　CVD 后遗症的社会后果主要是社会孤立感、社会活动减少、经济限制、家庭功能丧失、活动受限和产生依赖等。其康复治疗措施主要有行为疗法和职业康复。职业康复是以病残者完全康复为目标，这工作始终贯穿于疾病、残疾康复的全过程中。脑血管疾病发生时，职业康复即已开始，康复措施的实施与疾病的预后有密切关系，因此强调从康复开始就是强调职业康复工作。注意职业康复潜力，功能障碍的种类和严重程度，全身健康状况及康复信念和心理行为状态。注意职业康复需求，生活自理方面的需求；认知、心理方面的需求；家庭生活方面的需求；个人消遣、文化生活方面的需求；社会生活方面的需求。特别职业性劳动动作、工艺劳动，以使患者能适应个人生活、家庭及社会生活的需要。对丧失生活能力的人进行生活能力训练，如衣、食、住、行、听、说的基本技巧。对发生 CVD 时，要防止再发病；已经发生残疾，要预防继发性残疾。对出现的残疾进行早期检查、诊断、精心康复，并对康复效果及时进行评估，从而使患者与社会生产、生活更加紧密联系在一起。

七、CVD 后遗症的康复设计

1. 康复程序设计

(1) 调查阶段（收集资料阶段）：从患者康复开始，通过对患者及其家属 R 询问、观察和体检，了解病史、生活习惯、家庭情况、患病过程、治疗经过、康复经历、现在功能残存情况、日常活动能力、心理状态及有否并发症等。

第五章 神经系统疾病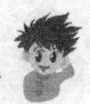

(2)计划阶段:根据全面、细致的了解,找出个体不同的康复问题,确定康复目标,制订康复计划,以落实康复治疗计划。

(3)实施阶段:是患者及其他人员艰苦劳动的阶段,也是患者能否取得康复效果的关键阶段。依靠每个自我及他人的聪明才智、专业知识和熟练的技术能力,根据计划,采用适当方法,逐项落实,以达到预期的目的。

(4)评估阶段:经过一定疗程的实施后,对康复效果给予评估,总结成绩,找出差距。

总结之后,根据现在的功能和心理等情况,制订出新的康复计划。再实施,再评估,如此循环,直到患者前一计划完成,指导制订出康复计划。在具体康复医疗过程中,发现新问题或病情有变,必要时可以改变原计划和实施手段。

2. 康复自我设计 最好的医师是自己,在人所拥有的财富中,第一位的是健康。在获得健康的诸多因素中,第一位的是自我设计、自我预防、自我锻炼和自我保健。一句话:自我康复。不仅克服致病因素、预防疾病的发生要靠自己,就是治疗疾病康复个人,个人的作用也是很重要的。因为医师运用药物或手术等手段对患者进行康复,但最终战胜疾病还要靠患者自身的免疫能力和修复能力。

(1)自我康复的三原则:一是掌握综合平衡理论,二是利用自我调适方法,三是发挥主观能动作用。这三条原则在学习自我康复知识和进行自我康复实践的过程中,具有理论指导和方法指导意义。

(2)自我康复的物质基础:氧气、水、蛋白质、脂肪、糖类、维生素、微量元素、纤维素等是构成人体的基本物质。它们以气体、液体、固体等各种形式存在于细胞、组织和器官之中,发挥着各自的特有功能,并不断进行新陈代谢。它们之间存在着相互依存并相互制约的内在联系。

(3)自我康复的精神保障：心理健康对整个人体康复具有重大作用。心理活动需要物质能量，依靠上述物质基础起作用。心理活动积极思维弃旧扬新，产生精神能量，使感觉、意识、情绪、智能和行为发挥应有功能，具有精神统帅作用。

(4)自我康复的运动锻炼："用进废退"乃万物规律，坚持锻炼可使组织器官功能正常，生命活动有序进行。停止锻炼则组织器官功能衰退，生理活动紊乱。

(5)自我康复的生活规则：一是生活要有规律，包括坚持早睡早起，确保充足睡眠；饮食定时定量；劳动、运动适度；衣着随气温变化增减。二是情趣要多样，包括勤奋学习、认真办事、发展爱好、家庭和睦、亲朋互助、融入社会。三是改变不良生活卫生习惯，如吸烟酗酒、饮食无节、起居无常、贪玩无度、劳作无序、情绪不佳、衣帽不整、不修边幅、久坐不动。

(6)自我康复的监督手段：一是遵循世界卫生组织提出的三级预防理论，即一级预防是无病早防，不生病；二级预防是有病早治，防变重；三级预防是重病紧治，防死残。二是定期体检，掌握自身健康状况，有利早期发现早期治疗。三是自身和家庭要有"四个康复"，即订阅康复报刊，学习康复知识；夫妻是"康复伴侣"，相互关照，日夜监护；建立"康复档案"，积累病史资料；预备康复药箱，装些常用和救急的药品器械。

3. 康复环节和层次设计　随着疾病发生发展情况的不同，以及残疾轻重程度的区别，康复的内容和任务也从浅层至深层而逐步深入，从个体到家庭和周围环境而逐步扩展，使患者得到全面的康复。分以下几个环节和层次。

(1)预防致残性损伤和疾病：这一层次属预防性康复，使可能致残的伤病不致发生，主要的手段是养成和坚持合理的生活方式，采取行为矫正防治法及安全防护措施。

(2)控制原发疾病和功能障碍的发展：这一层次属早期治疗和

第五章 神经系统疾病

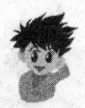

早期康复,尽量稳定病情,不使其发展至出现功能障碍,或对早期出现的功能障碍,通过康复使其改善或得到控制,不致继续发展。

(3)预防并发症及继发的功能障碍:这一层次属早期及中期康复,且要贯彻到康复全过程,以预防并发症和继发的功能障碍。所谓继发功能障碍,是指在治疗原发性疾病的过程中出现的新的功能障碍。如果能在早期及中期康复中采取妥善措施,这些继发的功能障碍大多数是可以避免的。

(4)恢复进行功能性活动(function activities)能力:这一层次属康复功能训练,也是康复治疗的重点,应根据患者的功能障碍,开展各种功能性练习和运动疗法,辅以作业治疗,物理因子治疗、言语治疗、心理治疗等。

(5)训练患者使之能适应周围环境:这一层次属康复调适训练(即调整和适应性训练),是在改善和恢复功能的基础上,以重返社会为目标,进一步做身体和心理的适应性训练,或学习新的技能,使之能适应外界环境的要求(包括家庭环境和社会环境)。

(6)调整和改变周围环境的条件,以利于患者全面康复:这一层次属社会康复,对患者周围的环境做必要的调整性的改变,使之适应于患者的功能状况,以利于重返社会。部分CVD后遗症患者可导致永久性功能缺陷或残疾,而这些缺陷使他们无法在通常的条件下适应环境,因此只能对周围环境作出改变。

(7)教育患者、家人和公众,正确对待CVD后遗症残疾患者:这一层次属康复教育和宣传,是巩固和扩大功能训练的成果所必需的。教育和宣传是为了改变人们态度上的障碍,这种观点和态度上的障碍在老年康复方面即表现为所谓"脑血管后遗症残疾不可避免论",对CVD后遗症残疾的防治和康复研究持"消极态度",认为"多此一举";认为CVD后遗症"无所作为"是"合乎情理"。应该通过教育和宣传,用科学和事实纠正各种"CVD后遗症偏见",才有可能促进康复的发展,使患者能融入社会。

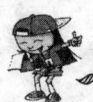

八、影响CVD康复因素

1. 影响CVD康复的年龄因素

(1)生物学方面:身患多种疾病、体能下降、关节挛缩、用药过多、亚临床器官功能不全。

(2)心理方面:认知缺陷、抑郁、主动性积极性不足。

(3)社会方面:社会偏见、未能提供服务、通行有障碍、经济原因。

2. 影响CVD康复的疾病因素

(1)生物学方面:肌力下降、心功能减弱、肺功能减弱、有氧能力下降、直立性低血压、末梢血循环变差等。

(2)心理方面:学习速度缓慢,需多次重复。对康复作用效果怀疑,对自身情况认知有偏见等。

(3)社会方面:对年龄有负面的观点,不愿转诊做进一步诊治、自我老龄偏见、经济困难等。

3. 影响CVD康复的其他因素

(1)康复时机选择:应越早越好,一般来说,病程短者康复治疗效果好,反之则差,但具体时间应结合病情确定。

(2)病初的意识状态:发病初期有深度不省人事者,65%获得部分的康复。如伴有痴呆者,治疗就更困难了。

(3)年龄因素:高龄CVD病人,因身心障碍加重,对生存缺乏信心,再加上生理功能的衰退,恢复能力差,康复治疗常难以坚持而影响康复效果。

(4)肢体瘫痪程度:一般肢体肌力在Ⅱ度以上者恢复较好。

(5)CVD发作后伴有心电图异常者:对CVD后心电图改变明显者,在治疗CVD时加强心脏变化处理,提高康复效果。

(6)脑内神经细胞再生能力:当病灶程度过重,范围过大时,脑细胞的功能再次组合恢复就会受到限制,甚至丧失了对下肢神经的控制能力。

九、CVD 的康复评价

系统地对 CVD 所致的残损(impairments)和残疾(disabilities)评价和阐述 CVD 所造成的损害、病程进展、筛选、监测对预后的客观量化评价,评定特殊干预效果与确定康复目标等有十分重要的价值。Oeifang 论述康复中许多可用作 CVD 患者康复的评价,如肌力测评、步态分析、电生理评测、肌张力评测与言语评测技术等。在心理与认知功能的评测上则有明尼苏达多相人格问卷(MMPI,Dahlstrom 及 Greene),智力测评(Wechsler 成人智能量表-修订本)。神经心理测试:心理状态简短测试(Kochansky),Galveston 定向及遗忘试验(Goat,Levin)等,Halstead-Reitan 神经心理成套试验(LNNB,Luria)。日常生活活动(ADL)试验,Barthel 指数(BI),功能自主试验(FIM,Granger),功能状态测定系统(FSRS,Forer),日常生活自主指数(Katz 指数分级法),Kenny 自理(self-care)能力评测(Schoening),PULES 评价表(Moskowitz 与 mcCann)及各种仪器性 ADL(IADL)。Kidd 等对 25 例 CVD 患者进行了 FIM 的效度和信度研究,并与 BI 进行比较而认为 FIM 具有时限性,能更正确地分析变化,在测评残疾上较 BI 效果好,但信度相等。BI 易于操作,FIM 则要有一定训练和记分上的经验。由于潜在残损范围,在 CVD 每一恢复时期应用成套评估与特殊评定方法。

1. CVD 的康复规律性

(1)作用与康复时间:Jorgensen 等对来自社区,未经选择,按序收住神经科的 1 207 例急性 CVD 患者以斯堪的纳维亚神经 CVD 量表(SSS)与 ADL 的 BI 分别对神经系统症状和功能残疾程度评分并作神经分类。在急性治疗同时以 Bobath 法恢复,1 次/d,以后每周由康复小组中的固定成员评分,直至完成全部康复

(不再进步为止)。6个月后再复查对比。1 207 例患者神经分类初评结果为：极严重患者(SSS0-40,BI0-20)233 例；严重患者(SSS15-29,BI21-45)171 例；中等度患者(SSS30-40,BI50-70)316 例；轻度患者(SSS45-58,BI75-85)487 例。平均住院时间(SD)为41 天。6 个月后复查除死亡 250 例外,95%患者的功能恢复从 CVD 开始后 12.6 周内完成。80%患者从 CVD 开始,6 周内 ADL 达到最好程度。功能恢复所需时间与 CVD 严重度密切相关。轻度 CVD、中等度 CVD、严重 CVD 与极严重 CVD,其达最好 ADL 时间分别为 8.5、13、17 与 20 周。在这些时间后一般即不再有明显进步。神经功能 ADL 能力恢复约先于神经系统症状恢复 2 周。因此,积极有效的早期和连续性康复将对 CVD 患者减少残疾、恢复功能和缩短住院时日实为重要。

(2)场所问题：CVD 康复的不同场所对康复不同结果一直是一个争论问题。住入 CVD 病房一般认为可以降低残疾和缩短住院时日。Kalra 等将 CVD 后 2 周的 245 例患者随机分配至 CVD 病房和一般内科病房以 BI 与 Hodkinson 简化心理测验评分。患者分轻、中、重三等。出院时内科重症组患者死亡率高,住院时间长,其功能恢复不如 CVD 病房中的恢复好。中等度患者于 CVD 病房中康复效果较好,然而在 CVD 病房中也存有困难：病种的多样化；用以决定预后和康复对策的 CVD 的严重程度不易分类；处理患者的质与量的不同等。

(3)康复的强度：一般认为强化康复可能提高对 CVD 的效果。但 Keith 等对亚急性康复的 97 例患者和急性期康复治疗的 331 例患者康复效果进行对比,结果表明,在急性期接受康复治疗的患者,住院期间的治疗内容、治疗时间、所花费用均较亚急性治疗者为多,甚至可多至 2 倍。其治疗效果在以 FIM 量表测评后,虽然急性康复组患者获分较多,但二者在回归社会比例上并无不同。老年患者也难以耐受每天 3h 以上的治疗。故亚急性康复颇为适合此种患者。亚急性康复是一种较少强化的住院传统康复,在护理技能性机构(nursing 三陵 skilled facility)中进行,是新近的一种发明。当然,此种康复尚应在更多机构中试验和进一步长时间的多方面研究。

以往均认为反馈治疗对 CVD 康复有效。然而最近 Glanz 等在汇集 8 个单位随机对照反馈治疗结果的总结分析报告中认为,反馈治疗在恢复 CVD 偏瘫关节活动度上的作用并不理想,这可能与每个单位患者数不够多、仅用了随机对照试验、其终点主要集中在肢体关节活动度改变上等有关,其分析的结果也存在一定的差异。

2. CVD 康复预后的监测 20 世纪 60 年代评测 ADL 的 BI 产生并应用于康复临床。20 世纪 70 年代 Anderson 等指出 CVD 康复获得的功能和操作能力能够测定。此时研究者已发现能够影响康复预后的有利(阳性)与不利(阴性)因素。在 20 世纪 80 年代中 BI 与 PULES 评价表已成为 CVD 康复的评价手段。Granger 等对 17 个康复住院机构的 539 例 CVD 患者以 BI 为评价手段发现患者住院时的 BI 平均分为 37,住院平均天数 37d,获得 BI 分为 29(平均每周增进约 6 分),出院时平均达 66 分。出院后 70%患者回归社会,8%又回医院治疗,12%去疗养院,4%去其他康复机构,6%于住院期间死亡。故以后认为出院时 BI 达 61 分或更高分者预后恢复满意。1987 年,Granger 等在 BI 测评指数基础上又推出了 FIM,在美国当前已较通用。Granger 等根据 CVD 康复预测研究成果提出 CVD 患者应:①缩短早期住院时间为 7~14d(在病情不好转条件下,不要超过 30d);②住康复机构后 BI 应达 60 分或更多(相当于 FIM81 分)时再出院;③尽可能使 BI 每周增加 5 分(FIM 约为 5 分);④组织追踪随诊对功能状态监测至少 6 个月。

Kalra 在对 CVD 后 2 周的患者随机分配至 CVD 病房或一般医院病房作康复前瞻对照研究。患者分为 75 岁以上和以下两组。

75 岁以下组在两个病房相比有显著性差异,由于 CVD 病房出院患者数较多,多数患者 BI 分＞11 分(注:英国 BI 的满分为 20 分)。CVD 病房中＜75 岁组 BI 分增加亦较显著。CVD 病房中＜75 岁与＞75 岁组患者均较一般病房住院天数显著缩短。Taub 对 392 例 75 岁以下首次 CVD 患者研究他们在 1 年时与原初 CVD 严重度间的关系,于 CVD 后 3 个月和 12 个月时以 BI 各评测 1 次,其结果发现 CVD 开始时的尿失禁是以后发生残疾最好的单项预测指标。

3. CVD 康复治疗的现状

(1)国内外 CVD 康复治疗的现状:康复医学发展迅速,CVD 患者占康复治疗对象的 50%～60%。近年来主张 CVD 应尽早进行康复治疗的观点占大多数,甚至有超早期康复治疗的说法。早期进行康复治疗,有利于防止失用性肌萎缩等废用综合征的产生,使肌肉及肌腱的失用性挛缩不易产生,有效地防止肢体挛缩,以及防止或减少非麻痹侧的肌萎缩。

早期康复治疗,发病后 1 个月内进行康复治疗均谓早期,但以尽可能早地进行为好。脑梗死发病后 2～3 天,脑出血后 4～5 天开始进行康复治疗。也有发病后当天进行,也有推迟至发病后 2 周,这要根据患者的病情决定。患者入院后病情的严重程度,是否伴有意识障碍或昏迷,CVD 的临床类型,心血管的状况等正确判断对何时进行康复治疗尤为重要。出血性 CVD 在 48h 内动态头颅 CT 观察出血灶是否扩大,脑梗死则应注意是否有再发或进展性 CVD,这与梗死的原因、类型、部位有关。进行性脑梗死则可能与颈内动脉闭塞有关,需手术行颅内外血管吻合术或血管再通术。心源性脑梗死 2 周内有 10%～20% 再发可能,致死性脑梗死则可能与严重大血管闭塞有关,分水岭梗死或终末领域梗死则可能与颈内动脉的高度狭窄或闭塞,致灌流压低下有关,这些情况可以通过现代特殊无创伤性检查和现代化检查手段来帮助判别评价。对

第五章 神经系统疾病

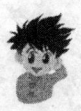

严重高血压、心脏疾病、糖尿病、呼吸道及消化道并发症的患者应积极防治。根据所有情况综合判断患者是否可进行早期康复治疗,即评估,是康复治疗中很重要的一部分。

高血压是 CVD 很常见的原因,急性期常见血压改变,血压降低明显,则使脑供血减少,脑梗死恶化;血压太高则有出血或血肿增大危险。此时应注意调整血压,在此前提下才能进行康复治疗,血压的具体标准意见不一,一般认为以 160~140/90~80mmHg 为安全。CVD 患者中常常伴有心脏疾病,而这些患者有的会影响早期康复训练,甚至不能进行,这就要求康复医师对此类患者进行详细检查、评估、分类,决定能否进行,即风险度的评估。一般伴有较轻的心脏疾患,只要做好防护措施,有医师的监护,也能进行大部分的早期康复训练项目。糖尿病的存在本身对早期康复治疗的实施影响不大,但糖尿病可致体位性低血压则应注意,由于糖尿病较多累及循环系统,而且其他并发症较常见,即使早期康复治疗,其日常生活(ADL)及步行能力的改善也较差,预后不佳。

早期康复治疗包括坐位、起立、站立、抗肢体痉挛手法,甚至步行及非麻痹侧上下肢的肌力增强等训练,视患者的情况选择,循序渐进。刚开始时患者易疲劳,一般 2 次/d,每次 30min,逐渐延长训练时间,同时必须注意调整患者的血压及心率。据一组 384 例的观察,CVD 的再发或进展的可能性与早期坐位训练无明显关系,与入院时病情严重程度关系密切。当出现体位性低血压时应中止训练,并给予对症处理。

早期康复治疗时,为尽早进行锻炼,急性期下肢应借用辅助支具,其目的是预防萎缩变形,防止误用症(如膝反张),以及步行训练时获得支持。开始时早期短时使用长辅助支具,其后再利用短辅助支具。除上面影响功能锻炼因素外,尚有痴呆、失语,过去有 CVD 史,年龄较大,视野缺损等因素。有人观察了 155 例 CVD 患者,其中 55 例由于各种因素不能进行早期康复治疗,而与另外

100例进行早期康复治疗的结果比较,前者出院时能步行的仅15例,后者则为66例。提示早期康复治疗对患者的步行恢复有较明显的影响。

(2)一般康复治疗:研究认为,CVD运动功能的自然恢复过程与康复治疗后的结果没有差异,因而对以前所实施的康复治疗计划的有效性提出质疑。为了证明康复治疗的有效性,随机研究应是优先选择的方案。如果患者不进行随机设计,那么轻症患者常被认为无须康复治疗;而重症患者由于住院时间较长,则有更多接受康复治疗的机会。例如,12例在住院期间接受康复治疗的患者于发病后2天入院时的Barthel指数BI值较低,而在最初3个月时BI值较没有入院的34例患者改善明显。这一结果仍不能支持康复治疗的有效性。其原因就在于:①正如CVD患者存在自然恢复过程一样,在某组病例中对于开始状态较差的患者进行康复治疗比那些开始状态较好的患者的改善要显著得多。②"屋顶效应"的存在降低了未入院接受康复治疗患者总体改善的程度。③影响康复治疗有效性的另外一个因素就是康复治疗的强度。Kwakkel通过9个不同的研究,汇总分析表明,康复治疗的强度与疗效呈正相关。Heinemann观察了脑外伤患者康复治疗强度的作用,认为治疗强度并不是预示最后功能独立评分(functional independent measure,FIM)的惟一指标,并认为治疗强度对FIM影响小。作者认为,康复治疗的强度与最后结果不一定呈线性关系。例如,每周4天的锻炼与每周5~7天的锻炼结果无差异,但是明显优于每周1次的锻炼效果。可见,除了强度因素外,康复治疗的频度也应进行研究。

(3)相关的作业训练:相关的作业训练目的在于通过调整作业和重塑环境引导患者积极完成有关动作。作业训练将增强现有并调动潜在的神经网络以预防适应性肌无力及软组织的改变。Dean随机研究了发病1.5~1.7年间的20例患者,比较接受和未

第五章 神经系统疾病

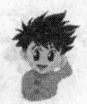

接受相关的作业训练上臂运动功能的康复效果。在相关的作业训练组，患者的运动时间，手臂达到的距离、受累腿的肌肉活动、完成从坐到站的动作得到了改善。

Hesse 对 11 例卧床的慢性 CVD 患者进行活动平板和功能性电刺激(functional electrical stimulation, FES)相结合的训练治疗。4 例患者接受活动平板/FES 治疗和传统物理治疗，行走速度、跨距和步频都有增加，分别约为 96%、66% 和 76%。所以，在运动功能的康复过程中，相关作业训练是有效的。

（薛慎伍）

参考文献

1. 薛慎伍主编. 缺血性脑血管病研究进展.[M]济南. 黄河出版社 2002 年版. 421-423.

2. Johansson BB. Brain plasticity and stroke rehabilitation. The Willis lecture[J]. Stroke, 2000, 31:223-230.

3. 朱镛连主编. 神经康复学.[M]北京. 人民军医出版社 2001 年版. 328~330.

4. Kempermann G, Kuhn HG, Gage FH. Experience induced neurogenesis in the senescent dentate gyrus[J]. J Neurosci, 1998; 18:3206-3212.

5. Klintsova AY, Greenough WT. Synaptic plasticity in cortical systems[J]. Curr Opin Neurobiol, 1999; 9:203-208.

6. Garraghty PE, Muja N. NMDA receptors and plasticity in adult primate somatosensory cortex[J]. J Comp Neurol, 1996; 367:319-326.

7. Jorgensen HS, Nakayama H, Reith J, et al. Acute stroke with atrial fibrillation. The Copenhagen Stroke Study[J]. Stroke, 1996; 27:1769.

8. Feys HM, De Weerdt WJ, Selz BE, et al. Effect of a therapeutic intervention for the hemiplegic upper limb in the acute phase after stroke: a single-blind, randomized, controlled multicenter trial[J]. Stroke, 1998; 29:785-792.

9. Danlqvist P, Zhao L, Johansson IM, et al. Environmental enrichment alters nerve growth factor-induced gene A and glucocorticoid receptor messenger RNA expression after middle cerebral artery occlusion in rats[J]. Neuroscience, 1999; 93:527-535.

10. Ghosh A, Carnahan J, Greenberg ME. Requirement for

BDNF in activity dependent survival of cortical neurons[J]. Science,1994;263:1618-1623.

11. 薛慎伍主编. 老年脑血管病后遗症的防治. 北京人民军医出版社 2005 年版. 342-346.

12. 董军立,李康增. 脑卒中早期康复干预方法评价. 中国临床康复[J],2005;9(4):142-143.

13. Fish DJ, Cmssemeyer JA, Kosta CS. Lower extremity orthoses and applications for rehabilitation populations[J]. Foot Ankle Clin,2001;6:341-369.

14 Walton M, Connor B, Lawlor P, et al. Neuronal death and survival in two models of hypoxic-ischemic brain damage[J]. Brain Res Brain Res Rev, 1999;29:137-168.

15 Nichols DS. Balance retraining after stroke using force platform biofeedback[J]. Phys Ther,1997;77:553-558.

第四节 多系统萎缩的临床研究进展

多系统萎缩(multipe system atrophy, MSA)又称多系统变性,是一组罕见的散发的慢性神经系统变性疾病,主要侵犯锥体系、锥体外系、小脑、自主神经系统。多发生在50岁左右,起病隐匿,进展缓慢。临床症状复杂多样,尤其在疾病早期,与帕金森病(Parkinson disease, PD)等其他神经系统变性病的症状重叠,很难明确诊断。临床上主要依靠病史及详细的神经系统检查。近来病理显示其与散发性橄榄-脑桥-小脑萎缩(OPCA)、纹状体黑质变性(SND)均为变性疾病,三者病理均为神经组织细胞质内包涵体[1]。结合近年来研究发现和作者收治的2例MSA的患者概述如下。

一、MSA的病因及发病机制

神经系统变性疾病的发病机制可能相同,就目前研究的现状看,神经细胞内蛋白的异常聚集和神经胶质细胞(特别是少突胶质细胞)胞质内包涵体及神经元包涵体故考虑此包涵体是MSA的主要病因。其结局均为神经细胞凋亡。

1. 神经元凋亡 神经元凋亡时伴有多种基因转录(c-fos、c-jun、P53、bcl-2、Bax)及蛋白质合成的变化。目前认为,当神经元缺乏生存信号时,凋亡程序被启动。神经元发生损伤时启动肿瘤抑制基因P53,使细胞面临进入凋亡或修复再生的两种状态,P53可激活具有细胞保护作用的bcl-2,bcl-2是抑制细胞凋亡的基因,但P53也可激活Bax,Bax是细胞凋亡因子,诱导细胞凋亡基因的表达。

2. 与神经元凋亡有关的因素 ①基因突变。20/10 000人类基因为细胞死亡基因;②过度超载。Ca过度超载诱发兴奋性氨基

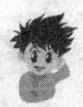

酸(EAA)及受体 NMDA 的毒性,导致癫痫发作和肌萎缩侧索硬化(ALS);③淀粉样变性前体蛋白(β-APP)。可诱发 Alzheimer 病的老年斑和神经原纤维缠结(NFT);④异常朊蛋白(Prp)。可导致 CJD 等;⑤线粒体能量代谢障碍。可导致家族遗传性帕金森病(FPD)、家族性遗传视网膜变性病(Leber)、家族遗传橄榄桥小脑萎缩(FOPCA)。

3. 其他 在 MSA 脑组织胶质细胞胞质内包涵体中近年免疫组化研究发现有细胞周期依赖性激酶(cychn-dependent kinases5,cdk5)和有丝分裂原活化蛋白激酶的免疫活性表达,在少突胶质细胞中,有强烈的微管相关蛋白2的表达,结果提示胶质细胞包涵体与微管细胞支架密切相关。

二、MSA 的病理改变

Lantos 等首先描述 MSA 的特征性病理标志为广泛分布与基底节、脑桥的桥横纤维和小脑白质纤维束中的胶质细胞内包涵体(glial cytoplasmic inclusion,GCI)及神经元丢失,胶质细胞增生等病理改变。

近期研究显示 GCI 中有大量 α-突触核蛋白(α-synuclein,α-syn)存在,后又证实 AD 淀粉样斑块中 NAC 的前体蛋白即为 α-syn,常染色体显性遗传家族性 PD 与 α-syn 的两种基因错译突变型(A53T、A30P)相关。PD 的神经病理学标志——路易小体(LB),其主要成分也是 α-syn,故 Selkoe 提出突触核蛋白(synopathy)这一概念,它包括 PD、MSA 等神经变性疾病。

目前 GCI 中 α-syn 的积聚机制有:①基因突变。仅在 PD 患者中发现,MSA 患者中尚未证实。②热休克蛋白功能异常。它属于分子伴侣,功能异常后不能保证蛋白质的正确折叠和组装。③泛素-蛋白酶体系统(UPS)的缺陷。体内大多数错误折叠、未装配和损伤的蛋白质降解都通过 UPS 途径实现。④转录后的修饰作用。在 PD、MSA 患者的 α-syn 包涵体中有大量硝酸化、磷酸化的 α-syn,是否破坏了 α-syn 正常构象,引起蛋白异常积聚,尚有待进一步验证。

Wenning 等在 203 例 MSA 患者的病理分析中发现,运动减少与黑质及壳核细胞减少有关,强直仅与壳核病变有关,直立性低血压与脊髓中间外侧细胞柱变性有关。另外,骶髓 Onufs 核变性是导致尿便障碍及阳痿的主要原因且病变常从骶段开始。

病理改变主要为弥漫性神经元萎缩、变性、消失、反应性胶质增生。

三、MSA 的诊断标准

1. 临床诊断标准 1999 年 Gilman 等提出了 MSA 的 4 组临床特征和诊断标准:①自主神经衰竭和(或)排尿功能障碍;②帕金森综合征;③小脑性共济失调;④皮层脊髓功能障碍。诊断标准分级:①可能 MSA。第一个临床特征加上两个其他特征;②很可能 MSA。第一个临床特征加上对多巴胺反应不佳的帕金森综合征或小脑共济失调;③确定诊断 MSA。神经病理检查证实,少突胶质细胞内有包涵体。

2. 实验室检查

(1)直立实验:分别测量平卧位、坐位和直立位血压,站立 2~3 分钟内血压下降>30/20mmHg,心率无变化者为阳性。

(2)血液生化检查:血浆去甲肾上腺素含量测定、24 小时尿儿茶酚胺含量测定,均明显降低。

(3)肌电图(EMG)检查:被检查的肌肉可出现纤颤电位。

(4)脑电图(EEG)检查:背景多为慢波节律。

(5)神经心理学检查:轻度认知功能障碍、抑郁和焦虑因子分值增高。

(6)头颅 CT 或 MRI 检查:桥脑、小脑萎缩,严重者可有双侧

第五章 神经系统疾病

侧脑室扩大、脑沟变深等广泛性脑萎缩改变。

四、临床表现

1. 自主神经功能衰竭（Shy-Drager 综合征、特发性直立性低血压） 1960年 Shy 和 Drager 报道2例以进行性自主神经功能衰竭和帕金森综合征为特点的病例，其中1例伴有小脑性共济失调，其神经病理学发现有小脑 Purkinje 细胞减少，黑质、纹状体、蓝斑、脊髓中间外侧柱和交感神经的细胞减少。

（1）原发性直立性低血压（POH）：体位变化或活动时可有头晕、视物模糊，亦可有晕厥，全身无力等症。直立收缩压/舒张压显著降低可在 30/20mmHg 以上，心率无显著改变。患者晕厥前无一般晕厥所常见的面色苍白、恶心、多汗等症状。

（2）括约肌功能障碍及性功能障碍：最早可出现尿频，夜尿多。可能与加压素分泌有关，也可先有性欲减退或阳痿，以后尿频、尿潴留或尿失禁，可便秘、腹泻等。

国外作者统计121例，首先出现排尿功能障碍者96%，出现直立性低血压症状者43%，两者有显著差异，在52例两组症状并存的患者中，首先发生排尿功能障碍者23%。结果提示在 MSA 疾病早期，排尿功能障碍比直立性低血压发生的比例更高，症状更为突出，其原因是 Onufs 核细胞脱失导致的尿道括约肌失神经支配和逼尿肌反射亢进。本文2例均以体位性低血压和性功能障碍及尿排泄功能障碍为发病特征。

Beck 等报道了62例 MSA，100%有排尿障碍，男性中96%有阳痿，其中37%以阳痿起病，约43%患者被误诊为流出道梗阻而行前列腺或膀胱颈部手术，女性中57%有腹部压迫性尿失禁，其中半数进行了手术，无论男女手术效果均差，而且这些患者尿道及肛门括约肌肌电图（EMG）均异常。

（3）其他自主神经受累症状：出汗减少或无汗、皮温低、皮肤粗

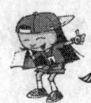

糙、皮肤划痕试验减弱或消失、血管收缩反应消失,少数有 Homer 征。

2. 散发型橄榄桥小脑萎缩(olivopotocebellar atrophy,OPCA)

1891 年 Menzel 报道了 2 例临床表现为帕金森综合征、自主神经功能衰竭和锥体束损害的患者,符合目前的临床和病理改变。1900 年 Dejerine 和 Thomas 将出现这组临床表现的患者命名为 OPCA。后来的神经病学和病理学研究发现,许多 OPCA 患者具有家族遗传的倾向,表现为常染色体显性或隐性遗传。一些散发的病例主要表现为轻度的小脑性共济失调和共济失调性构音不清,逐渐出现饮水呛咳和吞咽困难,常合并明显的帕金森综合征和自主神经功能衰竭症状。表现双侧不对称受累的运动缓慢、强直、姿势不稳、构音不清。震颤表现常常是不规则和姿势性的,常合并肌阵挛,但搓丸样震颤少见。约有 30% 的患者对左旋多巴有效,但维持时间不到 5 年。少数患者可合并双侧锥体束征、肢体肌肉萎缩、眼球震颤或眼外肌麻痹症状中的一种或两种以上。

3. 纹状体黑质变性(striatonigral degeration,SND) 1961 和 1964 年 Adams 报道 3 例自主神经功能衰竭、锥体束损害和小脑共济失调的患者,自主神经功能衰竭的症状比 Shy-Drager 综合征的患者轻,小脑性共济失调症状没有 OPCA 患者严重,病理学检查发现神经元丢失主要在纹状体和黑质。患者逐渐出现运动减少、活动变慢、姿势异常和步态变化;可有静止性震颤、意向性震颤、面具脸、路标手、构音障碍、吞咽困难、翻身困难等典型的帕金森病症状和体征。与特发性帕金森病不同的是 75% 的 MSA 患者锥体外系症状表现为非对称性的。目前,临床上对一些有帕金森综合征症状,但是对多巴胺替代治疗反应不佳的患者,给予纹状体黑质变性的诊断。

4. 锥体束及其他躯体神经受累 部分患者条件反射活跃或亢进,锥体束征阳性,假性延髓性麻痹,累及迷走背核出现声音嘶哑、吞咽困难或心脏骤停、肌肉可消瘦,有的见束颤、EMG示前角病变,少数有肌紧张异常,如面肌颤搐等。

5. 神经与智能变化 常情绪低落、淡漠或失望,发展呈抑郁状态。但即使是疾病晚期,智能改变常不显,少数轻微认知减退。

6. 鼾声、喘鸣及睡眠呼吸暂停(SA) 累及疑核可致单或双侧声带麻痹,因此1/3MSA有异常鼾声、喘鸣及SA、全气道麻痹可致气道梗阻。

五、辅助检查

1. 自主神经和神经内分泌试验

(1)下丘脑-垂体通路功能试验:静脉注射可乐定(clonidine)激活α肾上腺受体使其分泌生长激素(GH),Kimber等证实PD患者血清GH升高,而MSA则否。

(2)血管活性肽测定:Bevilagua等证实MSA患者的心钠素(ANP)分泌功能改变,发现通路去神经支配,造成ANP分泌不能增加,致使血管加压素(AVP)不能有效释放,造成低血压。

2. 血、尿特殊生化测定

(1)血、尿肾上腺素和去甲肾上腺素测定:均明显低于正常值,前者<0.12ng/dl、<12.00ug/L;后者<0.40ng/dl、<70.00ug/L。

(2)血、尿香草扁桃酸(VMA)测定:前者<33μmol/dl(铁氰化钾氧化法),后者<20ug/dl。

3. 影像学和电生理检查

(1)影像学:常规MRI可见脑干、小脑萎缩、环池及四脑室扩大,MSA有很高的特异性,但敏感性低。薄层MR显示纹状体组织变性,发现异常T2低信号、质子密度高信号,而帕金森患者检查是正常的,提高了MSA亚型的诊断敏感性。MR弥散加权像(DWI)能显示纹状体退化。纹状体质子磁共振波谱学为鉴别

MSA 提供一种方法。

(2)单光子放射计算机断层显像术(SPECT):结合前-和突触后多巴胺能 SPECT 扫描能可靠显示黑质纹状体多巴胺系统的改变,为 MSA 鉴别诊断提供了方法。PET 发现 MSA 患者皮质及皮质下的糖代谢异常,而帕金森氏病患者糖代谢与正常对照无差异;二者由此做出区分。

(3)电生理:电生理检查在 MSA 患者存在脑干传导功能障碍及听觉径路的损害。脑干听觉诱发电位(BAEP)等诱发电位的检测有助于早期诊断。另外 MSA 骶髓(Onuf 核)的变性导致了肛门和尿道括约肌的失神经支配和再支配,表现为运动单位的电位改变。脑电图多为慢波节律,无特异性诊断意义。

(4)肌电图(EMG):应用肛门括约肌 EMG(EAS-EMG)能对早期患者发现去神经支配现象,此检查具有较高敏感度和特异度,王含等检测 52 例 MSA 患者的 EAS-EMG,发现 44 例(86.6%)早期出现自主神经功能障碍,另有 12 例无卧立位血压异常的患者中 83.3% 有便秘,91.7% 有排尿困难,比有卧立位血压异常者早发现 3 个月至 7 年;提示 $S_2 \sim S_4$ 节段 Onuf 核的丢失与血压异常无关,与国外文献相比,其异常率略低于 Wenning 等报道的 93%。略高于 Palace 等报道的 82%。普通 EMG 测定异常率及神经传导速度(NCV)减慢约 38%。

因此骨盆底部肌肉及尿道括约肌肌电图检查对 MSA 的诊断,特别在早期与 PD 的鉴别诊断具有较大的临床价值,且特异性高,但病程较长的患者缺乏敏感性。

4. 放射性核素 国外早已应用 ^{18}F 标记的左旋多巴进行 PD 和 MSA 的研究,如 Goldstein 等用 PET 进行心脏交感节后神经节支配的研究,也可评估 PD 黑质纹状体多巴胺分泌功能。Johnson 研究提示 pH 值的变化、高温、氧化应激和转录后蛋白修饰等因素可引起蛋白构型的转换而造成蛋白的异常沉积。

六、鉴别诊断

1. 特发性直立性低血压(IOH)　过去 MSA 中的 POH 或 SDA 也称为 IOH,概念不同,所谓 IOH 是指体位变化时仅有血压改变而不伴其他自主神经及中枢神经系统症状。Kontos 证实 IOH 是节后交感神经元病变,因此不能释放去甲肾上腺素(NE),但对外源性 NE 非常敏感。而 MSA 是节前交感神经元变性。IOH 血浆中 NE 水平是低的,而 MSA 的 NE 水平正常。两病患者体位变化时,血浆 NE 水平均无相应增高。IOH 对静脉 NE 非常敏感,引起血压异常升高,而 SDS 显示正常反应。

2. 帕金森病　可有自主神经功能不全,但不如 SDS 的严重,伴有自主神经功能不全的帕金森病的特点为严重的 OH,餐后低血压,对 NE 极敏感,为节后交感神经病变。MSA 大约可占帕金森综合征患者的 10%,它虽有帕金森样症状,但以强直为主而少有震颤,且对多巴胺类制剂几乎无反应。

3. 家族性 OPCA　发病年龄小于 MSA,存活时间也较 MSA 长,常见眼肌麻痹,不伴有视网膜变性和视神经萎缩,脑内无 GCIs 特异性病理标志。

4. 常染色体显性遗传性 PD(ADPD)　中年发病,进展快,除有 PD 症状外还有共济失调、锥体束征、痴呆等症状;病理除有典型 LB 外,还有皮层海绵样改变。目前国内多项研究未发现 α-syn 基因有任何突变。

5. 早发性常染色体隐性遗传性 PD 综合征(AREP)　发病年龄更早,庄柏翔等在 3 个 PARK2 家系中发现其平均年龄为(25.2±5.7)岁,临床症状为肌张力障碍、姿势不稳、腱反射活跃,晨轻暮重症状常见,且对左旋多巴反应良好,多见于左旋多巴诱导的功能障碍,目前已证实 Parkin、PINKI 基因突变是 AREP 常见原因。

6. Friedreich 遗传性共济失调(FRDA)　Campuzano 等认为

FRDA 基因及其 GAA 三核苷酸重复扩增突变导致 frataxin 缺乏,破坏了线粒体内铁稳态,造成线粒体内铁过度积聚,促进大量自由基生成,最终使相关组织死亡而致病。本病呈常染色体隐性遗传,儿童期发病,中年丧生,临床特征为共济失调、锥体束征、深感觉障碍及弓形足等。Miranda 等称许多患者还伴有肥厚型心肌病,1/3 患者还患有糖尿病。

7. 进行性核上性麻痹(progressive supranuclear palsy,PSP)
1963 年由 3 名加拿大神经科医生首先报道,40 岁以上年龄组发病,患病率约为 6.4/10 万,临床表现为站立或行走中身体突然向后倾倒,逐渐出现视物模糊、双眼垂直性注视麻痹、步态不稳、步距增宽、肢体震颤、言语含糊和吞咽困难,可合并认知功能障碍,部分患者认知功能保留。神经影像学检查提示,中脑顶盖部和四叠体区明显萎缩;神经病理学检查可见神经元皱缩和丢失主要位于苍白球、丘脑底核、中脑导水管周围灰质和黑质。脑干可见球形神经原纤维缠结。

8. Lewy 痴呆(dementia with Lewy body,or Lewy body dimentia LBD) 1961 年由日本学者首先报道,目前认为,LBD 是仅次于 Alzheimer 病导致老年患者发生痴呆的病因,据 1996 年国际 LBN 协作组资料,LBD 占老年痴呆的 15%~25%。临床表现界于 Alzheimer 病和帕金森病之间,特征为波动性的认知功能障碍,帕金森综合征及反复出现的生动具体的视幻觉。神经病理诊断标准为每个高倍视野内出现 5 个以上 Lewy 小体。免疫组织化学染色泛素阳性,tau 蛋白阴性,突触核蛋白阳性。

七、治 疗

本病以自主神经功能障碍和小脑损害为主,并兼有锥体束受累及其他躯体神经受累。目前国内外治疗措施大多是对症治疗,临床上多采用综合措施。物理治疗,体位性低血压可予弹力袜,卧位时头抬高20～30cm,多饮咖啡。教育患者避免快速体位变动,避免久站不动,避免过暖的环境和导致呼吸困难的运动。水的压力可抵消低血压,游泳可能是最有益的运动。

1. 直立性低血压的治疗使用血管收缩药物,如α受体激动药盐酸米多君可增加OH患者的血管外周阻力,提高患者的收缩期血压,改善因循环血容量不足出现的头晕和体位性低血压。口服2.5mg,bid。主要的不良反应为心率减慢、竖毛反应、尿潴留和卧位时血压升高。Kocher曾用吲哚美辛治疗,他认为吲哚美辛可抑制前列腺素合成,从而减少血液在外周血管聚集以达到提高舒张压的目的。Matsubara(1990)提出左旋-苏-3、4-双氢苯基丝氨酸(DOPS)对体位性低血压有效,其机制为少量DOPS可通过血脑屏障进入脑实质转变成去甲肾上腺素产生后者作用,而且DOPS不良反应小。应用甘草流浸膏、生脉散、归脾汤、半夏白术天麻汤等中药治疗获得临床症状改善,同西医治疗结果相同,因中药不良反应小,值得进一步研究。

2. 安装心脏起搏器如果将心率调节>100次/min的情况下,可使血压适当上升。

3. 帕金森综合征的治疗可给予多巴胺替代治疗、单胺氧化酶抑制药或多巴胺受体激动药,但大多数患者反应不佳,或疗效仅能维持短暂时间。

4. 治疗新概念近来欧洲开始尝试神经保护方法。理论上移植纹状体是在提高左旋多巴疗效的最有效方法,这种神经移植的试验仍在试验阶段中。国外提出可试用维生素B_1、金刚烷胺等药物,也可使用N-甲基天冬氨酸受体抑制药。

我们体会采用生脉注射液和甘草流浸膏可改善低血压。静脉滴注胞磷胆碱(胞二磷胆碱)对改善小脑共济失调等症状有一定的疗效。

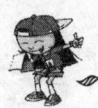

八、病程及预后

MSA 为隐匿起病、缓慢进展的疾病,神经系统症状和体征可于数月至 1 年内相继发生,也可多年才发生。

MSA 患者在病程中因反复发生晕厥,使头部和四肢发生多处外伤或骨折;病程进展过程中因帕金森综合征导致肢体活动受限,日常生活不能自理;因饮水呛咳和吞咽困难发生误吸和吸入性肺炎,长期卧床者合并压疮、肺部感染和泌尿系感染。疾病晚期随时可发生睡眠呼吸暂停,导致呼吸道阻塞,可突发中枢性呼吸、心搏骤停而危及生命;截至 1995 年国外文献共报道 300 例,经神经病理学证实的 MSA 患者,其中 200 例平均存活时间为 5~6 年。多数人认为即使经过治疗,血压及相关症状有所改善,而神经系统病理改变依然会不断进展,尚未发现神经系统变性有药物所能逆转者。MSA 患者比一般人寿命要短。有 29% 的患者生存 10 年以上。

患者男性,64 岁,大小便障碍 2 年余,双下肢无力伴酸痛已一年余,患者自 2002 年 8 月出现排尿困难,诊断为前列腺肥大,口服保列治、哈乐等药物治疗,效果欠佳,继之出现大便秘结。2003 年 1 月查体时发现坐位血压为 76/60mmHg,站立时感头晕,卧床休息可减轻,并伴有明显的性功能障碍。2003 年秋上楼梯时突然意识不清,跌倒在地,几分钟后意识恢复正常,当时自服"人参"升血压,效果不佳。于 2004 年春季开始患者感觉疲劳,双下肢沉重无力,大腿酸痛,卧床休息不能使症状减轻,甚至睡眠后也感疲劳,当年 12 月份出现步态不稳,行走时身体前倾,小碎步,门诊以"直立性低血压"收住院。自发病以来,无肢体麻木,无头痛、恶心、呕吐,无心慌、胸闷,言语不清、吞咽呛咳,饮食睡眠不佳等。病程中体重无明显改变。1976 年曾发现肺"结核",已治愈。无"肝炎"等其他传染病史。有"前列腺肥大"病史,平素血压低,一般在 90/

第五章 神经系统疾病

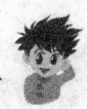

60mmHg。有鼾症5年,有周围性面神经麻痹(双侧)病史10年,已愈,无外伤、手术史。对磺胺药物过敏。家族中无类似病史。于2005年5月10日以直立性低血压收入院。查体:卧位血压:110/80mmHg,立位血压:75/55mmHg,有水平眼震,神志清,语言清晰,双肺听诊呼吸音清,两侧对称,心率62次/分钟,律齐,膀胱区膨隆,因尿潴留行膀胱造口。四肢肌力正常,右上肢及双下肢张力增高,深浅感觉无异常,左侧chaddoch征阳性,右侧弱阳性。

于2007年3月28日症状加重,站立时多次发生"晕厥",行走困难,查体:卧位血压:100/60mmHg,立位血压55/40mmHg,神志清,言语清晰,脑神经未见异常,四肢均有轻度肌萎缩,双下肢为著,左侧肢体肌力Ⅴ⁻级,右侧肢体肌力Ⅳ级,右侧肢体肌张力增高,深浅感觉无异常,右侧指鼻试验、右侧跟膝胫试验欠稳准,昂伯征不能完成,双侧腱反射对称,双侧巴宾斯基征阳性。心肺及腹部检查未见异常。下腹部有一膀胱造口尿管。

2005年实验室检查:甲状腺功能正常,皮质醇正常。入院后查总蛋白稍低,血钾、血镁偏低,抗O、类风湿因子正常,血细胞分析和尿液分析正常。肌电图示神经元损伤,脑干听觉诱发电位正常。影像学检查:胸片示:肺部炎症以左侧为著,并少量积液。头颅MRI示右额叶腔隙性梗死,脑桥和小脑轻度萎缩。腰椎MRI示L_4椎弓根崩解伴锥体滑脱1度,颈椎MRI示颈椎退行性变。颈髓未见异常。双侧肾上腺CT平扫未见异常。眼科检查未见K-F环。心电图检查示:窦性心律,正常心电图。

2007年实验室检查:电解质:k^+ 3.08mmol/L↓,Ca^{2+} 2.06mmol/L↓,白细胞计数13.22×10^9/L↑,中性粒细胞85.1%↑,酸碱度7.518↑,二氧化碳分压4.24kpa↓,氧分压7.47kpa↓,标准碳酸氢根26.7mmol/L↑,总蛋白55.4g/L↓,白蛋白28.9g/L↓。胸部CT:①右上肺陈旧性病灶;②左下肺高密度影,考虑炎症;③慢性支气管炎,主动脉硬化;④左侧少量胸腔积液。

心电图示:窦性心动过速。

临床诊断:多系统萎缩,最后诊断:①MSA;②膀胱造口术后;③继发性癫痫;④脑水肿、脑疝,肺部感染并左侧胸腔积液。

治疗给予高盐饮食、生脉注射液、管通、丹参、银杏达莫、胞二磷胆碱等,卧位血压可达120/90mmHg,站立位血压65/47mmHg。6月9日服甘草硫浸膏后出现面部、肢体轻度水肿,卧位血压120/80mmHg,站立位血压100/70mmHg,患者头晕症状减轻,并出现尿潴留。2007年卧位血压110/70mmHg,站立位血压80/50mmHg,四肢肌肉呈对称性萎缩,双下肢为著,左侧肢体肌力Ⅴ$^-$级,右侧肢体肌力Ⅳ级,右侧指鼻试验欠稳准,掌颌反射阳性,大小便功能障碍。膀胱造口术后,生活不能自理。

总之,多系统萎缩(MSA)是一组罕见的、散发的慢性神经系统变性疾病,因其起病隐匿,病程冗长,临床症状复杂多样,且相互重叠,故至今对其病因、发病机制的认识仍是不足,但国内外报道可能是包涵体所致慢性炎症,近期认为与体内蛋白异常有关,常造成临床诊治混乱。

MSA是中枢神经系统一组累及自主神经、锥体外系和小脑多个系统的变性疾病。主要包括散发的橄榄桥脑小脑萎缩(SOPCA)、Shy-Drager综合征(SDS)和纹状体黑质变性(SND)三种亚型。Papp等于1989年发现,在MSA患者的少突神经胶质细胞和神经元胞浆内有一种嗜银性包涵体,在所有临床亚型的神经细胞胞浆中均出现这种包涵体,进一步证实SDS、SND和散发性OPCA为一种相同疾病的不同亚型。

本例患者首发自主神经症状,包括体位性低血压和生殖泌尿系症状等,临床症状表现为头晕甚至晕厥、跌倒,经多次测血压发现立卧位血压值相差30mmHg以上、生殖泌尿症状表现为尿急、尿频、排尿困难、便秘、阳痿等而得到诊断。锥体外系症状是MSA最常见的运动异常。本例患者呈渐进发展。

第五章 神经系统疾病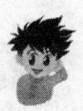

第一次入院表现为明显的体位性低血压,第二次入院时四肢无力、尿潴留,生活不能自理,第三次入院时出现泌尿系、呼吸系统感染等多种并发症,站立困难,病情逐渐加重,神经功能严重受损,呼吸肌无力,发音不清,吞咽困难。

治疗主要针对自主神经损害的低血压表现给予生脉注射液、管通、甘草流浸膏、胞二磷胆碱,有明显改善直立性低血压作用,同时也缓解了临床症状。其中,生脉和甘草流浸膏改善症状更显著。丹参注射液、银杏达莫注射液活血化瘀治疗对血压升高的作用不显著,在血压很低时,仍先选择生脉和甘草流浸膏,在血压相对稳定后再活血化瘀治疗,拟改善脑低灌所致的头晕症状。改善神经传导功能应用弥可保注射液和提高机体免疫力神经节苷酯均有利于稳定和改善症状,但本例显效甚微。MSA 预后极差,据报道平均生存 9 年,本例存活 5 年,且生活质量差,均需别人照顾。

(薛慎伍)

参考文献

1. Sakalibara R, hattonri T, Uchiyama T, et al. Urinary dysfunction and orthostatic hypotension in mutiple system atrophy: which is the more common and earlier manifestation? [J]. J Neurol Neurosurg Psychiatry, 2000; 68: 65.

2. 薛启冥. 神经变性病发病机制可能相同. 中国医学论坛报. 2005; 31: 13.

3. Nakamura S, Kawamoto Y, Nakano S, et al. Cyclin-dependent kinase 5 and mitogen-activated proten kinase in glial cytoplasmic inclusions in multiple of system alrophy [J]. J Neuropathol Exp Neurol, 1998; 57: 690-698

4. 洪震. 突触核蛋白与神经系统变性病. 中华神经科杂志, 2004; 37(5): 385-388

5. 姬春, 籍延华. 多系统萎缩研究的新进展. 中国医学文摘, 内科学, 2006; 27(1): 38-39

6. Swam L, Dupont J Multiple system atrophy[J]. Physical Therapy, 1999; 79: 488-494.

7. Righini Andrea, Antonini Angelo, Ferrarini Massimo, et al. Thin section MR study of the basal ganglia in the differential diagnosis between striatonigral degeneration and Parkinson disease. J Comput Assist Tomogr, 2002; 26: 266-271.

8. Schocke M F H, Seppi K, Esterhammer R, et al. Diffusion-weighted MRI differentiates the Parkinson variant of multiple system atrophy from PD[J]. Neurolgy, 2002 Feb26; 58: 575-580.

9. Clarke C E, Lowry M. Systematic review of proton magnetic Yesonance spectroecopy of the striatum in parkinsonian syndromes[J]. Eur J Neurol, 2001; 8: 573-577.

10. Kim Yun J, Ichise Masanori, Ballinger James R, et al.

Combination of dopamine transporter and D2 receptor SPECT in the diagnostic evaluation of PD, MSA, and PSP[J]. Mov Disord,2002;17:303-312.

11. Vodusek DB. Sphincter EMG and differential diagnosis of multiple system atrophy [J]. Mov Disorder, 2001;16:600.

12. 庄柏翔. 多系统萎缩基础及临床研究. 中国医师进修杂志,2006;29(8):10-12.

13. Stoochi F, Carbone A, Inghillen M. et al, Urodynamic and neurophysiological evaluation in Parkinson,s disease and multiple system atrophy [J]. J Neurol Neurosurg Psychiatry, 1997;62:507-511.

14. DeArmond SJ, Dickson DW, De Armond B Degenerative diseases of the central nervcus system [A] Davis RL. Robertson DM. Textbook of Nenropathology IM. 3rded. Baltimore: Willioms and Wilkins, 1997;1063-1178.

15. Hashimoto M, Masliah E. Alopha-synuclein in Lewy body disease and Alzheimer's disease [J]. Brain Pathol, 1999;9: 707-720.

16. Testa D, Monza D, Ferrarini M, et al. Comparison of natural histories of progressive supranuclear palsy and multiple system atrophy [J]. Neurol Sci, 2001;22: 247-251.

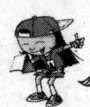

第五节 老年患者常见的抑郁焦虑症状的诊治

作为世界第一的人口大国,我国正在遭遇人口老化的银色浪潮,2006年全国1%人口抽样调查结果显示,目前我国60岁以上老人已达1.49亿,占人口总数的11.77%,提示我国已进入老龄化社会。老年人群由于社会和家庭角色的转换,机体各个器官功能的衰减,通常患有一种甚至两至三种慢性躯体疾病,如高血压、心脑血管事件、恶性肿瘤和糖尿病等,而老年性抑郁、老年性痴呆和老年性精神障碍是导致老年期生活质量下降的最常见和最严重的医疗和社会问题,需要引起从事神经内科专业的医务工作者和保健人员的注意。

一、抑郁障碍和抑郁症状

1. 抑郁障碍 抑郁障碍是一种现代社会人群中比较常见的情感障碍性精神疾病,特指由于各种病因所导致的以情绪低落、疲乏无力、兴趣丧失、痛苦不堪为主要临床表现,可伴有头痛、头晕、心悸、失眠、出汗、胃肠不适等躯体症状,通常症状持续在2周以上,对患病者的日常生活和社会功能造成一定的影响。抑郁障碍主要包括单相抑郁发作和抑郁躁狂双相情感障碍,临床有相应的诊断和排除标准。

2001年WHO报告在全球50亿人口中,有1亿5千万人患有不同程度的情感障碍,其中抑郁障碍的患病率达5.8%,占精神障碍疾患的17.3%。2004年我国公布人群中情感障碍患病率4.6%,而老年人群情感障碍的患病率可达12.15%,特别是住院

第五章 神经系统疾病

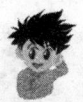

老年人群中情感障碍的患病率可高达45%。老年性抑郁和老年期慢性疾病合并抑郁不仅明显降低患者的生活质量,还要增加平均就医和检查次数,延长平均住院时间,加重日益增长的医疗资源的消耗。

抑郁症状是指一种情绪或情感状态,可发生在抑郁障碍的病程中,也可见于心境恶劣、各种精神疾病的病程中,在老年人群中躯体疾病合并抑郁的患者比较常见。

2. 抑郁症状 老年人群抑郁障碍和抑郁症状主要的临床特征表现在以下几个方面:

(1)正常情感体验的扭曲:无缘由地感到痛苦、悲伤、委屈和流泪,被孤独、沮丧和无望感包围着,觉得没有人能帮得上忙,对配偶和子女不信任,情感疏远,甚至反目为仇。

(2)正常活动能力的受损:无法从任何事物中感到快乐,丧失原有的兴趣和爱好,什么事情也不想干,也干不了;不想工作、不能读书看报、不想做家务、不再听广播和看电视,也不想梳洗打扮,甚至连进食一日三餐和起床如厕都觉得是最沉重的负担。

(3)思维内容的异常改变:对未来充满忧虑和担心,对目前的状态感到自责,自身无价值感,头脑中一片空白,觉得自己活得毫无意义,生不如死的绝望感导致自杀念头,严重者可发生过自杀未遂事件。

(4)难以忍受的躯体症状:食欲减退、体重下降、胃部胀满、腹泻或便秘、头痛、头昏脑涨、入睡困难、多梦、早醒失眠、四肢无力、颈背酸痛、心悸、出汗、双手颤抖、性欲减退等,可导致患者怀疑自己患了"不治之症",因难以忍受的躯体症状而促进自杀计划的实施。

(5)危及生命的自杀风险:抑郁障碍的自杀风险可高达15%,WHO在2002年报告:全球每13秒可发生1例自杀未遂事件,每1分钟有1例自杀死亡,每年因自杀死亡50万人,其中80%是抑

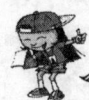

郁症。我国2003年报告的自杀率为22/10万人,老年性抑郁和老年期慢性疾病合并抑郁患者中20%有可能发生自杀行为,对患者的家庭成员造成精神和心理伤害,进一步加重社会负担。对于患抑郁障碍的老年人,特别是缺乏家庭关爱和社会支持的老年抑郁患者,预防自杀是治疗的一个重要组成部分。

二、焦虑症和焦虑症状

焦虑症是一种以焦虑情绪为主的神经症,主要有惊恐障碍和广泛性焦虑两种形式。焦虑症状是原发的,没有明确客观对象和具体观念内容的提心吊胆和恐怖不安的心情,除了焦虑心情外,还有显著的自主神经症状、肌肉紧张及运动性不安,患者因难以忍受又无法解脱而感到痛苦。焦虑障碍的终身患病率一般在20%左右,老年人群中比较常见的焦虑障碍为惊恐发作,表现为突然出现的胸闷、气短、心悸或心前区疼痛,反复拨打急救电话,或多次到医院看心内科及呼吸科急诊,检查血压、脉搏和心电图均在正常范围,超声心动图、动态心电图、冠状动脉造影均未能发现患者存在心脏的器质性病变,甚至有的患者在安放了冠状动脉支架后仍然继续发作。国内外有关的临床研究证实:反复以胸闷或胸痛为主诉到心内科就诊的患者中有50%符合焦虑症的诊断标准。

三、躯体形式障碍和躯体化障碍

躯体形式障碍和躯体化障碍为综合医院门诊和住院患者中常见的两种疾病状态。躯体形式障碍(Somatoform disorder)是一类障碍的总称,主要特征是病人反复陈述躯体症状,不断要求给予医学检查,却无视反复检查的阴性结果,不管医生对于其症状并无躯体疾病的基础的再三解释和保证。躯体化障碍(Somatization Disorder)是患者存在各式各样、变化多端的躯体症状,病程至少2年,多种临床和辅助检查未发现明确的与之相关的躯体器质性病变,但患者不断拒绝多名医生关于其症状没有躯体性病变的解释和保证。躯体形式障碍和躯体化障碍症状及其随之的行为造成一定程度的社会和家庭功能损害,导致患者多次和反复就医,重复做各种检查,服用多种中西药物,做一些不必要的治疗,甚至包括多种类型的外科手术,不仅造成医疗资源的浪费,也使患者本人更加痛苦不堪。

躯体形式障碍和躯体化障碍患者常见的临床症状包括:
(1)呼吸循环系统:胸闷、气促、心悸、心前区疼痛、头晕。
(2)胃肠道症状:恶心、呕吐、腹痛、胃部不适、两肋胀满、腹泻、便秘。
(3)慢性疼痛:头痛、颈痛、胸痛、背痛、腰痛、四肢关节痛。
(4)转换性症状:咽部异物感、吞咽困难、失音、失明、失聪、肢体瘫痪。
(5)神经系统症状:头晕目眩、记忆力减退、入睡困难、假性抽搐、四肢无力、偏身感觉异常、出汗、颤抖。
(6)泌尿生殖系统症状:排尿痛、阳痿、痛经、月经不规则等。

国内上海市曾进行一项多中心研究,采用躯体形式障碍筛选表和躯体障碍评定表检查在内科和神经科门诊就诊病人,共筛查了3 346例门诊病人,其中18.2%符合躯体形式障碍的诊断标准,135例患者在过去一年中平均就医13.1次,经过治疗后60%的患者自感症状无变化,对医师的诊断和治疗不信任最为突出。

四、躯体疾病合并抑郁和焦虑(共病)

1993年WHO对世界15个国家和地区综合医院进行的调查结果显示,在门诊和住院患者中,各种类型的精神与心理障碍性疾病的患病率可达25%~35%。在发生躯体疾病的同时,出现以情绪低落、心境恶劣和情感障碍为主要特征的临床表现,还可合并睡眠障碍、食欲减退、体重下降、持续性疲乏无力、性功能障碍等躯体疾病症状群,严重者可导致自杀,目前国内外文献应用共病(co-morbidity)的专用名词来对这类患者进行诊断和治疗。综合医院老年人群常见的躯体疾病合并抑郁主要有:

1. 神经系统疾病合并抑郁 神经系统疾病中合并抑郁的比例一般在30%~40%,北京和上海近年均做过多中心的临床调查,不论门诊还是住院患者,最常见的为卒中后抑郁,患病率可达35%~45%,其他容易导致抑郁和焦虑的神经系统疾病包括偏头痛、紧张型头痛、癫痫、多发性硬化等,老年人群主要有:

(1)卒中后抑郁(PSD):可发生在各种类型的缺血和出血性卒中患者,可在卒中发生后的任何时间出现临床表现。国外的一项研究发现,在卒中病后1个月、3个月、1年及3年时,分别有25%、31%、16%和29%的患者符合DSM-Ⅲ的重症抑郁的诊断标准。国内报告对北京、上海、广州和成都10家综合医院神经内科384例脑卒中患者进行检查结果,患者自评存在抑郁/焦虑症状比例为50.8%,使用Hamilton抑郁和焦虑量表评定的现患率为19.5%。PSD病程可持续至6~12个月,部分患者可长达24个月以上。临床上经常可以见到许多患者首先出现明显的抑郁表现和躯体不适症状后,经头颅CT或MRI检查才发现双侧大脑半球、丘脑和脑干白质存在着广泛的小缺血灶,符合无症状脑梗死的临床诊断。日本学者在对901名40~78岁的中老年人群进行随访研究中发现:有抑郁症状者10年内脑卒中发生风险增加2倍,故有学者提出"抑郁后卒中"的假说。PSD可直接影响卒中的预后和功能康复,增加原有的诸如高血压、心脏病、糖尿病等卒中危险因素对预后和复发的风险。

(2)神经系统变性病与抑郁

①老年性痴呆(AD)。一些患者在出现明显记忆力减退之前,可首先出现情绪和情感的改变,部分患者可能在被诊断为"抑郁症"后数年才逐渐出现严重的认知功能损害。国外已有在AD患

第五章 神经系统疾病

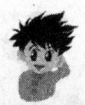

者中进行随机双盲的抗抑郁治疗临床试验,发现西肽普兰和舍曲林可能对总体评价的改善有一定作用。

②帕金森病(PD)。国外文献中报告 PD 患者在病程中合并不同程度抑郁障碍的比例波动在 8%～76%,平均达到 40%。国内在北京、上海、广州和成都连续收集 10 家综合性医院神经内科帕金森病患者 406 例,其中患者自评有明显抑郁/焦虑症状的为 38.6%,使用 Hamilton 抑郁和焦虑量表评定的现患率为 21.9%,其中有 17% 的患者既往被诊断过抑郁障碍或接受过抗抑郁治疗。

③脊髓小脑共济失调(SCA)。2006 年国外作者报告在 SCA 患者中合并明显的抑郁症状和记忆力减退,根据基因分型结果发现:SCA3 患者中合并抑郁症状高达 60%,明显高于 SCA1(25%)、SCA2(23%)和 SCA6(27%),$P<0.005$;而发生记忆力减退的比例在各种亚型中差异不显著,$P=0.057$。

(3)头晕、失眠与抑郁:以头晕和失眠为主诉到神经内科就诊的患者大约占门诊患者的 40%,特别是年龄在 60 岁以上的头晕患者,神经内科医生首先考虑是与脑血管有关。我们于 2002 年 1 月至 2003 年 7 月对我院神经内科门诊和住院的 678 例患者中具有头晕、失眠、阵发性胸闷、心悸、周身不适等症状者进行了 SCL-90 量表常规筛查,对有关因子得分阳性患者再进行 Zung 抑郁和焦虑量表检测。其中 60 岁以上患者有 96 例,占全体患者的 14.16%。男性 44 例,年龄 60～86 岁,平均年龄 67.62 岁;女性 52 例,年龄 60～84 岁,平均年龄 65.19 岁。神经系统症状发生和持续时间从 3 个月至 3 年不等,既往因上述症状诊断的疾病包括:椎基底动脉供血不足、多发性脑梗死、前庭周围性眩晕、自主神经功能紊乱等。患者病后均在本院和外院按照躯体疾病进行过相关的门诊和住院治疗,但自觉症状均无明显缓解。结果在 96 例老年患者中发现:54 例患者(60%)合并有不同程度的抑郁和焦虑,符合神经症的临床诊断,其中诊断为抑郁状态 10 例、广泛性焦虑 6 例、抑郁合并焦虑9例、惊恐障碍11例、躯体化形式障碍18例。另外还有18例患者为躯体疾病合并抑郁和焦虑(共病),本组中合计有72例患者(80%)需要对目前的精神和心理障碍进行治疗,加用抗抑郁和焦虑治疗后,大部分患者在3~4周内临床症状有明显改善。

(4)头痛与抑郁:2007年加拿大对36984名社区居民普查结果证实,偏头痛在女性人群的患病率是15.2%,男性为6.1%,其中合并有抑郁、双相情感障碍、惊恐障碍和社交恐怖等精神疾患的比例是无偏头痛患者的2倍。

2. 心血管疾病与抑郁 缺血性心脏病(IHD)与抑郁症之间存在密切关系,抑郁症可能是继发IHD的危险因素。在难以用躯体疾病解释的胸闷和胸痛为主诉的心血管内科患者中,60%有精神和心理障碍,或长期处于亚临床状态,其中大部分为抑郁。胸痛者(无论有无器质性病因)罹患惊恐障碍的可能性高4倍,重症抑郁的可能性高4倍。抑郁症在冠心病(CAD)患者中也很常见,近23%的冠心病患者符合DSM-Ⅳ抑郁的诊断标准。急性心肌梗死患者45%符合抑郁的诊断标准,病后3个月仍有33%存在抑郁;抑郁导致心血管疾病患者的死亡率明显上升。

3. 功能性胃肠疾病与抑郁 功能性胃肠疾病(Functional gastrointestinal discorders,FGIDs)是一类具有消化道症状而不能用器质性病变或生化指标异常来解释的疾病。"肠易激综合征"(IBS)和"功能性消化不良"(FD)是功能性胃肠疾病中常见的综合征,其中50%以上的患者合并抑郁和焦虑。

4. 恶性肿瘤与抑郁 患恶性肿瘤是一生中最令人感到不安和沮丧的事情,对疾病的恐惧心理、身心遭受的痛苦、生命缩短的威胁等使20%~45%的恶性肿瘤患者在病程中出现一过性或持久性的抑郁和焦虑。国外的研究发现,按照恶性肿瘤合并抑郁发病率高低排序,依次为胰腺癌、口咽癌、乳腺癌、结肠癌、妇科肿瘤、淋巴瘤、胃肠道肿瘤和白血病。患者抑郁的严重程度与化疗方案和外科手术类型有关。恶性肿瘤患者合并抑郁明显降低了对治疗的依从性,增加平均住院时间,并且进一步降低了患者的生活自理能力和生活质量。恶性肿瘤是否患抑郁对生存时间也有一定的影响,合并抑郁的患者在确诊恶性肿瘤后1.5年内死于癌症的风险提高了2.6倍。

5. 内分泌疾病与抑郁

(1)甲状腺疾病与抑郁和焦虑:在各个年龄组的甲状腺功能障碍性疾病患者中,30%~50%可能合并有抑郁或焦虑症状,在老年人群患甲状腺功能亢进或减退时,可能以失眠、耳鸣或颅鸣、四肢无力、腹泻、不愿见人或不敢独自在家等不典型的临床症状到神经内科就诊,临床有明显的抑郁焦虑表现,检查甲状腺功能后明确诊断。

(2)糖尿病与抑郁:糖尿病患者20%~40%患有抑郁,国内的一项临床研究已证明,在降糖药物的基础上加服抗抑郁药物组患者的血糖水平控制的较单纯服用降糖药物组更为理想。

五、诊断和识别

1. 诊断标准 目前国内精神与心理疾病诊断标准主要依据以下的症状标准:

(1)国际疾病分类标准(ICD-10)。

(2)美国精神障碍和诊断统计手册(DSM-Ⅳ)。

(3)中国精神障碍分类与诊断标准(CCMD-3)。

2. 常用量表

(1)患者自评量表:常用的有 Zung's 抑郁量表、SCL-90 症状量表、GDS 老年抑郁量表。

(2)医师评估量表:HAMD 抑郁量表、HAMA 焦虑量表。

(3)神经心理测验:人格量表、简易痴呆量表、成人韦氏智能量表、成人韦氏记忆量表。

3. 表现特点 在综合医院各科门急诊均可接诊到抑郁合并焦虑或躯体与精神和心理疾病共病的患者,其中大多数患者发病可能有生活事件因素,病程一般超过2周,许多患者可长达数月或数年,大约1/4的患者既往有过类似发作史。合并严重的躯体症状是导致患者反复就医的主要原因,而抑郁或焦虑的核心症状需要医生反复询问方可了解。惊恐发作多以胸闷、胸痛和呼吸困难到呼吸内科和心内科看急诊;肠道激惹综合征反复在消化内科做胃肠镜检查和消化道钡餐透视;全身疼痛和四肢无力患者反复到神经内科、骨科、风湿科、内分泌科和肿瘤科检查;睡眠障碍患者到神经内科、中医科和针灸科就医。

4. 鉴别诊断 主要明确患者是否存在抑郁,是否合并焦虑,以及躯体形式障碍,并注意与躯体疾病进行鉴别。

(1)抑郁症状的鉴别:原发性抑郁、心因性抑郁、抑郁躁狂发作、抑郁焦虑共病、躯体疾病合并抑郁等。

(2)情感障碍性精神病:特指抑郁躁狂双相性精神病,临床表现在抑郁基础上出现躁狂发作,伴有妄想、幻觉和自知力缺乏。

(3)精神障碍合并抑郁:精神疾病和各种明确病因的器质性精神障碍患者,除发生谵妄、痴呆、遗忘及其他认知功能障碍外,还可继发抑郁症状。

(4)与应激有关的精神障碍:与心理创伤、重大灾难或生活事件有关的急性或延迟性心因性反应,症状为短暂或一过性,一般预后较好;持续较长时间甚至终身者见于创伤后应激综合征(PTSD)。

(5)需要与躯体形式障碍鉴别的疾病:以下神经系统或全身疾病具有发作性或一过性特点,并经常合并情感或情绪变化,如多发性硬化、重症肌无力、血卟啉病、甲状腺功能亢进、甲状旁腺功能亢进、血钾正常型周期性瘫痪、系统性红斑狼疮、副肿瘤综合征等。

六、常用药物

1. 常用抗抑郁药物

(1)三环类抗抑郁剂(TCAs):常用阿米替林和多塞平。①阿米替林(Amitriptyline)对 5-HT 再摄取的抑制作用强,对 NA 抑制作用稍差,有较强的镇静和抗 ACh 作用。开始剂量每日 50mg(分 2 次服),逐渐增加至每日维持量 50～150mg,日极量 150～250mg。不良反应有口干、困倦、视物模糊和便秘,长期服用可使 10% 左右患者出现 EKG 心脏传导异常。②多塞平(Doxepin)抑制 NA 和 5-HT 的再摄取作用弱,有较强的镇静和抗 ACh 作用。开始剂量 25～50mg 每日 1～3 次口服,逐渐增加至每日 150～250mg,分 3 次口服。不良反应为嗜睡、口干、便秘等。肝功能不全、青光眼、癫痫及严重心血管疾病患者慎用。

(2)新型抗抑郁药 5-羟色胺再摄取抑制药(SSRIs):通过抑制脑内 5-HT 的再摄取,而使脑内受体部位的 5-HT 含量增高,促进突触传递而发挥抗抑郁的作用。①盐酸氟西汀(Fluoxetine)每日晨起顿服 10～20mg,3～4 周后发挥抗抑郁作用。不良反应有上腹不适、恶心、焦虑、失眠。②盐酸帕罗西汀(Paroxetine)开始剂量为 10～20mg,合并睡眠障碍者可在临睡前口服。常见的不良反应有口干、头痛、嗜睡。③盐酸舍曲林(Sertraline)推荐每晚 50mg 顿服,不良反应有恶心、食欲减退、性功能障碍等。④马来酸氟伏沙明(Fluvoxamine)开始剂量 50mg 每晚 1 次口服,其后根据患者病情适当增加至每日 100～300mg,分 2 次口服。不良反应有恶心、呕吐、头痛、焦虑、腹痛、震颤和偏头痛等,个别患者出现转氨酶增高。⑤氢溴酸西肽普兰(Citalopram)开始剂量 20mg 每日晨 1 次顿服,根据患者病情可适当增加至每日 40mg。不良反应有恶心、出汗、口干、头痛、困倦、腹泻等。

(3)SNRI 药物:对 5-HT 和 NA 的再摄取均有较强的抑制作

用,抗抑郁疗效与 TCA 持平甚至超过后者,没有抗胆碱和抗组胺的作用,不出现口干、镇静和低血压等不良反应。①盐酸万拉法新(Venlafaxine)开始剂量每日 50mg 分 2 次口服,或缓释片 75mg 临睡前口服,逐渐在 1 周之内增加至每日 250~300mg。不良反应有困倦、恶心。②盐酸度洛西汀(Duloxetine)开始剂量每日晨起 60mg 口服,可与早餐同服,进食不影响 Cmax,但可使达峰时间延迟,吸收程度下降 10%;晚上服药比早晨吸收滞后 3 小时,表现清除率增加 1/3,主要为胃肠道不良反应。

(4)NaSSAs 类:米氮平(Mirtazapine)直接拮抗 α_2-NA 能自受体和异受体,以及 5-HT_2 和 5-HT_3 受体,增加了 NA 能和由 5-HT_1 介导的 5-HT 能的神经传递,具有抗抑郁和抗焦虑作用。通过阻断 5-HT_2 受体缓解焦虑,改善睡眠,并防止激越、躁动和性功能异常;通过阻断 5-HT_3 受体而防止恶心、头痛、呕吐。起始剂量可给予 7.5~15mg 每晚 1 次口服。不良反应是长期服用可导致体重增加。

(5)二线抗抑郁药:①盐酸曲唑酮(Trazodone)为四环结构的三唑吡啶衍生物,可选择性的抑制 5-HT 再摄取,长期服用可下调 5-HT 和 NA 受体,无抗 ACh 作用。开始剂量 50mg,3 次/日口服,每隔数日增加 50mg,治疗和维持剂量为 150~600mg/日。常见的不良反应有镇静、头痛、直立性低血压和心动过缓。②司来吉林(selegiline)单胺氧化酶 B 型抑制药(MAOI-B),具有皮质兴奋作用,晚上服药可引起失眠,故服药时间在早、午 5mg,每日 2 次口服。③圣约翰草提取物片:为中药阔叶连翘的提取物,具有抗抑郁作用,可给予 300mg 每日 3 次口服,可用于青光眼患者。不良反应有日光性皮炎。

(6)其他药物:黛力新(Deanxit)为氟哌噻吨(Flupentixol) 0.5mg 和四甲蒽丙胺(Melitracen)10mg 的复方制剂,口服后血浓度峰值时间分别为 4 和 3.5 小时,$t_{1/2}$ 分别为 35 小时和 19 小时。

每次1~2片,每早1次顿服或分为早、午各1片口服。少见的不良反应有面部肌肉和咀嚼肌痉挛、迟发性运动障碍;长期服用患者可出现减量或停药困难。

2. 常用抗焦虑药物

(1)劳拉西泮(Lorazepam):为抗焦虑和镇静催眠药物,其中抗焦虑作用较地西泮强。用于焦虑症每次0.5~1mg,每日2~3次口服,治疗失眠2~4mg每晚睡前口服。不良反应有嗜睡、幻觉、震颤、呕吐,长期服用可产生明显的生理和心理依赖性。

(2)氯硝西泮(Clonazepam):具有较强的镇静作用,用于焦虑症所致失眠。开始剂量每晚0.25mg,可增加到1~2mg。不良反应有嗜睡、头昏、言语含糊、共济失调,长期服用可产生耐受性。

(3)坦度螺酮(Tandospirone):为具有激动$5-HT_{1A}$受体突触后膜作用的抗焦虑药物,可通过抑制亢进的5-HT能神经活动发挥抗焦虑作用。口服剂量10mg,3次/日,在2~4周内逐渐起效。不良反应有恶心、头晕、困倦,个别患者出现转氨酶增高。

(郎森阳)

参考文献

1. 张菁,魏镜,史丽丽等.综合医院神经内科住院患者焦虑/抑郁状况的多中心研究.[J]中华医学杂志,2007;87:889-893.

2. Benedetti F, Bernasconi A, Pontiggia A. Depression and neurological disorders. [J] Curr Opin Psychiatry 2006;19:14-18.

3. Veazey C, Aki SOE, Cook KF, et al. Prevalence and treatment of depression in Parkinson's disease. [J] J Neuropsychiatry Clin Neurosci 2005;17: 310-323.

4. Rickards H. Depression in neurological disorders: an update. [J] Curr Opin Psychiatry 2006;19:294-298.

5. 付朝伟,徐飚,詹思延等.中国四城市综合医院神经内科患者抑郁、焦虑现况研究.[J]中华流行病学杂志 2006;27:803-807.

6. McMurtray Am, Clark DG, Flood MK, et al. Depressive and memory symptoms as presenting features of spinocerebellar ataxia. [J] J Neuropsychiatry Clin Neurosci 2006;18:420-422.

7. Ohira T, Iso H, Satoh S, et al. Prospective study of depressive symptoms and risk of stroke among Japanese. Stroke 2001;32:903.

8. Hackett NL, Anderson CS, House AO. Management of depression after stroke: a systemic review of pharmacological therapies. [J] Stroke 2005;36: 1098-1103.

9. 杨明明.510例脑卒中患者的抑郁、焦虑及其相关因素分析.[J]中国康复理论与实践 2006;12:498-500.

10. Boardman HF, Thomas E, Millson DS, et al. Psychological, sleep, lifestyle, and comorbid associations with headache. [J] Headache 2005;45:657-669.

11. Dikmen S, Bombadier CH, Machamer JE, et al: Natural history of depression in traumatic brain injury. [J] Arch Phys

Med Rehabil 2004;85:1457-1463.

12. 冯杰,宋克群,王娟等.常见老年慢性躯体疾病与抑郁的相关研究.[J]中华老年多器官疾病杂志,2006;9:185～188.

13. 郎森阳.应重视神经系统疾病合并抑郁的临床研究.[J]中华神经科杂志 2008;41:217-219.

14. 冯杰,郎森阳,宋克群等.老年男性慢性躯体疾病合并抑郁患者新生肿瘤和死亡的三年随访研究.[J]中华老年多器官疾病杂志 2008;7:392-394.

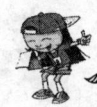

第六节 老年患者首发抽搐的诊断和处理

我们在日常的医疗和保健工作中经常会遇到60岁以上的患者突然出现了不明原因的抽搐发作（Seizure），一些患者因意识丧失和四肢抽搐，摔倒后造成头颅、脊柱或四肢的外伤、骨折等意外伤害；另外一些患者因合并了心脏和肺部的并发症，需要住院治疗；如果出现癫痫持续状态，较其他年龄组的患者更难以控制发作，并明显增加致残率和死亡率。因此，对于60岁以上的老年患者首发抽搐应当如何诊断和治疗，是急诊内科、神经内科和老年综合科医生经常需要面对和紧急处理的问题。

一、临床特点

当60岁以上的老年患者首次出现抽搐时，家人或目击者一般均处于紧张和恐惧的状态，很少能够准确提供发作当时的临床表现，甚至出现多人多种相差甚远的症状描述。另外，一些老年人是在独居条件下发病的，本人几乎无法回忆当时的具体情况，使接诊医生无法准确的判断患者的发作是抽搐，还是晕厥及其他原因。根据国内外60岁以上老年人首次发作抽搐和以后诊断为癫痫的病例报告，本组患者有以下临床特点[1-3]：

1. 发病率和患病率较高 据国外统计资料癫痫在各个年龄组人群总体的发病率为9/1000/年，患病率为69/1000/年；在60岁以上年龄组分别为10.9/1000/年和76/1000/年；70岁以上年龄组上升为12/1000/年和147/1000/年；到80岁以上年龄组升高达13.1/1000/年和159/1000/年。

2. 发作类型特殊 60岁以上年龄组患者首次出现抽搐和癫痫时，48%～68%的发作类型是单纯局灶性或局灶继发全身性的，其中10%～30%的患者可能在发病时就出现强直-阵挛性癫痫持续状态。

3. 发作频率不确定 60岁以上患者出现首次抽搐发作后,可能间隔数小时和数天即再次发作,也可能间隔数月甚至数年才出现第2次发作。如果没有在首次发作后立即给予抗癫痫药物治疗,患者可能在第2次发作时出现癫痫持续状态,对生命造成严重威胁;但是如果首次发作即给予抗癫痫药物治疗,患者可能虽然无临床发作,但却要长期承受药物不良反应的巨大风险。

4. 神经电生理检查阳性率低 60岁以上老年患者出现抽搐和癫痫发作时常规脑电图(REEG)一般出现背景和节律异常的比例较高(70%～90%),但即使进行动态脑电图(AEEG)和视频脑电图(VEEG)检查,记录到放电的阳性率较低,仅有10%～20%的卒中后癫痫和肿瘤继发癫痫患者出现棘波、棘-慢综合波。而该年龄组的正常对照人群中12%～38%也会出现背景和节律异常的改变。

5. 神经影像学检查对诊断有重要意义 常规进行头颅CT和MRI检查可在80%～90%的患者中发现脑梗死、脑出血、脑肿瘤和脑外伤等病变,还可发现神经系统变性病的特征改变。

二、常见病因

当临床医生面对首次出现抽搐的老年患者时,尽快地找到发生抽搐的病因,对于明确诊断和进一步治疗是非常重要的。以下是该组患者抽搐的常见病因:

1. 神经系统疾病

(1)国外文献报告:目前大部分作者认为60岁以上老年患者出现抽搐和癫痫发作最主要的病因是脑血管病。Luhdorf等[4] 1986年曾对151例60岁以上首次发作抽搐的老年患者进行了5年随访,结果发现其中32%的患者为脑血管病,14%的患者为肿瘤(主要是脑膜瘤、胶质瘤和转移瘤),原因不明的抽搐患者占

25%。Burn等[5]1997年对675例老年脑血管病患者进行随访，在急性期出现抽搐和癫痫发作的患者占2%，5年内发生再次和反复发作的比例上升为11%。Silverman等[6]2002年报告累及大脑皮层的出血和梗死病灶，特别是枕叶的病灶更易导致癫痫反复发作。神经系统变性病是老年患者中存在认知功能减退后合并抽搐的另外一种常见病因，Thomas等[7]1997年报告老年痴呆(AD)患者中有10%在病程中出现抽搐和癫痫发作。老年患者出现癫痫持续状态的比例较高，Sung等[8]1989年报告342例在60岁以后出现癫痫持续状态的患者，统计结果表明脑血管病是最主要的原因，其次分别为头颅外伤、缺氧脑病、低血糖发作、中枢神经系统感染和肿瘤。

(2)国内文献报告：筛选中国生物医学期刊数据库2001～2005年报告的60岁以上首次发作抽搐和癫痫的患者281例[9~14]，根据抽搐病因发生的比例依次为：①脑血管病。是60岁以上老年患者中出现继发性癫痫的首位病因，占47.1%～62%。其中脑梗死的患者占43.4%～45.2%；脑出血的患者占7.0%～15.1%；蛛网膜下隙出血患者占11.0%。②神经系统原发和转移肿瘤。本组患者中神经系统原发和转移肿瘤占7.5%～17.6%，主要有胶质瘤、脑膜瘤和转移瘤。③开放及闭合性颅脑外伤。占本组患者的5.9%～13.2%，包括脑挫裂伤、硬膜下血肿等。④原因不明。本组患者中有9.0%～25.5%未能发现导致抽搐和癫痫的确切病因。

2. 全身疾病

(1)多种病因所致的器质性脑病：缺血缺氧脑病：心跳、呼吸骤停和严重心律失常所致全脑供血障碍；直立性低血压、排尿性晕厥、咳嗽性晕厥时如果出现脑严重缺氧状态可合并抽搐；老年期发病的系统性红斑狼疮脑病、白血病脑实质浸润可以抽搐为首发症状。

(2)代谢性脑病：包括亚急性肝性脑病、胰性脑病、尿毒症性脑病、透析脑病、脏器移植后神经系统合并症等,老年人中还可见到低血糖发作、低钠和低氯血症合并抽搐发作,老年酗酒者在酒戒断时可出现全身性强直-阵挛发作。

(3)睡眠呼吸暂停综合征:成年人患病率为1%～4%,国外文献报告占成年人癫痫患者的7‰,睡眠脑电图监测发现患者的呼吸暂停均发生在REM期,有动脉血氧饱和度下降和二氧化碳潴留,呼吸暂停时间可持续数10秒钟到2分钟,每晚反复发作,缺氧严重的患者可合并心律失常和抽搐发作。

3. 可能引起抽搐的药物 在老年人群中广泛使用的各种药物中已有下列品种被报告有可能导致抽搐发作的风险[15]:

(1)神经和精神系统常用药物:胆碱酯酶抑制药、抗抑郁药物(包括三环类和5-羟色胺再摄取抑制药)、抗精神病药物、左旋多巴、巴氯芬、阿片类镇痛药、拟交感药物、银杏提取制剂等。

(2)其他常用药物:抗生素(特别是喹诺酮类)、抗组胺药物、西咪替丁、β受体阻滞药、泼尼松、降糖药物、全身和局部麻醉药等。

三、诊断和处理

根据2005年国际抗癫痫联盟(ILAE)和国际癫痫局(IBE)有关癫痫的最新定义:癫痫是一种脑部疾患,特征是持续存在着产生癫痫反复发作的诱因,并且产生了神经生物、认知、心理和社会后果。癫痫诊断的确定要求至少要有1次癫痫样的发作(Epilepticseizure)[16]。如果60岁以上的老年患者来诊时已发现有脑器质性损害的症状和体征,神经影像学检查有颅内病变的证据,尽管临床仅有1次发作,也可明确诊断为癫痫发作。

1. 诊断程序

(1)详细了解发作时的临床表现:通过仔细询问患者本人、在场的亲属和目击者,对发病当时的临床表现进行全面了解,以判断患者在发作前是否有感觉、运动或自主神经的先兆;发作时出现的

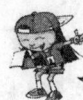

症状是局灶性、全身性还是精神运动性的;发作过程中有无意识的变化和行为异常表现、是否合并口舌咬伤、尿便失禁及其他外伤;发作后是否出现头痛、恶心呕吐、困倦入睡或肢体瘫痪等,可为确定癫痫发作提供重要的依据。

(2)对既往病史进行详细询问:由于老年患者有多种全身疾病史,或现正处在患某种疾病的病程中,特别是存在着代谢性疾病的患者,血糖和电解质的紊乱随时可造成患者抽搐发作。以神经内科急诊就诊的老年患者为例,经常会遇到糖尿病患者出现发热、腹泻时进食进水明显减少,但仍继续服用降糖药物,出现低血糖发作和持续的局灶或全身抽搐状态。慢性肾功能障碍失代偿的老年患者可因贫血所致低氧血症发生抽搐、纠正代谢性酸中毒时出现抽搐发作。如果幼年有热惊厥史、既往有脑血管病史、头颅外伤或手术史对于癫痫的诊断有重要参考意义。

(3)神经系统查体:可以发现意识障碍、精神和行为异常、脑神经系统损害、肢体瘫痪或共济失调表现、脑膜刺激征等体征对于确定癫痫的临床诊断是有力的证据。

(4)急诊必需的检查和处置:通常应在30分钟之内完成血常规、血糖、电解质、肝肾功能、心电图和胸部X片检查,1小时之内完成脑电图和头颅CT检查,排除重要的全身疾病、颅内出血和肿瘤。如果电生理检查发现脑内存在着异常高频或同步的神经元活动,头颅CT检查证实有产生癫痫发作症状和体征相对应的责任病灶,提示今后有再次发作抽搐的危险,可以确定癫痫的临床诊断。

(5)可以择期完成的辅助检查:对于生命体征平稳,仅发生单次抽搐,上述检查结果正常的老年患者可根据神经系统症状和体征,在一周之内择期进行以下检查:①有神经系统疾病史的患者进行动态或视频脑电图、头颅MRI、颈动脉和椎动脉B超、必要时CTA和MRA检查,明确抽搐的病因是脑血管病、肿瘤、变性病,还是头颅外伤。②有高血压和冠心病史的患者选择心脏超声和动态心电图检查,除外因心律失常所致的阿-斯综合征及心源性晕厥。③有低血糖发作史的患者需要进行发作时即刻血糖检查、糖耐量试验、胰岛素检查、胰腺B超和CT检查,除外胰岛B细胞瘤或微腺瘤。④仅在夜间睡眠中发作的患者,特别是疑有阻塞性睡眠呼吸暂停综合征的患者需要完成睡眠脑电和呼吸功能监测。

2. 鉴别诊断

(1)椎基底动脉系统短暂性脑缺血发作:为中老年患者缺血性脑血管病常见的类型之一,一般有高血压、高血脂或糖尿病等脑血管病的危险因素,患者出现发作性的头晕、视物模糊或成双、口周麻木、言语含糊、短暂意识丧失和四肢软瘫,一些患者可突发意识障碍、昏迷和呼吸骤停,个别患者可合并四肢抽搐。

(2)短暂性全脑性遗忘综合征(TGAS):病因为椎基底动脉和大脑后动脉分支供血不足,使颞叶海马及边缘系统出现短暂的低灌注,患者突然出现记忆丧失,可伴有短暂的定向力障碍,但言语功能及计算能力均不受累,持续约数小时,一般在24小时内恢复正常,神经影像学检查一般无特征性改变。

(3)精神性遗忘,又称一过性全面性遗忘性虚构综合征(Wernicke-Korsakoff syndrome):病因为慢性酒精中毒、恶性贫血,或营养不良导致维生素B_1缺乏,临床表现有谵妄、幻觉、精神异常、近记忆力减退、健忘、虚构、定向力障碍和步态异常。一般为慢性起病,病程长达数月或数年,病情呈进行性缓慢进展,症状有波动性。

(4)非痫性发作,又称假性癫痫发作(sudo epileptic seizure)或精神源性发作:患者表现为双目紧闭、双眼向上方过度注视、过度换气、手足舞动或呼之不应等,发作的时间少则数分钟,长则可持续达数十分钟,甚至数小时。但发作过程中意识始终清楚,不会发生舌咬伤和尿失禁,发作的诱因均与外界刺激或心理冲突有关,发作可通过暗示而呈戏剧性的发生和终止。

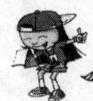

(5)晕厥:对首次出现晕厥和意识丧失症状的老年患者均需排除血管抑制性晕厥、心源性晕厥和咳嗽性晕厥的可能。进行压迫眼球或颈动脉窦的试验可发现因迷走神经张力增高所致的血管抑制性晕厥;动态心电图检查可发现各种心律失常所致的心源性晕厥。

(6)快速眼动睡眠行为障碍:是老年患者中常见的发生在快速眼动睡眠期的暴力性发作,患者突然出现与噩梦有关的恐惧和惊吓状态,大声呼喊、拳打脚踢等,因动作幅度过大可造成自伤、伤人或坠床,可自己惊醒或被旁人唤醒,对噩梦经历可清晰的回忆。国外对发生快速眼动睡眠期行为异常的老年患者进行随访研究,认为与神经系统变性病有一定关联。

(7)药物过量和中毒:过量使用阿托品、苯海索、服用致幻剂、发生番木鳖碱(士的宁、马钱子)等中毒的情况下,患者可突发意识恍惚、谵妄和行为异常,症状的出现与服用药物有密切的因果关系。

3. 再次发作的风险评估 根据2005年发表的一项由13个国家完成的多中心临床试验结果,对于首次发作抽搐的患者进行连续5年的随访,首次发作后立即开始治疗组,可在2年之内延长第2次发作出现的时间,并明显减少发作次数。但在3~5年内的发作频率与第2次发作后开始治疗组没有差异[17]。因此,对于首次发作的抽搐和癫痫患者,可根据发作次数和其他危险因素分成:

(1)低度风险:仅有1次抽搐发作,无神经系统疾患证据,脑电图检查正常范围,无论是否服用抗癫痫药物,在3~5年之内出现癫痫反复发作的风险30%~39%。

(2)中度风险:已有2~3次发作,存在神经系统疾患证据,但脑电图检查无放电,如果立即开始服用抗癫痫药物,3~5年内癫痫复发的风险是35%~39%;如果没有接受治疗,癫痫反复发作的风险上升到50%~56%。

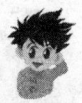

(3) 重度风险：已有 3 次以上发作，存在神经系统疾患，脑电图检查有放电或异常，如果立即开始服用抗癫痫药物，3～5 年内癫痫复发的风险是 50%；如果没有接受治疗，癫痫反复发作的风险上升到 65%。

以上结果提示对于首次出现抽搐的老年患者，如果癫痫的临床诊断确定，并且发现有神经系统疾病，应尽早开始抗癫痫药物治疗，可明显降低病后 3～5 年内反复发作的风险。

四、选药原则

因老年人群中大多合并有高血压、糖尿病、冠心病、慢性阻塞性肺疾患、老年性肾功能损害、全身恶性肿瘤等多系统疾病。由于全身疾病和医疗保健的需要，许多患者就诊时已经同时服用多达 10～20 种的中西药物，其中可能存在着诱导抽搐或与抗癫痫药物发生相互作用的药物。一些老年患者可能需要进行血液或腹膜透析，另外一些患者是脏器移植术后或肿瘤治疗期间，使临床医生在选择具体药物时需要兼顾各种情况，决定药物种类、剂型和剂量均比较困难。

1. 传统抗癫痫药物　目前还是临床广泛使用和首选的药物，具有相对安全、价格低廉、购药方便的特点，其中卡马西平和苯妥英钠是 2006 年 ILAE 治疗指南中 A 级推荐的治疗成年患者部分性发作的药物[18]。由于苯巴比妥有明显的困倦和影响认知功能的不良反应，不提倡在老年患者中长期使用。

(1) 卡马西平：主要用于局灶性发作的老年患者，起始剂量 0.1，2 次/日口服，主要的不良反应有皮疹、困倦、粒细胞减少和低钠血症，需要定期复查血常规和电解质。

(2) 苯妥英钠：对于老年癫痫患者继发性全身发作有一定的预防和控制作用，如果患者没有肝肾功能障碍，未服用其他影响肝酶代谢的药物，可选用苯妥英钠 0.1g，2～3 次/日口服，老年人主要的不良反应有困倦和共济失调。

(3)丙戊酸钠:可用于老年患者的局灶和全身发作,常规剂量普通片剂 0.2g,3 次/日口服,控释片剂 0.5g,1~2 次/日口服。部分患者在服药后可出现恶心、转氨酶增高和肢体震颤的不良反应,长期服用者需要定期检查肝功能。

2. 新型抗癫痫药物 目前我国有多种新型抗癫痫药物上市[18-22],2006 年 ILAE 于治疗指南中 A 级推荐的治疗老年患者癫痫发作的药物是加巴喷汀和奥卡西平。

(1)加巴喷汀:是目前认为在老年人群中使用比较安全的新型抗癫痫药物,可作为单药治疗的首选,也可作为添加治疗,可与其他多种药物同时服用。起始剂量 0.1,3 次/日口服,可逐渐调整剂量到 0.2~0.3,3 次/日口服,主要的不良反应有困倦、头晕和视物模糊。

(2)奥卡西平:可用于老年患者的局灶和全身发作,起始剂量 0.15,2 次/日口服,可根据发作情况调整至 0.3mg,2 次/日口服,主要的不良反应有皮疹和低钠血症,需要定期复查血常规和电解质。

(3)拉莫三嗪:主要通过肝脏代谢,对于有肾功能损害的老年人具有可选择性,由于服药后 8 周之内发生皮疹的比例较高,需要在数周内缓慢增加剂量。起始剂量 12.5mg,1 次/日口服,每隔 2~3 天缓慢增加剂量,在数周之内达到 50mg~100mg,2 次/日口服。

(4)左乙拉西坦:为作用机制与其他传统和新型抗癫痫药物完全不同的新药,可作为单药治疗各种发作类型的老年患者,也可作为添加治疗难治性癫痫。起始剂量 0.5,2 次/日口服,可根据发作控制情况调整剂量到 1.0mg,2 次/日口服,主要的不良反应有头晕和困倦。

(郎森阳)

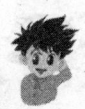

参考文献

1. De la Courtte A, Bretele MM, Meinardi H, et al: Prevalence of epilepsy in the elderly: the Rotterdam study. [J] Epilepsia 1996;37:141-147.

2. Craig I, Tallis R: General practice management of adult-onset epilepsy analysed. [J] Care Elderly 1991;3:69-72.

3. Lourdes V, Linda MS: Seizure disorders in the elderly. [J] American Family Physician 2003;67:325-332.

4. Luhdorf K, Jensen LK, Plesner AM: Etiology of seizures in the elderly. [J] Epilepsia 1986;27:458-463.

5. Burn J, Dennis M, Bamford J, et al: Epileptic seizures after a first stroke: the Oxfordshire Community Stroke Porject. [J] BMJ 1997;315: 1582 -11587.

6. Silverman IE, Restrepo L, Mathews GC: Poststroke seizures. [J]Arch Neurol 2002;59:195-201.

7. Thomas RJ: Seizures and epilepsy in the elderly. [J] Arch Intern Med 1997;157:605-617.

8. Sung CY, Chu NS: Status epilepticus in the elderly: etiology, seizure type and outcome. [J] Acta Neurol Scand 1989;80:51-56.

9. 许继平,李玉莲,王萍等. 老年迟发性癫痫发作的病因、临床表现及脑电图特征分析. [J]临床神经电生理杂志 2001;10:216 -218.

10. 宋福聪. 老年人迟发癫痫的病因及脑电图特征分析. [J]现代电生理学杂志;2003; 10:87.

11. 唐家琪. 动脉粥样硬化性脑梗死继发癫痫 290 例临床分析. [J]中国全科医学,2003;6:427.

12. 姜寿峰,边连防,陈晓红. 老年晚发性癫痫的病因及临床特点.[J]右江医学,2003;31:6~7.

13. 刘百坤,李书爱,李红兵.迟发性癫痫192例分析.[J]脑与神经疾病,2004;12:138.

14. 程小华,吴乐霞.老年人迟发性癫痫发作53例临床分析。[J]中国临床保健杂志,2005;8:133-134

15. Linda JS, Martin JB: Epilepsy in elderly people. [J] Lancet 2000;355 (9213):1441-1446.

16. Fisher RS, van Emde BW, Blume W, et al: Epileptic seizures and epilepsy: definitions proposed by the International League Against Epilepsy(ILAE) and the International Bureau for Epilepsy(IBE). [J] Epilepsia 2005;46: 470-472.

17. Marson A, Jacoby A, Johnson A, et al: Immediate versus deferred antiepileptic drug treatment for early epilepsy and single seizures: Arandomized controlled trial. [J] Lancet 2005; 365:2007-2013.

18. Glauser T,Ben-Menachem E, Bourgeois B,et al: ILAE treatment guidelines: evidence-based analysis of antiepileptic drug efficacy and effectiveness as initial monotherapy for epileptic seizures and syndromes. [J] Epilepsia 2006;47:1094-1120.

19. Martin R, Meador K, Turrentine L, et al: Comparative cognitive effects of carbamazepine and gabapetine in healthy senior adults. [J] Epilepsia 2001;43:764-771.

20. Rowan AJ: Reflections on the treatment of seizures in the elderly population. [J] Neurol 1998;51(5 suppl 4)S28-33.

21. Brodie MJ, Overstall PW, Giorgi L: Multicentre, double-blind, randomised comparison between lamotrigine and carbamazepine in elderly patients with newly diagnosed epilepsy: The UK Lamotrigine Elderly Study Group. [J] Epilepsy Res

1999;37:81-87.

22. Rowan AJ, Ramsay RE, Collins JF, et al. New onset geriatric epilepsy: a randomized study of gabapentin, lamotrigine, and carbamazepine. [J] Neurol 2005;64:1868-1873.